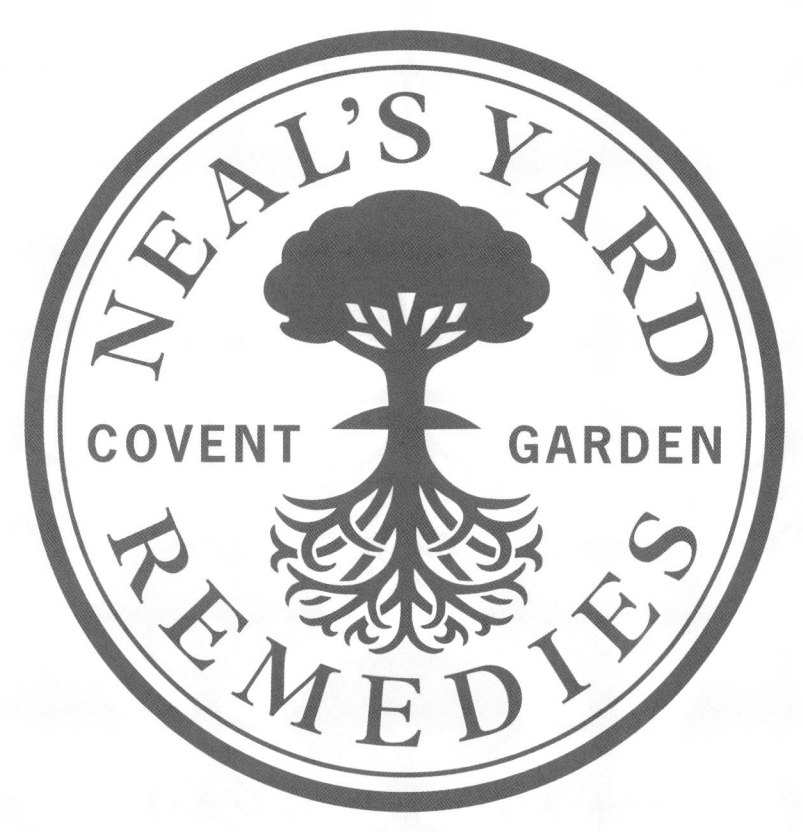

緑書房

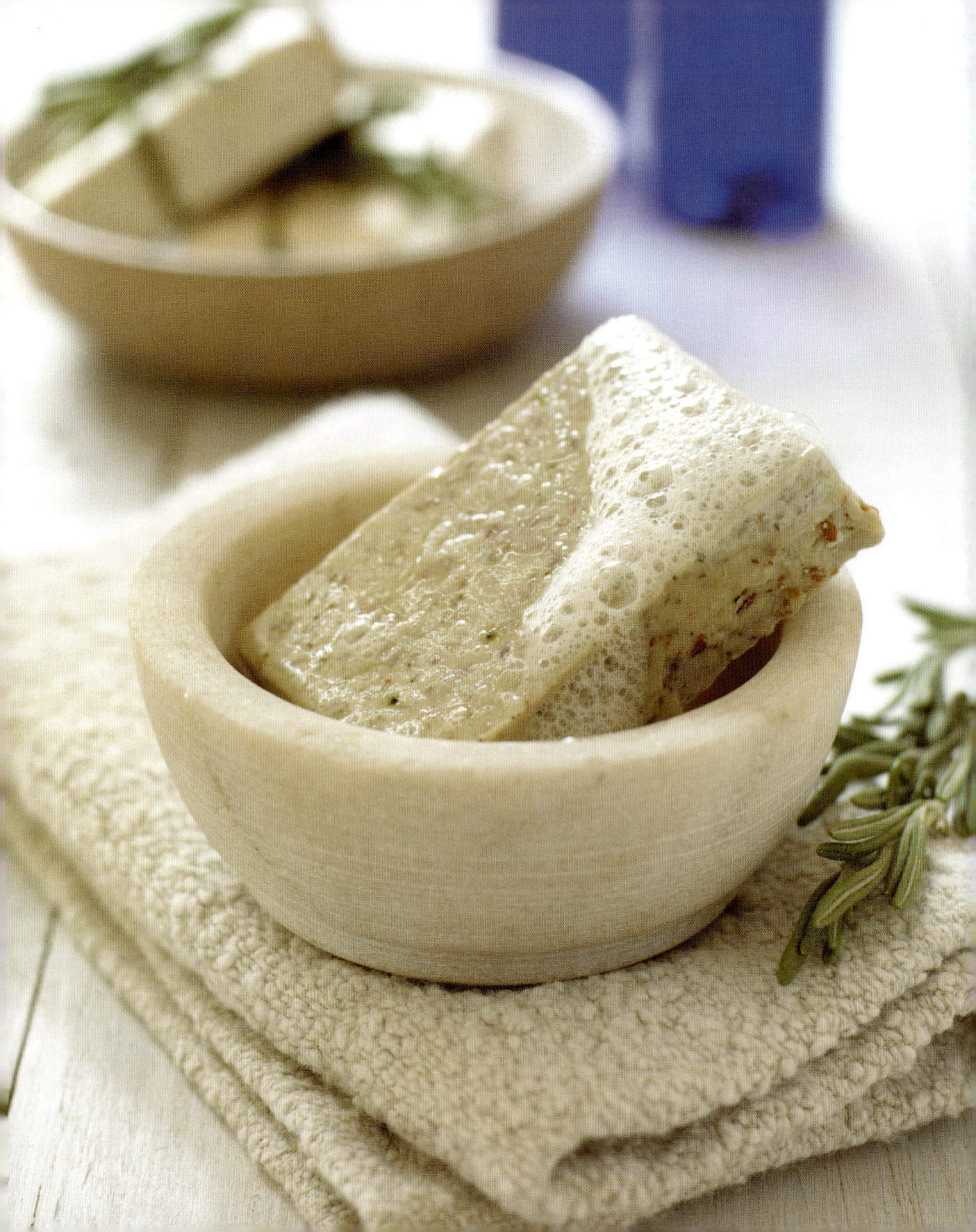

NEAL'S YARD REMEDIES
ニールズヤード レメディーズ
ハーブを知る・使う・育てる

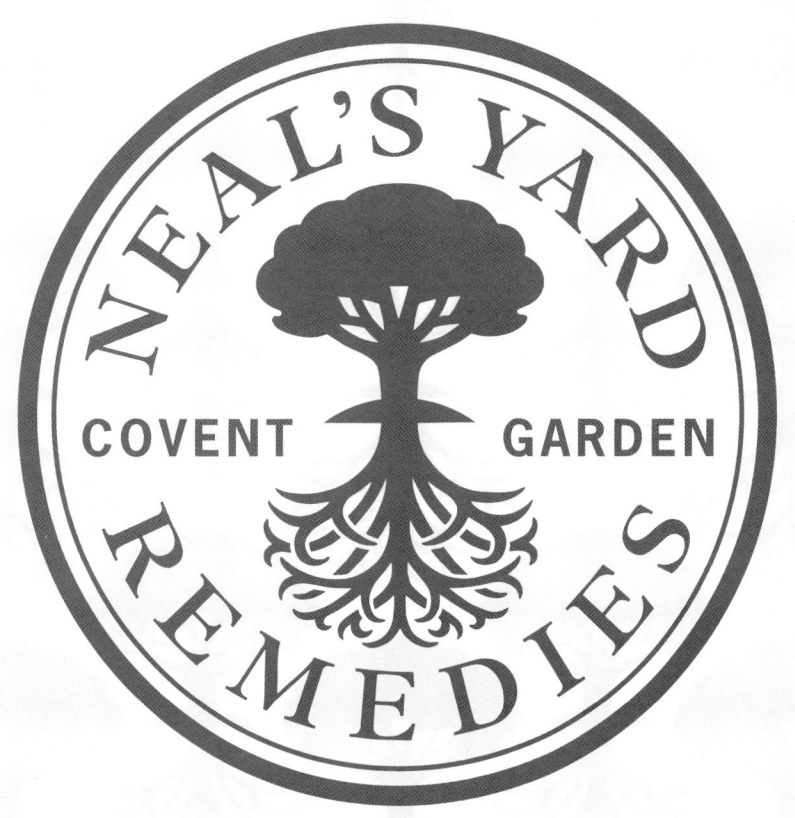

著　者　スーザン・カーティス　ルイーズ・グリーン
　　　　ペネラピ・オディ　ドラガナ・ヴィリナック
翻訳者　小林 順子
監修者　ニールズヤード レメディーズ

緑書房

A Dorling Kindersley Book
http://www.dk.com

LONDON, NEW YORK, MUNICH,
MELBOURNE, DELHI

Editor Susannah Steel
Photographers Peter Anderson,
Peter Kindersley, William Reavell

Project Editor Sarah Ruddick
Project Art Editor Kathryn Wilding
Managing Editor Dawn Henderson
Senior Managing Art Editor Marianne Markham
Senior Creative Nicola Powling
Senior Presentations Creative Caroline de Souza
Production Editor Ben Marcus
Senior Production Controller Alice Sykes
Creative Technical Support Sonia Charbonnier

DK INDIA

Editors Alicia Ingty, Chitra Subramanyam
Assistant Editors Tina Jindal, Ekta Sharma
Art Editors Neha Ahuja, Devika Dwarkadas,
Shruti Soharia Singh
Assistant Art Editor Era Chawla
Managing Editor Glenda Fernandes
Senior Designer (Lead) Navidita Thapa
Production Manager Pankaj Sharma
DTP Manager Sunil Sharma
Senior DTP Designers Dheeraj Arora,
Jagtar Singh
DTP Designers Neeraj Bhatia, Tarun Sharma
Assistant DTP Designer Sourabh Challariya

First published in Great Britain in 2011 by
Dorling Kindersley Limited
80 Strand, London WC2R 0RL
Penguin Group (UK)

Original Title: Neal's Yard Remedies

Copyright © Dorling Kindersley Limited, 2011

Japanese translation rights arranged with
Dorling Kindersley Limited, London
through Tuttle-Mori Agency, Inc., Tokyo

免責事項：p.351参照

A CIP catalogue record for this book is available
from the British Library.

Colour reproduction by Colourscan, Singapore
Printed and bound in China by South China Printing

Discover more at www.dk.com

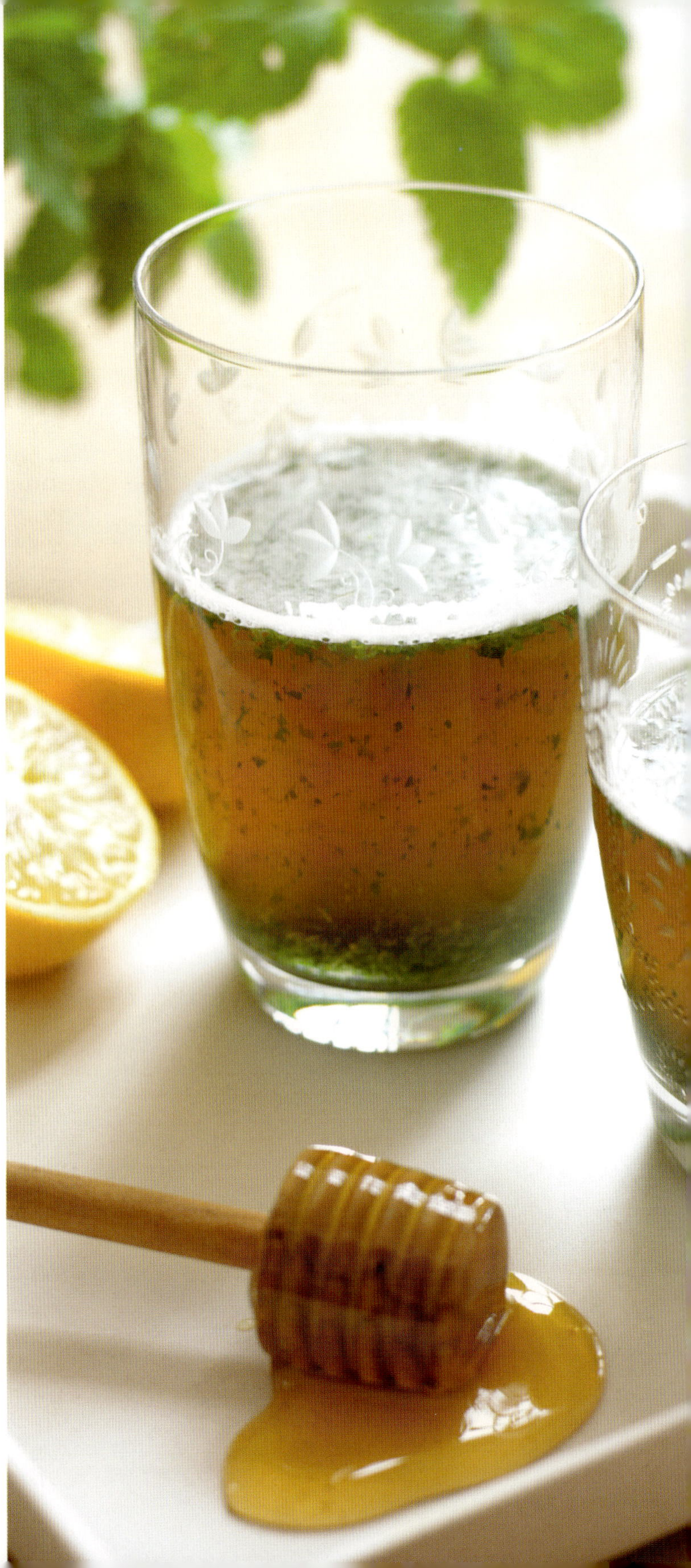

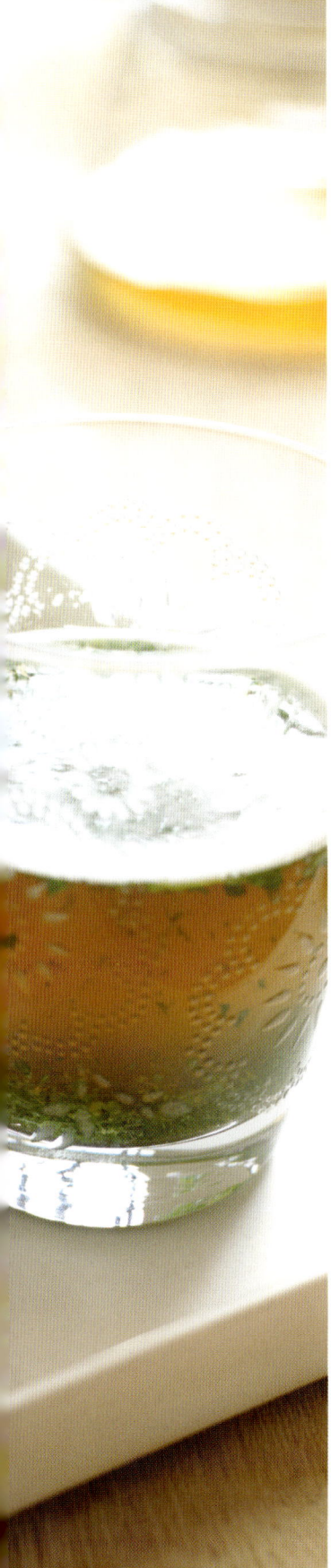

Contents

はじめに 8

ハーブのA TO Z 10

ヤロウ
Achillea millefolium

ブラックコホシュ
Actaea racemosa

パープルジャイアントヒソップ
Agastache rugosa

アグリモニー
Agrimonia eupatoria

レディースマントル
Alchemilla xanthochlora

ガーリック
Allium sativum

アロエベラ
Aloe vera

レモンバーベナ
Aloysia triphylla

マーシュマロウ
Althaea officinalis

アンジェリカ
Angelica archangelica

ワイルドセロリ
Apium graveolens

アメリカンスパイクナード
Aralia racemosa

バードック
Arctium lappa

ベアベリー
Arctostaphylos uva-ursi

ワームウッド
Artemisia absinthium

アストラガルス
Astragalus membranaceus

オーツ
Avena sativa

ボリジ
Borago officinalis

カレンデュラ／マリーゴールド
Calendula officinalis

チリペッパー
Capsicum annuum

キャラウェイ
Carum carvi

ゴツコラ
Centella asiatica

チコリ
Cichorium intybus

ホーソン
Crataegus laevigata

ターメリック
Curcuma longa

レモングラス
Cymbopogon citratus

グローブアーティチョーク
Cynara cardunculus Scolymus Group

ワイルドヤム
Dioscorea villosa

エキナセア
Echinacea purpurea

ホーステール
Equisetum arvense

ユーカリ
Eucalyptus globulus

ヘンプアグリモニー
Eupatorium cannabinum

グラベルルート
Eupatorium purpureum

メドウスイート
Filipendula ulmaria

フェンネル
Foeniculum vulgare

ワイルドストロベリー
Fragaria vesca

クリーバーズ
Galium aparine

ギンコ
Ginkgo biloba

リコリス
Glycyrrhiza glabra

ウィッチヘーゼル
Hamamelis virginiana

ドクダミ
Houttuynia cordata

ホップ
Humulus lupulus

ゴールデンシール
Hydrastis canadensis

セントジョンズワート
Hypericum perforatum

ヒソップ
Hyssopus officinalis

エレカンペーン
Inula helenium

ジャスミン
Jasminum officinale

ジュニパー
Juniperus communis

ラベンダー
Lavandula angustifolia

マザーワート
Leonurus cardiaca

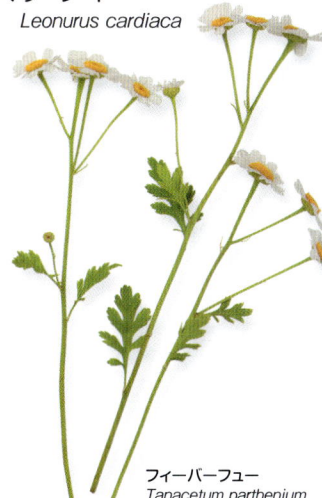

フィーバーフュー
Tanacetum parthenium

ラビッジ
Levisticum officinale

ペレニアルフラックス
Linum perenne

ゴジ
Lycium barbarum

ジャーマンカモミール
Matricaria recutita

メリロート
Melilotus officinalis

レモンバーム
Melissa officinalis

ペパーミント
Mentha x piperita

キャットニップ
Nepeta cataria

イブニングプリムローズ
Oenothera biennis

ジャパニーズジンセン
Panax japonicus

パッションフラワー
Passiflora incarnata

リブワートプランテーン
Plantago lanceolata

サイリウム
Plantago psyllium

チャイニーズバルーンフラワー
Platycodon grandiflorus

セルフヒール
Prunella vulgaris

ブラックカラント
Ribes nigrum

ドッグローズ
Rosa canina

ダマスクローズ
Rosa damascena

ローズマリー
Rosmarinus officinalis

ラズベリー
Rubus idaeus

イエロードック
Rumex crispus

ホワイトウィロウ
Salix alba

セージ
Salvia officinalis

エルダー
Sambucus nigra

コスタス
Saussurea costus

シサンドラ
Schisandra chinensis

バージニアンスカルキャップ
Scutellaria lateriflora

センナ
Senna alexandrina

ミルクシスル
Silybum marianum

チックウィード
Stellaria media

コンフリー
Symphytum officinale

フィーバーフュー
Tanacetum parthenium

ダンデリオン
Taraxacum officinale

コモンタイム
Thymus vulgaris

リンデン
Tilia cordata

レッドクローバー
Trifolium pratense

ナスタチウム
Tropaeolum majus

コルツフット
Tussilago farfara

スリッペリーエルム
Ulmus rubra

ネトル
Urtica dioica

ビルベリー
Vaccinium myrtillus

バレリアン
Valeriana officinalis

マレイン
Verbascum thapsus

バーベイン
Verbena officinalis

クランプバーク
Viburnum opulus

ハートシーズ
Viola tricolor

ミスルトゥ
Viscum album

アグナスカスタス
Vitex agnus-castus

アシュワガンダ
Withania somnifera

コーンシルク
Zea mays

ハーブを使う 138
- レシピを探す 140

身体の内側からのケア 160
- ジュースとスムージーのレシピ 162
- ハーブティーのレシピ 174
- コーディアルとシロップのレシピ 186
- ティンクチャーのレシピ 198
- スープのレシピ 212
- サラダのレシピ 226
- フルーツバーのレシピ 238

身体の外側からのケア 244
- フェイスクリームとボディクリームのレシピ 246
- ボディスクラブのレシピ 258
- ボディオイルのレシピ 264
- ボディスプレーのレシピ 270
- ボディパウダーのレシピ 276
- ソープのレシピ 282
- クレンザーのレシピ 288
- トナー（化粧水）のレシピ 292
- フェイスマスクのレシピ 296
- バームのレシピ 302
- バスボムのレシピ 306
- ハーバルバスのレシピ 310
- 髪と頭皮のヘアトリートメントのレシピ 318

ハーブを入手する 328
- ハーブガーデンを設計する 330
- 野生のハーブを採取する 338
- ハーブの購入と保存 340

ハーブレシピの基本 342
用語解説 344
索引 346

注：本文中にある※マークは用語解説のページに掲載されている語句を示しています。

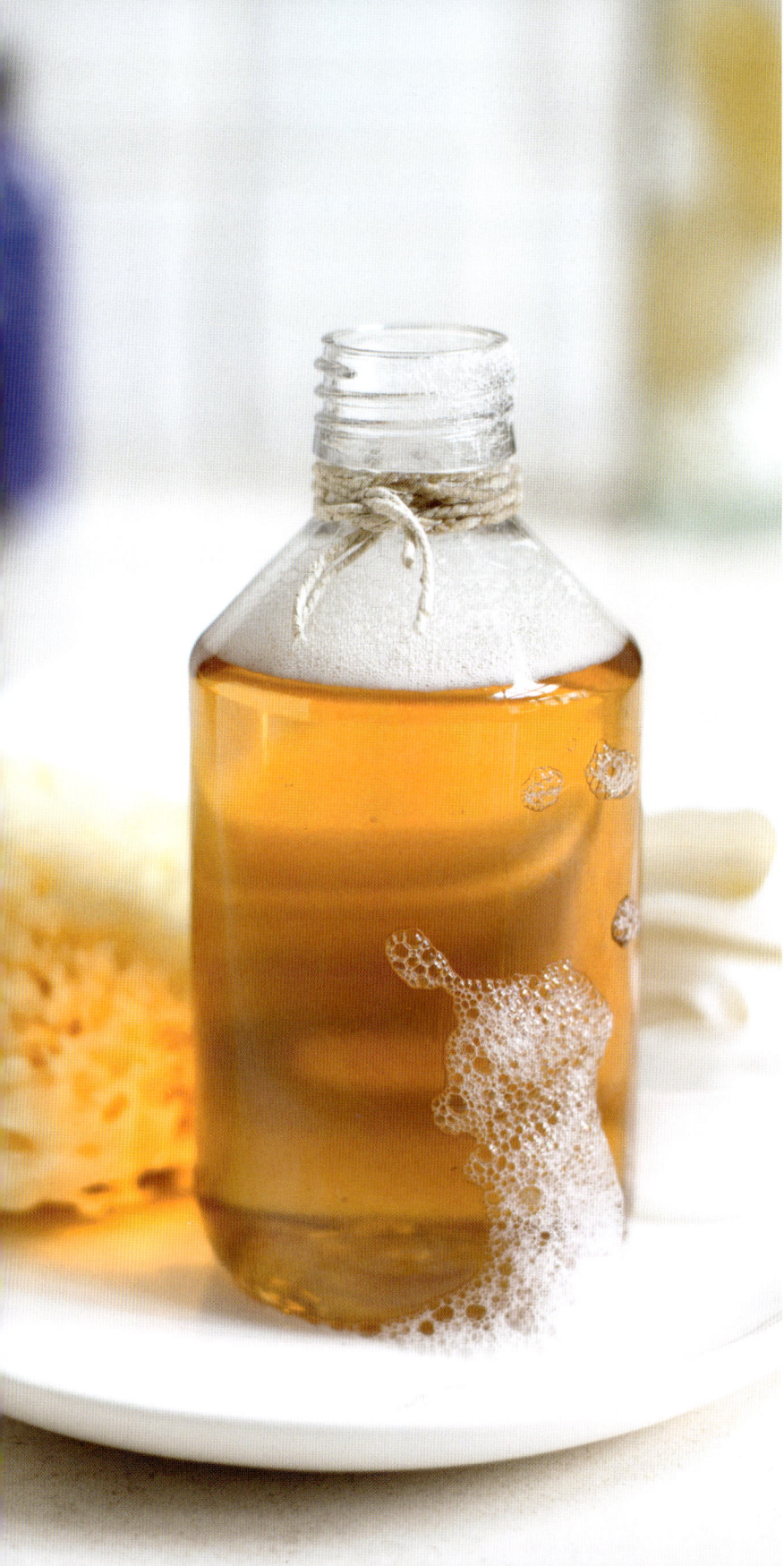

著者紹介

スーザン・カーティス　Susan Curtis

スーザンは、ホメオパシーとナチュロパシーの専門医として医療に従事する一方で、ニールズヤードレメディーズのナチュラルヘルス部門のディレクターも務める。2人の子供の母親でもあるスーザンは、多忙な日々を送りながら、人々がより自然に近い生活のなかで健康に過ごすことができるようにサポートする活動に情熱を注いでいる。著書に『Essential Oil』(訳書:『エッセンシャルオイルブック』双葉社1998年)や共著に『Natural Healing for Women』などがある。

ルイーズ・グリーン　Louise Green

オーガニックでエコロジーなライフスタイルの熱心な推進者であるルイーズは、ニールズヤードレメディーズで原材料の買い付けから製品開発まで、15年間に渡り多様な業務を歴任し、近頃サスティナビリティ部門の責任者に就任した。

ペネラピ・オディ　Penelope Ody
(英国メディカルハーバリスト協会会員)

ペネラピは1980年代にメディカルハーバリストの資格を取得し、ハーブ療法のコンサルタントとして12年の経験を有する。その後、西洋と中国の両方の薬草学に関する書物を20冊以上執筆し、ハンプシャーの自宅で料理用ハーブと薬用ハーブの伝統的な利用方法に関するワークショップを主催している。

ドラガナ・ヴィリナック　Doragana Vilinac

ハーバリストの家系に育ち、自身が4代目となるドラガナは、薬草学への強い情熱から世界各地を巡り、西洋ハーブだけでなく伝統的な中国の漢方薬の修養も積んでいる。現在ニールズヤードレメディーズのハーバリストリーダーを務めるドラガナは、その豊かな知識と経験により、幅広い分野から尊敬を集めている。

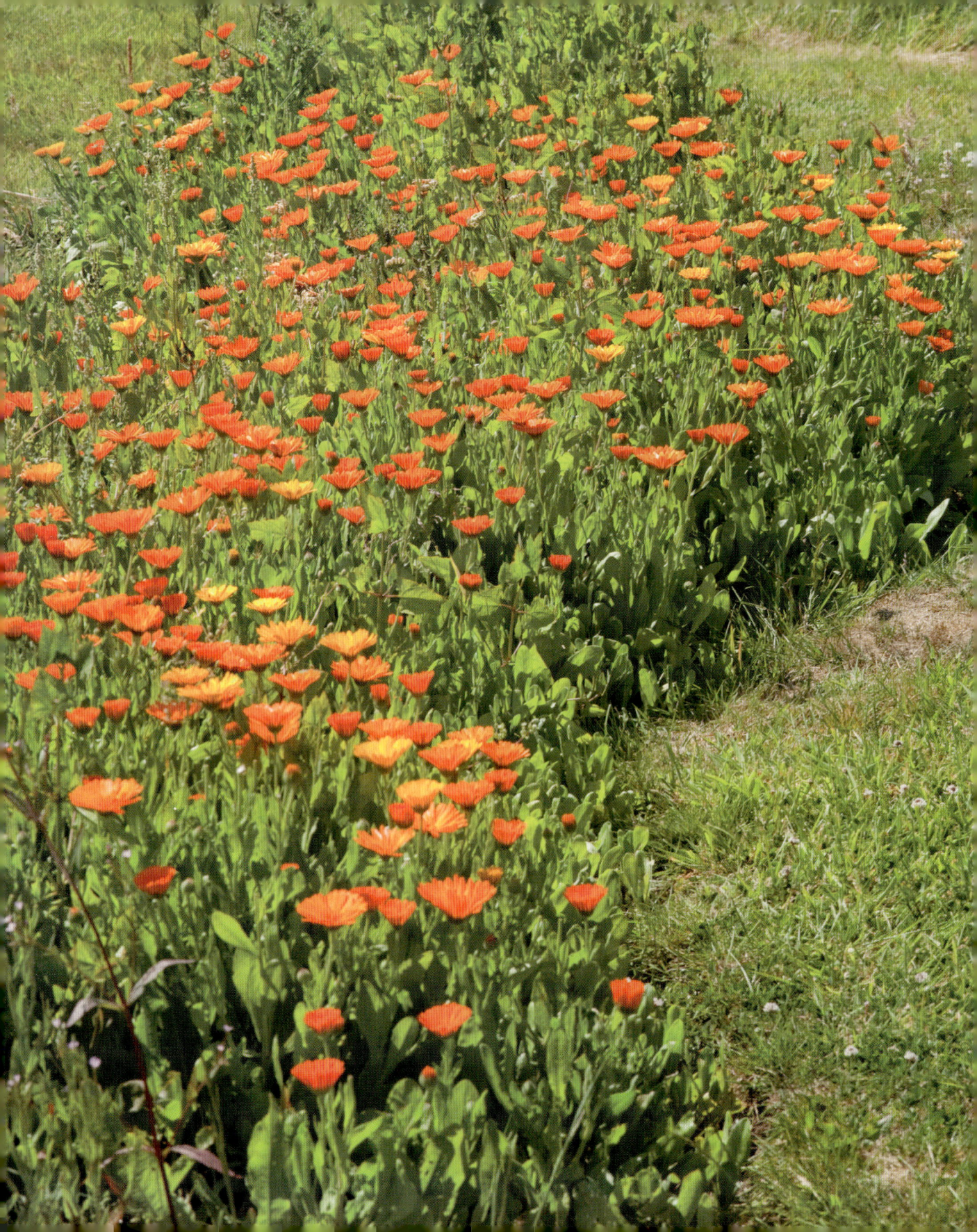

はじめに

WHO（世界保健機関）によると、世界中で最も普及している医薬療法システムはハーブを使った治療法です。先進国の多くでは、長い間この医療知識は影をひそめていましたが、20年ほど前からハーブ療法に再び関心が集まるようになりました。ハーブが自分自身と家族にとって有益なものであることを多くの人々が認識するようになり、その愛用者の数は今も増え続けています。

ハーブを適切に使用すれば、ホリスティックなライフスタイル─心と身体、そして自然とのあらゆる調和を重視する生き方─をもっと充実したものにすることができます。ハーブの多くが、現在私たちに処方されるほとんどの薬の出発点であることは言うまでもありません。正しい知識をもって利用すれば、安全で効果的にご家庭でハーブ療法を実践できます。風邪やインフルエンザ、ちょっとした怪我を早い段階で処置しておけば、重症化を避け、副作用の危険のある合成医薬品を使用しなくて済むことも多いのです。

ハーブが私たち人間にどのように作用するかを学ぶと、身の回りにある植物はもちろん、私たち自身がもつ治癒力についても知識を深めることができます。しかし、一部の人や妊娠中などの特定の時期には使用できないハーブもあるため、気になることがあればいつでも医師に相談することが大切です。

本書に掲載している料理レシピはすべて、私たちが「試行錯誤」の末に完成したものですので、健康に良いという理由ばかりでなく、そのおいしさについても自信をもっておすすめいたします。また今回、一般にはまだあまり知られていない植物や香料のいくつかを皆さんにご紹介できることを、私たちは誇りに思っています。新たな発見を楽しみながら、心と身体の健康への効果に期待を寄せていただければ幸いです。

ニールズヤードレメディーズは30年以上にわたり、良質の自然派ヘアケアとスキンケア製品を生み出すことに情熱を傾け、専門知識を積み重ねてきました。今回、肌に癒しと健やかさを与えるために私たちが築いてきた方法の一部を、皆さんにご紹介できる機会を得られたことを光栄に思っています。楽しみながらハーブ療法を暮らしに取り入れ、あなただけのハーブ利用法を見つけてみてはいかがでしょうか。

ニールズヤードレメディーズ・ナチュラルヘルス部門ディレクター
スーザン・カーティス

医師からのメッセージ

医学の父ヒポクラテスは、「食事は医療であり、医療は食事である」と語っています。本書に掲載されているハーブの多くは、食品としても薬としても利用されているものであり、おいしい料理のレシピ集は、ヘルシーな食材を組み合わせた新たなアイデアをもたらしてくれるでしょう。ハーブの薬効は、現代科学ではまだ十分に解明されていませんが、そのほとんどが長い時間をかけて立証されています。健康状態が著しく悪い場合に医師の診断を受けるのは言うまでもありませんが、ちょっとした体調不良の治療や予防、あるいはハーバリスト（ハーブ療法家）が処方した治療法の理解に、この本が役立つことを私は期待しています。

英国家庭医学会専門医
Dr. マーチン・ウィルコックス

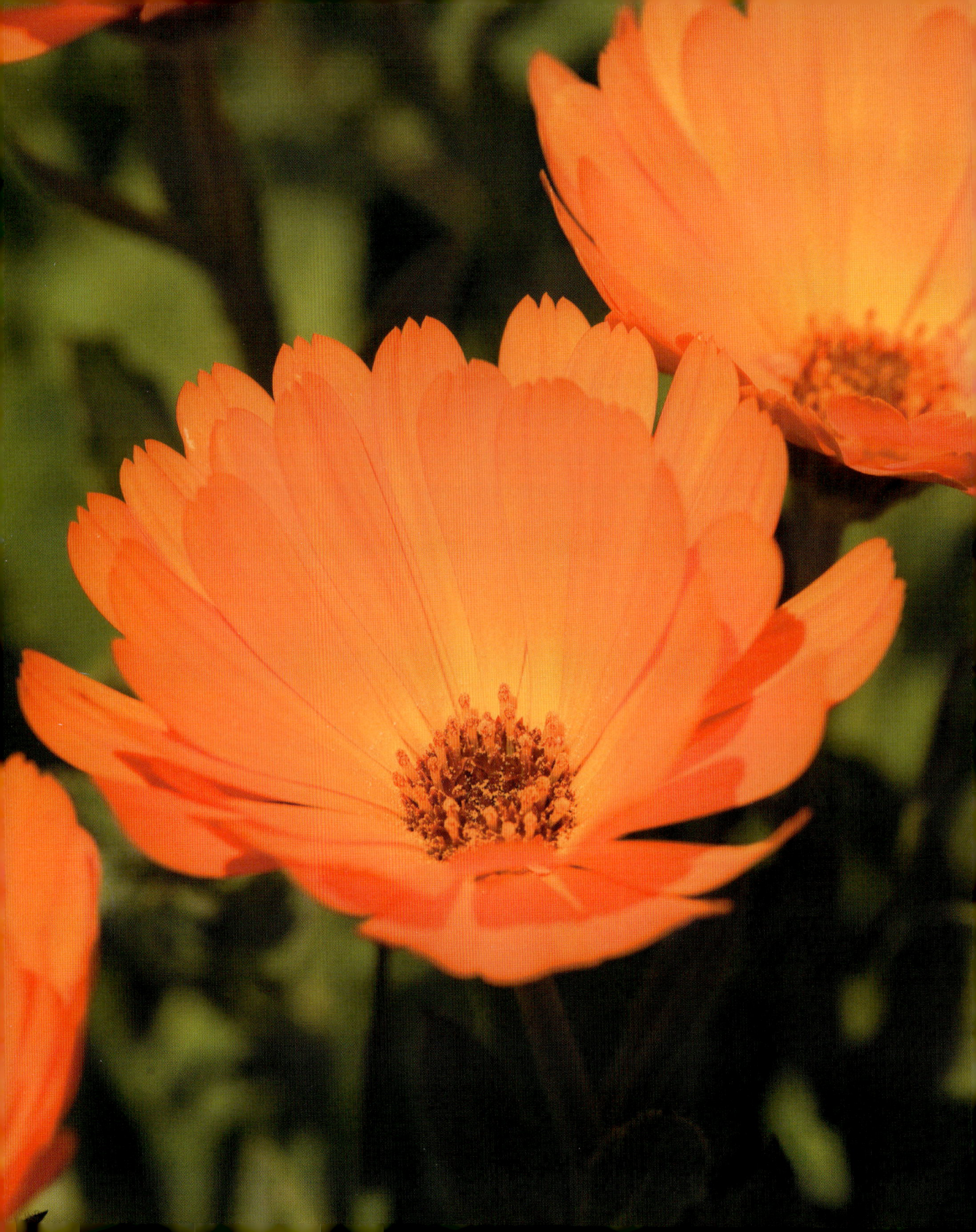

ハーブのA to Z

心身の健康とナチュラルライフに、特に役立つ薬用ハーブ100種を厳選しました。
かかりやすい病気を家庭で治療するためのハーブの利用方法、
家庭でできるハーブの栽培、野生種の採取、収穫の方法について紹介します。

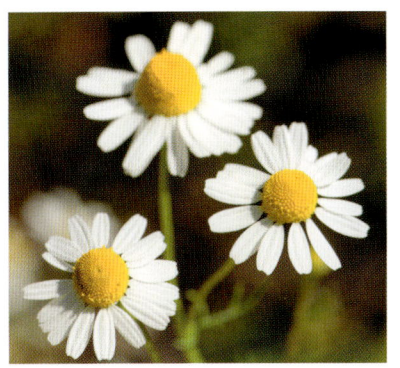 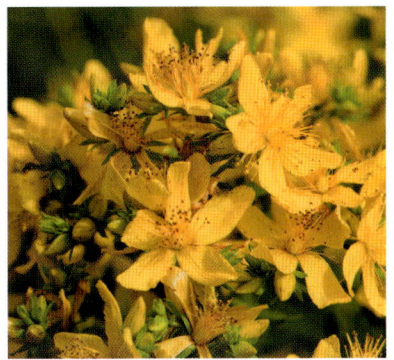 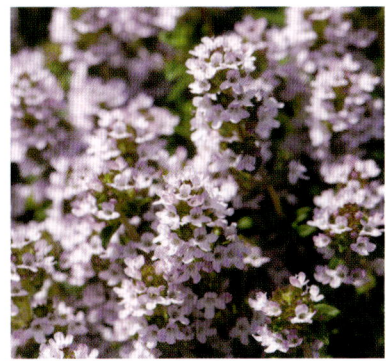

ヤロウ（セイヨウノコギリソウ） Achillea millefolium

ヨーロッパと西アジア原産のヤロウは、昔から創傷治療薬として知られていましたが、一時期、ドイツと北欧諸国でビール原料のホップの代用品として利用された歴史もあります。現在では、この植物のもつ収れん作用と抗カタル作用から、風邪や排尿のトラブルなどに用いられます。北アメリカ、ニュージーランド、オーストラリアなど広範な地域に帰化しています。

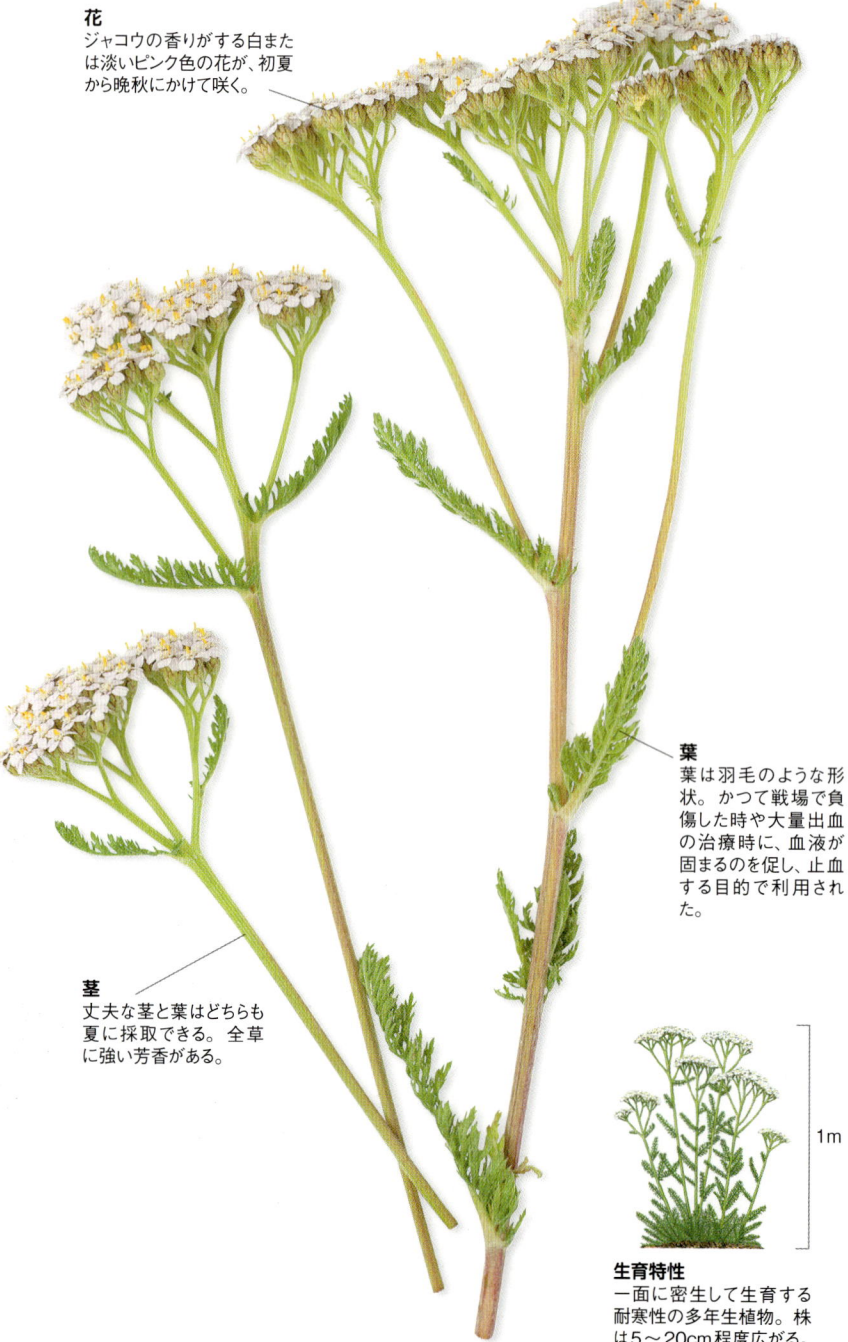

花
ジャコウの香りがする白または淡いピンク色の花が、初夏から晩秋にかけて咲く。

葉
葉は羽毛のような形状。かつて戦場で負傷した時や大量出血の治療時に、血液が固まるのを促し、止血する目的で利用された。

茎
丈夫な茎と葉はどちらも夏に採取できる。全草に強い芳香がある。

生育特性
一面に密生して生育する耐寒性の多年生植物。株は5〜20cm程度広がる。

1m

使用部位
葉、花、精油

主成分
精油、イソバレリアン酸、アスパラギン、サリチル酸、ステロール、フラボノイド

作用
収れん※、発汗※、末梢血管拡張※、消化促進、月経調整、解熱※
精油：抗炎症※、抗アレルギー※

使用方法

浸剤
浸剤(p.342)カップ1杯を1日3回摂取すると、発汗を促して熱を下げる。エルダーフラワーとペパーミントを合わせると一般的な風邪に効果的。カップ1杯で食欲増進効果もある。

ティンクチャー
排尿障害には、通常カウチグラスあるいはビューキューなどのハーブとブレンドして1〜2ml(20〜40滴)を1日3回適用する。

フレッシュハーブ
新鮮な葉を1枚鼻孔に挿入すると、すぐに鼻血が止まる。

軟膏
軽度の切り傷や擦り傷に塗布する。

マッサージオイル
抽出したセントジョンズワートオイル25ml(小さじ5杯)にヤロウの精油を10滴加えたものを、炎症を起こして熱を帯びた関節に擦り込む。

蒸気吸入
生の花大さじ1杯を熱湯に入れ、立ち上った蒸気を吸入すると花粉症の症状緩和に効果的。蒸気の吸入は少なくとも2〜3分間は行うこと。

入手方法

栽培
日当り良好な水はけの良い土を好むが、広範囲な条件に耐えられる。種まきは春。株分けによる繁殖の適期は春または秋。繁殖力旺盛で他の植物を侵食しやすい。

採取
主にヨーロッパ全域において、放牧場や生け垣、あるいは牧草地に生育しているのが見つかる。

収穫時期
葉と地上部は夏に、花は開花時に摘み取る。

注意
ヤロウはまれに皮膚発疹の原因となり、長期的な使用は光感作を悪化させることがある。妊娠中は使用を避けること。精油は、専門家の助言がない限り内服しないこと。

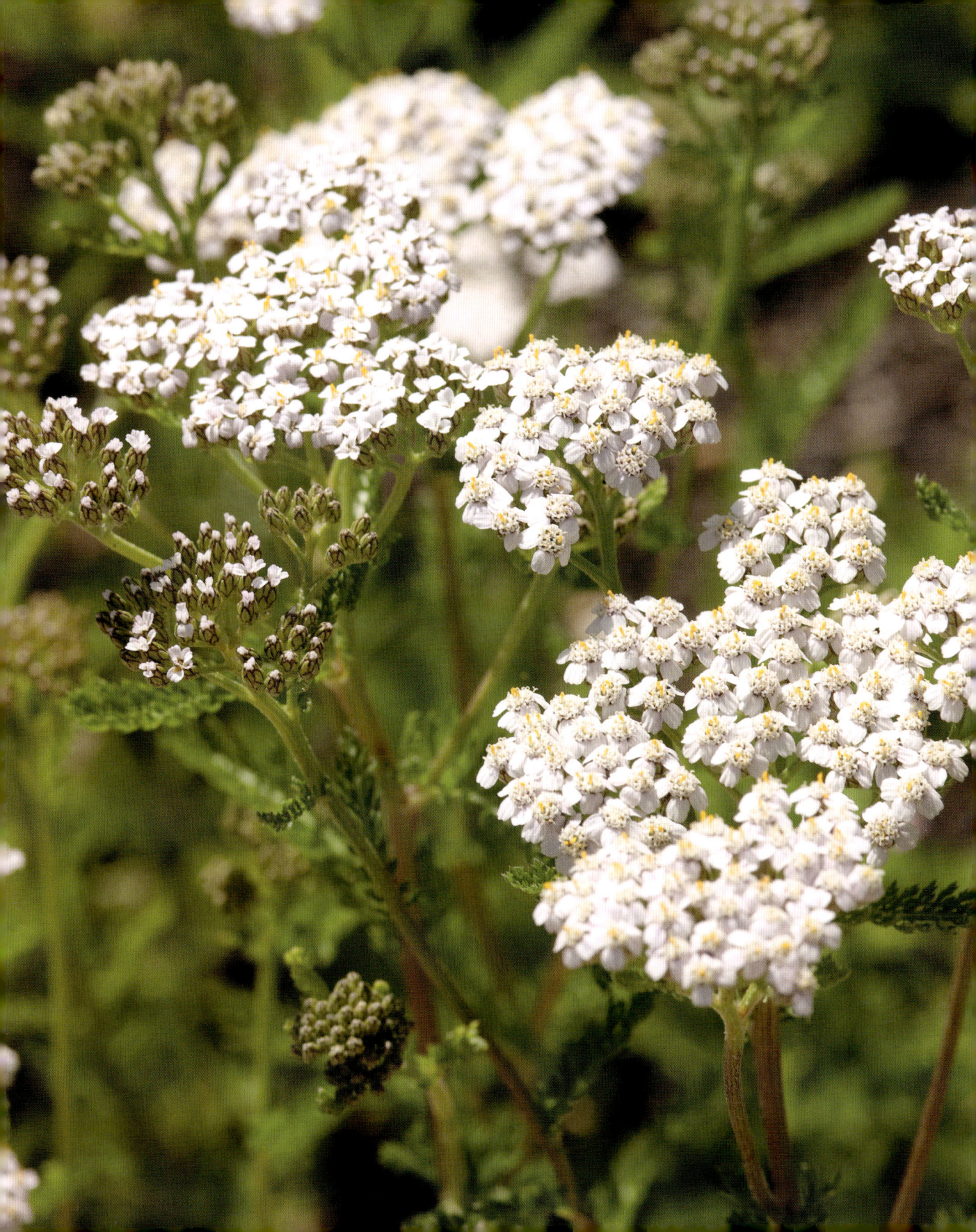

ブラックコホシュ（アメリカショウマ）　Actaea racemosa

もともとカナダやアメリカ東部に生息していたブラックコホシュは、アメリカ先住民の間で婦人科系の疾患、蛇に噛まれた傷、発熱、リウマチを治療するための薬草として重用されていました。19世紀に入るとヨーロッパでも利用されるようになり、「*Cimicifuga racemosa*」の学名でも知られています。肝臓障害を起こした事例がいくつか報告されており、使用を制限している国もあります。

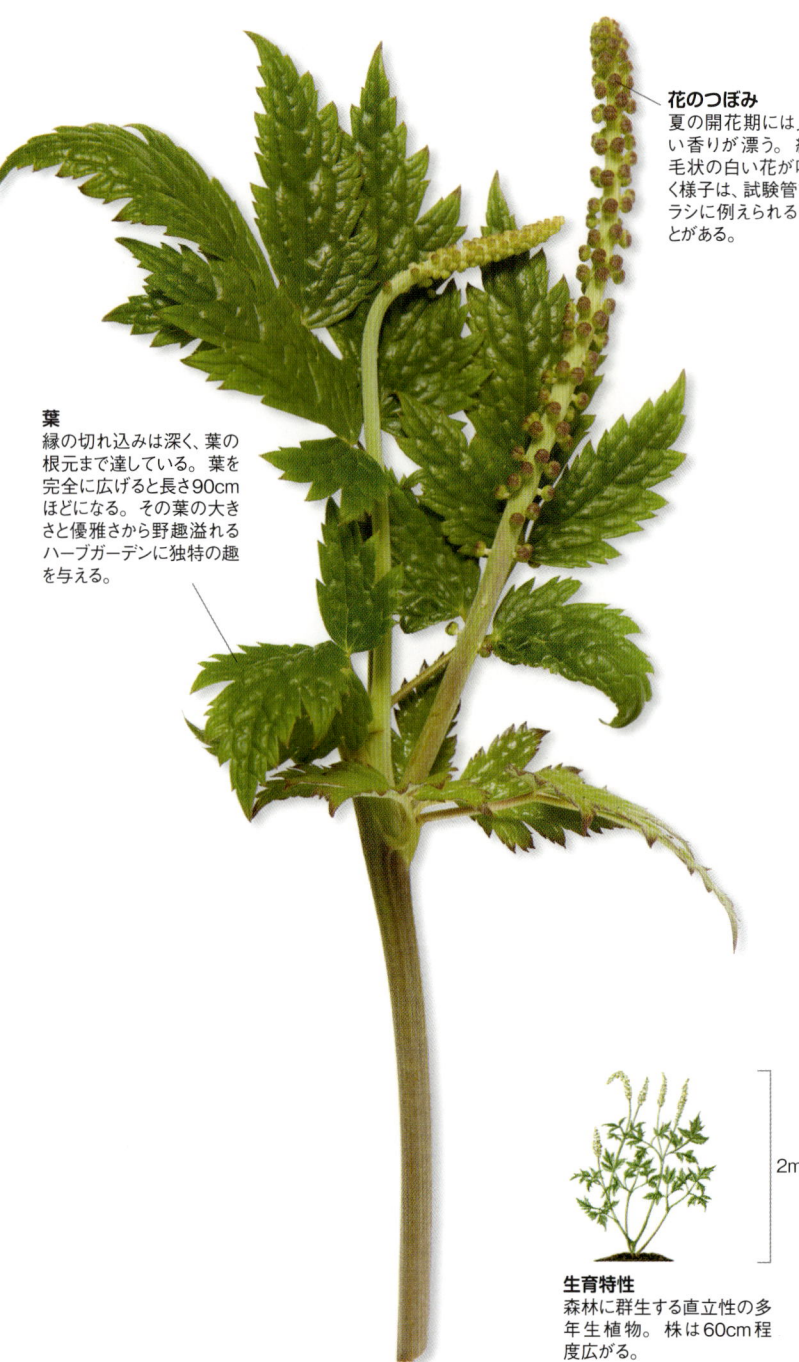

花のつぼみ
夏の開花期には良い香りが漂う。綿毛状の白い花が咲く様子は、試験管ブラシに例えられることがある。

葉
縁の切れ込みは深く、葉の根元まで達している。葉を完全に広げると長さ90cmほどになる。その葉の大きさと優雅さから野趣溢れるハーブガーデンに独特の趣を与える。

生育特性
森林に群生する直立性の多年生植物。株は60cm程度広がる。

使用部位
根、根茎

主成分
ケイ皮酸誘導体、クロモン、イソフラボン、タンニン、トリテルペン配糖体、サリチル酸

作用
鎮痙*、抗関節炎、抗炎症、抗リウマチ*、穏やかな鎮痛*、鎮静*、血管拡張*、通経*、利尿*、鎮静、鎮咳*、血圧降下*、血糖降下*

使用方法

ティンクチャー
生理痛には少量の水に20～40滴加えたものを、1日3回服用。これに同量のマザーワートのティンクチャーをブレンドして1日3回服用すると、更年期障害からくる情緒不安、身体のほてり、寝汗に効果的。また、ブラックコホシュ20滴に同量のバレリアンをブレンドして1日3回服用すると高血圧に効く。

煎剤
根15gを900mlの熱湯で15分間煮出したものを、リウマチ痛、腰痛、顔面神経痛、座骨神経痛、腱鞘炎に1日2回服用する。

錠剤／カプセル
更年期障害やリウマチに適用。用量はパッケージの指示に従うが、1日40～80mgの範囲内で服用することが望ましい。

シロップ
煎剤（上述）300mlに砂糖またはハチミツ225gを加え、5～10分間弱火で煮詰めてシロップをつくる。百日咳や気管支炎には2～3時間おきに5ml（小さじ1杯）を服用する。

入手方法

栽培
半日陰の湿った肥沃な土を好む。冷床*によく熟した種子をまき、7cmのポットに植え替える。定植は春の終わりに行う。

採取
北アメリカやヨーロッパの一部の森林地帯に分布する。

収穫
秋に成熟した根を掘り出す。

> **注意**
> 推奨されている使用量を超えないこと。まれに肝臓障害を引き起こすことがある。肝臓に病歴がある場合には使用を避け、疑問があれば医師に相談する。妊娠中の使用は避けること。

パープルジャイアントヒソップ （カワミドリ） *Agastache rugosa*

インド、中国、日本の一部を含む東アジア原産のパープルジャイアントヒソップには「Korean mint」の英名も。「藿香（かっこう）」として知られる漢方薬の2つの原料のうちの1種であり、少なくとも1,500年前から利用されてきました。藿香は、吐き気、嘔吐、食欲不振を伴う消化器系の不調に広く使用されています。

使用部位
地上部、精油

主成分
精油（メチルカビコール、アネトール、アニスアルデヒド、リモネン、ピネン、リナロールを含む）

作用
抗菌*、抗真菌*、解熱、駆風*、発汗

使用方法

浸剤
鼓腸や消化不良には、地上部からつくった浸剤（p.342）1カップを1日1～2回服用する。

ローション／軟膏
白癬には、1カップの温浸剤で患部を洗うか、軟膏をつくり1日2～3回適用する。または、精油10滴をアーモンドオイル15ml（大さじ1杯）に加えたものを使うこともできる。

ティンクチャー
少量の水に10～40滴加えたものを服用すると、吐き気の緩和に効果的。

煎剤
漢方薬の伝統的な製法では、「フワンチン」(*Scutellaria baicalensis*)（黄芩（おうごん）の原料植物）や「フォーシシア」(*Forsythia suspensa*)（連翹（れんぎょう）の原料植物）などのハーブとブレンドして、急性の下痢に処方している。

特許療法
体内に溜まった「余分な水分」を取り除き、滞りを一掃する効果のある粉末生薬「藿香正気散（かっこうしょうきさん）」など、中国の特許漢方薬のなかにはジャイアントヒソップを配合したものがいくつかある。パッケージの用量に従うこと。

入手方法

栽培
水はけが良く日当り良好で、有機腐葉土など肥沃な土壌を好む。種からも栽培できる。7cmのポットに種をまき、苗が移植可能な大きさに育ったら定植する。

採取
原産地の生育環境以外での野生種はほとんど見られないが、栽培種から自然に種がこぼれて育つことはある。生育期を通して葉を摘み取り、ミントと同様のレシピで使用する。浸剤をリフレッシュティーとして楽しむこともできる。

収穫
夏、花が咲く前に地上部を収穫する。

> **注意**
> 漢方薬として調合されたものは、発熱時には使用しないこと。妊娠中は服用しないこと。

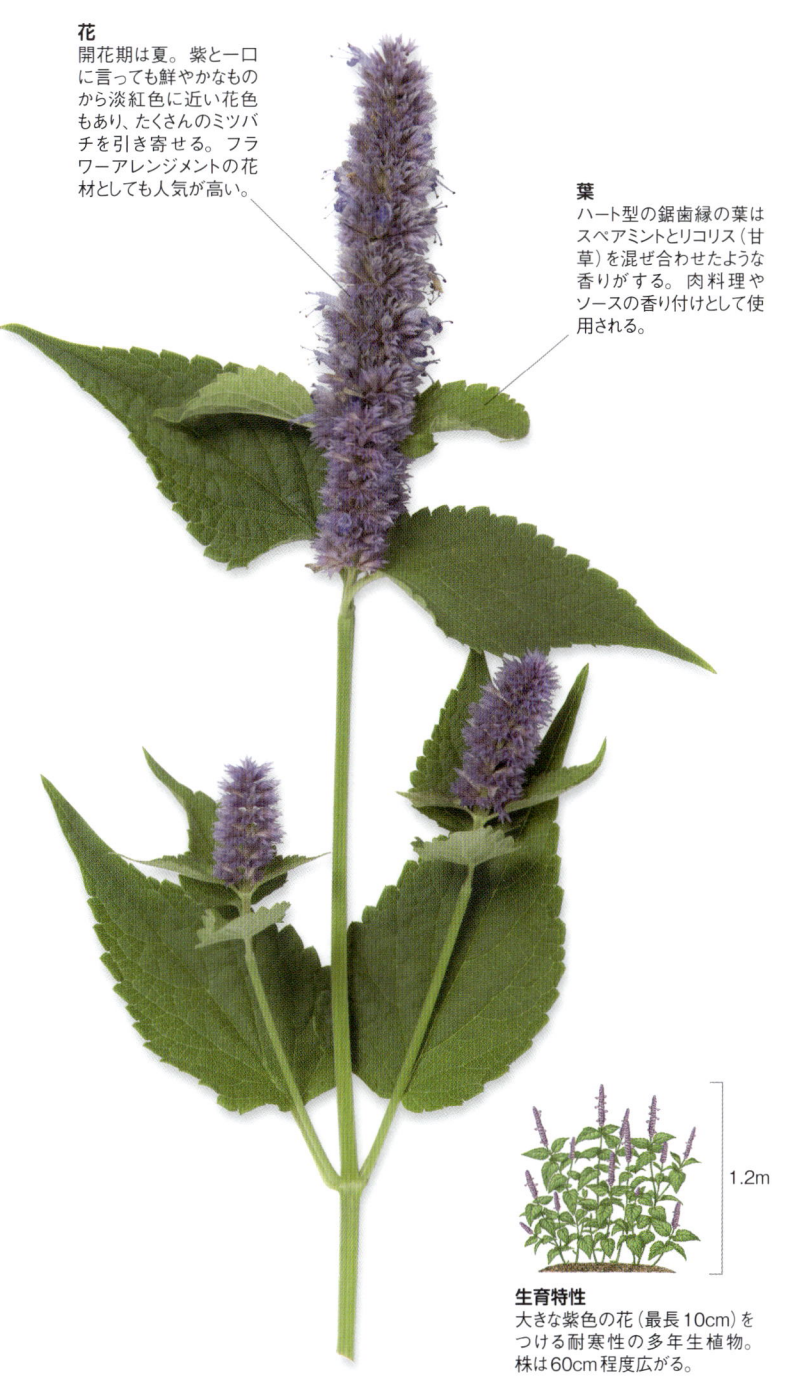

花
開花期は夏。紫と一口に言っても鮮やかなものから淡紅色に近い花色もあり、たくさんのミツバチを引き寄せる。フラワーアレンジメントの花材としても人気が高い。

葉
ハート型の鋸歯縁の葉はスペアミントとリコリス（甘草）を混ぜ合わせたような香りがする。肉料理やソースの香り付けとして使用される。

生育特性
大きな紫色の花（最長10cm）をつける耐寒性の多年生植物。株は60cm程度広がる。

1.2m

アグリモニー（西洋キンミズヒキ）　*Agrimonia eupatoria*

ヨーロッパ、西アジア、北アフリカに広く分布しているアグリモニーは、古代より薬用ハーブとして利用されてきました。もともとは眼の病気や、下痢と赤痢の治療薬でしたが、後に戦場で創傷を手当てするのに重宝され、現在では排尿障害や消化不良に用いられています。東アジアでは、中国原産の近縁種、「キンミズヒキ（龍牙草（*Agrimonia pilosa*））」が同じような役目を果たしてきました。

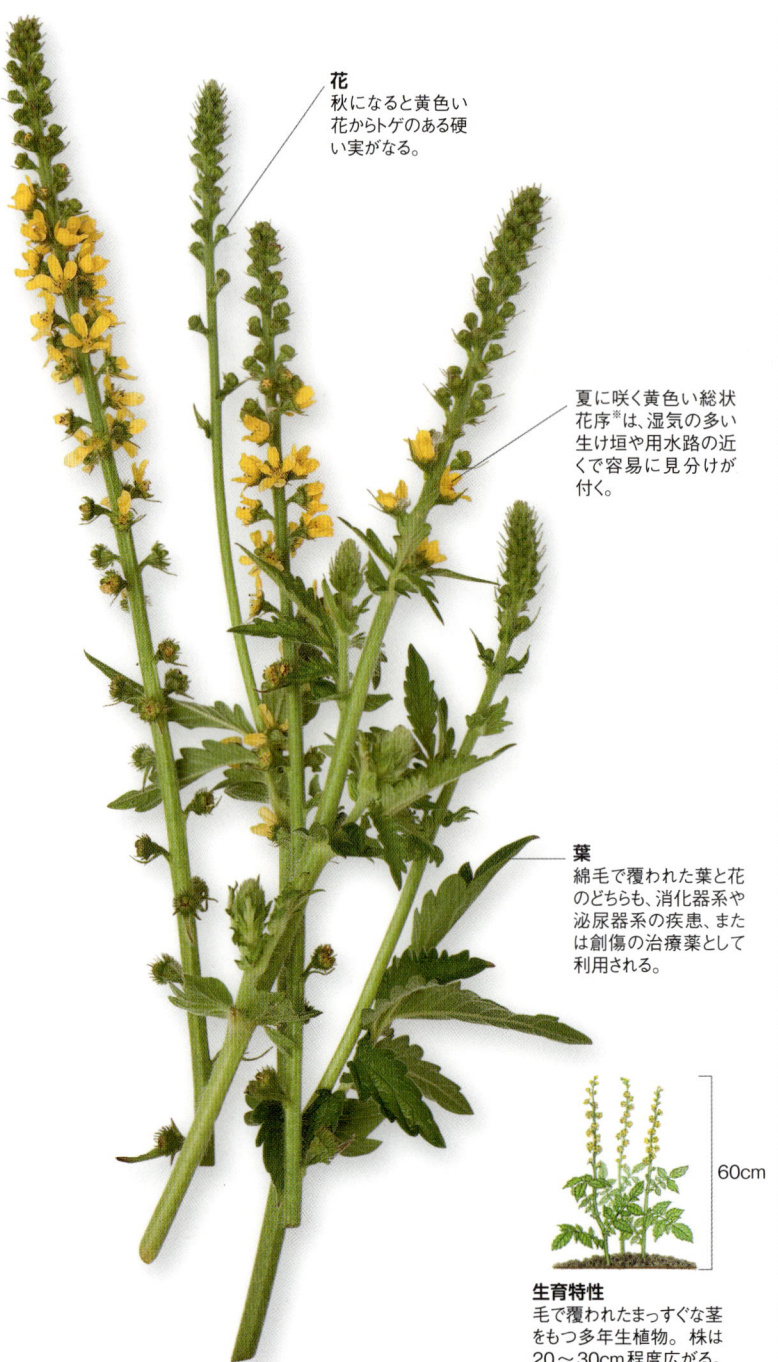

花
秋になると黄色い花からトゲのある硬い実がなる。

夏に咲く黄色い総状花序※は、湿気の多い生け垣や用水路の近くで容易に見分けが付く。

葉
綿毛で覆われた葉と花のどちらも、消化器系や泌尿器系の疾患、または創傷の治療薬として利用される。

生育特性
毛で覆われたまっすぐな茎をもつ多年生植物。株は20〜30cm程度広がる。

60cm

使用部位
地上部

主成分
タンニン、クマリン、精油、フラボノイド、ミネラル（シリカを含む）、ビタミンB・K

作用
収れん、利尿、瘢痕形成、止血※、胆汁分泌促進※、抗ウイルス※作用も報告されている。

使用方法

浸剤
消化不良の改善や、食物不耐性によって弱った消化器系の強壮には、浸剤(p.342)1カップを1日3回服用する。アグリモニーは子供の下痢の手当てに理想的なハーブで、乳児に対しては、授乳中の母親が服用して間接的に投与することもできる（子供への投与量は専門家に相談すること）。

ローション
切り傷、擦り傷、皮膚のただれ、湿潤性湿疹、静脈瘤性潰瘍には浸剤で患部を洗うと効果的。1日に数回適用してもよい。

うがい薬
声枯れ、喉の痛み、喉頭炎には、浸剤1カップをうがい薬として用いる。

ティンクチャー
膀胱炎、尿路感染症、尿失禁には、1〜4ml（20〜80ml）を1日3回服用。泌尿器の症状が深刻、あるいは持続する場合には、腎臓への悪影響を避けるために早急に医師に相談すること。

入手方法

栽培
湿った肥沃な土壌を好み、半日陰でも日なたでも育つ。秋または春に冷床に種をまき、苗が移植可能な大きさに育ったら定植地へ植え付ける。

採取
一般に荒れ地や湿地の生け垣に分布している。背の高い花穂の鮮やかな黄色が目立つため見つけやすい。夏に地上部全体を刈り取る。

収穫
夏の開花時に収穫する。

> **注意**
> このハーブには収れん作用があるため、便秘時には使用を避けた方がよい。

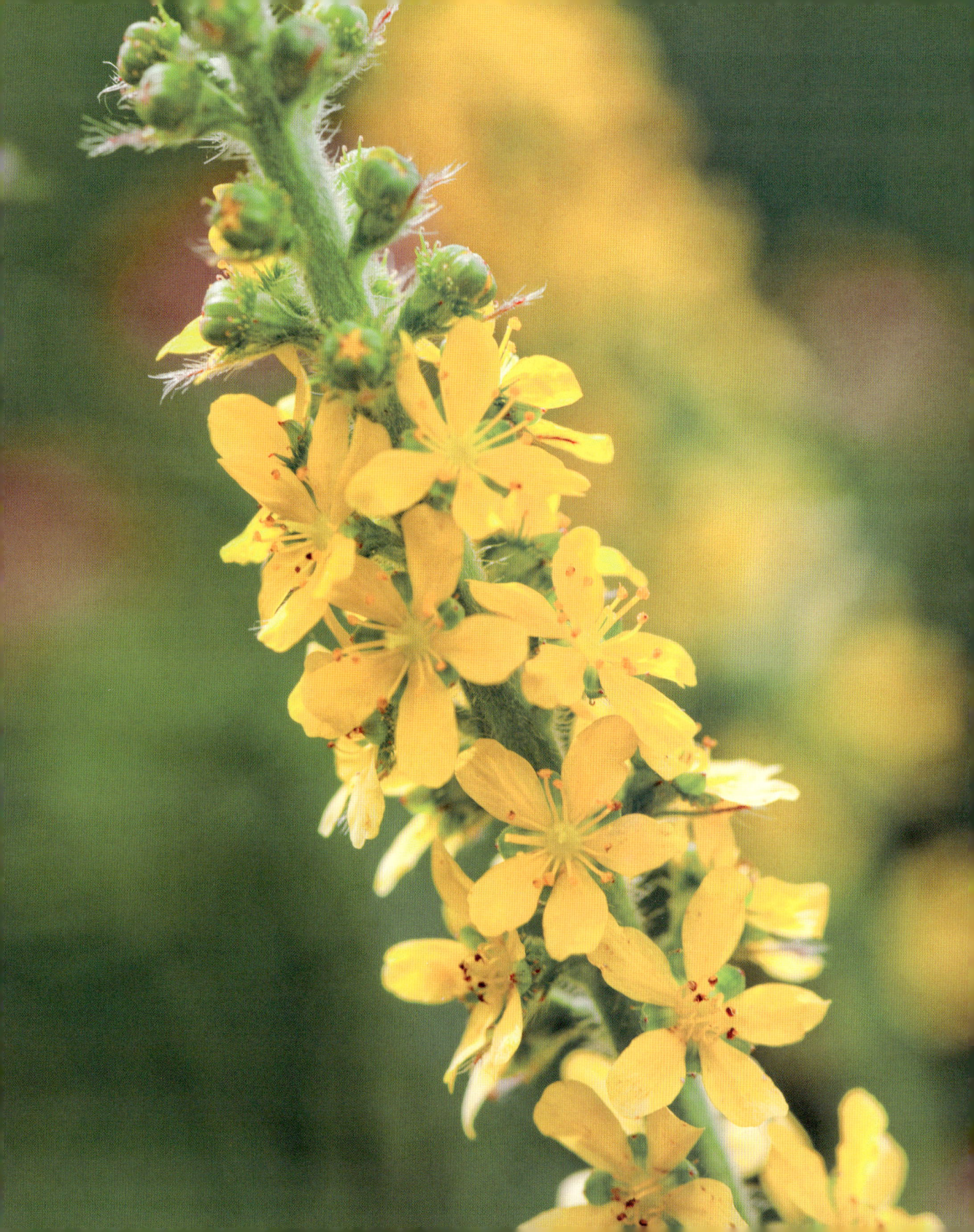

レディースマントル（ハゴロモグサ）　Alchemilla xanthochlora

名前からもわかるように、レディースマントルは婦人科系の疾患の治療薬として長い歴史があり、月経不順、月経過多、分娩時の痛みの緩和に利用されてきました。原産地は北ヨーロッパで、それより南の地域では山間部に分布しています。近年、レディースマントルの花茎をフラワーアレンジメントの花材として利用することから、ガーデニング用植物としての人気が高まっています。

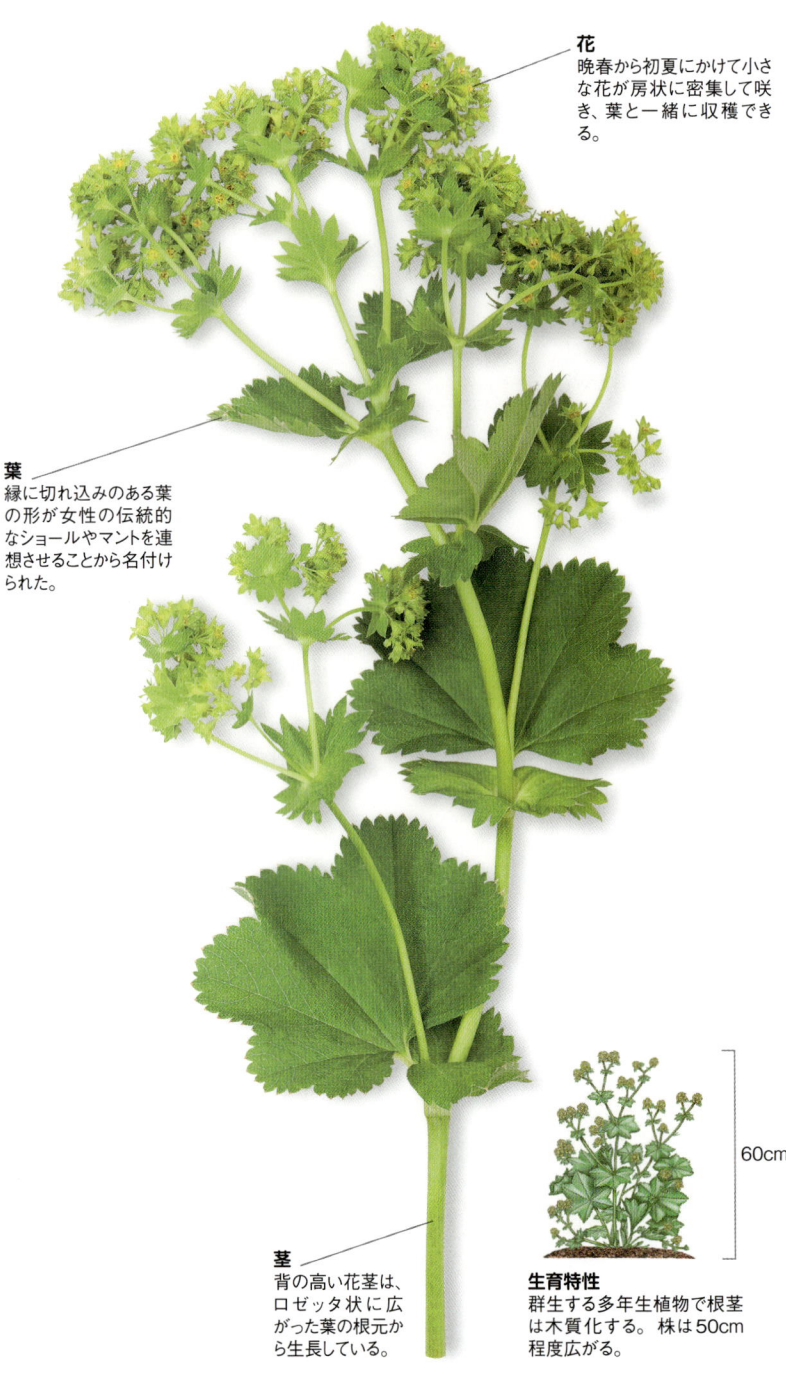

花
晩春から初夏にかけて小さな花が房状に密集して咲き、葉と一緒に収穫できる。

葉
縁に切れ込みのある葉の形が女性の伝統的なショールやマントを連想させることから名付けられた。

茎
背の高い花茎は、ロゼッタ状に広がった葉の根元から生長している。

生育特性
群生する多年生植物で根茎は木質化する。株は50cm程度広がる。

60cm

使用部位
地上部

主成分
タンニン、サリチル酸、サポニン、植物性ステロール、精油、苦味質※

作用
収れん、月経調整、健胃※、抗炎症、創傷治癒

使用方法

浸剤
急性の下痢や胃腸炎、あるいは月経過多や月経痛の緩和には、浸剤（p.342）1カップを1日5回まで服用する。

ティンクチャー
月経周期の正常化には1〜2ml（20〜40滴）を1日3回服用する。同量のセントジョンズワートをブレンドすると、生理痛の緩和に効果的。

ローション
湿潤性湿疹や皮膚のただれには、浸剤を洗浄薬として患部に適用する。

うがい薬
喉の痛みや喉頭炎にはうがい薬として、口内炎にはマウスウォッシュとして、浸剤1カップを適用。

クリーム／軟膏／膣座薬
朝と夜、おりものや膣のかゆみに塗布する。膣座薬は夜に1錠挿入する。2〜3日経っても症状が改善しない場合には、泌尿器科を受診すること。

入手方法

栽培
レディースマントルは群生する多年生の耐寒植物で、日なたや半日陰の水はけの良い土壌を好む。円形の葉は精緻な鋸歯縁をもち、縁の切れ込みは最も多いもので11の山に分かれることがある。春に種を直まきしても、春または夏に株分けしても栽培できる。自生繁殖力は旺盛。

採取
北ヨーロッパ全域と中央・南ヨーロッパの山間部に分布。その他の地域でも庭の外で自生したレディースマントルを、夏の間中、見ることができる。

収穫
夏期を通じて地上部全体を収穫する。

ガーリック　Allium sativum

ガーリックはシベリア南西部原産の植物と信じられていますが、はるか古代にはすでにヨーロッパとアジアのほぼ全域に広まっていました。5,000年以上も前から薬用ハーブとして重用され、現在では心臓発作の再発リスクの減少や血中コレステロールの降下作用があることが知られています。また、強力な抗菌作用をもつガーリックは、風邪、カタル症状、呼吸器系の感染の治療にも有効です。

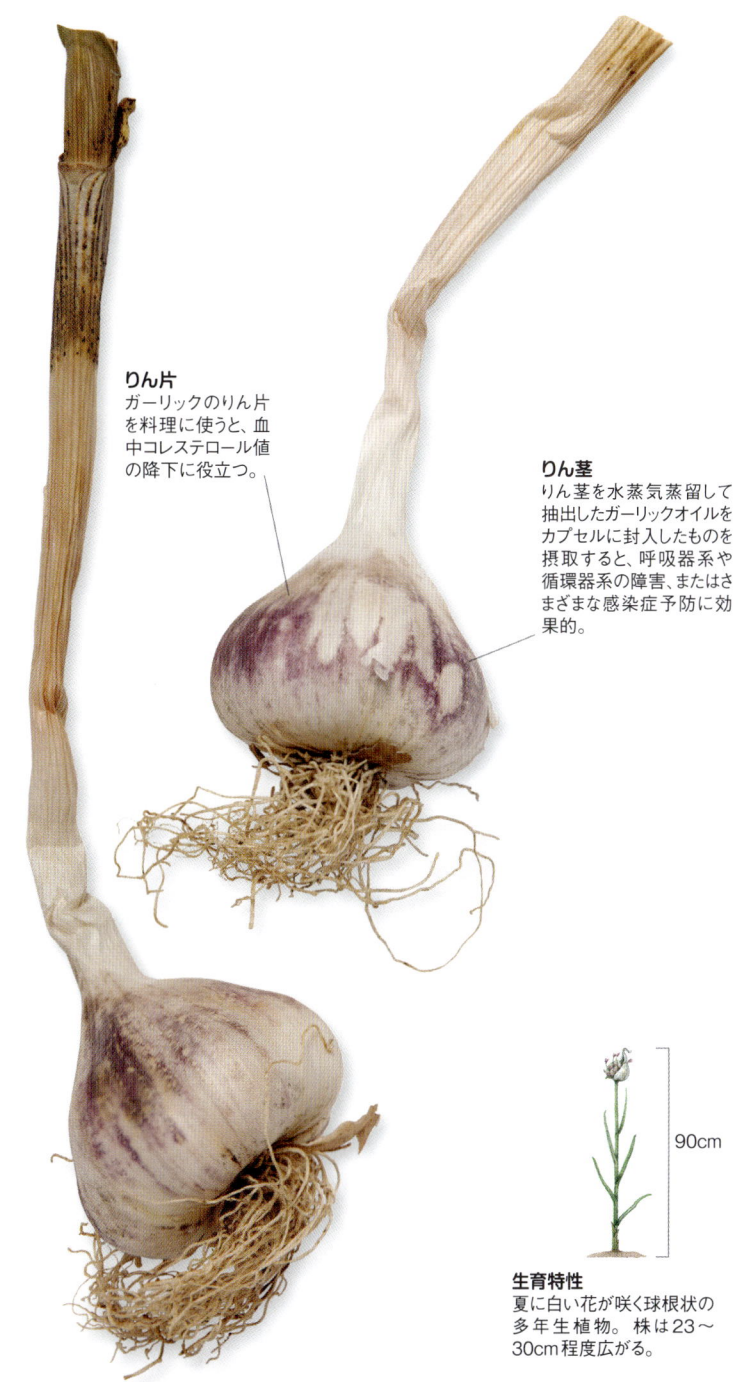

使用部位
りん茎

主成分
精油（アリシン、アリイン、アホエンを含む）、酵素、ビタミンA・B・C・E、ミネラル（セレン、ゲルマニウムを含む）、フラボノイド

作用
抗菌、去痰※、発汗、血圧降下、抗血栓※、血中脂質降下、血糖降下、抗ヒスタミン※、駆虫※

使用方法

絞り汁
5ml（小さじ1杯）以下の絞り汁をハチミツまたは水に混ぜ、1日2回服用すると、感染症や動脈硬化、あるいは血栓症の発生リスクの減少に効く。

りん片（生）
生ガーリックのりん茎をりん片に分け、そのりん片の切断面を、夜、膿の溜まったニキビに塗り込む。料理に2～3片加えて毎日摂取すると、心臓血管系の強壮、コレステロール値の降下、または風邪やインフルエンザの予防に役立つ。

カプセル
食前に1カプセル服用すると季節性の感染症予防に効果的（パッケージの用量を確認のこと）。

ティンクチャー
心血管障害、呼吸器系疾患、真菌性の感染症には、水に2～4ml（40～80滴）加えたものを1日3回服用する。

パウダー
心臓発作の既往者は、水またはフルーツジュースに小さじ1杯を超えない量の粉末を加えてかき混ぜたものを毎日服用すると、発作の再発予防に役立つ。

入手方法

栽培
日当りと水はけの良い肥沃な土壌を好み、地中深くの温かい場所で育てる。秋または冬に、りん茎を丸ごと、あるいはりん片に分けたものを深さ5～10cmのところに植える。

採取
暖地では自生する可能性があるが、一般的には栽培種のみが生育していると思われる。

収穫
晩夏から初秋にかけてりん茎を収穫し、自然乾燥させてから霜のかからない場所に保存する。

注意
ガーリックオイルは肌を刺激するため、必ずカプセルに入れた状態で摂取すること。人により、ガーリックを摂取すると胃の不快感を招くことがある。

りん片
ガーリックのりん片を料理に使うと、血中コレステロール値の降下に役立つ。

りん茎
りん茎を水蒸気蒸留して抽出したガーリックオイルをカプセルに封入したものを摂取すると、呼吸器系や循環器系の障害、またはさまざまな感染症予防に効果的。

90cm

生育特性
夏に白い花が咲く球根状の多年生植物。株は23～30cm程度広がる。

アロエベラ（真正アロエ）　Aloe vera

熱帯アフリカ原産のアロエは、アフリカでは毒矢の解毒剤として利用されていたようです。はるか古代にヨーロッパへ渡り、ギリシャやローマでは創傷治療薬として広く知られました。冷却、治癒効果がある液汁はやけど、炎症、皮膚潰瘍の治療に、葉全体は下剤※として、何世紀もの間暮らしのなかで人々の健康を支えてきました。ただし、アロエベラの内服に対しては、使用を禁止している国もあります。

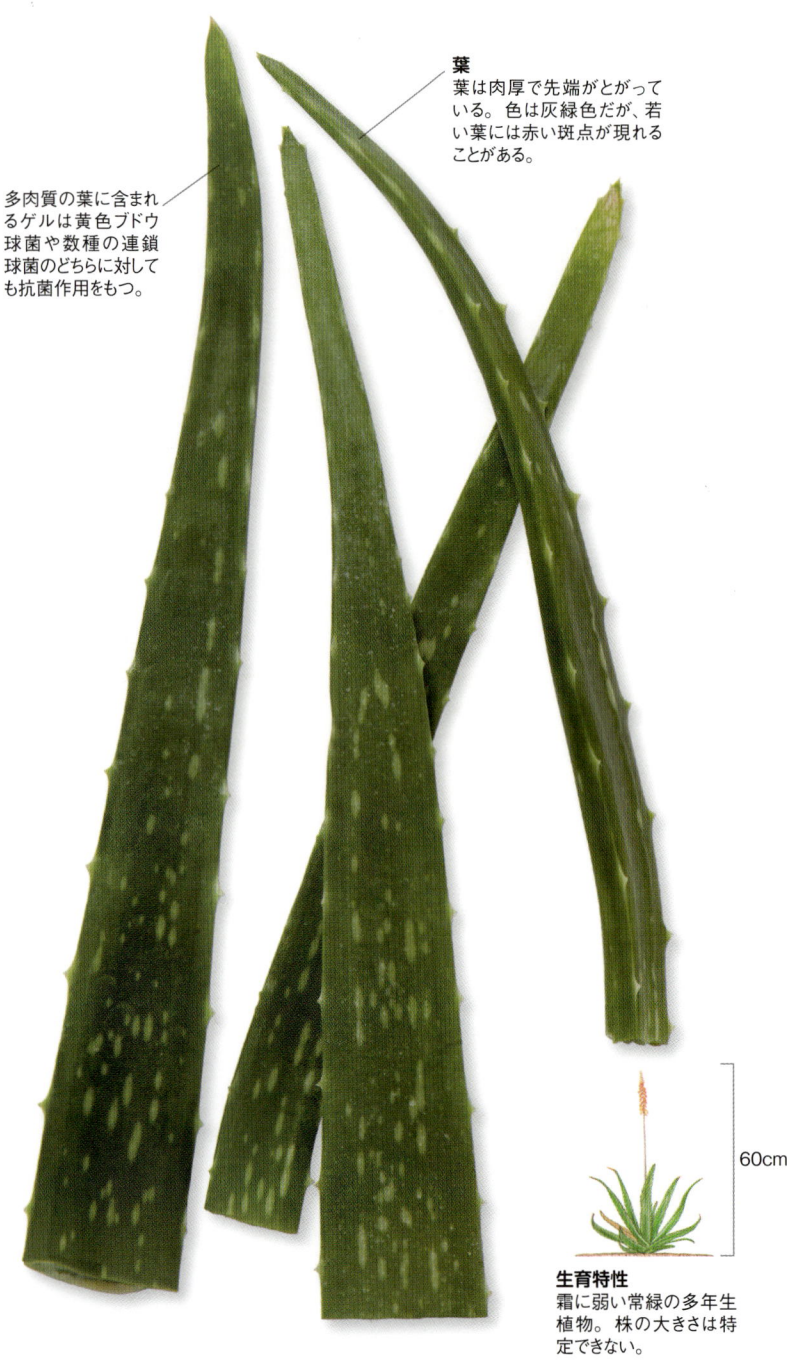

多肉質の葉に含まれるゲルは黄色ブドウ球菌や数種の連鎖球菌のどちらに対しても抗菌作用をもつ。

葉
葉は肉厚で先端がとがっている。色は灰緑色だが、若い葉には赤い斑点が現れることがある。

60cm

生育特性
霜に弱い常緑の多年生植物。株の大きさは特定できない。

使用部位
葉、葉の内部のゲル

主成分
アントラキノン配糖体（アロイン、アロエエモジンを含む）、レジン、多糖類、ステロール類、サポニン、クロモン

作用
緩下※、胆汁分泌促進、創傷治癒、強壮、鎮痛、抗菌、抗真菌、止血、鎮静、駆虫

使用方法

ゲル（生）
葉を切り開き、切り口のゲルをそのまま使うか、先の丸いナイフでゲルを掻き出す。やけど、日焼け、乾燥肌、創傷、真菌性感染症、おむつかぶれ、帯状疱疹、白癬、虫刺され、アレルギー性発疹、皮膚炎、その他あらゆる皮膚のかゆみに直接塗布する。

ティンクチャー
液汁をたくさん含んだ葉全体を使ってティンクチャーをつくる。便秘には5ml（小さじ1杯）を1日3回服用。また食欲不振時や、消化機能が低下して胆汁分泌を促進したい場合には、0.5～3ml（10～60滴）を1日3回服用する。

カプセル
葉を粉末化してカプセルに封入したものが市販されている。100～500mgを摂取すると便秘に効果的。

ヘアリンス
ゲル10ml（小さじ2杯）をカモミールの浸剤120ml（p.342）に混ぜ込み、ヘアコンディショナーとして使用する。

入手方法

栽培
日なたで水はけの良い砂質の土壌を好み、夏は適度な水分を与えるが、冬は乾燥気味に育てる。通常は成熟した株から生えた小さな若芽を折ったものを挿し木して殖やすが、気温が21℃以上になる春から初夏には種から育てることもできる。暖地では室内でも栽培できるが、気温の高い夏の間は屋外に出しておいた方が良く育つ。

採取
アロエベラが自生しているのは熱帯地域だけであると思われる。温暖な地域ではアロエベラより大型の種が数多く野外で見られるが、これらは近縁種であり、アロエベラと間違えられやすい。

収穫
一年中随時、株からゲルと葉を収穫できる。

> **注意**
> 妊娠中は内服を避けること。

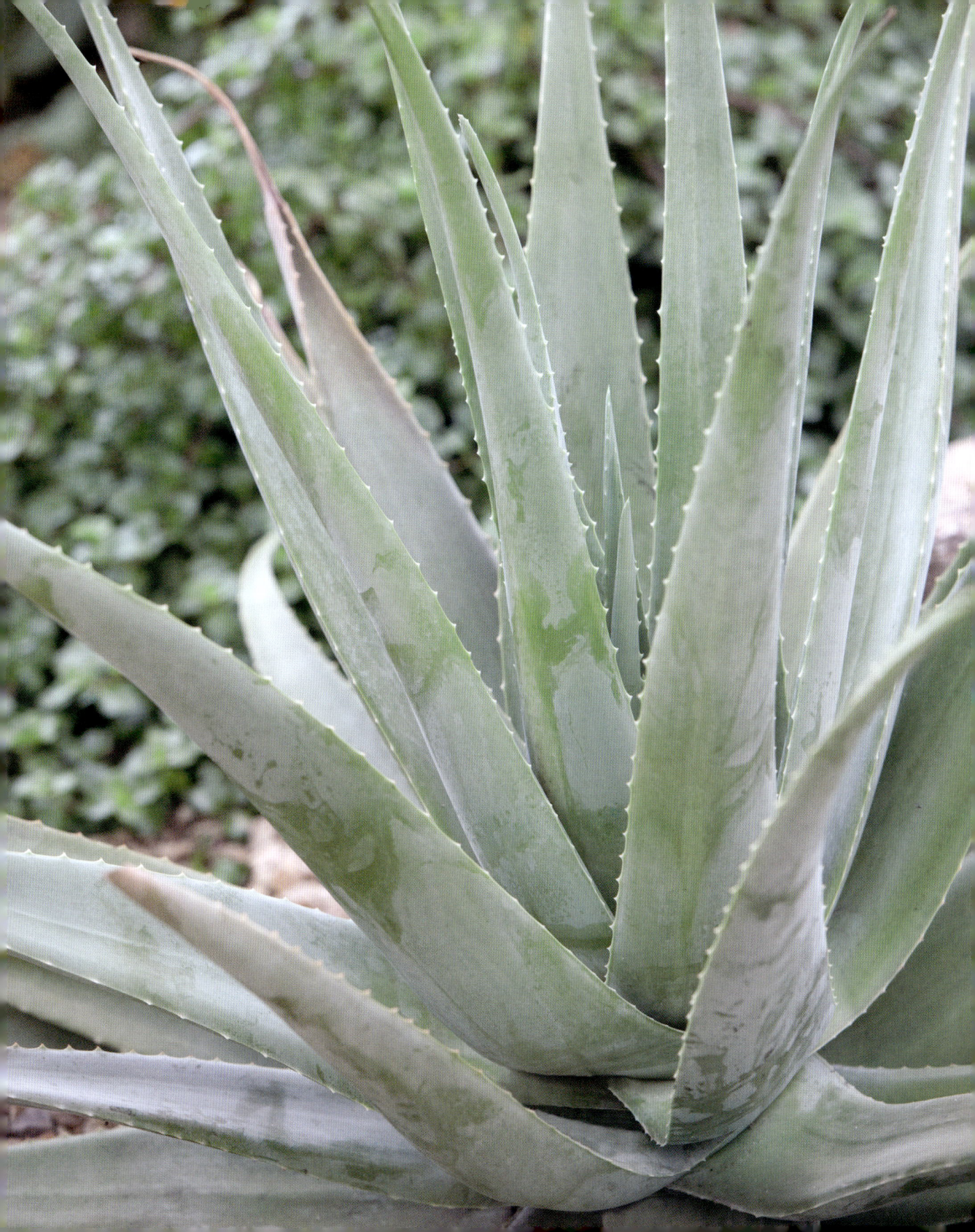

レモンバーベナ（ボウシュウボク）　*Aloysia triphylla*

レモンバーベナは、もともとチリやアルゼンチンの岩場に生息していましたが、現在では芳香を楽しむガーデニングのアクセントとして、あるいは香料として世界各地で栽培されています。またポプリや、フレッシュで強いレモン風味をデザート、マリネ、フルーツドリンクに添加する食材としても知られています。心地良さと高揚感を招くハーブとして古くから知られ、気付け効果のあるお茶としても飲用されてきました。

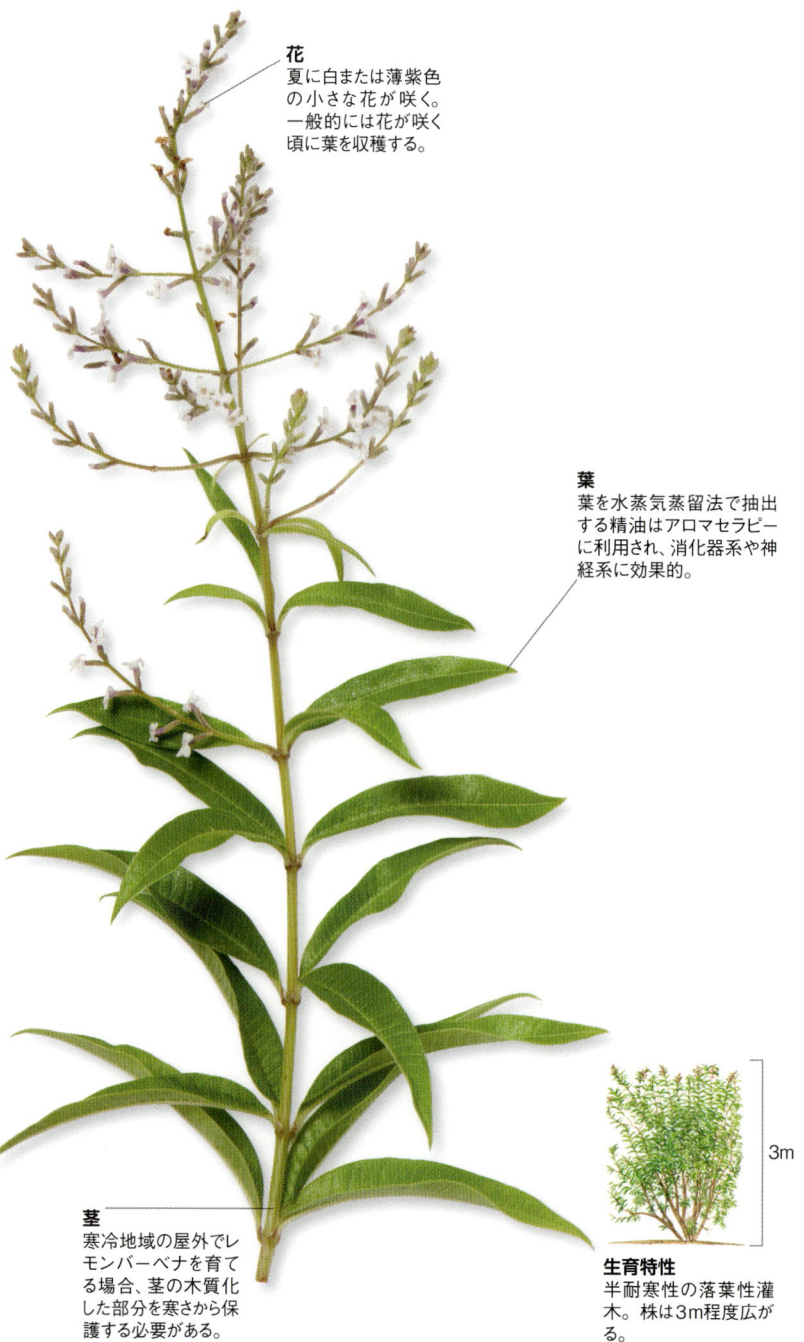

花
夏に白または薄紫色の小さな花が咲く。一般的には花が咲く頃に葉を収穫する。

葉
葉を水蒸気蒸留法で抽出する精油はアロマセラピーに利用され、消化器系や神経系に効果的。

茎
寒冷地域の屋外でレモンバーベナを育てる場合、茎の木質化した部分を寒さから保護する必要がある。

生育特性
半耐寒性の落葉性灌木。株は3m程度広がる。　3m

使用部位
葉、精油

主成分
精油（シトラール、ネロール、ゲラニオールを含む）

作用
鎮静、駆風、鎮痙、解熱、強肝※、（カンジダアルビカンスへの）抗真菌作用も報告されている。

使用方法

浸剤
カップ1杯の熱湯にドライリーフ小さじ1/2杯を加えて浸剤をつくり(p.342)、食後に服用すると鼓腸や不眠症に効果的。肝機能の向上には、ダンデリオンの葉をブレンドして1日3回服用する。子供の発熱による症状緩和にも適用できるが、用量については専門家に相談すること。

入浴剤
ストレスや緊張の緩和には、浸剤1カップをバスタブに注ぎ入れる。

マッサージオイル
純粋なレモンバーベナの精油は入手困難なため、レモンの香りがする他の精油を混ぜることが多い。アーモンドオイル15ml（大さじ1杯）にレモンバーベナの精油5滴を加え、マッサージオイルとして擦り込む。痙攣、消化不良、不安、不眠、またはストレスから生じるその他の症状の解消に効果的。

入手方法

栽培
日当りの良い湿った場所を好むが、水はけの良い土が適する。通常は夏に根元から切り落とした軟らかい茎を挿し木して殖やすが、夏の盛りが過ぎて実がなった場合には、自然に種がこぼれて育つこともある。霜に弱いため、寒冷地域ではコンテナで栽培し、温室で冬越しするのが望ましい。または冬に木質化した部分を残して刈り込み、乾燥気味に育て、フリースや藁（わら）で覆って寒さから守る方法もある（氷点下15℃までが限度）。

採取
温暖な地域では自然に種が落ちて生育することもあるが、南アメリカ以外の地域に野生種はないと思われる。

収穫
夏に葉を摘み取る。

注意
長期あるいは多量の服用は胃に不快感を招くことがある。オイルは敏感肌のかゆみの原因となり、また光感作をもつため、精油を外用で使用した場合には直射日光を避けること。

マーシュマロウ（ウスベニタチアオイ） *Althaea officinalis*

もともとヨーロッパの沿岸地域に分布していたマーシュマロウは、現在では広範な地域に帰化しています。この植物の学名は、「治す」を意味するギリシャ語の動詞「altho」に由来します。この植物の鎮静・治癒作用は身体の内側と外側のどちらからも効き目があり、少なくとも3,500年以上前からその効能が認められてきました。薬として利用される他、根と葉は野菜として食用にされています。

使用部位
根、葉、花

主成分
根：アスパラギン、粘液質、多糖類、ペクチン、タンニン
葉：粘液質、フラボノイド、クマリン、サリチル酸、その他のフェノール酸

作用
根：鎮痛、去痰、利尿、創傷治癒
葉：去痰、利尿、鎮痛
花：去痰

使用方法

冷浸剤
冷水600mlに根30gを一晩浸して濾す。でき上がった液が濃厚で粘り気が強すぎる場合には、水で希釈する。カップ1/2〜1杯を1日3回服用すると、胃酸の逆流、胃潰瘍、膀胱炎、空咳に効果的。

パップ剤
粉末化した根小さじ1杯に少量の水を混ぜ合わせてペースト状にしたものを、皮膚の腫れ物、膿瘍、潰瘍、治りにくい感染性の創傷に適用する。

軟膏
膿み、ささくれ、トゲのある患部に塗布する。

浸剤
葉から抽出した浸剤(p.342)カップ1杯を1日3回服用すると、気管支炎、気管支ぜんそく、カタル、胸膜炎に効く。

シロップ
生の花から抽出した浸剤600mlにハチミツまたは糖蜜450gを混ぜ合わせる。これを火にかけ、10〜15分間弱火でゆっくりと煮詰める。必要に応じて1回5ml（小さじ1杯）服用する。

入手方法

栽培
湿った日当り良好な場所で、水はけの良い肥沃な土壌を好む。その他の条件には耐性がある。真夏に肥料配合土を敷いたトレイに種をまき、移植可能な大きさに育ったら、約7cmのポットに植え替える。春が来たら定植する。また、秋に株分けして殖やす方法もある。理想的な条件が揃えば、自然に種がこぼれて旺盛に繁殖することもある。

採取
主に沿岸地域の水路や川辺、海岸、池のほとりなどでよく見られる。咳止めシロップの原料となる花は夏の間に摘み、葉は生育中いつでも採取できる。根は根菜として茹でてから食用する。

収穫
根は秋に掘り出す。地上部は花が咲き始めたら刈り取る。

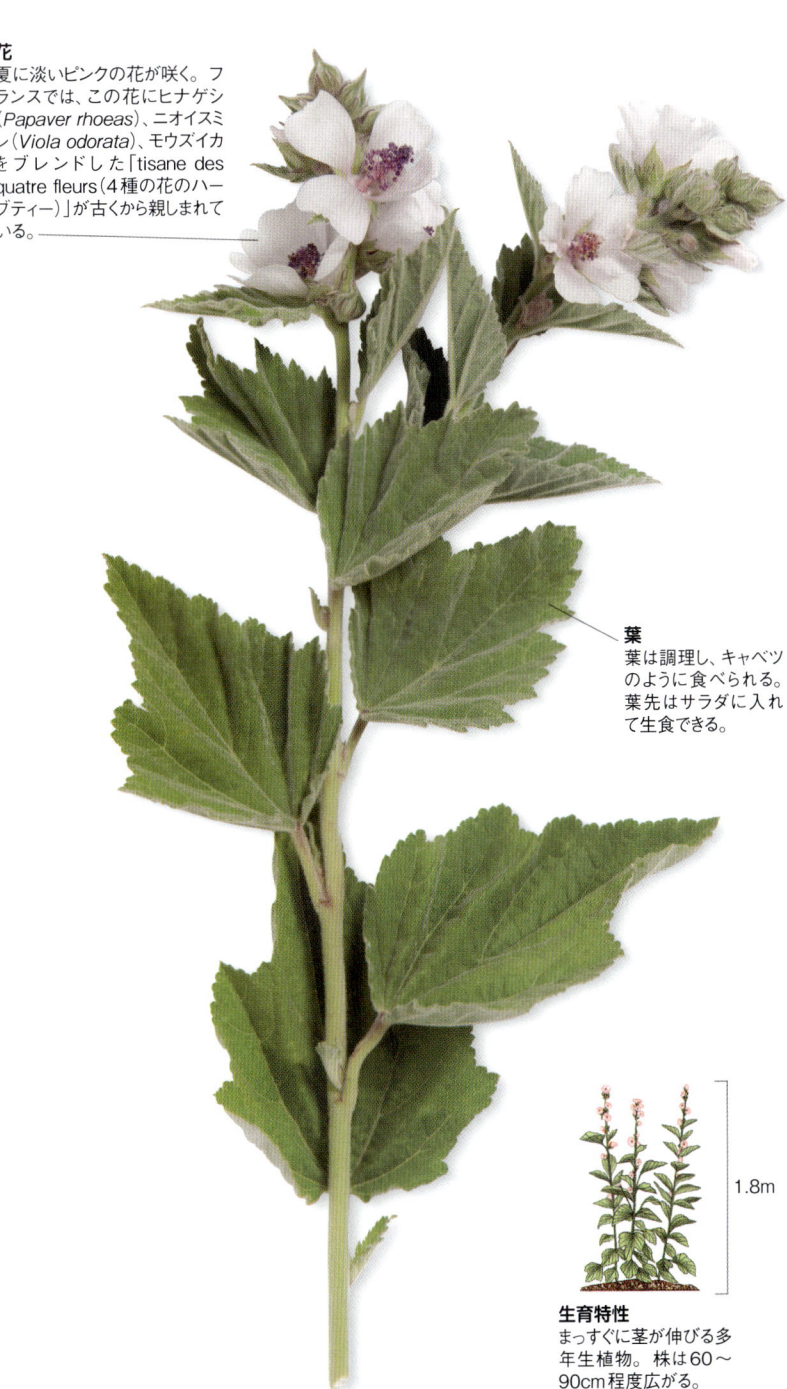

花
夏に淡いピンクの花が咲く。フランスでは、この花にヒナゲシ (*Papaver rhoeas*)、ニオイスミレ (*Viola odorata*)、モウズイカをブレンドした「tisane des quatre fleurs（4種の花のハーブティー）」が古くから親しまれている。

葉
葉は調理し、キャベツのように食べられる。葉先はサラダに入れて生食できる。

1.8m

生育特性
まっすぐに茎が伸びる多年生植物。株は60〜90cm程度広がる。

アンジェリカ （ヨーロッパトウキ） *Angelica archangelica*

北ヨーロッパ原産のアンジェリカは、夏になると見事な大ぶりの頭状花※を咲かせる優美な植物です。一説によると、この植物が悪霊から身を守る効果があると信じられていたことから、中世ラテン語で「herba angelica（天使のハーブ）」の名前が付けられ、何世紀にもわたって幅広い病気の治療に用いられてきました。茎は食用に、精油は料理の香り付けに利用されています。

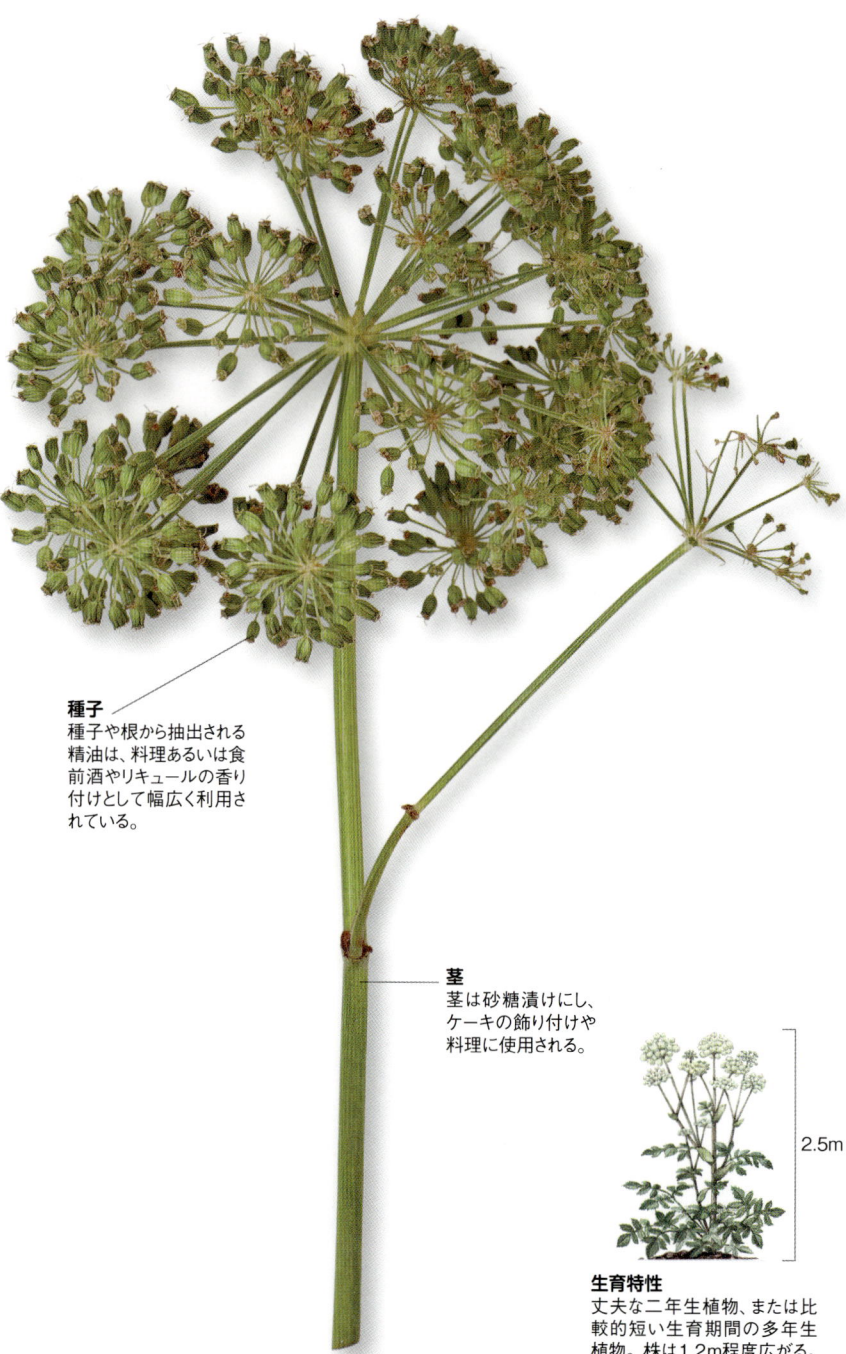

種子
種子や根から抽出される精油は、料理あるいは食前酒やリキュールの香り付けとして幅広く利用されている。

茎
茎は砂糖漬けにし、ケーキの飾り付けや料理に使用される。

2.5m

生育特性
丈夫な二年生植物、または比較的短い生育期間の多年生植物。株は1.2m程度広がる。

使用部位
葉、根、精油

主成分
精油（フェランドレン、ピネン、ボルネオール、リナロール、リモネンを含む）、イリドイド類、レジン、クマリン（ベルガプテン、アンゲリシンを含む）、バレリアン酸、タンニン

作用
鎮痙、発汗、抗炎症、去痰、駆風、利尿、抗菌、消化促進

使用方法

浸剤
消化不良には、葉から抽出した浸剤（p.342）を食後に1カップ服用する。

煎剤
根15gを沸騰しているお湯600mlに5分間入れて煮出し、煎剤をつくる。加齢による関節炎やリウマチ痛、血行不良、あるいは胃弱などの冷えからくる諸症状に、1/2〜1カップ服用すると身体を温める効果がある。

ティンクチャー
気管支炎や鼓腸には、葉から抽出したティンクチャー3ml（60滴）を1日3回服用する。気管支のカタル症状や胸から出る咳、または慢性の消化不良や食欲不振などの消化器系疾患の治療に、あるいは肝機能促進剤として、根から抽出したティンクチャー1〜2ml（20〜40滴）を1日3回服用する。

マッサージオイル
アーモンドオイル15ml（大さじ1杯）に精油を5滴加え、気管支炎や咳には胸部に、あるいは痛みのある関節に擦り込む。

入手方法

栽培
日なたや半日陰の湿った肥沃な土壌を好み、土には深さが必要。種子が熟した時期か春に土の表面に種をまく。ある程度の大きさに育ったら、必要に応じて苗木を間引く。生育条件が合えば、自然に種がこぼれて自生する。

採取
北または東ヨーロッパの湿った草むらに分布。生育地域はアジアにも広がっている。

収穫
葉と茎は夏の初めに、根は2年目以降の秋に、種は成熟時に収穫する。

> **注意**
> 妊娠中の服用は避けること。糖尿病の人は、専門家の指導がない限り、治療目的で摂取してはならない。光毒性があるため、外用した場合には直射日光に当たらないように注意すること。

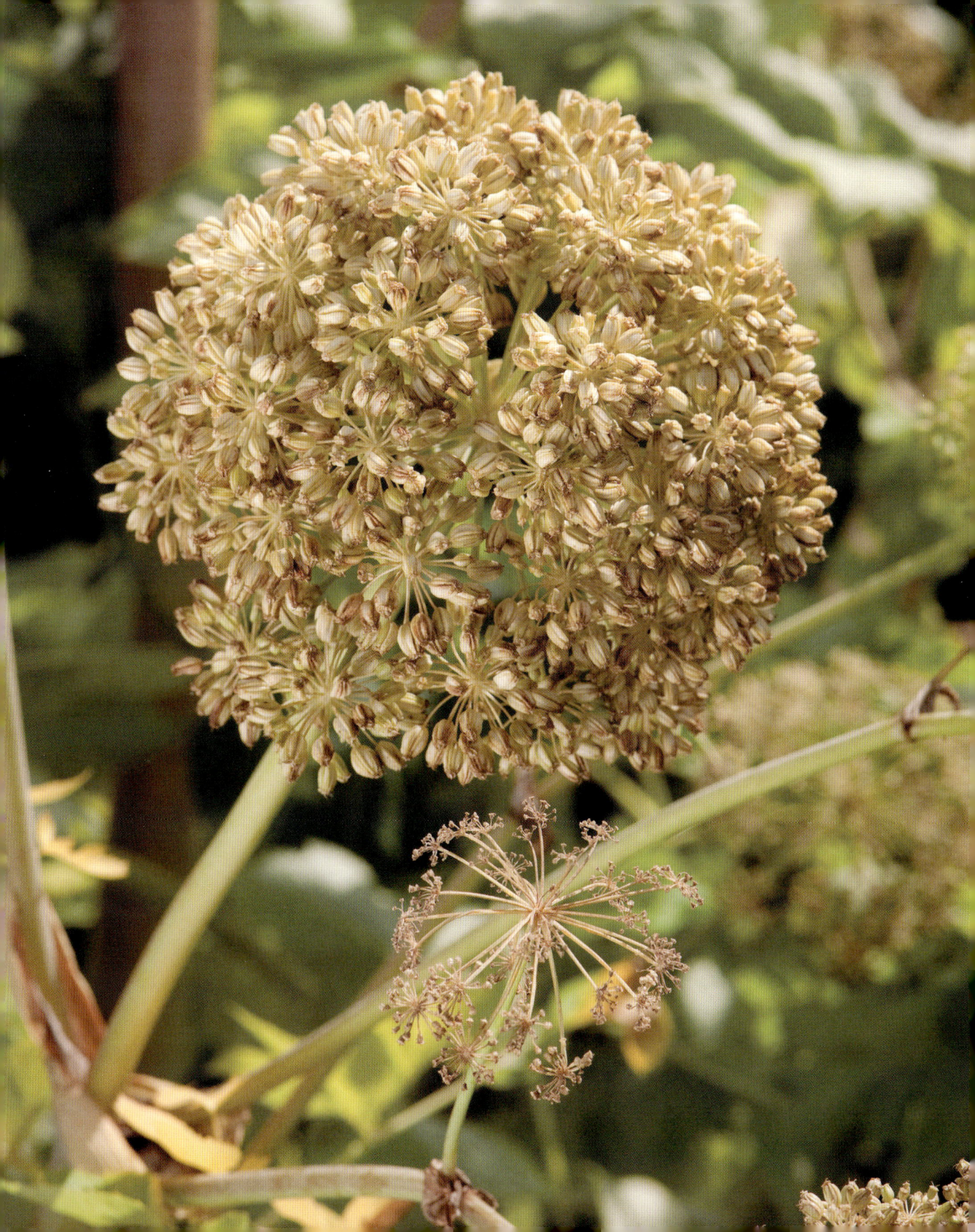

ワイルドセロリ *Apium graveolens*

ヨーロッパ、地中海地域、西アジア原産のワイルドセロリは、昔から野菜として栽培されてきました。加熱して調理もされますが、ウォルドーフサラダ（セロリ、クルミ、リンゴのサラダ）などのメニューでは生のまま食用にされます。薬用としては、種子と精油を、主に排尿障害や関節の不調に適用します。また、痛風の関節痛の原因となっている尿酸値を下げる効果もあります。

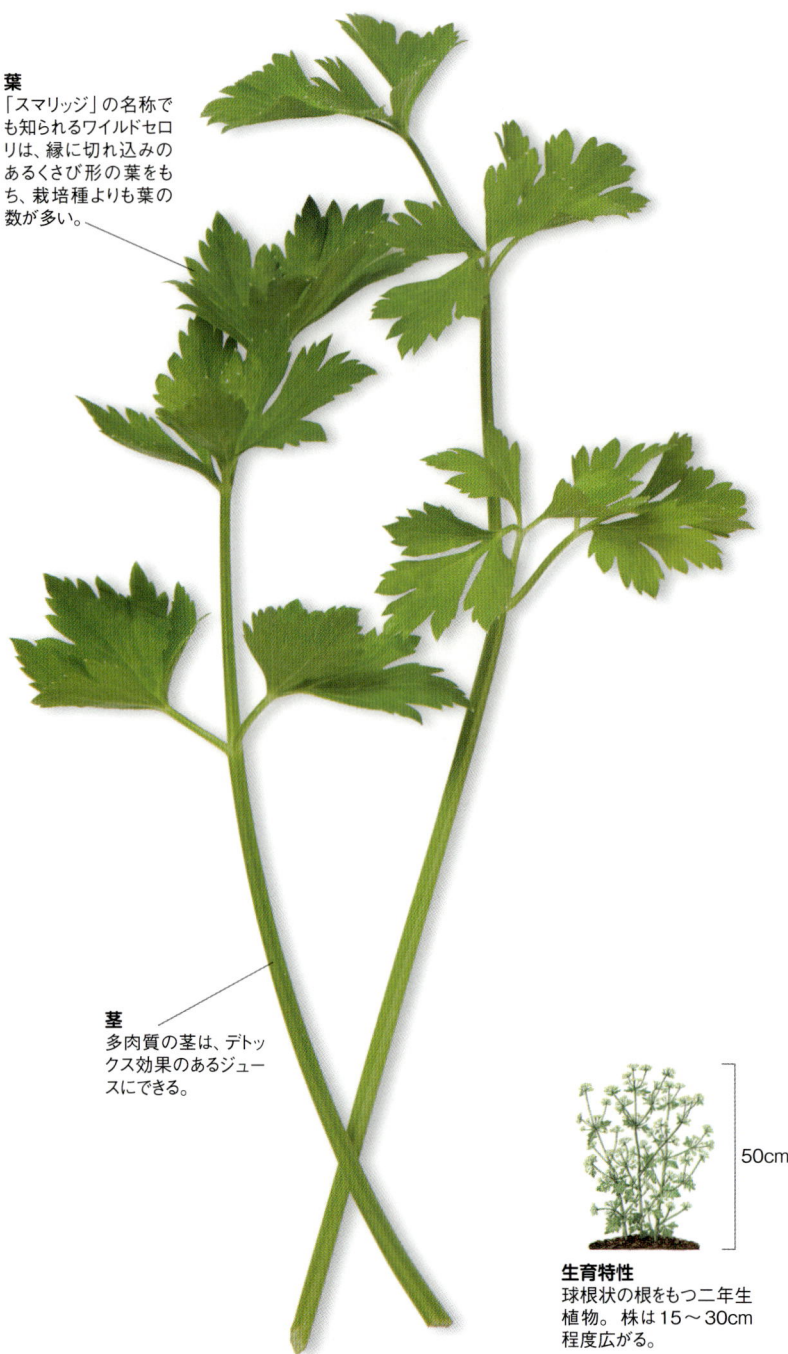

葉
「スマリッジ」の名称でも知られるワイルドセロリは、縁に切れ込みのあるくさび形の葉をもち、栽培種よりも葉の数が多い。

茎
多肉質の茎は、デトックス効果のあるジュースにできる。

生育特性
球根状の根をもつ二年生植物。株は15〜30cm程度広がる。

50cm

使用部位
果実、茎、精油

主成分
精油（リモネン、アピオール、セリネン、フタライドを含む）、クマリン、フロクマリン、フラボノイド、ミネラル（鉄、リン、カリウムを含む）

作用
抗リウマチ、鎮静、尿路消毒、利尿、駆風、血圧降下、鎮痙、乳汁分泌促進、抗炎症、尿酸除去の促進、また抗真菌作用も報告されている。

使用方法

煎剤
種子15gを600mlの水に入れ、10分間沸騰させて煎剤をつくる。カップ1/2〜1杯を1日3回服用すると、リウマチ、痛風、リウマチ性関節炎、尿路炎症に効く。

マッサージオイル
精油1ml（20滴）をアーモンドオイル60mlに加え、腹部をマッサージする。消化不良、鼓腸、肝うっ血の改善に。座骨神経痛、リウマチ、関節炎にも効果がある。

足浴
温水の入ったボウルに精油を1ml（20滴）滴下し、痛風のひどい痛みのある足や足指の関節を浸す。

ジュース
体力消耗や神経疲労には、茎と葉をジュースにしたものをワイングラス1杯分、内服する。

入手方法

栽培
日当り良好な湿った場所で、水はけの良い土を好む。春、苗床に種をまき、上から薄く配合土をかけて覆う。苗床は加温ができる育苗器に入れるか暖かい窓辺に置く。7cmのポットに移植し、草丈10cmに生長したら、株間30cmになるように定植する。

採取
沿岸地域に自生している。

収穫
1年目は栽培したものを野菜として摘み取って食用する。種子の収穫は2年目の夏に種が熟すまで待つ。

> **注意**
> 妊娠中は種子を摂取しないこと。市販されている種子には防腐処理が施されていることがあるため、薬として使用しないこと。専門家の指示がない場合は、精油を内服してはならない。

アメリカンスパイクナード　*Aralia racemosa*

多くのアメリカ先住民にリウマチ、咳、消化不良、ぜんそく、敗血症などの広範な病気の治療薬として利用されてきたアメリカンスパイクナードは、中西部から東海岸まで、アメリカのさまざまな場所に分布しています。このハーブには発汗促進とデトックス作用があることが知られていますが、それ以外の性質についてはあまり研究されていません。

使用部位
根

主成分
精油、タンニン、グリコシド、ジテルペン類

作用
去痰、発汗、加温、解毒

使用方法

煎剤
リウマチには、乾燥した根15gを600mlの水に入れてつくった煎じ薬を、カップ1/2杯ずつ1日3回服用する。

シロップ
濾した煎じ薬300mlに砂糖またはハチミツ225gを混ぜ合わせたものを火にかけ、5〜10分間弱火でゆっくり煮詰めてシロップをつくる。気管支炎や百日咳などの咳の症状には、5ml（小さじ1杯）を2〜3時間おきに服用する。

ティンクチャー
リウマチや腰痛などの全身の痛みには、1.5〜3ml（30〜60滴）を少量の水に混ぜて服用する。

パップ剤
粉末化した根15gを少量の水に混ぜ合わせてペースト状にする。これをガーゼに塗り広げ、皮膚炎などの症状を伴う肌に湿布として適用。

入手方法

栽培
半日陰を好むが日差しにも強い。秋または冬に、冷床あるいは温室などに種をまく。定植は翌春に行う。

採取
アメリカ中西部から東部の森林地帯に広く分布している。それ以外の地域の野生種はほとんどないと思われる。薬用の他、根はお茶やビールの風味付けに使用されることもある。

収穫
夏または秋に根を掘り出す。

注意
妊娠中の使用は避けること。

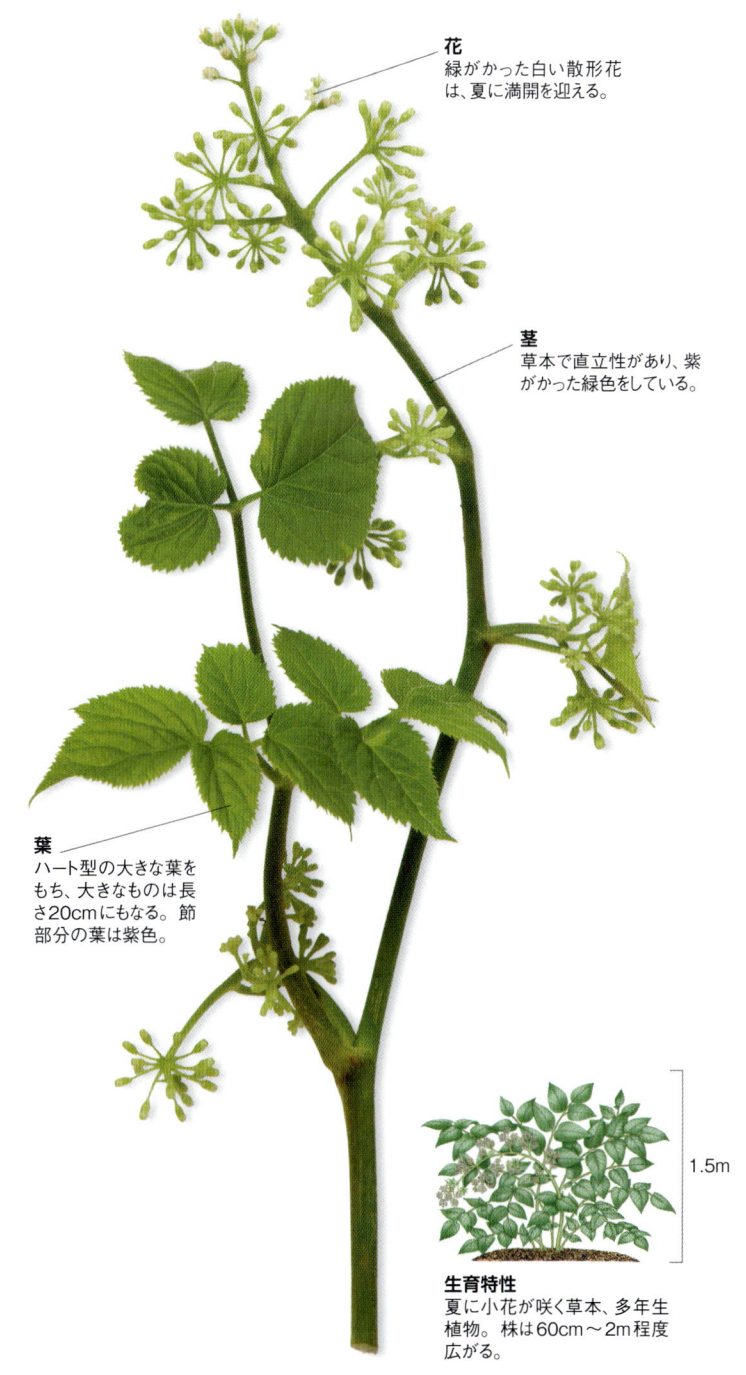

花
緑がかった白い散形花は、夏に満開を迎える。

茎
草本で直立性があり、紫がかった緑色をしている。

葉
ハート型の大きな葉をもち、大きなものは長さ20cmにもなる。節部分の葉は紫色。

1.5m

生育特性
夏に小花が咲く草本、多年生植物。株は60cm〜2m程度広がる。

バードック（ゴボウ）　Arctium lappa

ヨーロッパとアジア原産のバードックは、クレンジング効果のあるハーブとして広く認められ、一般には体内の重金属などの毒素の排出や、肌のトラブル、関節炎、感染症に効果を発揮します。ヨーロッパでは昔から根と葉が利用されているのに対し、中国では種子を漢方薬として調合し、一般的な風邪薬として広く利用されています。

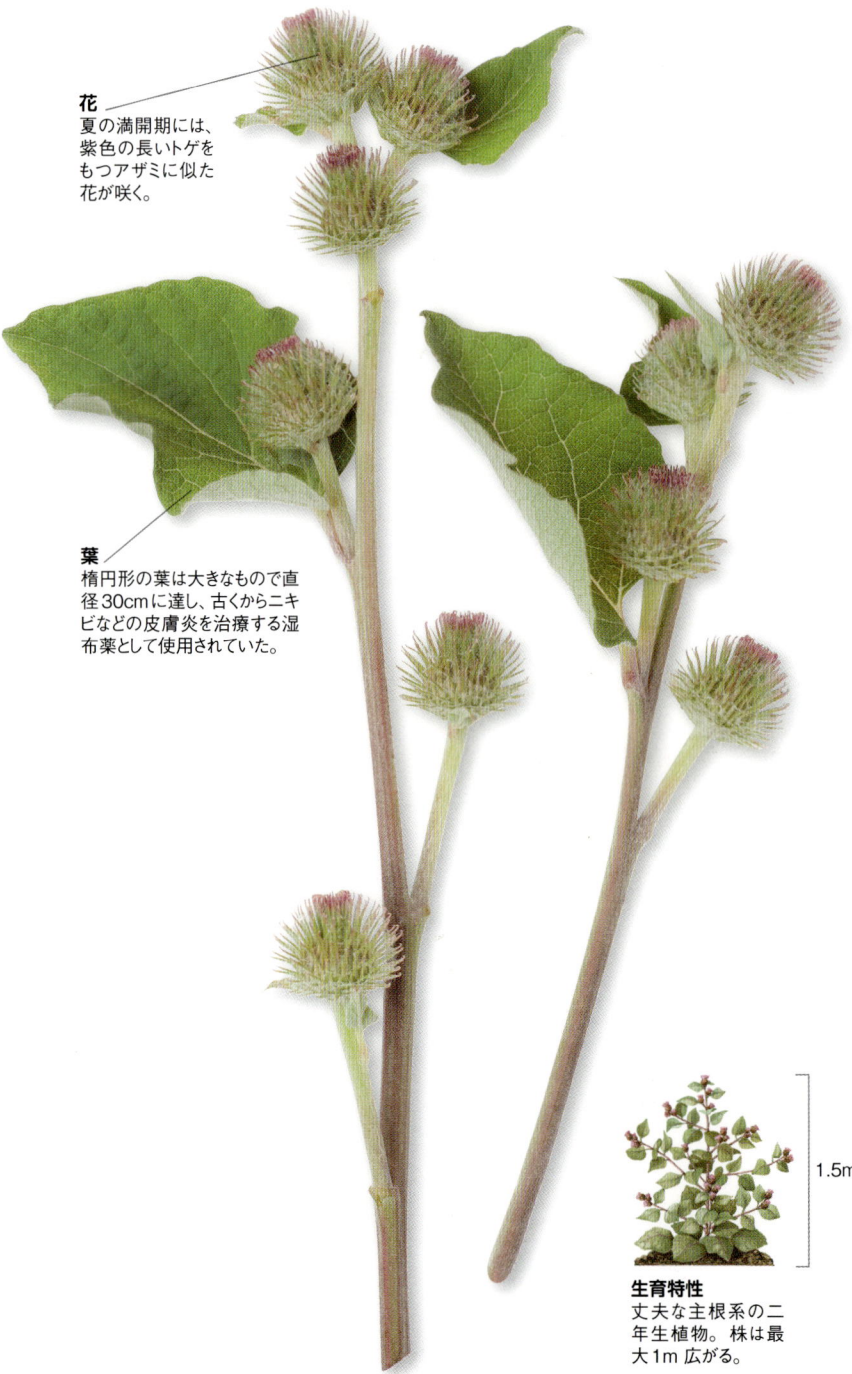

花
夏の満開期には、紫色の長いトゲをもつアザミに似た花が咲く。

葉
楕円形の葉は大きなもので直径30cmに達し、古くからニキビなどの皮膚炎を治療する湿布薬として使用されていた。

生育特性
丈夫な主根系の二年生植物。株は最大1m広がる。（1.5m）

使用部位
根、葉、種子

主成分
葉と根：苦味配糖体（アルクティオピクリンを含む）、フラボノイド（アルクティインを含む）、タンニン、精油、抗菌性ポリアセチレン、レジン、粘液質、イヌリン、アルカロイド、セスキテルペン
種子：必須脂肪酸、ビタミンA、ビタミンB_2

作用
根：クレンジング、緩下、利尿、発汗、抗リウマチ、消毒、抗菌
葉：緩下、利尿
種子：解熱、抗炎症、抗菌、血糖降下

使用方法

根の煎剤
根から抽出した煎剤（p.342）カップ1/2〜1杯を1日3回服用すると、慢性の腫れ物やただれ、乾性の湿疹などの皮膚疾患に効果的。ニキビ、あるいは水虫や白癬などの真菌性皮膚感染症には、カップ1杯を洗浄薬として適用する。

浸剤
消化不良を改善するための穏やかな消化促進剤として、葉から抽出した浸剤（p.342）を食前にワイングラス1杯飲むと効果的。

種子の煎剤
種子から抽出した煎剤（p.342）カップ1杯を1日3回まで服用すると、発熱、喉の痛み、咳を伴う風邪や感染症に効く。ハニーサックルの花やフォーシシア（レンギョウ）の実とブレンドして用いられることも多い。

ティンクチャー
根から抽出したティンクチャー5〜10ml（小さじ1〜2杯）を1日3回服用すると、関節炎の症状がある場合の解毒、尿結石や尿砂の排出、消化促進に効果がある。他種のハーブと合わせることが多い。

パップ剤
根からつくったパップ剤を皮膚のただれや下肢部の潰瘍に適用する。

入手方法

栽培
日なたから半日陰の湿った場所で、中性からアルカリ性の土壌を好む。春、栽培地に直まきする。自然に種がこぼれて旺盛に生育し、他の植物を侵食することもある。繁殖の拡大を防ぐには、実が熟す前に収穫すること。

採取
ヨーロッパと西アジアの生け垣や荒れ地でよく見られる。

収穫
一般的に根は晩夏に、葉は花が咲く直前に収穫する。種子は秋に実が成熟した頃に集めるとよい。

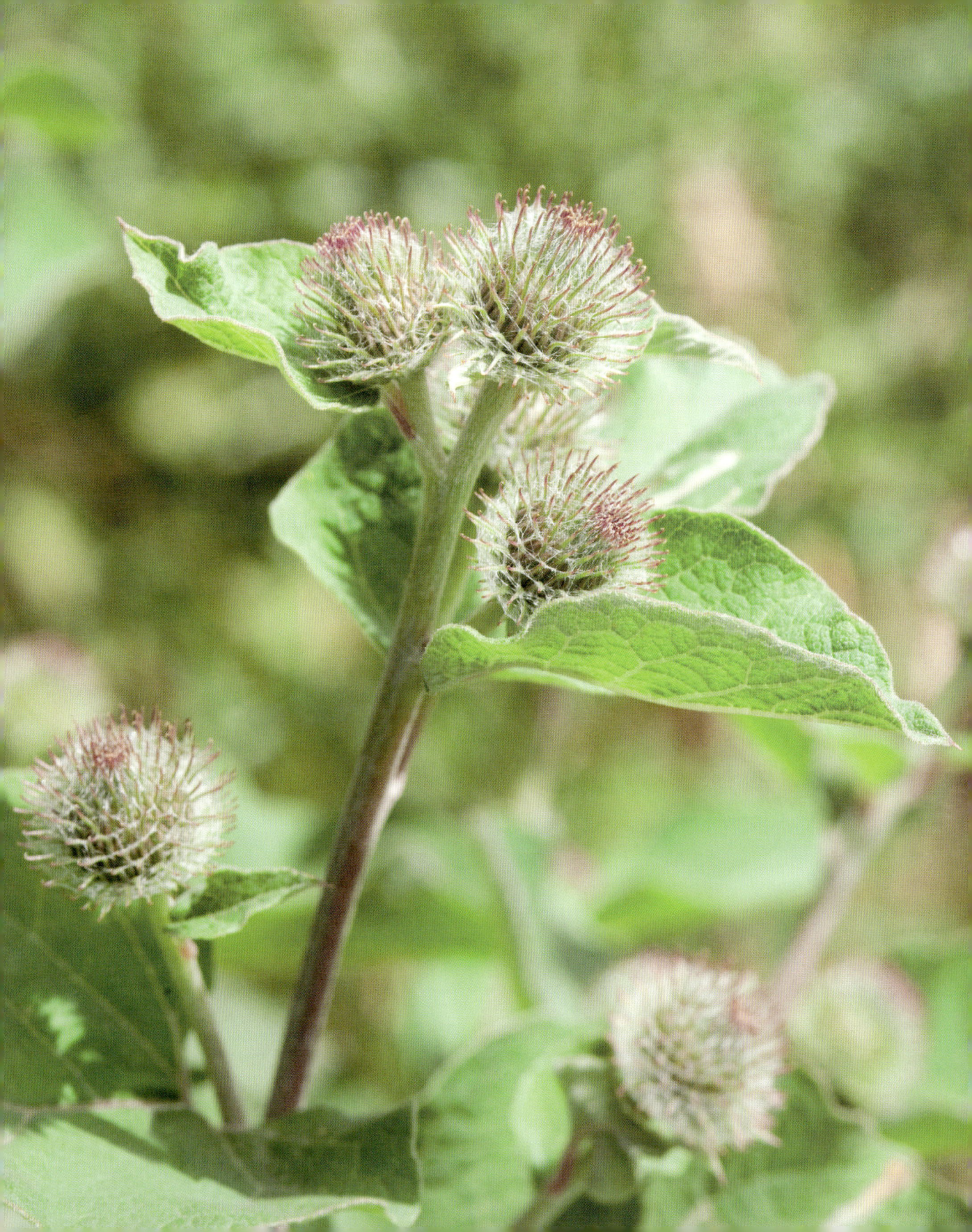

ベアベリー（クマコケモモ） *Arctostaphylos uva-ursi*

ヨーロッパ、アジア、北アメリカの荒れ地原産のこの植物は、その果実をクマが好むことから、通称「ベアベリー」または「ウワウルシ（ラテン語で「グレープベア」の意味）」と呼ばれています。尿路を殺菌する作用のあるハイドロキノンという成分が含まれているため、ハーバリストの間では尿路の消毒薬として高く評価されています。

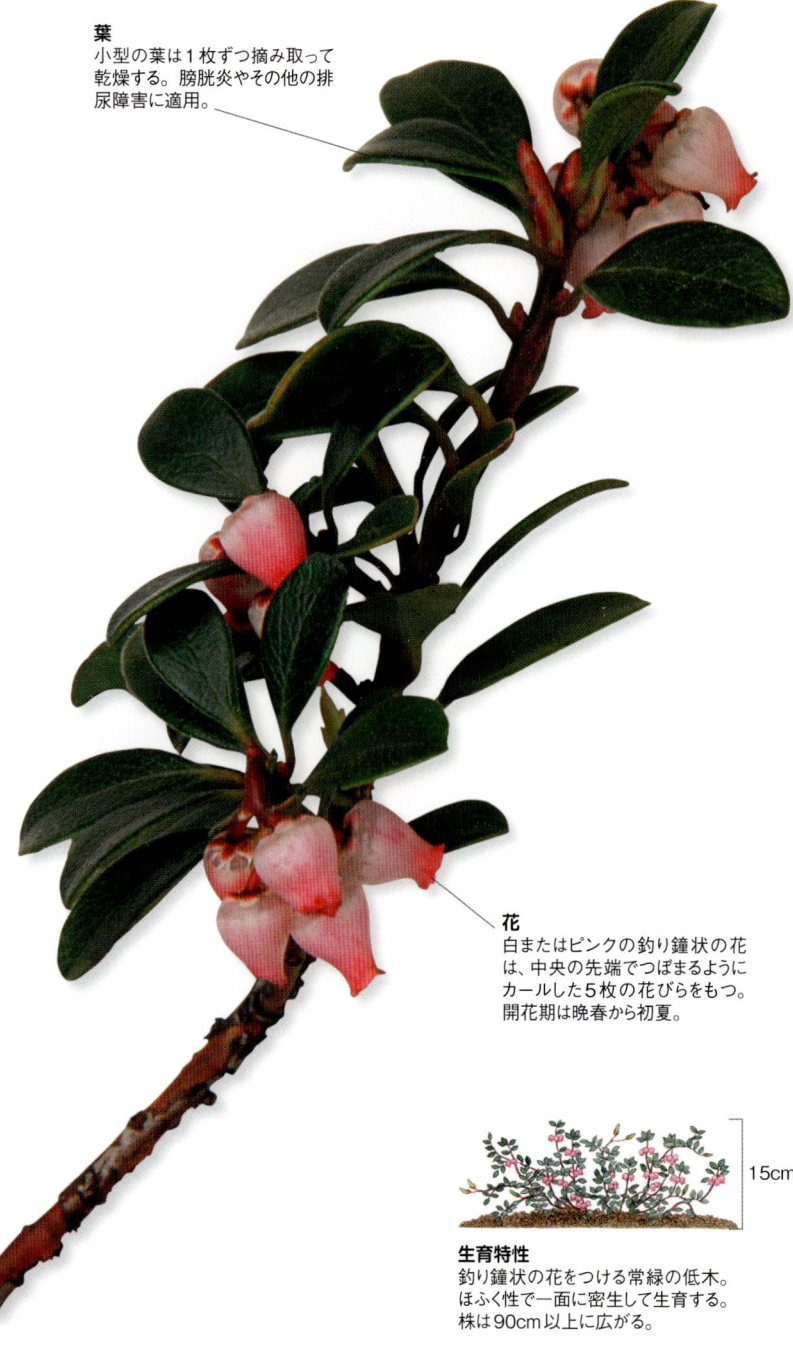

葉
小型の葉は1枚ずつ摘み取って乾燥する。膀胱炎やその他の排尿障害に適用。

花
白またはピンクの釣り鐘状の花は、中央の先端でつぼまるようにカールした5枚の花びらをもつ。開花期は晩春から初夏。

生育特性
釣り鐘状の花をつける常緑の低木。ほふく性で一面に密生して生育する。株は90cm以上に広がる。

15cm

使用部位
葉、液果

主成分
ハイドロキノン（アルブチンを含む）、ウルソル酸、タンニン酸、没食子酸、フェノール配糖体、フラボノイド、精油、レジン、タンニン

作用
収れん、抗菌、尿路消毒、利尿（効果が見込まれている）、止血、子宮収縮※

使用方法

浸剤
葉から抽出した浸剤（p.342）1カップを1日3回服用すると一時的な膀胱炎、尿道炎、排尿時の激痛緩和に効果がある。カウチグラス（シバムギ）やクリバーズと合わせることも多い。泌尿器系の症状が深刻、あるいは持続する場合には、腎臓への悪影響を避けるために早急に医師に相談すること。

ティンクチャー
2〜4ml（40〜80滴）を1日3回服用すると、排尿障害や白帯下（白色または黄色の膣分泌物）に効果がある。

錠剤
体液滞留（全身のむくみなど）の改善薬として錠剤が市販されている。ダンデリオンが配合されたものも多い。服用の際はパッケージの指示に従うこと。

入手方法

栽培
ベアベリーは、湿気のある半日陰で、酸性の肥沃な土地を好むが、荒れ地でも育つので条件が揃う場所ではグランドカバーに適している。石灰分を含まない（酸性）土を使うこと。秋に冷床に種子をまき、苗木が移植可能な程度の大きさに育ったら、できるだけ早い時期にポットに移し替える。

採取
荒れ地に分布している。葉は夏に収穫できる。実は秋に摘み取り、ゼリーやジャムに加工して食用する。

収穫
葉は主に春か夏、実は秋に収穫する。

> **注意**
> 妊娠中や授乳期の女性、または腎臓病の人は服用を避けること。専門家の指導がない限り、10日間以上連続して服用してはならない。多量に摂取すると、吐き気または嘔吐を催すことがある。

ワームウッド（ニガヨモギ）　*Artemisia absinthium*

ヨーロッパ原産のワームウッドはきわめて強い苦味をもつハーブで、現在では消化促進剤として広く利用されています。その名前（ワーム＝虫）が示す通り、かつては寄生虫の治療薬として重用され、現在でもまれにその用途で使われることがあります。学名からフランスのリキュール「アブサン」と関連があることがわかりますが、これはきわめて常習性が強いアルコールで19世紀の前衛芸術家集団に愛飲されていた歴史があります。

使用部位
葉、開花時の先端部分

主成分
精油（セスキテルペンラクトン、ツヨン、アズレンを含む）、苦味質、フラボノイド、タンニン、リグナン、シリカ、抗菌性ポリアセチレン、イヌリン、ハイドロキシクマリン

作用
消化器系強壮、駆虫、子宮強壮、胆汁分泌促進、強肝、駆風、抗炎症、免疫賦活

使用方法
注意：必ず医師の管理下で使用すること。

ティンクチャー
消化促進には、舌の上に直接1滴たらす。また"夜遅くに無性にチョコレートが食べたくなる"などの欲求を抑制する効果もある。

冷浸剤
ドライハーブ小さじ1/2杯を冷水1カップに加えて一晩浸して濾す。朝服用すると、食欲不振、肝炎、消化不良、肝機能うっ滞症候群に効果がある。

湿布
濾した冷浸剤にガーゼを浸し、打撲や虫刺されに軽く押し当てる。

洗浄剤
濾した冷浸剤1カップを洗浄剤として、疥癬や寄生虫性皮膚感染症の患部に適用する。

ティンクチャー
駆虫治療には、ティンクチャー2ml（40滴）を水で十分に希釈して、空腹時に内服する。2週間繰り返す。

入手方法

栽培
日当りと水はけの良い肥沃な土地を好むが、乾燥した痩せ地にも耐える。秋か春に、冷床に種をまき、苗が移植可能な大きさに育ったら定植する。また、春に株分けしたり、盛夏に成熟する前の若枝を挿し木したりして殖やす方法もある。

採取
ヨーロッパ、中央アジア、アメリカの一部の生け垣や荒れ地に分布している。葉は夏に摘み取る。

収穫
開花期に地上部を刈り取る。

注意
妊婦または高血圧症の人は使用を避けること。4〜5週間以上続けて摂取してはならない。専門家の管理下で使用し、指示された用量を超えないこと。

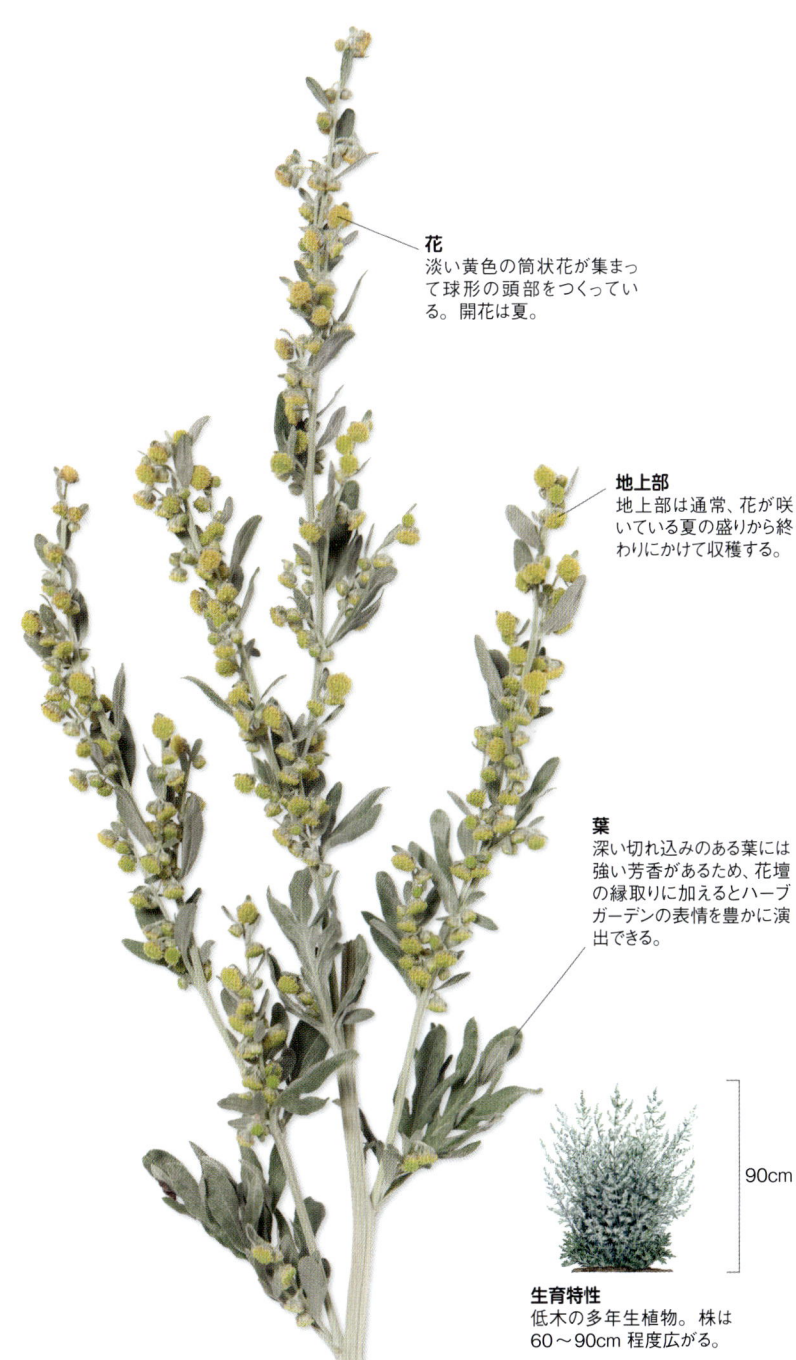

花
淡い黄色の筒状花が集まって球形の頭部をつくっている。開花は夏。

地上部
地上部は通常、花が咲いている夏の盛りから終わりにかけて収穫する。

葉
深い切れ込みのある葉には強い芳香があるため、花壇の縁取りに加えるとハーブガーデンの表情を豊かに演出できる。

90cm

生育特性
低木の多年生植物。株は60〜90cm程度広がる。

アストラガルス *Astragalus membranaceus*

中国の薬用ハーブのなかで最も重用されているアストラガルス（黄耆（おうぎ））は、主に若年層向けの強壮剤として使われています（中高年には朝鮮人参の方が効果的です）。英語名は「milk vetch（レンゲソウ）」。免疫システムの強化や活力レベルの向上に特に効果があり、膿瘍や潰瘍を洗浄する目的でも使用されています。

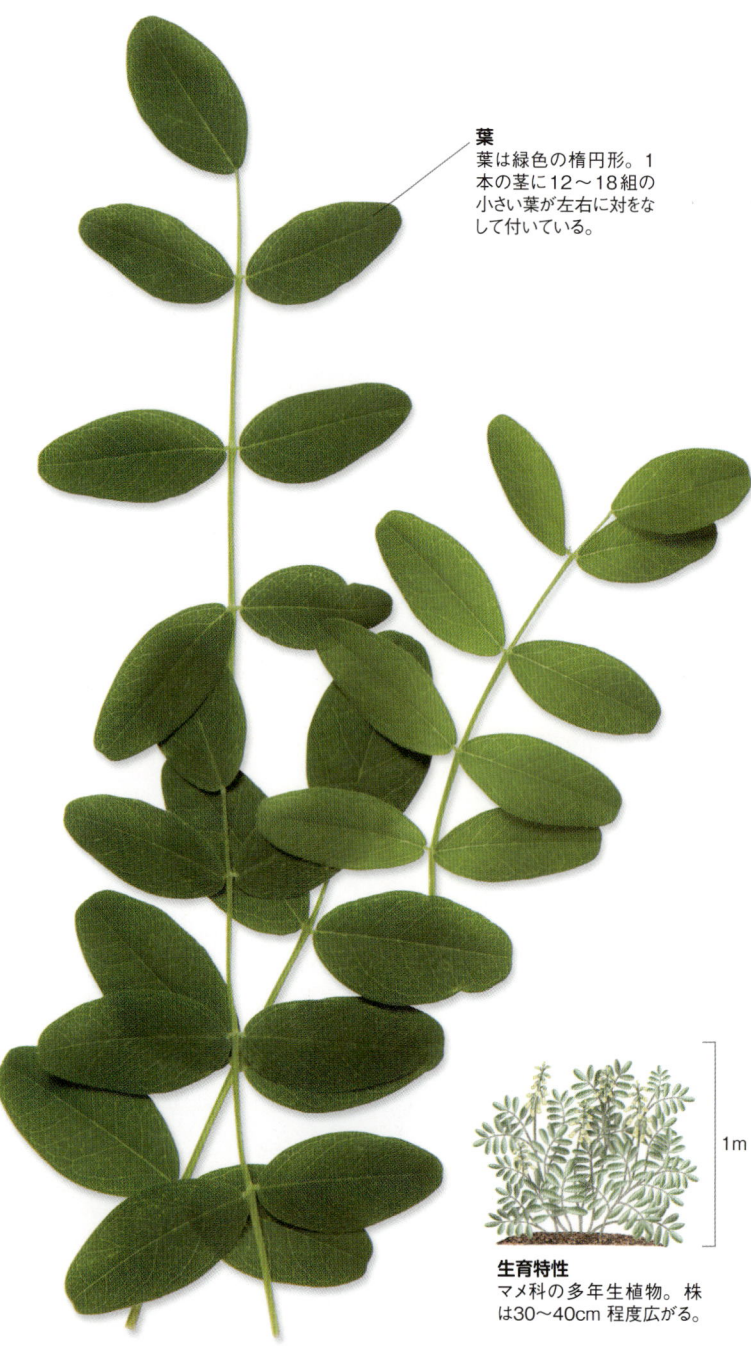

葉
葉は緑色の楕円形。1本の茎に12～18組の小さい葉が左右に対をなして付いている。

生育特性
マメ科の多年生植物。株は30～40cm程度広がる。

1m

使用部位
根

主成分
フラボノイド（主にイソフラボン）、サポニン（アストラガロシドを含む）、多糖類（黄耆多糖類）、アスパラギン、ステロール類

作用
鎮痙、強壮、利尿、胆汁分泌促進、抗菌、血糖降下、神経系強壮、血圧降下、免疫賦活

使用方法

煎剤
通常はアストラガルス単体よりも、他種のハーブをブレンドして用いる。漢方では根9～15gをお湯に加えて煮立て、薬膳スープとして1日1～2回服用することが多い。一般的な体力消耗や疲労時には朝鮮人参（オタネニンジン）を、活力低下や出血、あるいは何らかの痛みを感じるときにはカラトウキ（*Angelica sinensis*）を配合する。

ティンクチャー
一般的な強壮剤として2～4ml（40～80滴）を、1日3回を超えないように服用する。反復性の感染や発汗過多などの症状で疲労を感じるときに、免疫システムを活性化する効果がある。

カプセル
滋養強壮剤としてカプセル化された製品が広く市販されている。服用の際はパッケージの用量に従うこと。

入手方法

栽培
日当りの良い場所を好む。種まきの時期は冬の終わりから春の初め。シャープサンド（角張った粒からなる園芸用の砂）を敷き詰め、アルカリ（pH7より上）に調整した苗床をつくる。種子を掘り起こし、用意した苗床に株間10cm、深さ1cmで植え付け、苗がある程度生長したら株間30cmに間引きする。アストラガルスは湿った地面を嫌うため、水やりは土が完全に乾いたときだけ行う。

採取
中国北西部や東北部、モンゴル地方以外では自生していないと思われる。

収穫
4年目の根を秋に掘り出す。

注意
高熱時や急性の感染症には使用を避けること。免疫抑制剤や抗凝血剤の作用に影響する可能性がある。

オーツ（エンバク、マカラスムギ）　*Avena sativa*

北ヨーロッパ原産のオーツは穀物として世界中で栽培されています。オートミールやオートブランはどちらも、料理、オートケーキ（オートミールでつくるパンケーキ）、ポリッジ（英国式の粥）の材料や、朝食のシリアルのトッピングとして、食卓にかかせないハーブです。全草に神経系の機能の回復を高め、血中コレステロール値を下げる効果があります。昔から薬用にする場合は、収穫してすぐ、オーツ全体が緑色のうちに加工しています。

使用部位
種子、ふすま、麦わら（全草を干したもの）

主成分
サポニン、フラボノイド、各種ミネラル（カルシウムを含む）、アルカロイド、ステロール類、ビタミンB_1・B_2・D・E、カロチン、ケイ酸、プロテイン（グルテン）、デンプン、脂質

作用
抗うつ※、神経強壮、発汗、滋養※、コレステロール降下

使用方法

ティンクチャー
全草が新鮮な緑色のうちにつくるのが理想的。病後あるいは抑うつ後の神経疲労、緊張、不安、体力消耗には、1〜5ml（20滴〜小さじ1杯）を1日3回服用する。バーベナ、ウッドベトニー、またはバレリアンとの相性が良い。

浸剤
麦わらから抽出した浸剤（p.342）1カップを、神経機能を回復したい時に服用する。

フェイシャルスクラブ
細かく挽いたオートミール1/2カップに水を混ぜてペースト状にする。くすみや脂っぽさが気になる肌やニキビができやすい肌に塗布し、10分間おいた後ですすぎ流す。

入浴剤
麦わらまたは全粒粉を煮出した煎剤600mlを濾したものをバスタブに注ぎ入れると、かゆみや湿疹の緩和に効果的。

入手方法

栽培
湿気の多い涼しい場所で、中性から弱酸性の土壌を好むが、渇水にも強い。冬種のオーツは秋に種をまいて夏の終わりに収穫するか、春に種をまいて秋の初めに収穫する。

採取
農業栽培されているオーツを無断で採取するわけにはいかないが、生け垣や野原の一角で自然に種がこぼれて自生しているものを見かけることも多い。これらが家畜の飼料用でなければ、刈り取って茎を乾燥させる。野生種のオーツは栽培種よりも治療効果が高いため、多くのハーバリストに支持されている。

収穫
晩夏から初秋にかけて、種子が淡いクリーム色に変化したら収穫する。

> **注意**
> 小麦（グルテン）アレルギーがある場合、煎剤あるいはティンクチャーをつくる際は沈殿物が完全に沈むのを待つ、透明な上澄み液だけを取り出したものを使用すること。

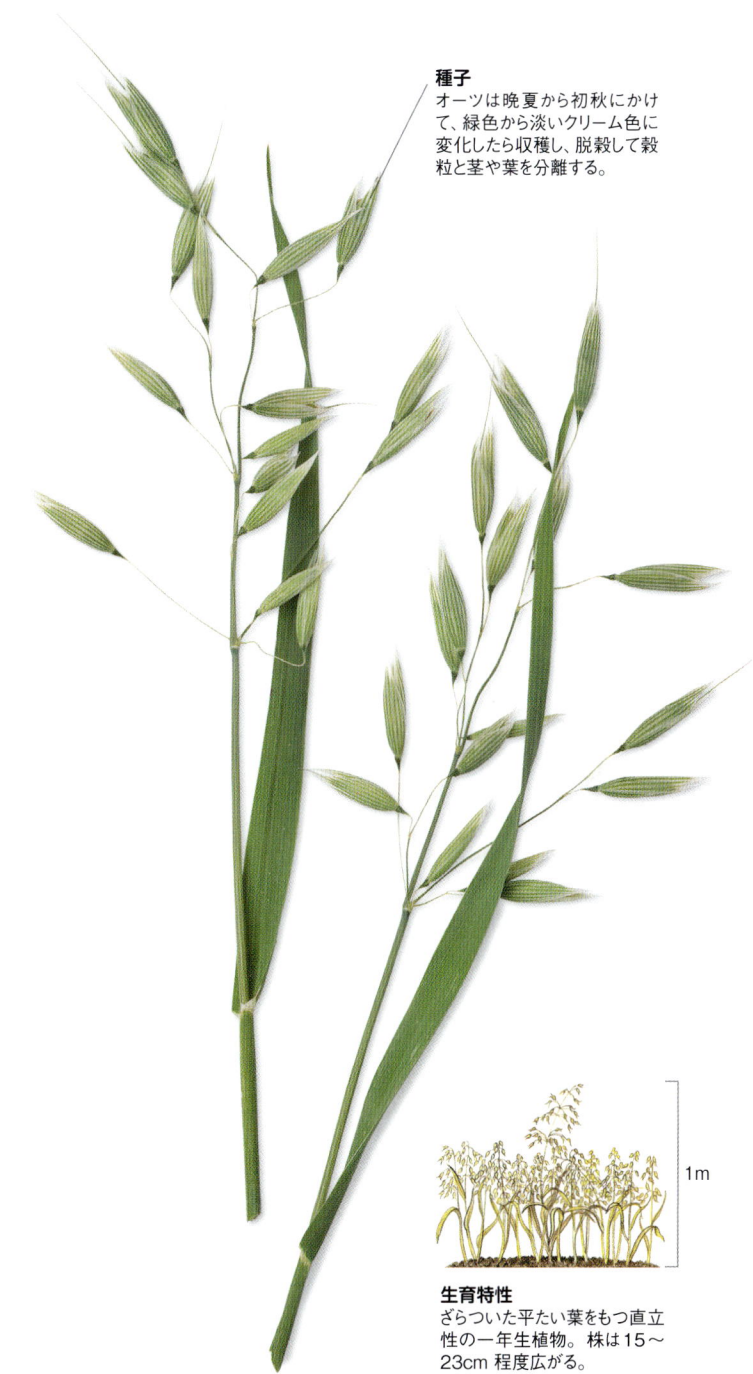

種子
オーツは晩夏から初秋にかけて、緑色から淡いクリーム色に変化したら収穫し、脱穀して穀粒と茎や葉を分離する。

生育特性
ざらついた平たい葉をもつ直立性の一年生植物。株は15〜23cm程度広がる。

ボリジ（ルリジシャ） *Borago officinalis*

地中海地域と西アジア原産のボリジは、はるか昔から気分を高揚させる効果があることで知られ、古代ローマでは喜びの象徴であるギリシャ神話の女神の名にちなみ「エウプロシュナム（喜びをもたらす植物）」と称されていました。ボリジは副腎を刺激し、「闘争・逃避」ホルモンとして知られているアドレナリンの分泌を促すという作用ももちます。シードオイルは商業生産もされています。

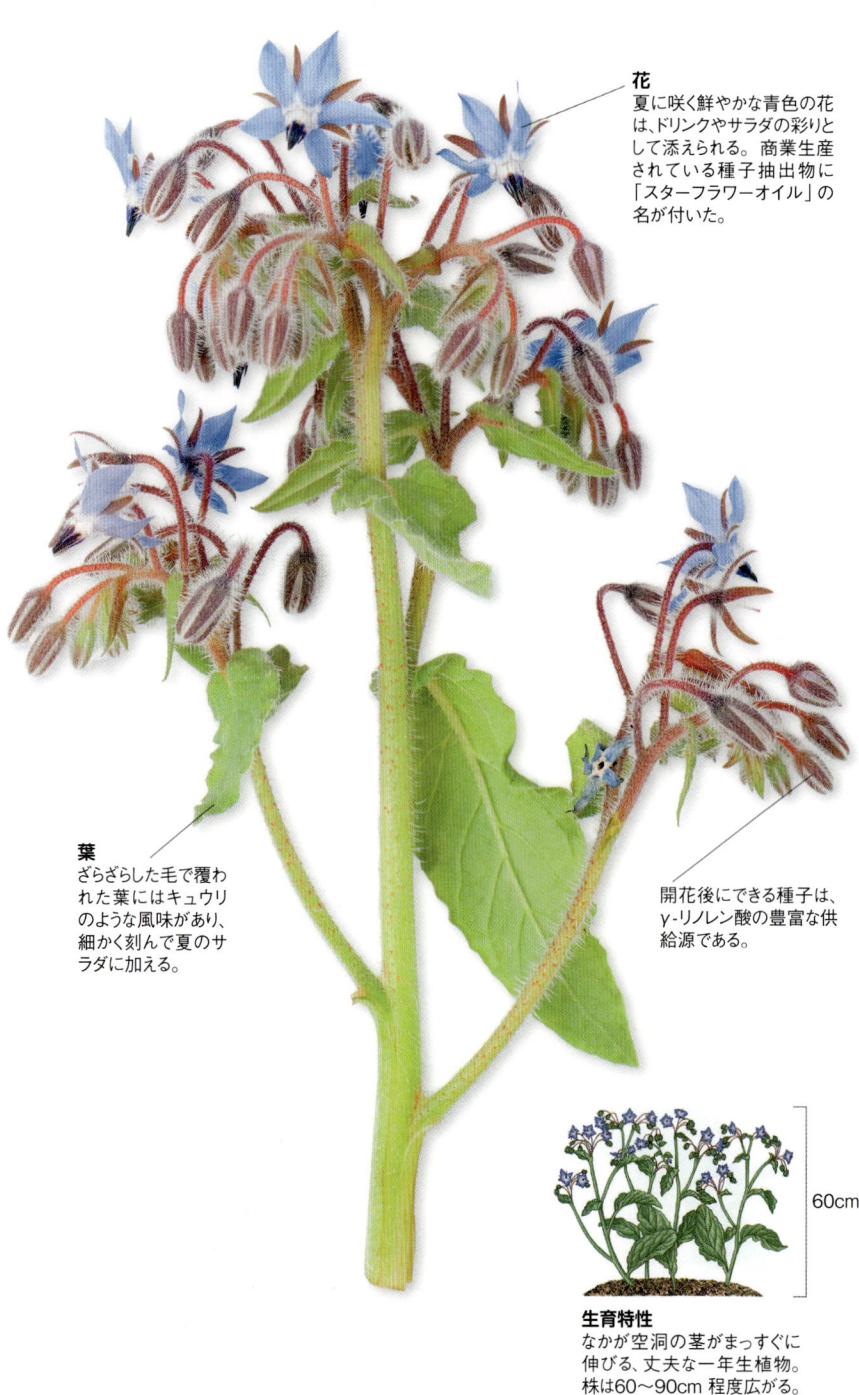

花
夏に咲く鮮やかな青色の花は、ドリンクやサラダの彩りとして添えられる。商業生産されている種子抽出物に「スターフラワーオイル」の名が付いた。

葉
ざらざらした毛で覆われた葉にはキュウリのような風味があり、細かく刻んで夏のサラダに加える。

開花後にできる種子は、γ-リノレン酸の豊富な供給源である。

生育特性
なかが空洞の茎がまっすぐに伸びる、丈夫な一年生植物。株は60〜90cm程度広がる。

60cm

使用部位
葉、花、種子

主成分
地上部と葉：サポニン、粘液質、タンニン、ビタミンC、カルシウム、カリウム
種子：cis-リノール酸、γ-リノレン酸

作用
副腎刺激、乳汁分泌促進、利尿、発汗、去痰、抗うつ、抗炎症

使用方法

ティンクチャー
ストレス性症状の改善やステロイド治療後に、2〜5ml（40滴〜小さじ1杯）を1日3回、2〜3週間だけ適用する。

ローション
フレッシュハーブの絞り汁を同量の水で薄め、皮膚のかゆみや神経性皮膚炎の患部を浸す。

浸剤
発熱を伴う風邪には、ペパーミントとエルダーフラワーをブレンドした浸剤(p.342)カップ1杯を1日3回服用する。

カプセル
シードオイルを封入したカプセルが広く市販されている。皮膚炎、リウマチ性関節炎、月経不順、過敏性腸症候群に効果的。

シロップ
咳には、花または地上部全体のどちらかを抽出した浸剤に、ハチミツか砂糖（浸剤600mlに対して450g）で甘みを付けたシロップを飲用する。

入手方法

栽培
水はけの良い土質であれば、半日陰でも日なたでも、あらゆる環境でよく育つ。晩夏に種をまき、苗木がある程度育ったら株間30cmになるように間引く。自生繁殖力は旺盛。

採取
もともとは地中海地域の岩場に生育していたが、現在ではその他の地域でも自生している。

収穫
夏、地上部を刈り取る。

> **注意**
> 妊娠中は使用を避けること。オーストラリアとニュージーランドでは、近縁種であるコンフリーが食品への添加を禁止している植物であることから、ボリジも規制対象となっている。長期にわたる服用は推奨しない（最長2〜3週間）。

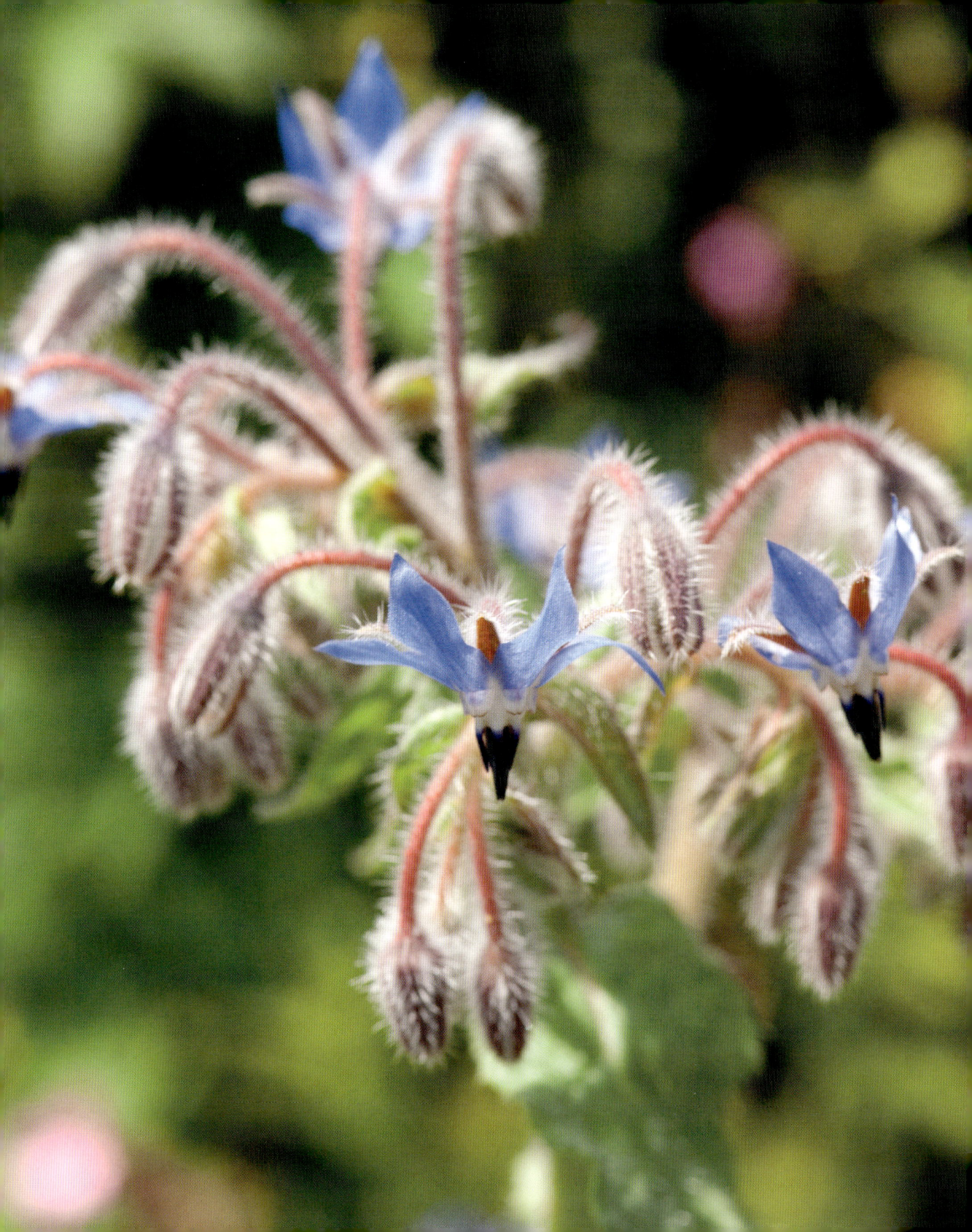

カレンデュラ／マリーゴールド （トウキンセンカ） *Calendula officinalis*

カレンデュラは、古くから気持ちを明るく元気にするハーブとして知られてきましたが、現在でも最も人気が高く、最も多用途に利用できる薬用ハーブの1つに数えられています。カレンデュラの軟膏やクリームが広く市販されている他、消化器系や婦人科系の疾患に内服したり、肌やリウマチの浄化剤として利用したり、まさに万能ハーブといえるでしょう。

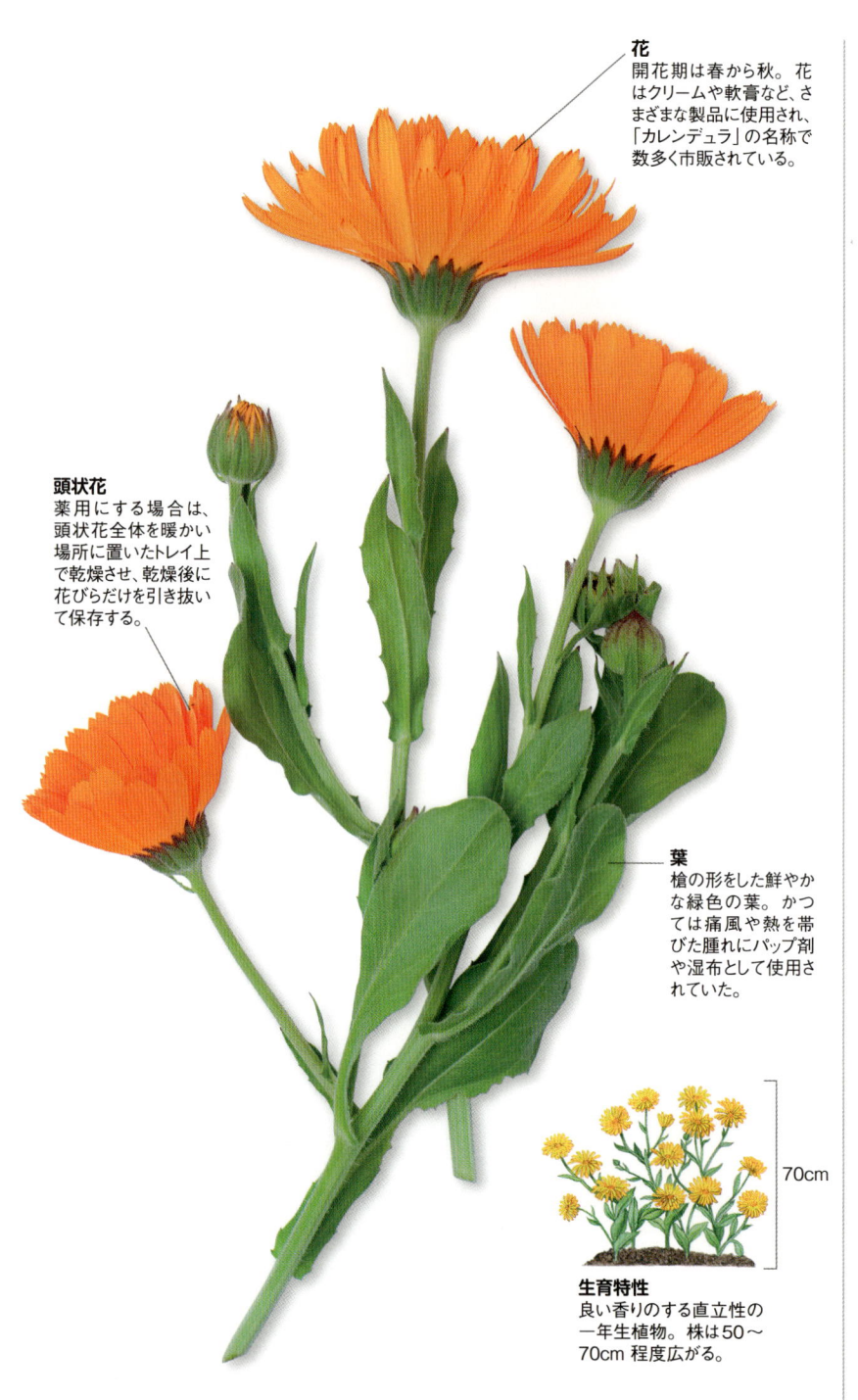

花
開花期は春から秋。花はクリームや軟膏など、さまざまな製品に使用され、「カレンデュラ」の名称で数多く市販されている。

頭状花
薬用にする場合は、頭状花全体を暖かい場所に置いたトレイ上で乾燥させ、乾燥後に花びらだけを引き抜いて保存する。

葉
槍の形をした鮮やかな緑色の葉。かつては痛風や熱を帯びた腫れにパップ剤や湿布として使用されていた。

生育特性
良い香りのする直立性の一年生植物。株は50〜70cm程度広がる。

使用部位
花、精油

主成分
フラボノイド、粘液質、トリテルペン、精油、苦味配糖体、レジン、ステロール類、カロチン

作用
収れん、抗菌、抗真菌、抗炎症、創傷治癒、穏やかなエストロゲン様、鎮痙、月経調整

使用方法

フレンチマリーゴールド（*Tagetes patula*）と混同しないこと。

浸剤
浸剤（p.342）カップ1杯を1日3回服用すると、消化器系の炎症性疾患に効果的。また、膣カンジダには洗浄薬として、歯周病や口内炎にはマウスウォッシュとして利用できる。

クリーム／軟膏
軽度の切り傷や擦り傷、あるいは湿疹、あかぎれ、霜やけ、授乳期の乳頭痛、軽度のやけど、日焼けなどのあらゆる炎症・乾燥による肌トラブルに適用。白癬、カンジダ、水虫などの真菌性感染症にも有効。

浸出油
痔の患部にクリームか軟膏を擦り込む。日焼けには、20％以下の分量のラベンダーオイルをミックスするとよい。

ティンクチャー
2〜5ml（40滴〜小さじ1杯）を1日3回服用すると月経障害（不順、過多、痛みなど）に効果的。

入手方法

栽培
日当り良好な水はけの良い土地を好むが、半日陰にも耐えられる。秋または春に種をまき、苗がある程度の大きさに育ったら間引くか植え替える。コンテナでも栽培可能。夏期を通じて開花する。自生繁殖力が旺盛なため、種が必要以上にこぼれないように、こまめに花を摘む必要がある。

採取
帰化種が分布しているのは地中海沿岸地域の岩場、耕作地周辺、荒れ地がほとんどだと思われる。それ以外の地域でも、ガーデン以外で自生し繁殖することは可能だが、実際にはあまり見られない。

収穫
夏、花を摘み取る。

70cm

注意
妊娠中は服用を避けること。

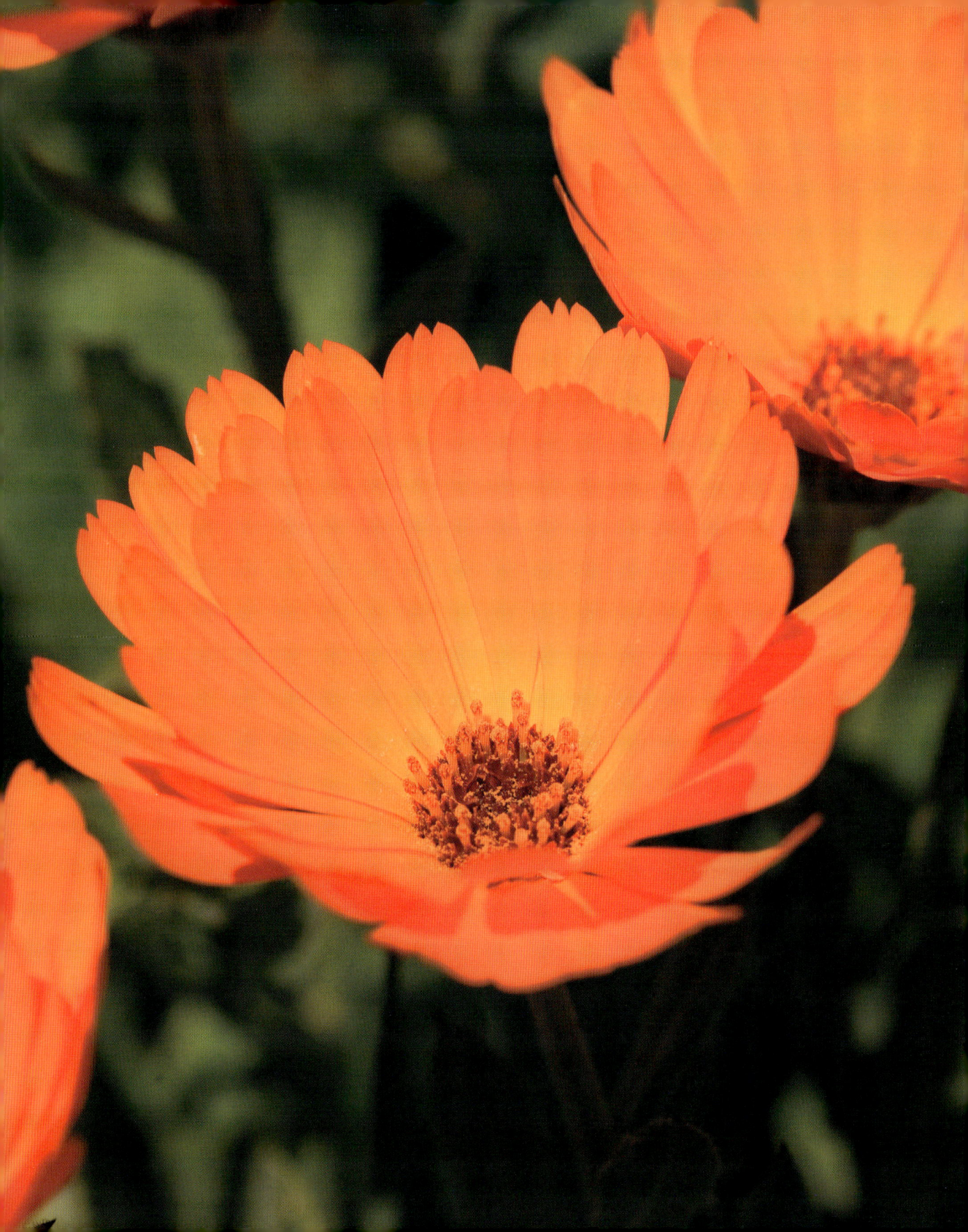

チリペッパー（トウガラシ）*Capsicum annuum*

アメリカ大陸の熱帯地域原産のトウガラシは、1493年、ポルトガルの冒険家クリストファー・コロンブスに随行した医師によって初めてその存在が記録に残されました。その後ポルトガル人によってインドとアフリカに持ち込まれ、ヨーロッパに広まったのは16世紀の中頃。調味料や薬用ハーブとしての利用法が確立されたのは、それからまもなくです。現在は身体を温める効果のあるハーブとして広く利用されています。

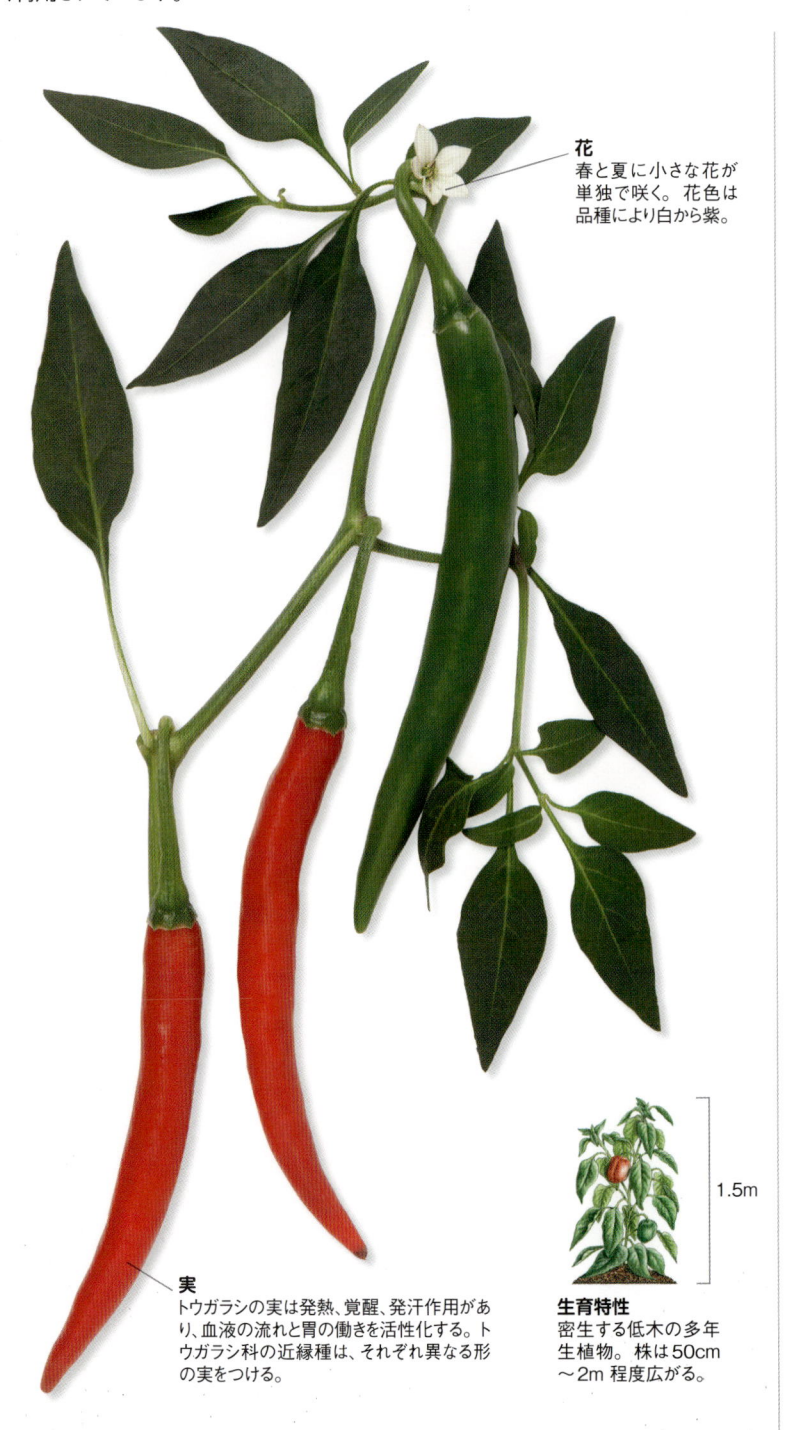

花
春と夏に小さな花が単独で咲く。花色は品種により白から紫。

実
トウガラシの実は発熱、覚醒、発汗作用があり、血液の流れと胃の働きを活性化する。トウガラシ科の近縁種は、それぞれ異なる形の実をつける。

生育特性
密生する低木の多年生植物。株は50cm～2m程度広がる。

1.5m

使用部位
実

主成分
カプサイシン、カロチノイド、脂肪酸、フラボノイド、ビタミンA・B_1・C、精油、糖質

作用
循環器系強壮、発汗、健胃、駆風、消毒、抗菌
局所的効果：鎮痛、引赤

使用方法

浸出油
サンフラワーオイル600mlをボウルに入れて湯煎にかけ、ここにパウダー30gあるいは生2～3本を刻んだものを加えて2時間加温する。リウマチ、腰痛、関節炎などのマッサージオイルとして、あるいは帯状疱疹の痛み緩和薬として使用する。

ティンクチャー
冷えた手足の血行を促進するために、1ml（20滴）をカップ1杯のぬるま湯に滴下して服用する。

うがい薬
喉の痛みや咽頭炎には、大きめのグラスにぬるま湯を約半分入れ、ここに1/4～1/2ml（5～10滴）のティンクチャーあるいはパウダーひとつまみ（小さじ1/8杯）加えたものを適用する。

入手方法

栽培
良質の配合土を入れた7cmのポットに、それぞれ2～3粒ずつ種をまく。土の温度が15℃になる頃に移植する。また暖地では大型のコンテナに植え、温室で管理する。

採取
原産地以外で野生化しているのが見られることはあまりないが、ガーデン以外でも自然繁殖は可能である。アメリカ、アフリカ、インドなどの熱帯全域で生育する。

収穫
夏、実が成熟したら摘み取り、すぐに陰干しする。

注意
指示された用量を超えて服用しないこと。過剰摂取は胃に不快感を招くことがある。トウガラシを扱った手で目や切り傷に触れると、ひりひりとした痛みを感じるため注意すること。長時間皮膚に湿布を当てたままにしておくと水ぶくれの原因になることがある。

キャラウェイ（ヒメウイキョウ）　*Carum carvi*

地中海地域原産のキャラウェイは、現在ではアジアや北アメリカの一部で帰化しています。商業栽培されており、その精油は薬剤や、歯磨き粉・マウスウォッシュなどの洗面製品、料理の香り付けに使われています。近縁種のアニスやフェンネルと同じように、消化器系や呼吸器系の不調に効果があり、乳児疝痛の治療薬としても人気があります。

使用部位
種子、精油

主成分
精油（主にカルボンとリモネンを含む）、フラボノイド、多糖類

作用
鎮痙、駆風、抗菌、去痰、乳汁分泌促進、月経調整、利尿、強壮

使用方法

浸剤
種から抽出した浸剤（p.342）を薄め、1日3回、乳幼児の疝痛※や鼓腸に用いる。用量は年齢によって調整する。1回分の用量は、1～2歳では浸剤10ml（小さじ2杯）を100mlのぬるま湯に薄めたもの、3～4歳では浸剤20ml（小さじ4杯）を同量のぬるま湯に薄めたものを与える。成人の月経痛や疝痛には浸剤を1日3回服用。また、授乳期に母乳の出を良くするには、1日1カップ内服する。

ティンクチャー
食欲不振や鼓腸には、種子のティンクチャー3～5ml（60滴～小さじ1杯）を1日3回適用。

精油
気管支炎や痰のからむ咳には、アーモンドオイル5mlに精油5滴を加え、胸部に擦り込む。

入手方法

栽培
水はけの良い肥沃な土壌で、深さのある日当り良好な土地を好む。春に直まきし、必要に応じて苗木を株間7.5～10cmになるように間引く。二年生植物で、開花は2年目。高温・長日条件で結実するため、冷涼地では種子の収穫量は期待できない。

採取
草地や荒れ地に分布している。比較的暖かな地域では、夏の終わりに実がなる。冷涼地での結実は、夏が特に暑かったシーズンに限られる。

収穫
晩夏に成熟した種子を収穫する。

注意
精油は皮膚刺激の可能性あり。

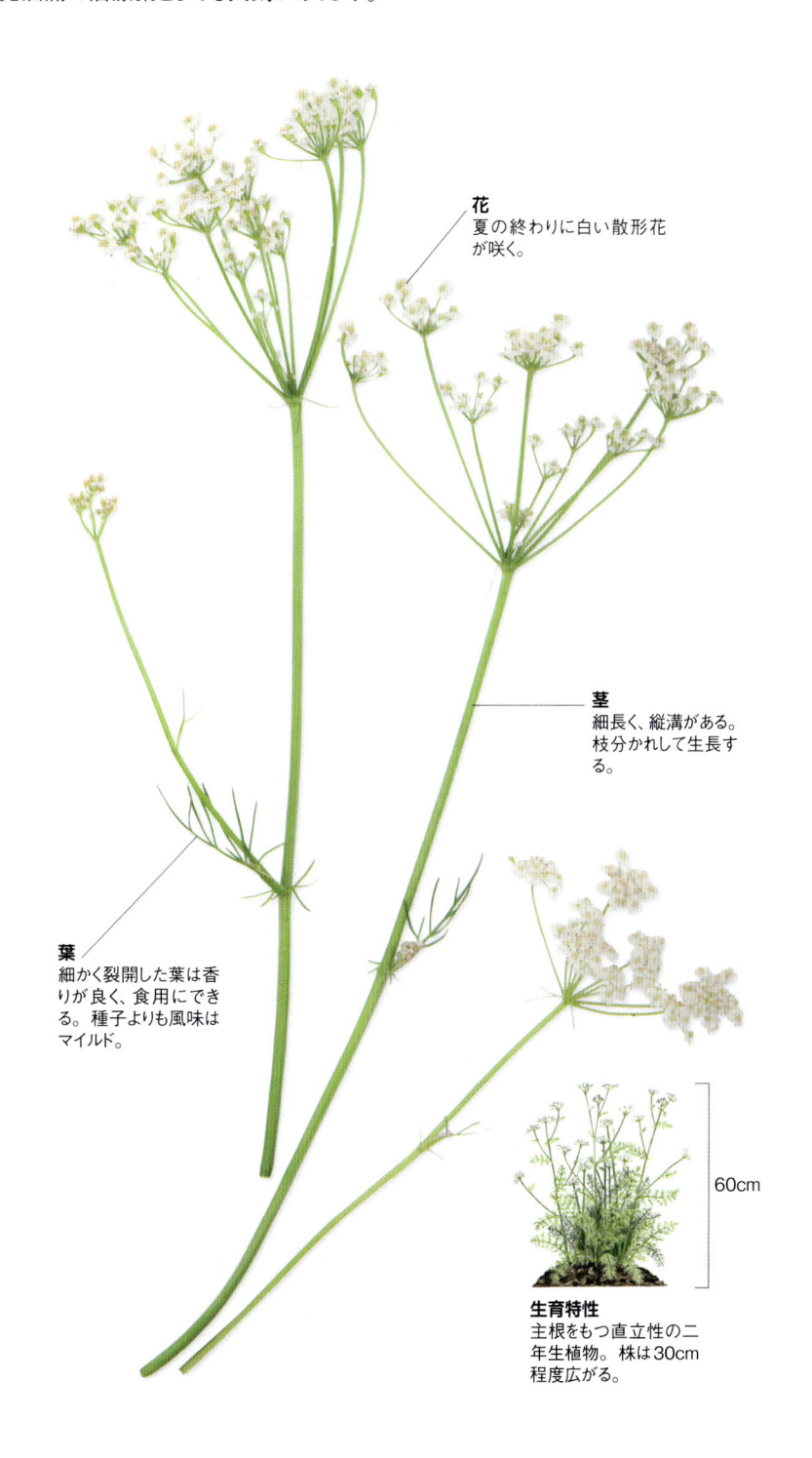

花
夏の終わりに白い散形花が咲く。

茎
細長く、縦溝がある。枝分かれして生長する。

葉
細かく裂開した葉は香りが良く、食用にできる。種子よりも風味はマイルド。

60cm

生育特性
主根をもつ直立性の二年生植物。株は30cm程度広がる。

ゴツコラ（ツボクサ）　*Centella asiatica*

原産地はインド、東南アジアとオーストラリア北部の一部。ゴツコラはスリランカ語で「円錐形の葉」を意味し、家畜の飼料、緑色野菜、サラダ用ハーブ、薬用植物として利用されています。アーユルヴェーダでは「ブラフミー」の名で知られ、長寿を促し、記憶力や知力を向上させる強壮剤として重用されています。一方、ゴツコラの使用を制限している国もあります。

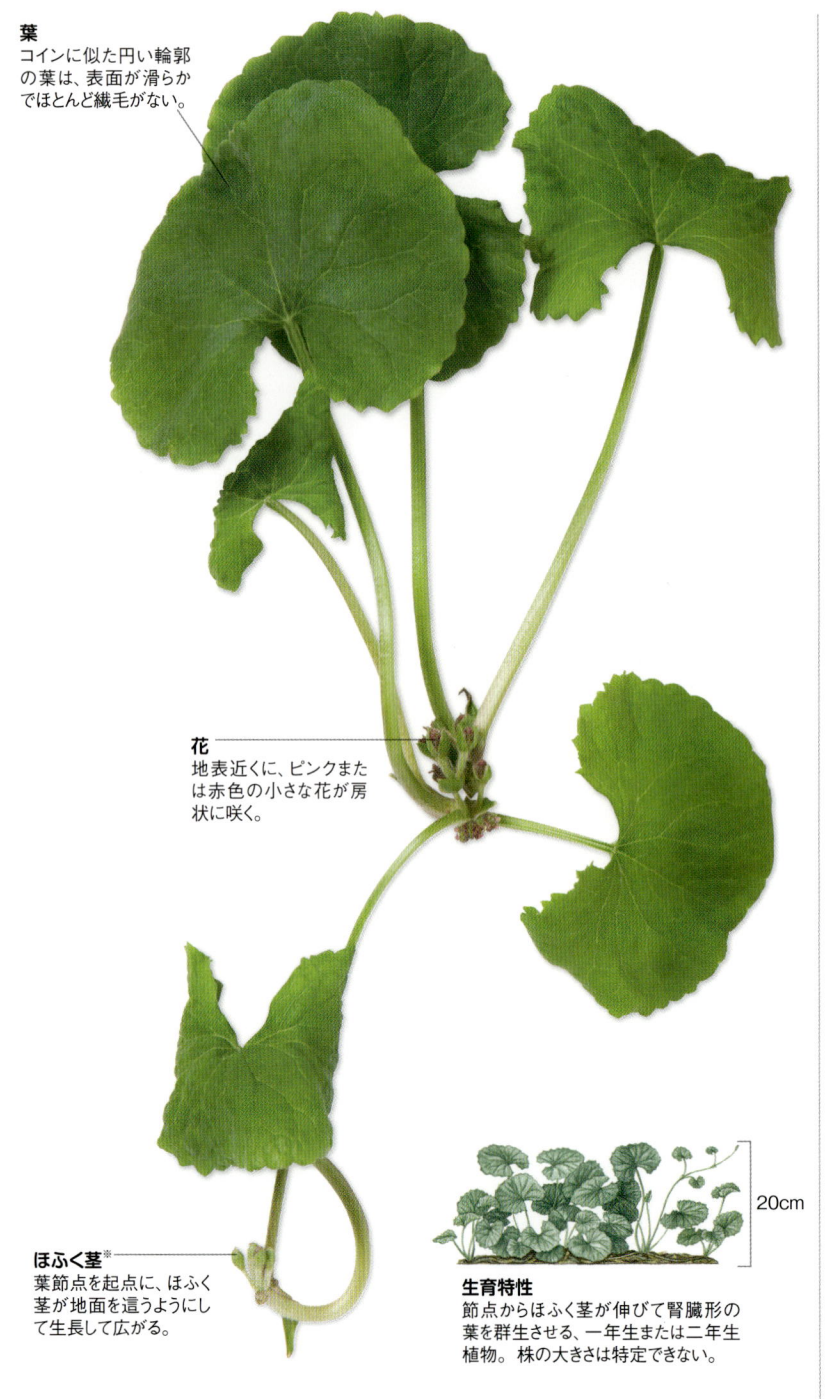

葉
コインに似た円い輪郭の葉は、表面が滑らかでほとんど繊毛がない。

花
地表近くに、ピンクまたは赤色の小さな花が房状に咲く。

ほふく茎※
葉節点を起点に、ほふく茎が地面を這うようにして生長して広がる。

生育特性
節点からほふく茎が伸びて腎臓形の葉を群生させる、一年生または二年生植物。株の大きさは特定できない。

20cm

使用部位
全草

主成分
アルカロイド（ヒドロコチリン）、テルペノイドサポニン、フラボノイド、苦味質、精油

作用
強壮、抗リウマチ、クレンジング、アダプトゲン（適応素）※、弛緩※、利尿、緩下

使用方法

浸剤
カップ1杯の熱湯にドライハーブ小さじ1/2杯を入れて抽出した浸剤を毎日服用すると、肌のトラブルやリウマチ、あるいは疲労や気持ちの落ち込みの回復に効果的。

ティンクチャー
記憶力の低下、集中力の欠如、極度の疲労には、5ml（小さじ1杯）を水で薄めて毎日服用する。

ハーブ濃縮液
リウマチや静脈の循環機能低下には、水に20滴加えたものを、1日3回を限度に服用する。

ローション／軟膏
治りにくい創傷や皮膚潰瘍の患部に適用。

フレッシュハーブ
インドでは昔から赤痢にかかった子供に与えたり、体力回復のためにサラダに入れたりしている。

パウダー
アーユルヴェーダでは、少量の水で混ぜ合わせてペースト状にし、湿疹やただれに塗布する。

入手方法

栽培
一般的には野生種を集めて利用するが、暖地では春に種を直まきして育てることもできる。湿地帯の水路や川岸を好むため、半日陰の湿った土壌で栽培するのが適している。株は限りなく横に広がるため、栽培条件が整えばグランドカバープランツとして有効だが、他の植物を侵食することがある。

採取
アフリカ南部、南アメリカ、アメリカ南部、および原産地のアジアの一部に帰化している。これらの野生種は随時、全草を収穫できる。

収穫
1年を通して、3ヵ月間で成熟する。根を含めて全草を随時収穫できる。

注意
光感作の可能性あり。連続して6週間以上摂取しないこと。

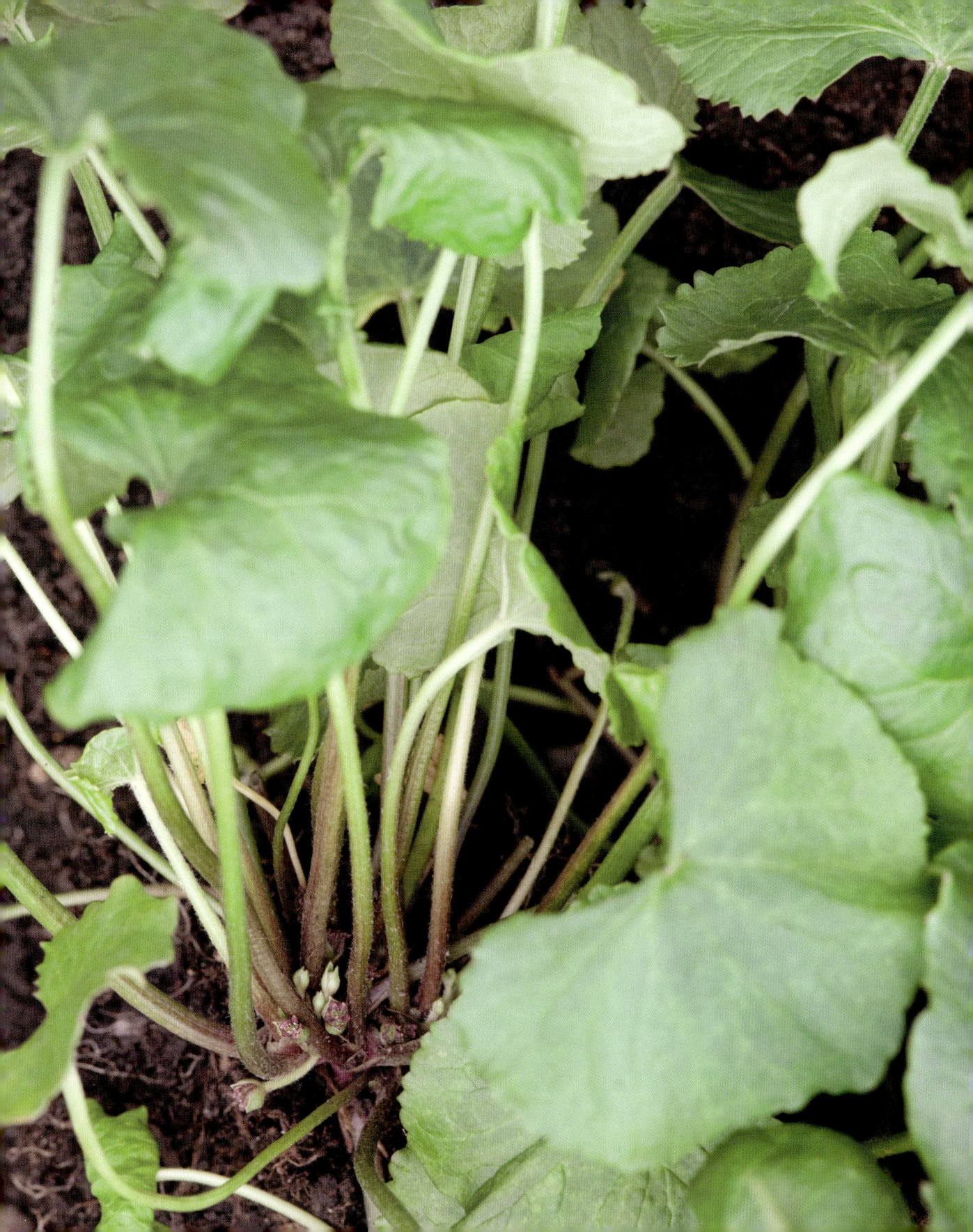

チコリ（キクニガナ）　*Cichorium intybus*

地中海地域原産のチコリは、現在ではヨーロッパ、北アメリカ、オーストラリアの多くの地域に帰化しています。野菜として人工栽培する場合には、一般に真っ暗な栽培室のなかで生長させます。代用コーヒーにもなるチコリには、強い苦味質が含まれるため、消化促進や消化器系強壮に優れています。また緩下剤としても利用されています。

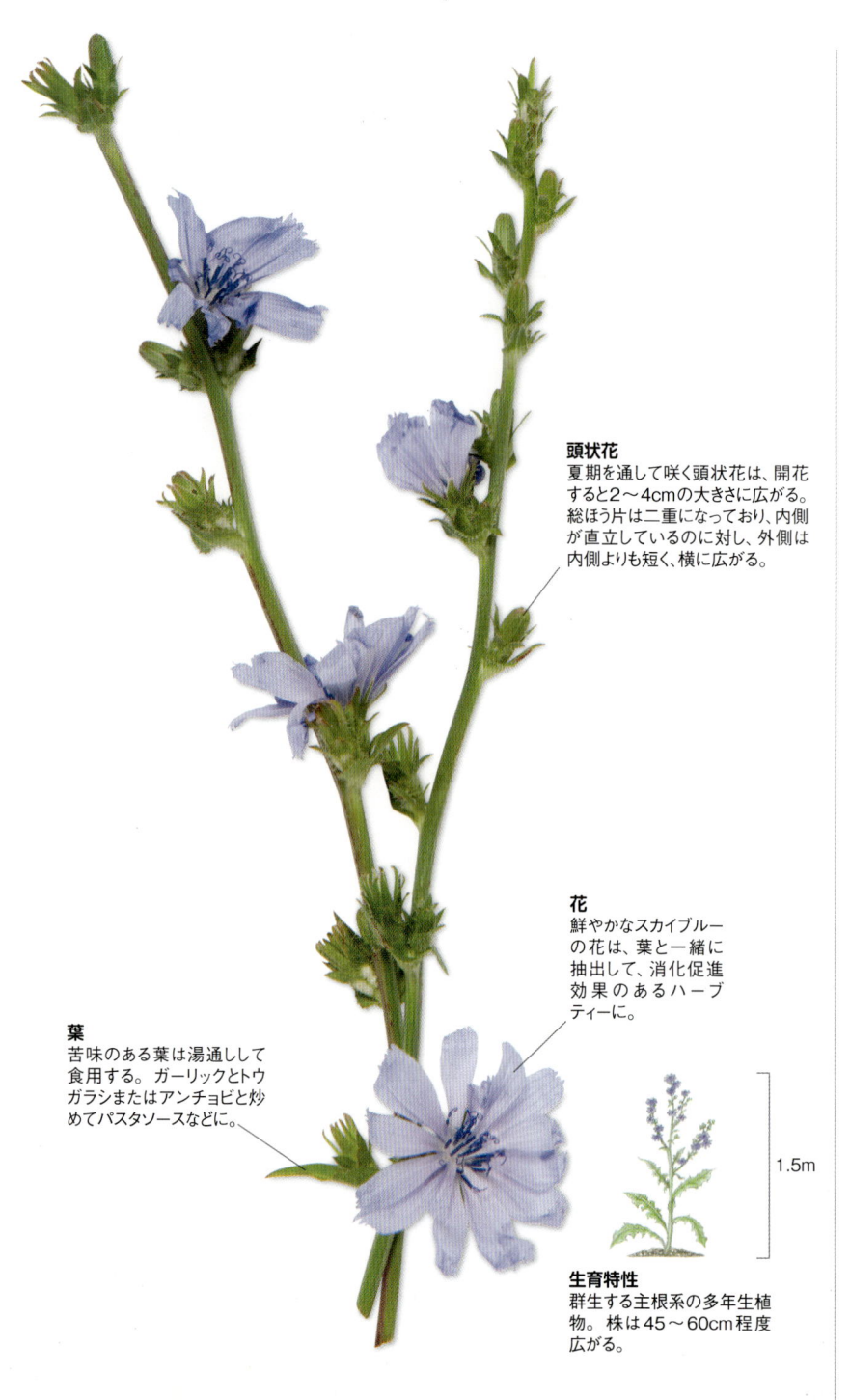

頭状花
夏期を通して咲く頭状花は、開花すると2〜4cmの大きさに広がる。総ほう片は二重になっており、内側が直立しているのに対し、外側は内側よりも短く、横に広がる。

花
鮮やかなスカイブルーの花は、葉と一緒に抽出して、消化促進効果のあるハーブティーに。

葉
苦味のある葉は湯通しして食用する。ガーリックとトウガラシまたはアンチョビと炒めてパスタソースなどに。

生育特性
群生する主根系の多年生植物。株は45〜60cm程度広がる。

1.5m

使用部位
根、葉、花

主成分
イヌリン（根に含まれる）、セスキテルペンラクトン（ラクチュシンおよびラクチュコピクリン）、オリゴ糖、グリコシド、ビタミン、ミネラル

作用
緩下、利尿、穏やかな鎮静、強肝、消化促進

使用方法

煎剤
肝臓と消化器系の強壮には、チコリの根から抽出した煎剤（p.342）カップ1/2〜1杯を1日3回服用する。便秘には、2〜4倍以上に薄めた煎剤カップ1/2〜1杯を1日1〜2回服用する。チコリには、オリゴ糖が含まれているため、腸内環境を整えるのに役立つ。

浸剤
葉と花をミックスして抽出した浸剤（p.342）カップ1杯を1日3回服用すると、消化不良に効果的。

ティンクチャー
食欲増進には、根のティンクチャー1〜2ml（20〜40滴）を1日3回服用。

ハーブ濃縮液
羊や牛への寄生虫による感染症治療には実績があるが、人間に寄生した場合の効果についてはほとんど調査されていない。

入手方法

栽培
日当り良好で中性〜アルカリ性の肥沃な土地が適する。湿り気があり、水はけの良い土壌を好む。秋または春に、冷床に種をまき、苗木がある程度育ったら、株間60cm以上の列になるように定植する。チコリは自然に種がこぼれて育つ力が旺盛なため、花殻はこまめに摘み取ること。

採取
特にヨーロッパ南部に分布し、生け垣や田畑の境界に見られることが多い。葉は夏の間に摘み取る。葉には苦味があるが、茹でると風味が良くなる。

収穫
春の初めに2年目の根を掘り出す。

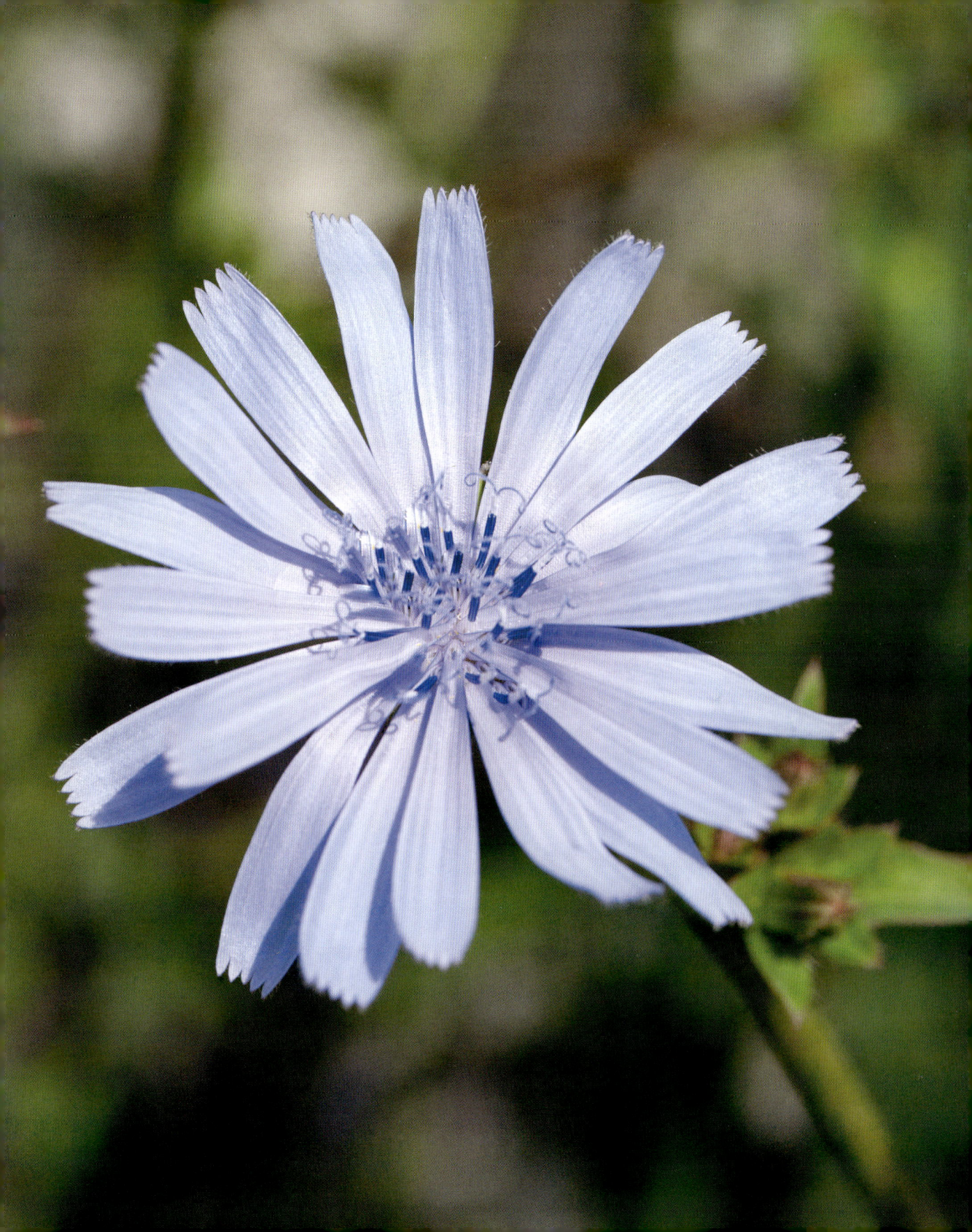

ホーソン（西洋サンザシ）　*Crataegus laevigata*

ホーソンは枝にトゲをもつ低木で、温帯地域の北部に多様な種類が分布しています。*Crataegus laevigata*はヨーロッパの品種ですが、中国北部には*Crataegus pinnatifida*という品種もあり、同じように薬用ハーブとして利用されています。実からつくられるジャムは香りが良く、古くからチーズ、ジビエ（狩猟による鳥獣類の肉食材）、コールドミートに添えて食用されてきました。

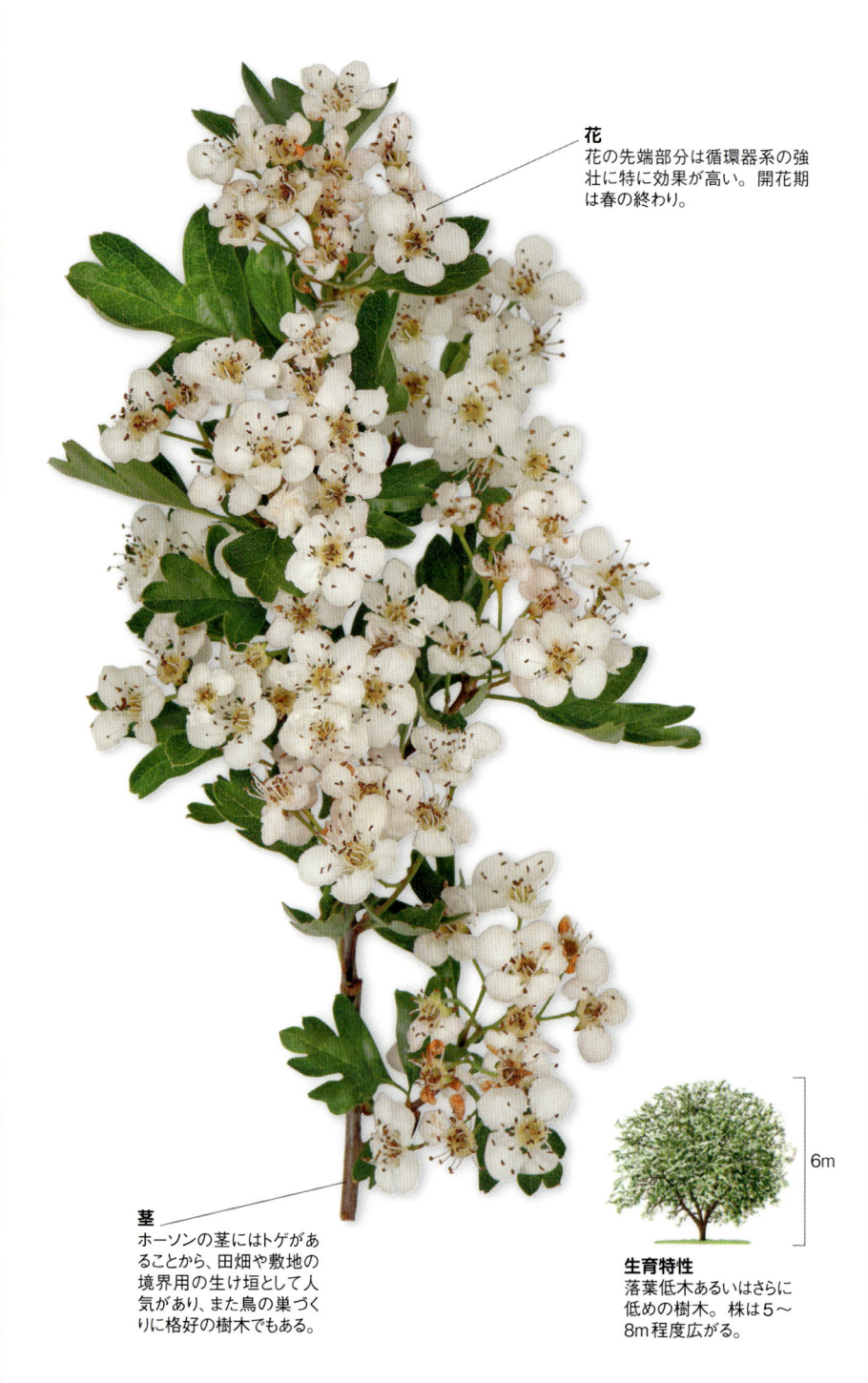

花
花の先端部分は循環器系の強壮に特に効果が高い。開花期は春の終わり。

茎
ホーソンの茎にはトゲがあることから、田畑や敷地の境界用の生け垣として人気があり、また鳥の巣づくりに格好の樹木でもある。

生育特性
落葉低木あるいはさらに低めの樹木。株は5～8m程度広がる。

6m

使用部位
花の先端部分、実

主成分
ビオフラボノイド、フラボノイド配糖体（ルチン、ケルセチンを含む）、トリテルペノイド、プロシアニジン、ポリフェノール、サポニン、タンニン、クマリン、ミネラル

作用
末梢血管拡張、強心、収れん、弛緩、抗酸化

使用方法

浸剤
開花時の花の先端部分から抽出した浸剤（p.342）カップ1杯を1日3回服用すると、末梢循環の促進や高血圧に効果的。

煎剤
急性の下痢や消化不良には、実から抽出した煎剤を、1日6回を上限にカップ1/2杯服用する。この煎剤を毎日2カップ飲むと、一般的な強心薬としても効き目がある。

ティンクチャー
高血圧には、実あるいは花の先端部分から抽出したティンクチャーを1～2ml（20～40滴）摂取する。症状に応じて他種のハーブをブレンドするとよい。

絞り汁
消化不良や下痢のときには、フードプロセッサーで実をつぶして絞り出した果汁10ml（小さじ2杯）を1日2回内服する。

入手方法

栽培
春に挿し木から殖やす方法が一般だが、秋に、冷床に種をまいて冬越しさせれば種から栽培することも可能。枝の端部を小ぶりのポットに挿し木し、根付いたら20cmのポットに仮移植して、その後地面に定植させる。やがて自然に種がこぼれて育つ。

採取
田畑の境界や道路沿いで、低木の生け垣に仕立てたものがよく見られる。道路に隣接した木よりも、田畑のなかの木から採取する方が望ましい。花の先端部分は晩春から初夏にかけて収穫し、お茶に利用する。晩秋に摘み取った実はジャムに加工する。

収穫
花の先端部分は春、赤い実は秋に熟してから収穫する。

> **注意**
> セルフケアでホーソンを利用して心臓の不調を改善したい場合は、専門家の指導を受けるか、処方された薬剤を利用すること。

ターメリック（ウコン）　*Curcuma longa*

アジア南部原産のターメリックは、カレーパウダーの重要な原料として、世界の多くの人になじみ深いハーブです。ターメリックには、アーユルヴェーダと伝統的な中国の漢方薬のどちらにも重要な存在だった長い歴史があります。主に消化器系や肝臓の不調に広く利用されていますが、最近の研究により、強力な抗酸化特性があることや、コレステロール値を低下させる働きがあることも明らかになってきました。

使用部位
根茎

主成分
精油、クルクミン（黄色色素）、レジン、ビタミン、ミネラル、苦味質

作用
駆風、胆汁分泌促進、抗酸化、解毒、抗菌、抗炎症、脂質低下※

使用方法

煎剤
煎剤(p.342)カップ1/2杯を1日3回を上限として服用。吐き気、胃炎、胃酸過多、消化不良、肝臓あるいは胆のうの不調などの消化器系のトラブルに効果的。関節炎には、アンジェリカまたはデビルズクロウなどのハーブをブレンドして1日3回内服することもできる。

ティンクチャー
2～4ml（40～80滴）を少量の水に加えて1日3回服用すると、血中コレステロール値を下げるのに有効。月経痛には5ml（小さじ1杯）を、1日3回を上限に摂取する。

パウダー
1～2g（小さじ1/2～1杯程度）をカップ1杯の水、ジュース、またはミルクに入れてかき混ぜる。関節炎など関節の不調や湿疹に効果的。

軟膏
水虫、乾癬、白癬に1日2～3回塗布する。

入手方法

栽培
湿度の高い半日陰の場所で、水分が適度にある肥沃な土壌を好む。屋外での栽培は暖かい土地に限られるが（15～18℃以上）、それ以外の地域では温室で栽培できる。秋、気温が21℃になる頃に種をまく。休眠中の冬に根分けをするか、秋に根挿しして殖やす方法もある。

採取
インドや南アジアの一部の乾燥した森林地帯で自生しているが、それ以外の場所で野生種を見つけるのは難しい。

収穫
根茎は秋に掘り出し、茹でて蒸してから乾燥する。

> **注意**
> 発疹や光感作の原因となる可能性あり。妊娠中は治療目的での使用は避けるが、料理に使用する程度の量であれば影響はない。胆石など胆のうにトラブルがある場合は専門家に相談すること。

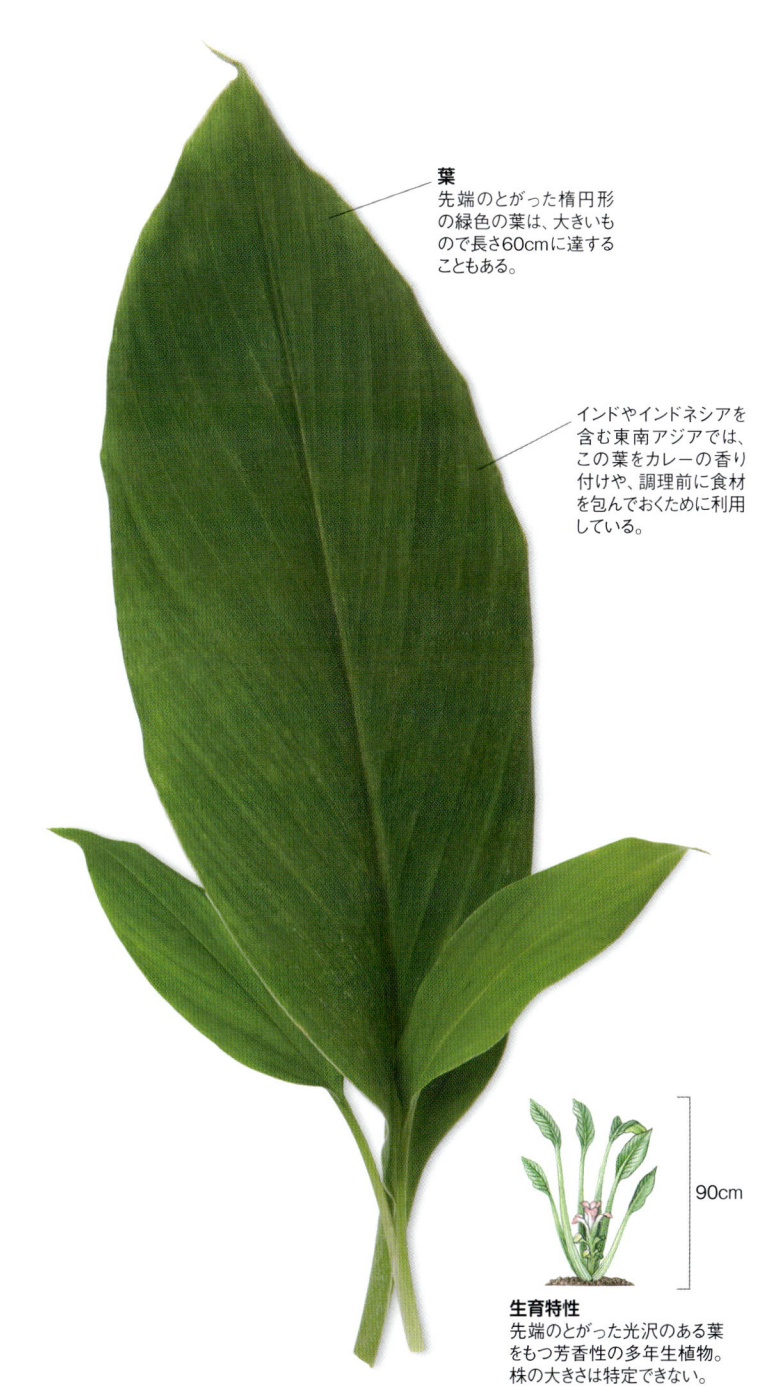

葉
先端のとがった楕円形の緑色の葉は、大きいもので長さ60cmに達することもある。

インドやインドネシアを含む東南アジアでは、この葉をカレーの香り付けや、調理前に食材を包んでおくために利用している。

90cm

生育特性
先端のとがった光沢のある葉をもつ芳香性の多年生植物。株の大きさは特定できない。

レモングラス（レモンガヤ）　*Cymbopogon citratus*

東南アジアの草原地帯原産のレモングラスは、その精油を得るため、また料理用ハーブとして食用するために、現在ではグアテマラ、西インド諸島、フィリピンなどを含む多くの熱帯地域で栽培されています。アジアの一部では消化器系の治療薬としてポピュラーです。また、香水産業や食品産業では香料として利用しています。

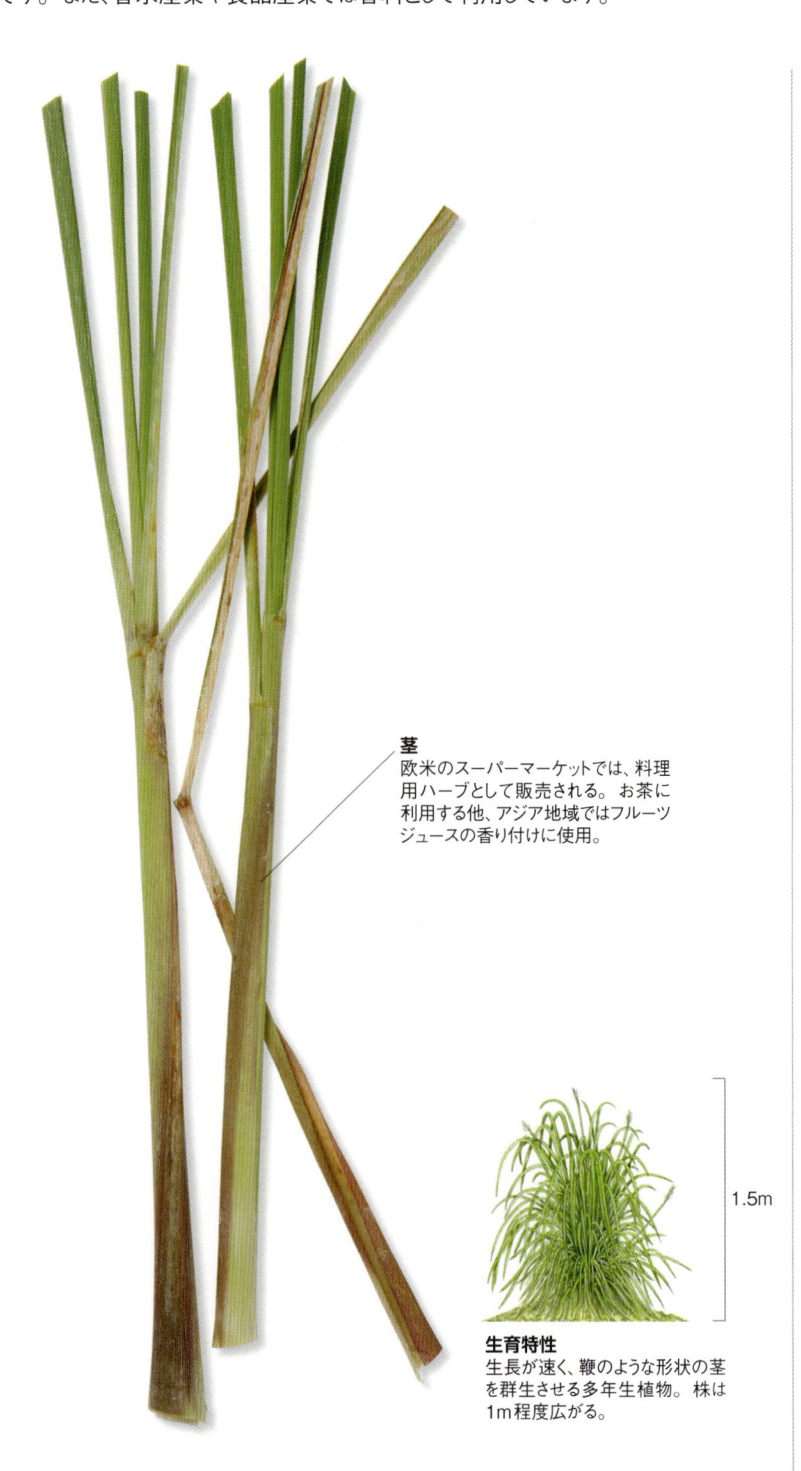

使用部位
葉、茎、精油

主成分
精油（主にシトラール（65〜85％）、その他ネロール、ゲラニオール、シトロネロール、ミルセン、ボルネオール）

作用
鎮痙、駆風、解熱、鎮痛、抗うつ、消毒、収れん、抗菌、抗真菌、鎮静、強壮

使用方法

ローション
精油30滴を大さじ1杯のウォッカで薄め、これに120mlの水を加えたものをスプレーボトルに入れる。防虫（ノミ、ダニ、シラミ）や消臭、制汗用に使用する。

マッサージオイル
精油20滴を60mlのアーモンドオイルで薄め、これを筋肉痛の患部、あるいは痙攣性の痛みのある腹部に擦り込む。

浸剤
浸剤(p.342)カップ1杯を1日3回服用すると、駆風、鼓腸、消化不良、痙攣性の胃の痛みに効果的。

パップ剤
刻んだフレッシュハーブひと握り分をオリーブオイルに加え、1〜2分間弱火にかけて煮る。関節炎や関節痛の患部にパップ剤として適用する。

入手方法

栽培
冷涼地ではコンテナで栽培し、霜にあたらないよう（7℃以下にならないように）、サンルームや暖房の効く温室で冬越しさせる。霜の降りない地域では、日当り良好で湿気があり、水はけの良い肥沃な土壌で育てる。株間は60cm空ける。初夏、気温18℃の頃にトレイに種をまき、十分に育ったら7cmのポットに移植する。また、晩春に根分けして殖やす方法もある。

採取
原産地である東南アジアの草原地帯以外では、野生種を探すのは難しい。

収穫
1年を通して、随時茎を収穫できる。

茎
欧米のスーパーマーケットでは、料理用ハーブとして販売される。お茶に利用する他、アジア地域ではフルーツジュースの香り付けに使用。

生育特性
生長が速く、鞭のような形状の茎を群生させる多年生植物。株は1m程度広がる。

1.5m

注意
精油を内服する場合には必ず専門家の指示に従うこと。妊娠中は治療目的での使用は避けるが、料理に使用する程度の量であれば影響はない。

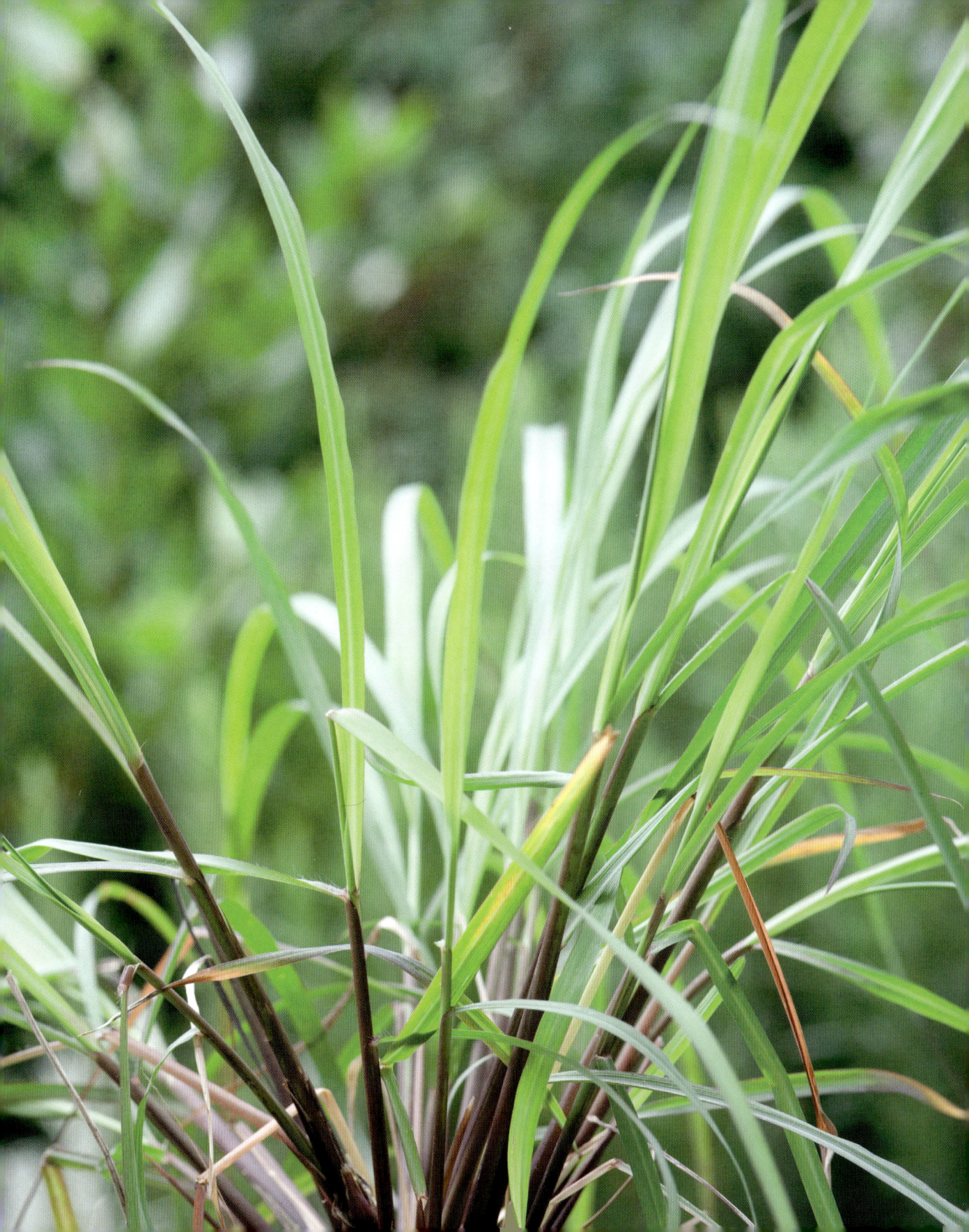

グローブアーティチョーク（朝鮮アザミ） *Cynara cardunculus* Scolymus Group

地中海地域原産のグローブアーティチョークは、おそらくカルドン（*Cynara cardunculus*）から、はるか昔に進化したものと考えられています。ボールのような頭状花は、花が開く前に摘み取ります。野菜として人気があり、中心部分はサラダに入れて食用します。また、肝臓を強壮する薬用ハーブとしても知られ、解毒、感染からの予防、肝機能の向上に役立ちます。

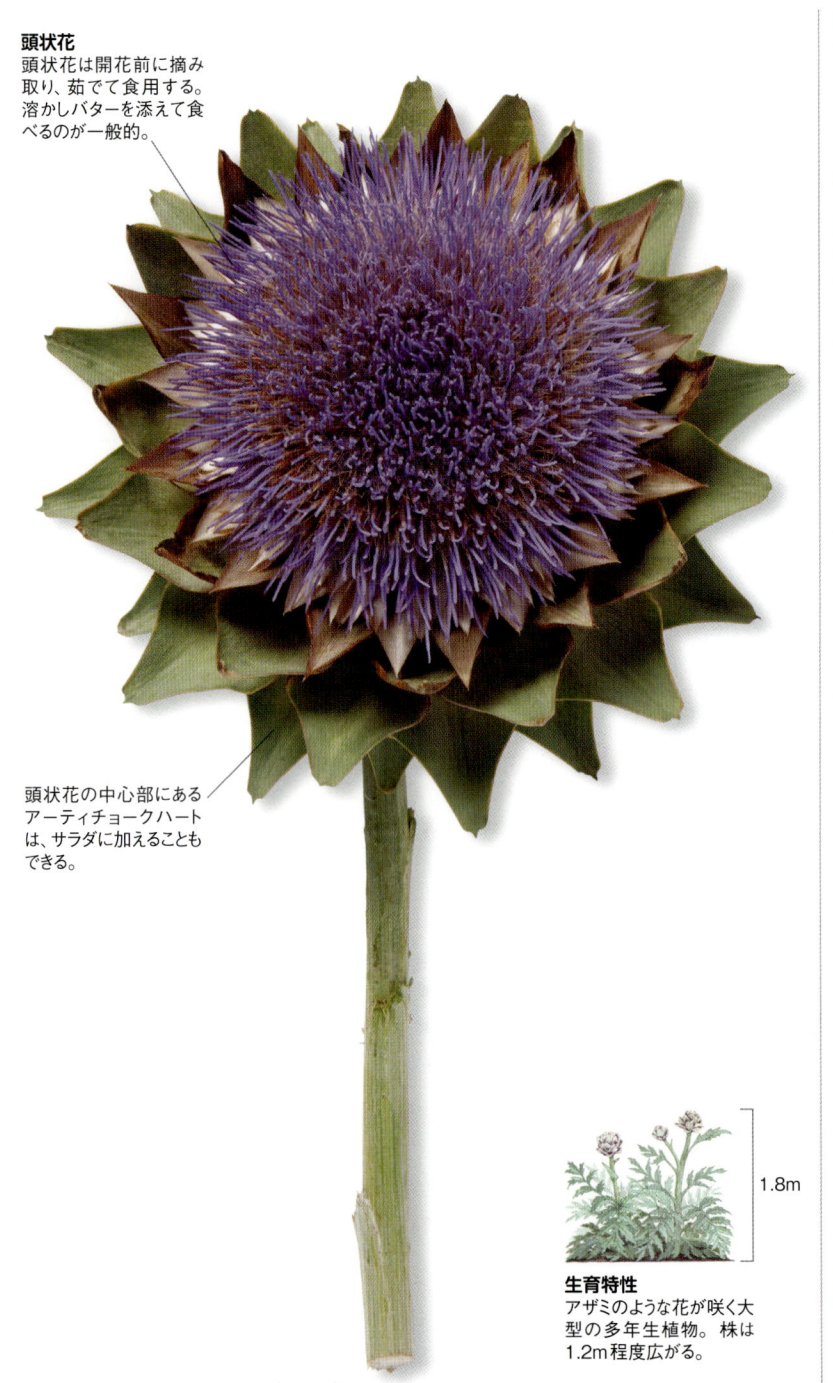

頭状花
頭状花は開花前に摘み取り、茹でて食用する。溶かしバターを添えて食べるのが一般的。

頭状花の中心部にあるアーティチョークハートは、サラダに加えることもできる。

使用部位
頭状花、葉、根

主成分
セスキテルペン、ラクトン（シナロピクリン）、シナリン、イヌリン

作用
胆汁分泌促進、強肝、血糖降下、利尿、脂質低下

使用方法

絞り汁
強肝には、葉と頭状花からつくったジュースと水を同量混ぜ合わせ、毎日1杯飲む。

浸剤
葉から抽出した浸剤（p.342）カップ1杯を1日3回服用すると、肝機能障害、黄疸などの肝臓・胆のうの不調や、消化不良、吐き気、鼓腸などに効果的。また血中コレステロール値を下げる働きもあり、投薬治療よりも食事療法を重視するⅡ型糖尿病患者の健康管理に役立つ。

食事療法
アーティチョークハート（頭状花の中心部）を定期的に食べると、Ⅱ型糖尿病患者の健康管理に効果的。

カプセル
肝機能の向上については、粉末にした葉が封入された250mgカプセル3錠を、朝と夕の食前に服用する。

入手方法

栽培
水はけが良く、日当りの良い場所を好むが、陽射しが強い場合は多少日影になる方がよい。植え付ける前に土にたっぷりと肥料を与えておくこと。春、冷床に種をまき、苗が移植に十分な大きさに育ったら最終的に育てたい場所に植え替える。また春に吸枝*から増やしたり、冬に根挿しで増やしたりすることもできる。

採取
野生種の存在は不明。

収穫
葉は開花前に刈り取る。2年目以降は、ガクが開く前に花頭（つぼみ）を採取。野菜として食用できる。

生育特性
アザミのような花が咲く大型の多年生植物。株は1.2m程度広がる。

1.8m

ワイルドヤム（ヤセイヤマノイモ） *Dioscorea villosa*

ワイルドヤムは、初期の経口避妊薬の成分に利用されたことで広く知られている植物です。原産地はアメリカ南東部と中央アメリカですが、現在は世界各地の亜熱帯地域に帰化しています。ヤムから精製される化学物質ジオスゲニンが発見されたのは1930年代。1960年代にはジオスゲニンから黄体ホルモンが製造されるようになりました。

使用部位
根、塊茎

主成分
アルカロイド、ステロイドサポニン（加水分解によってジオスゲニンを生成するジオスシンが主成分）、タンニン、植物ステロール類、デンプン

作用
平滑筋弛緩、鎮痙、胆汁分泌促進、抗炎症、発汗、抗リウマチ、利尿

使用方法

煎剤
10gを水600mlに入れ、弱火で20分間煮出した煎剤カップ1/2～1杯を、1日3回服用する。IBS（過敏性腸症候群）や憩室炎※など腸の不調からくる疝痛に効果的。月経痛には、1/2カップを3～4時間おきに内服する。また陣痛緩和には、煎剤を入れたカップを常にそばにおいて少しずつ飲むとよい。

ティンクチャー
更年期障害には、2～3ml（40～60滴）を1日3回服用する。

ハーブ濃縮液
関節炎には、少量の水に1～2ml（20～40滴）加え、1日3回服用する。リウマチ性関節炎には、通常はブラックコホシュ、クランプバーク、メドウスイート、ホワイトウィロウなどの他種のハーブをブレンドする。また、肝機能の強壮にも効果的。

入手方法

栽培
軽量もしくは中位（砂質から土とロームとの間くらい）で、水分を適度に含みながら水はけの良い土壌を好む。部分的に日陰が必要。通常は根挿しして育てるが、夏の終わり頃、葉腋につく豆粒大のむかごを採取してすぐに植え付けることもできる。この植物は雌雄異株（雄株と雌株をもつ植物）のため、種をとるには雄株と雌株の両方が必要。春先に冷床に種をまき、移植に十分な大きさに育ったら植え替える。

採取
アメリカ中央部や南部、あるいは中央アメリカの一部にある、湿原、沼地、やぶ、生け垣などに分布していることが多い。

収穫
秋に塊茎と根を掘り出し、洗ってから乾燥させる。

> **注意**
> サポニンの成分により、人によっては吐き気を催す場合がある。

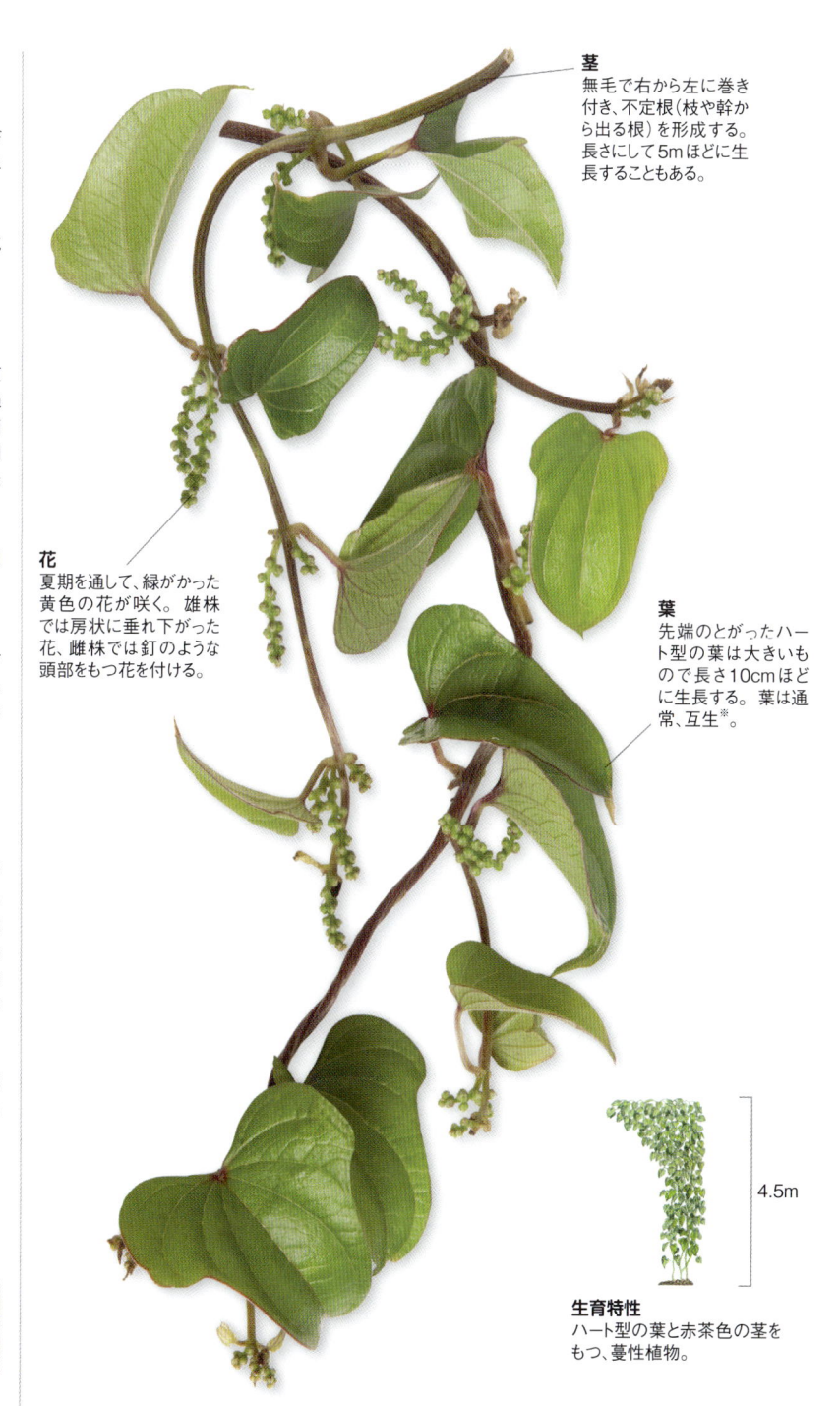

茎
無毛で右から左に巻き付き、不定根（枝や幹から出る根）を形成する。長さにして5mほどに生長することもある。

花
夏期を通して、緑がかった黄色の花が咲く。雄株では房状に垂れ下がった花、雌株では釘のような頭部をもつ花を付ける。

葉
先端のとがったハート型の葉は大きいもので長さ10cmほどに生長する。葉は通常、互生※。

4.5m

生育特性
ハート型の葉と赤茶色の茎をもつ、蔓性植物。

エキナセア（パープルコーンフラワー）　*Echinacea purpurea*

アメリカ東部を原産とするエキナセアは、かつて「ミズーリスネークルート」の名で知られ、古くからアメリカ先住民族の間で発熱や治りの遅い創傷の手当てに利用されてきました。ヨーロッパに渡ったのは19世紀。それ以来、さまざまな研究が行われ、多種多様な感染症の治療薬として主に利用されています。

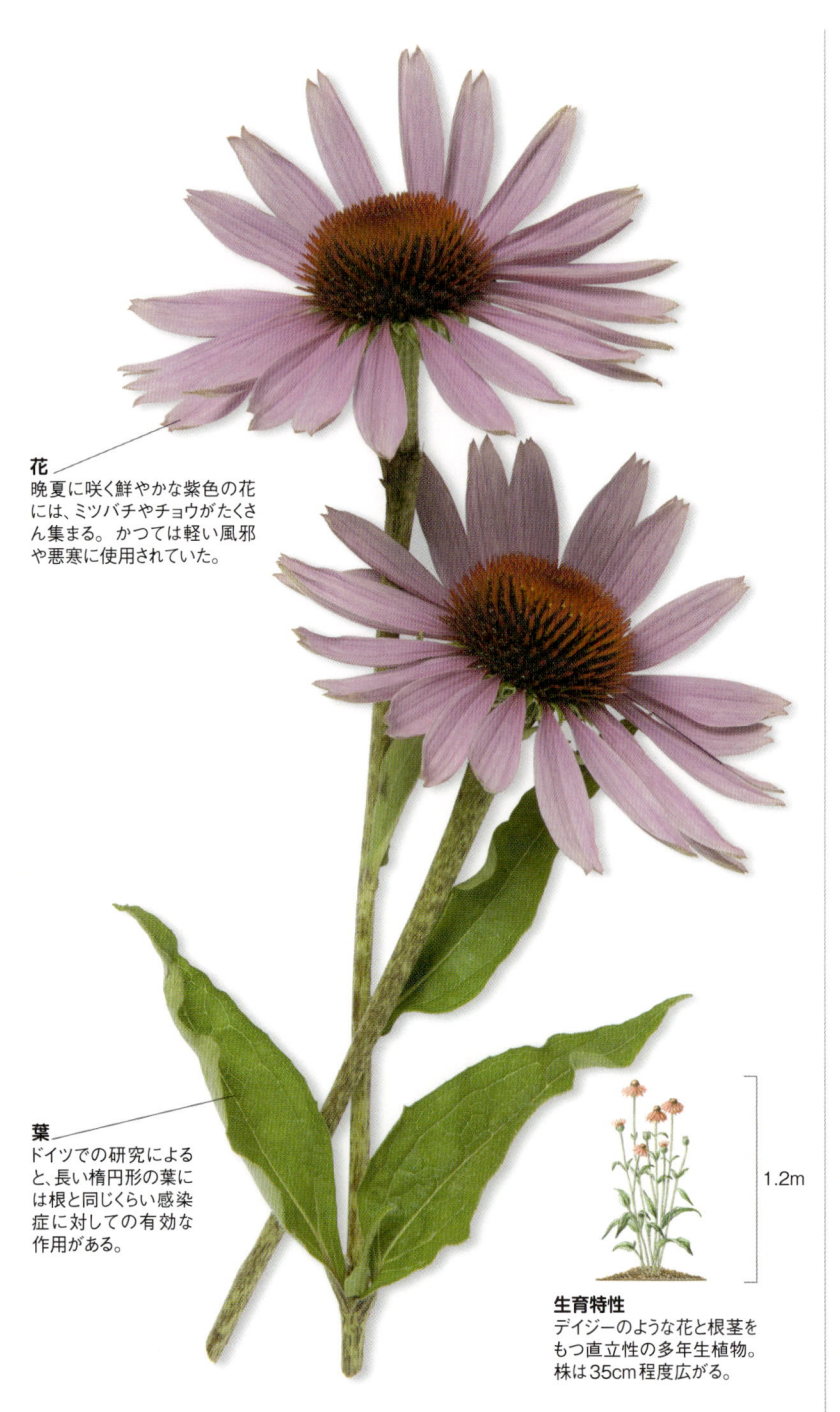

花
晩夏に咲く鮮やかな紫色の花には、ミツバチやチョウがたくさん集まる。かつては軽い風邪や悪寒に使用されていた。

葉
ドイツでの研究によると、長い楕円形の葉には根と同じくらい感染症に対しての有効な作用がある。

生育特性
デイジーのような花と根茎をもつ直立性の多年生植物。株は35cm程度広がる。

1.2m

使用部位
根、葉

主成分
精油（フムレンを含む）、配糖体、アルカミド、イヌリン、多糖類、抗菌性ポリアセチレン

作用
免疫賦活、抗アレルギー、リンパ系の強壮、抗菌、抗炎症

使用方法

浸剤
フレッシュリーフから抽出した浸剤（p.342）カップ1杯を1日3回服用すると、一般的な風邪、悪寒、インフルエンザに効果的。

煎剤
急性の感染症状には、根から抽出した煎剤（p.342）10mlを2〜4時間おきに服用する。ヘンプアグリモニーとブレンドすると相性が良い。

うがい薬／マウスウォッシュ
喉の痛み、口内炎、扁桃炎に、根の煎剤1カップ、またはティンクチャー10ml（小さじ2杯）をぬるま湯1カップに薄めたものを1日2〜3回適用する。

ティンクチャー
尿路感染症には、5ml（小さじ1杯）を1日3回適用する。クリーバースのティンクチャーを同量合わせると、リンパ節の腫れや発熱に効果的。風邪やインフルエンザには、発症から48時間の間、ティンクチャー10ml（小さじ2杯）を、1日4回を上限に繰り返し内服する。

クリーム／軟膏
感染性の恐れのある切傷、腫れ物、ニキビ、皮膚のただれに塗布する。

入手方法

栽培
日当り良好で水分が適度にありながら水はけの良い肥沃な土壌を好む。春、コンテナに種をまき、ポットに移し替える。苗が十分に生長したら最終的に育てたい場所に移す。また、秋にしっかりと根付いた株を株分けするか、または晩秋から初冬にかけて根挿しする方法もある。

採取
アメリカ以外での野生種は確認されていない。人間が過剰に採取したことが原因で希少な植物となっているため、自生生育地からの採取は避けること。

収穫
葉は生育期を通して随時収穫できる。4年目の株の根は、開花期が終わり、秋になったら掘り出すこと。

> **注意**
> 多量に摂取すると、吐き気やめまいを起こすことがある。

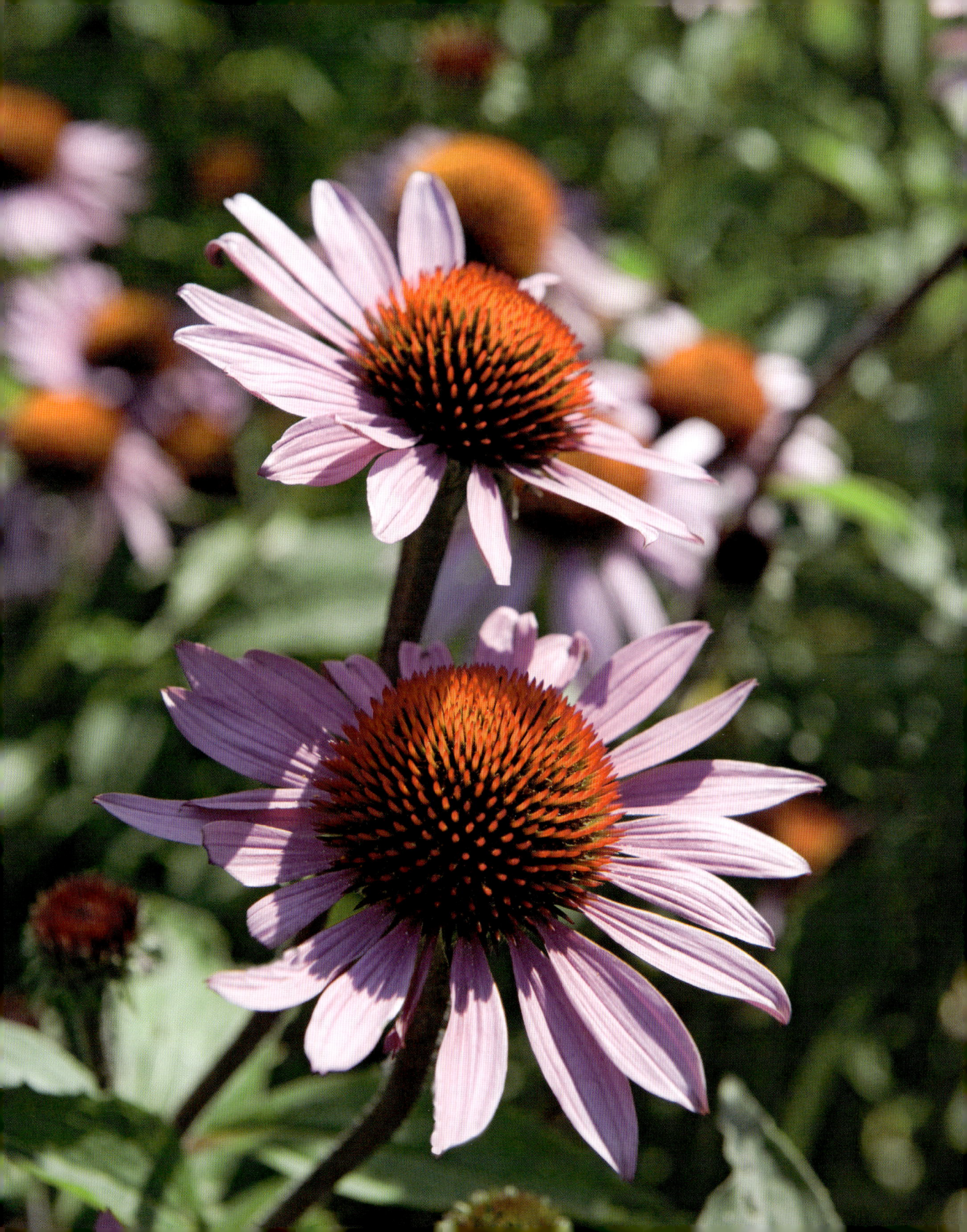

ホーステール（スギナ）　*Equisetum arvense*

ヨーロッパ、アジア、北アメリカ原産のホーステールは、先史時代から今も変わらぬ姿で生きのびてきた植物です。長年にわたって大量に植物群をつくり、それが分解され、地中に石炭層を形成してきました。薬用としては、結合組織の治癒促進や、止血剤として古代から利用されてきました。

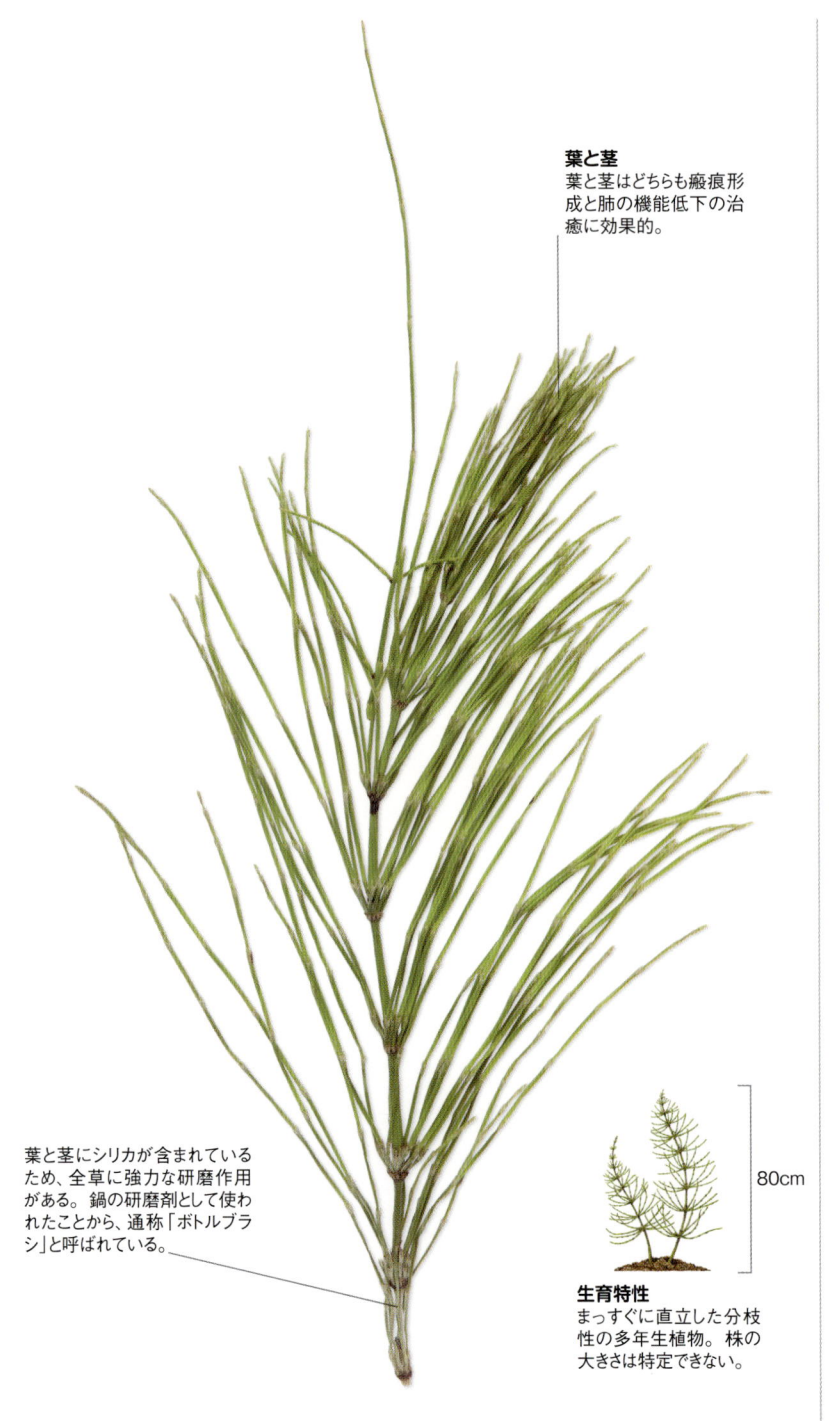

葉と茎
葉と茎はどちらも瘢痕形成と肺の機能低下の治癒に効果的。

葉と茎にシリカが含まれているため、全草に強力な研磨作用がある。鍋の研磨剤として使われたことから、通称「ボトルブラシ」と呼ばれている。

80cm

生育特性
まっすぐに直立した分枝性の多年生植物。株の大きさは特定できない。

使用部位
地上部

主成分
ケイ酸、ケイ酸塩、アルカロイド（ニコチンを含む）、タンニン、サポニン、フラボノイド、苦味質、その他ミネラル（カリウム、マンガン、マグネシウムを含む）、植物ステロール類

作用
収れん、止血、利尿、抗炎症、瘢痕形成、血液凝固

使用方法

煎剤
全草15gを水600mlに抽出した煎剤（p.342）カップ1/2〜1杯を1日3回服用すると、月経過多、尿路炎症、前立腺疾患、あるいは呼吸器系の不調に効果的。

絞り汁
呼吸器の機能低下や排尿障害には、5〜10ml（小さじ1〜2杯）を1日3回服用する。

入浴剤
煎剤300mlをバスタブに加えると、ねんざや骨折、または湿疹を含む敏感な肌の状態を緩和する。

パップ剤
小さじ1杯のパウダーを少量の水でペースト状に練るか、または地上部のフレッシュハーブひと握りをボウルに入れ、お湯を沸騰させた小鍋のなかで湯煎にかけて蒸らす。これをガーゼに塗り広げて、足の潰瘍、創傷、ただれ、霜やけに適用する。

マウスウォッシュ／うがい薬
煎剤1/2カップを同量の水で薄め、口内や歯茎の感染症や、喉の痛みに適用する。

入手方法

栽培
日なた、または半日陰の水分を適度に含む土壌を好む。早春に根分けで殖やす方法が一般的。一方、侵入雑草として規制管理している国もある。

採取
牧草地、田畑の境界、生け垣、荒れ地に分布している。ホーステールよりも大型の種類の *Equisetum palustre* には、毒性アルカロイドが含まれるので混同しないこと。

収穫
生長期に茎を刈り取る。

> **注意**
> 専門家の指示がない限り、4週間以上連続して服用しないこと。尿中に血液が混じる、あるいは月経量が急激に変化するなど、気になることがあれば必ず専門家に相談すること。

ユーカリ（タスマニアンブルーガム） *Eucalyptus globulus*

タスマニア島を含むオーストラリア一帯を原産地にもつユーカリは、別名「ブルーガム」と呼ばれています。現在では、世界中で商業栽培も盛んですが、ユーカリの優れた吸水力を利用して、湿地を乾かす目的でも植林されています。自然療法として利用する場合には、精油が多用されていますが、オーストラリア先住民（アボリジニー）の間では、ユーカリは消毒薬として重要なハーブとされてきました。

使用部位
葉、精油

主成分
精油（シネオールを含む）、タンニン、アルデヒド、ビターレジン苦味樹脂

作用
消毒、うっ血除去、抗菌、鎮痙、強壮、解熱、血糖降下、駆虫

使用方法

煎剤
水1カップ当たり3～4枚の葉を鍋に入れ、蓋をして10分間弱火で煮立てる。カップ1/2～1杯を1日3回服用すると、初期の風邪、悪寒、鼻カタル、インフルエンザ、ぜんそく、副鼻腔炎、喉の痛み、またはその他の呼吸器疾患に効く。

チェストラブ
風邪、気管支炎、ぜんそく、呼吸器系の不調に、ユーカリオイル10滴をアーモンドオイル30mlに混ぜ合わせたものを、胸に擦り込む。

蒸気吸入
沸騰しているお湯に、精油10滴または葉6枚を入れ、立ち上がった蒸気を吸入する。風邪や胸部の感染症に効果的。

湿布
精油10滴を水60mlに薄めた液にガーゼを浸し、炎症、関節痛、軽いやけどの患部に押し当てる。

入手方法

栽培
中性～弱酸性の水分保持力のある土壌を好み、日当り良好で寒さや乾いた風を避けられる場所が適する。春、気温が21℃になる頃に種をまき、移植に十分な大きさに育ったら、苗を定植地に植え付ける。早く育てたい場合には、園芸店から若木を購入することもできる。ユーカリは大量の水分を吸収するため、広範囲にわたって他の植物を育たなくするような土地にしてしまう可能性がある。

採取
現在は世界中の熱帯、亜熱帯など、暖かい土地でよく見かけるが、その多くが商業農園の栽培種である。湿地に行けば、野生種が生息していることもある。葉は、必要なときに随時摘み取れる。

収穫
葉は1年中いつでも必要に応じて収穫できる。

注意
精油は絶対に内服しないこと。比較的少量の摂取でも死亡例が報告されている。

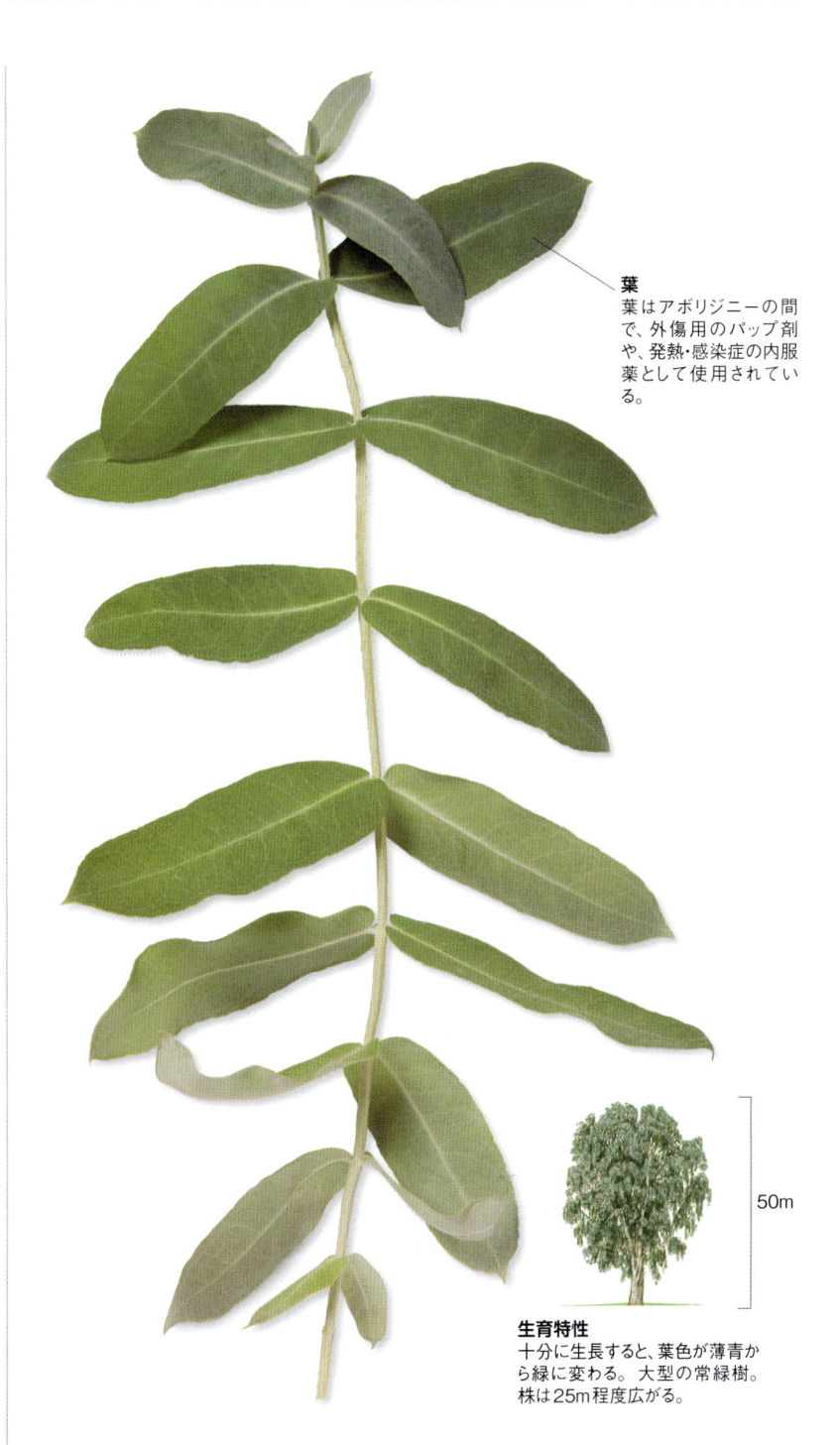

葉
葉はアボリジニーの間で、外傷用のパップ剤や、発熱・感染症の内服薬として使用されている。

50m

生育特性
十分に生長すると、葉色が薄青から緑に変わる。大型の常緑樹。株は25m程度広がる。

ヘンプアグリモニー　*Eupatorium cannabinum*

ヨーロッパ原産のヘンプアグリモニーは、昔から熱を伴う風邪の治療薬や、皮膚のただれのパップ剤として利用されてきました。現在、この植物に含まれるオイパトリオピクリンという苦味化合物には、抗癌作用があると考えられています。また、ウイルス感染への抵抗力を高める、免疫賦活作用も期待されています。ただし、有毒なアルカロイドを含有するため、取り扱いには注意が必要です。

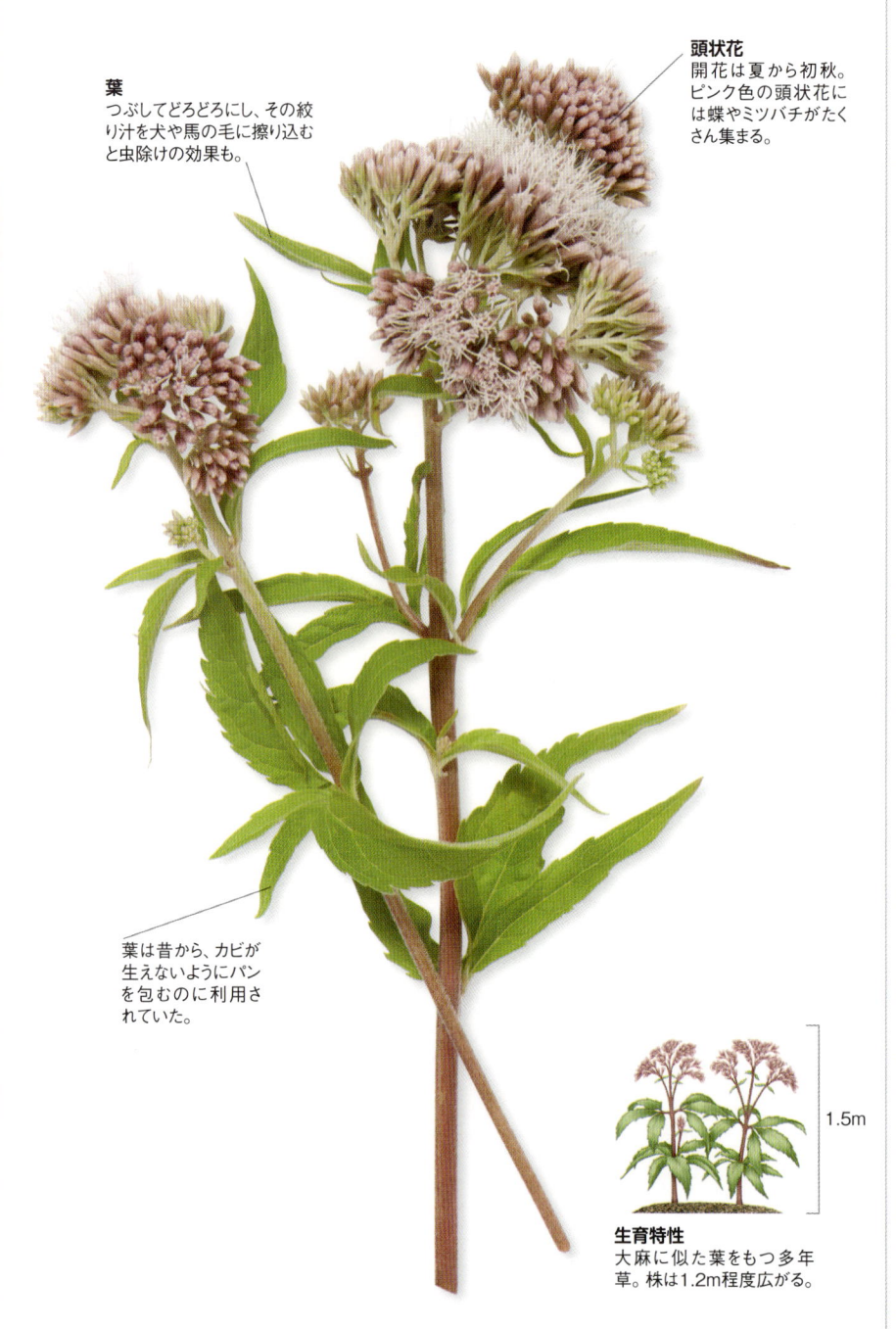

葉
つぶしてどろどろにし、その絞り汁を犬や馬の毛に擦り込むと虫除けの効果も。

頭状花
開花は夏から初秋。ピンク色の頭状花には蝶やミツバチがたくさん集まる。

葉は昔から、カビが生えないようにパンを包むのに利用されていた。

生育特性
大麻に似た葉をもつ多年草。株は1.2m程度広がる。

1.5m

使用部位
地上部、根

主成分
精油（チモール、アズレン、α-テルピネンなど）、フラボノイド、セスキテルペンラクトン（オイパトリオピクリンなど）、ピロリジジンアルカロイド

作用
解熱、利尿、抗壊血病※、緩下、胆汁分泌促進、去痰、免疫賦活、抗リウマチ、発汗、強壮

使用方法
注意：専門家の指導の下で、短期間のみ使うこと。

浸剤
昔から皮膚のケアやリウマチ、関節炎に適用されているが、必ず専門家の指導の下で使用すること。

パップ剤
生の葉ひと握りをブレンダーでつぶし、ガーゼに塗り広げる。化膿した皮膚のただれや潰瘍に適用する。

入手方法
栽培
広範な土壌条件に耐性があり、日なたでも半日陰でも育つが、湿り気の多い土を好む。早春、冷床に種をまき、配合土で軽く表面を覆う。7cmのポットに移し替え、初夏、または移植に適した大きさに育ったら、目的の場所に株間60cmの間隔をおいて植え替える。春か秋に、定植地に直まきしてもよい。

採取
湿気の多い森林、水路、荒れ地、湿地に分布している。西アジアと北アフリカの一部に帰化種が自生している。

収穫
晩夏から初秋にかけて、開花した地上部を刈り取る。根は秋に掘り出す。

> **注意**
> 発癌性のあるピロリジジンアルカロイドを含むため、必ず専門家の指導の下で利用すること。多量に摂取すると、むかつきや嘔吐の原因となることがある。妊娠中は使用を避けること。

グラベルルート（ヒヨドリバナ）　*Eupatorium purpureum*

アメリカ東部原産のグラベルルート（別名：ジョーパイウィード）は、もともと湿気の多い茂みに生息していましたが、現在では、その優雅な姿から観賞用として世界中のガーデンで栽培されています。また、ジョーパイウィードという別名は、このハーブを使って発疹チフスを治療した、アメリカ先住民のメディスンマン（薬草使い）の名前に由来するという説もあります。腎臓結石や尿砂の解消、その他の尿路障害に利用されています。

使用部位
根茎、根

主成分
オイパトリン、精油、フラボノイド、レジン

作用
排尿痛の緩和、抗リウマチ、収れん

使用方法

煎剤
乾燥した根小さじ1杯を水1カップに入れ、20分間弱火で煮出す。この煎剤カップ1/2〜1杯を服用すると、腎臓結石、尿砂、排尿痛に効果的。また、分娩痛の緩和にも昔から利用されている。腎臓での老廃物を排出する働きを高めると考えられており、尿酸の排出を改善することでリウマチや痛風にも効果が期待できる。

ティンクチャー
2〜4ml（40〜80滴）を1日3回服用すると、膀胱炎や結石などの排尿障害、あるいは感染症が原因の分泌物過剰にも効果的。前立腺障害にはホワイトデッドネトル（*Lamium album*）、腎臓結石にはパースリピアート（*Aphanes arvensis*）、ペリトリーオブザウォール（*Parietaria judaica*）、あるいはアジサイ（*Hydrangea* spp.）をブレンドするとよい。

入手方法

栽培
日なた、または半日陰の湿り気があって肥沃な土壌を好む。春、冷床に種をまき、移植に適した大きさになったら、目的の場所に株間を90cm以上空けて植え替える。花壇の後方に植えるのがベストだが、比較的遅い時期（他の花が少ない時期）に花が咲くため、植栽プランづくりではとても使いやすい。

採取
アメリカ東部以外で野生種は分布していないと思われるが、栽培種の種子がガーデンの外にこぼれて育つことはある。根を利用する場合には、野生種のものは避けた方がよい。ヨーロッパでは、近縁のヘンプアグリモニー（*Eupatorium cannabinum*、p.54）の方が、生け垣用の植物として広く栽培されているようである。

収穫
秋に2年目以降の根を掘り出す。

注意
妊娠中は服用を避けること。

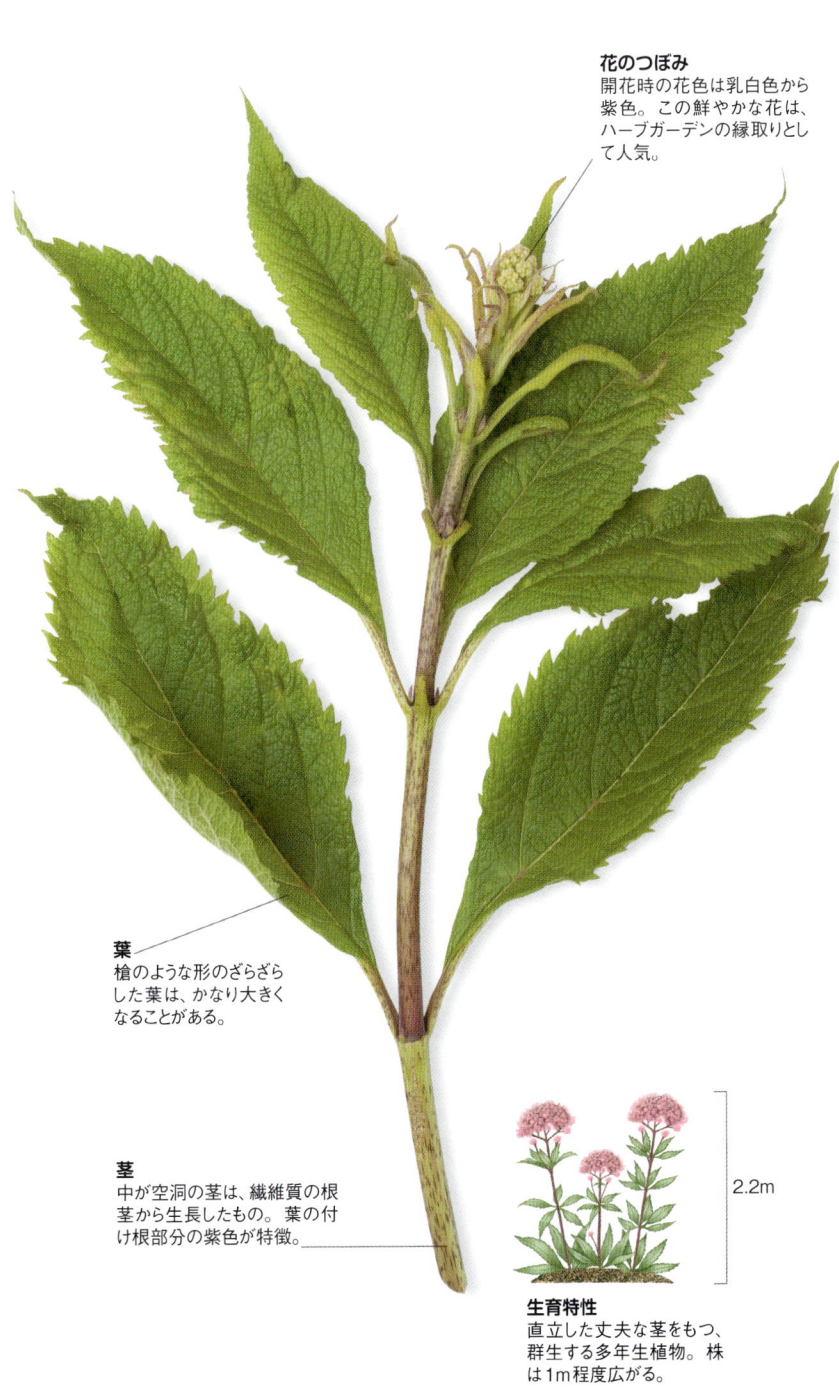

花のつぼみ
開花時の花色は乳白色から紫色。この鮮やかな花は、ハーブガーデンの縁取りとして人気。

葉
槍のような形のざらざらした葉は、かなり大きくなることがある。

茎
中が空洞の茎は、繊維質の根茎から生長したもの。葉の付け根部分の紫色が特徴。

2.2m

生育特性
直立した丈夫な茎をもつ、群生する多年生植物。株は1m程度広がる。

メドウスイート（西洋ナツユキソウ） *Filipendula ulmaria*

ヨーロッパと西アジア一帯の湿った水路際に生息するメドウスイートは、もともとミード（mead）と呼ばれる蜂蜜酒の香り付けに利用されていたことから、その名が付けられました。現在では制酸作用のあるハーブとして高く評価され、消化不良や胃炎による胃酸過多や体内の酸性化を抑えたり、関節炎の症状を緩和させたりするのに使われています。

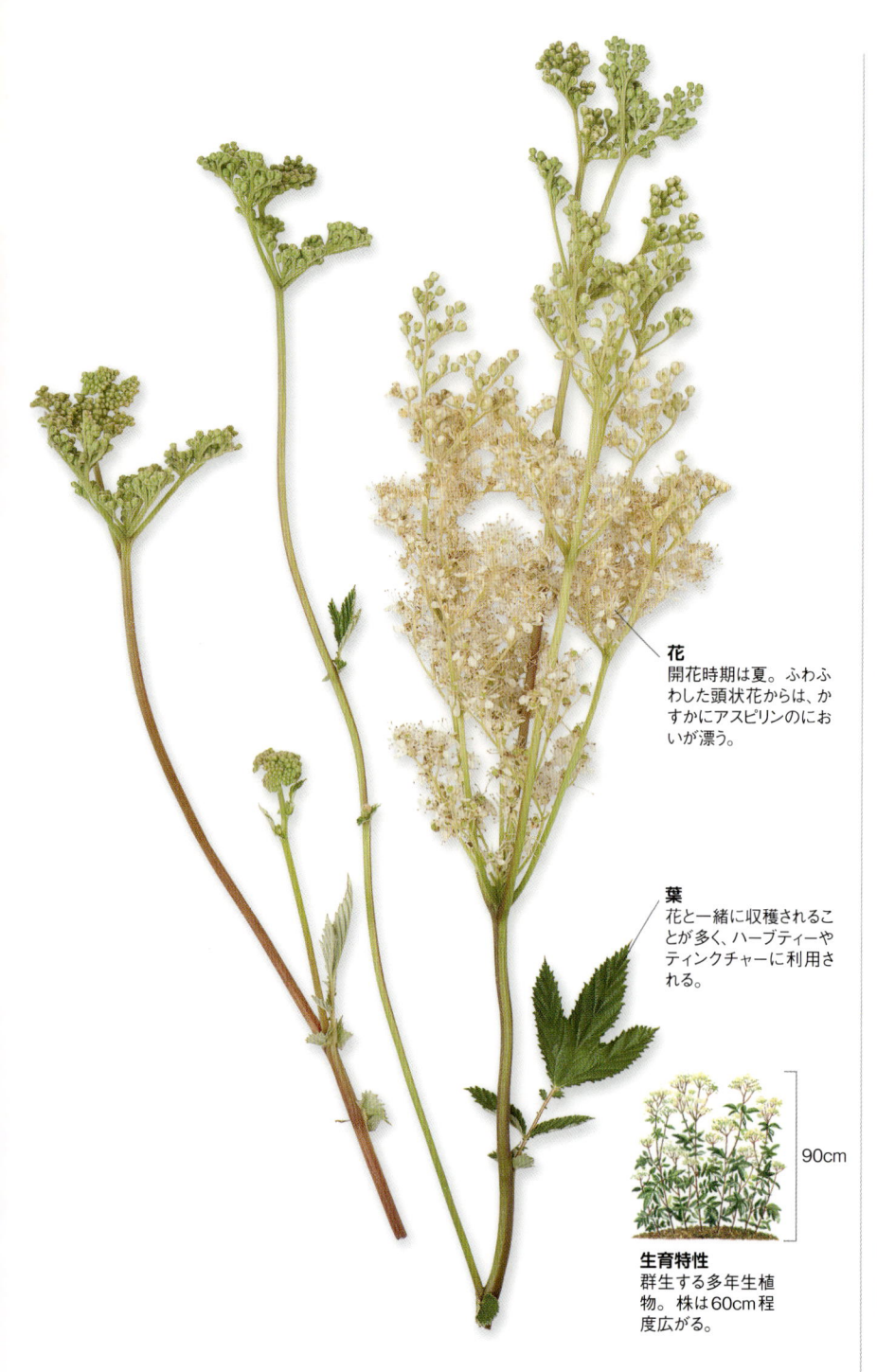

花
開花時期は夏。ふわふわした頭状花からは、かすかにアスピリンのにおいが漂う。

葉
花と一緒に収穫されることが多く、ハーブティーやティンクチャーに利用される。

生育特性
群生する多年生植物。株は60cm程度広がる。

90cm

使用部位
地上部、花

主成分
サリチル酸塩、フラボノイド（ルチン、ヒペリンなど）、精油（サリチルアルデヒドなど）、クエン酸、粘液質、タンニン

作用
制酸※、抗炎症、抗リウマチ、消化促進、利尿、発汗、抗凝血

使用方法

浸剤
葉と花から抽出した浸剤（p.342）カップ1杯を1日3回服用すると、発熱を伴う風邪や軽度のリウマチ痛に効果的。胃酸の逆流や消化不良には、2時間ごとにカップ1/2杯を服用する。子供の胃の不調にも適用できるが、用量は専門家に相談のこと。

ハーブ濃縮液
2〜5ml（40滴〜小さじ1杯）を1日3回服用すると、胃炎、胃潰瘍、慢性の関節リウマチに効果的。関節炎には、アンジェリカ、ボグビーン（*Menyanthes trifoliata*）、あるいはウィローをブレンドする。

湿布
ティンクチャーを薄めた液にガーゼを浸し、関節痛やリウマチ痛、神経痛の患部に押し当てる。

入手方法

栽培
日なた、または明るい日陰の湿地や沼地を好み、肥沃な非酸性土が適する。秋に冷床に種をまき、翌春に苗が移植に適した大きさになったら、目的の場所に株間60cmの間隔をおいて植え替える。他にも、秋か春に株分けをする方法や、冬に根挿しする方法で繁殖させることもできる。

採取
ヨーロッパと西アジア一帯の湿った草地や生け垣に分布している。地上部は花が開き始めたら採取できるが、花そのものは地上部とは別に、満開時に摘み取る。

収穫
夏、開花直前もしくは開花時に収穫する。

> **注意**
> 妊娠中は使用を避けること。サリチル酸塩（またはアスピリン）過敏症の人は使用しないこと。

フェンネル（ウイキョウ）　*Foeniculum vulgare*

地中海地域原産のフェンネルは、すでにローマ時代から薬用ハーブとしても、食用の野菜としても栽培され、紀元前8世紀までにはヨーロッパ北部へ広まっていました。現在では、消化を助ける食後のお茶としてティーバッグ入りのものが広く市販され、また、魚料理用のハーブとしても何世紀もの間親しまれています。

使用部位
種子、根、葉、精油

主成分
精油（エストラゴール、アネトールなど）、必須脂肪酸、フラボノイド（ルチンなど）、ビタミン、ミネラル

作用
駆風、循環器系強壮、抗炎症、乳汁分泌促進、穏やかな去痰、利尿

使用方法

浸剤
種子小さじ1/2～1杯をカップ1杯の熱湯に加えて抽出した浸剤を、食後のハーブティーとして服用すると、駆風と消化促進に効果的。授乳期の乳汁の分泌促進には、浸剤(p.342)を1日3回服用する。

マウスウォッシュ／うがい薬
種から抽出した浸剤カップ1杯を歯茎の炎症や喉の痛みに適用する。

ティンクチャー
便秘には1/4～1/2ml（5～10滴）を服用すると、キリキリした痛みの緩和に効果的。

煎剤
根から抽出した煎剤カップ1杯を1日3回服用すると、高い尿酸値に起因する体調不良に効果的。

チェストラブ
咳や気管支炎には、フェンネル、タイム、ユーカリの各精油5～10滴を20ml（小さじ4杯）のアーモンドオイルに混ぜ合わせ、胸に擦り込む。

入手方法

栽培
春にフェンネルの種を直まきし、株間が30cmになるように間引く。または、自然に種がこぼれて生長した苗を移植してもよい。一般的にきわめて丈夫だが、真冬の厳しい寒さで弱ることもある。二年生植物として扱う。別品種の*dulce*種は野菜として育てる。

採取
野生種は荒れ地や沿岸地域に分布していることが多いが、庭の外に自然に種がこぼれて繁殖しているものもよく見られる。食用として使用する葉は春に、お茶や薬用に使用する種は秋に収穫する。

収穫
葉は夏に、種子は秋に収穫する。根を利用する場合には、葉が完全に枯れてから掘り出す。

> **注意**
> 専門家の指示がない限り、精油を内服しないこと。

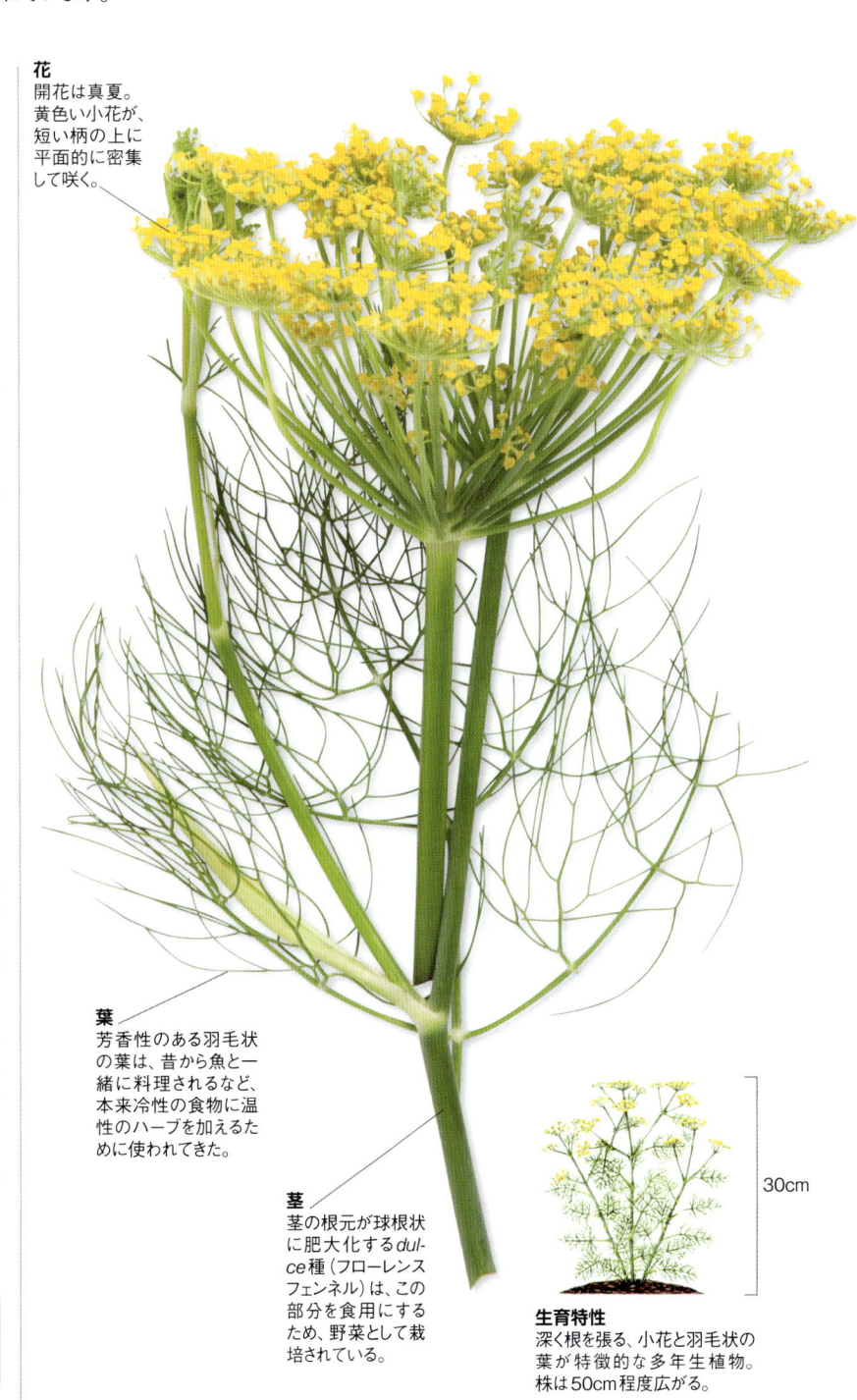

花
開花は真夏。黄色い小花が、短い柄の上に平面的に密集して咲く。

葉
芳香性のある羽毛状の葉は、昔から魚と一緒に料理されるなど、本来冷性の食物に温性のハーブを加えるために使われてきた。

茎
茎の根元が球根状に肥大化する*dulce*種（フローレンスフェンネル）は、この部分を食用にするため、野菜として栽培されている。

生育特性
深く根を張る、小花と羽毛状の葉が特徴的な多年生植物。株は50cm程度広がる。

30cm

ワイルドストロベリー　*Fragaria vesca*

高山性のストロベリーは今では世界中で生息していますが、もともとはこのワイルドストロベリーから生じたものです。18世紀にアメリカの交配種から改良された「栽培種」のストロベリーよりも小粒でより芳香のある実をつけます。ヨーロッパ、西アジア、北アメリカの林や草原に分布し、葉と花は、主に収れん作用のある薬用ハーブティーとして利用されています。

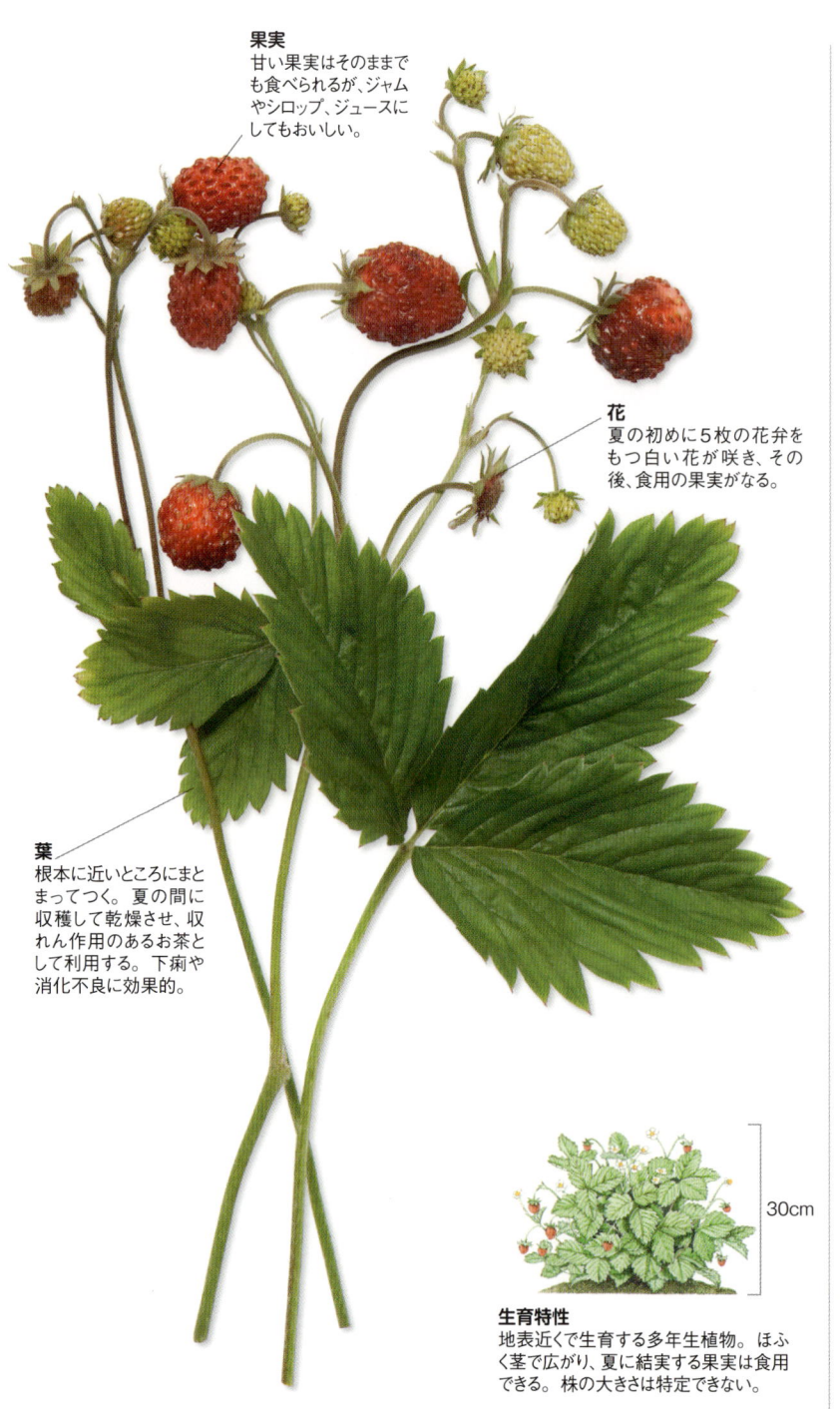

果実
甘い果実はそのままでも食べられるが、ジャムやシロップ、ジュースにしてもおいしい。

花
夏の初めに5枚の花弁をもつ白い花が咲き、その後、食用の果実がなる。

葉
根本に近いところにまとまってつく。夏の間に収穫して乾燥させ、収れん作用のあるお茶として利用する。下痢や消化不良に効果的。

生育特性
地表近くで生育する多年生植物。ほふく茎で広がり、夏に結実する果実は食用できる。株の大きさは特定できない。

30cm

使用部位
葉、果実

主成分
葉：精油、フラボノイド、タンニン
果実：果実酸、サリチル酸塩、糖類、ビタミンB・C・E

作用
収れん、創傷治癒、利尿、緩下、強肝、クレンジング

使用方法

浸剤
葉から抽出した浸剤(p.342)カップ1杯を1日3回服用すると、下痢に効果的。

マウスウォッシュ／うがい薬
葉から抽出した浸剤カップ1杯を、歯茎の炎症や喉の痛みに適用する。

ローション
軽度のやけどや切り傷、擦り傷には、浸剤をローションとして適用する。

フレッシュベリー
生の実は伝統的に冷却作用があるとされて、痛風、関節炎、リウマチや結核に処方されてきた。また、胃炎の症状を和らげ、その回復期を助ける働きもある。

ジュース
生の実の搾り汁10ml(小さじ2杯)を1日3回服用すると、感染症や関節の不調に効果的。また、穏やかな緩下作用が便秘解消に働く。

パップ剤
日焼けなどの炎症を起こした皮膚には、つぶした生の実をパップ剤として適用する。

入手方法

栽培
湿り気があって水はけの良い、有機物を多く含んだ肥沃な土壌を好む。日なたまたは半日陰が適する。春または秋に、トレイに種をまき、上から軽く土をかけておく。水分を切らさないように注意し、移植に適した大きさに育ったら7cmのポットに植え替える。または、夏の終わりに、もとの植物から分岐したほふく茎※から殖やすこともできる。ハーブガーデンの周囲を縁取るように育ててもよい。

採取
生け垣や林、草地など世界中のいたる所に自生している。果実は熟してから、葉は夏期を通して採取する。

収穫
果実は夏に実が熟してから摘み取る。葉は生育期間を通じていつでも採取できる。

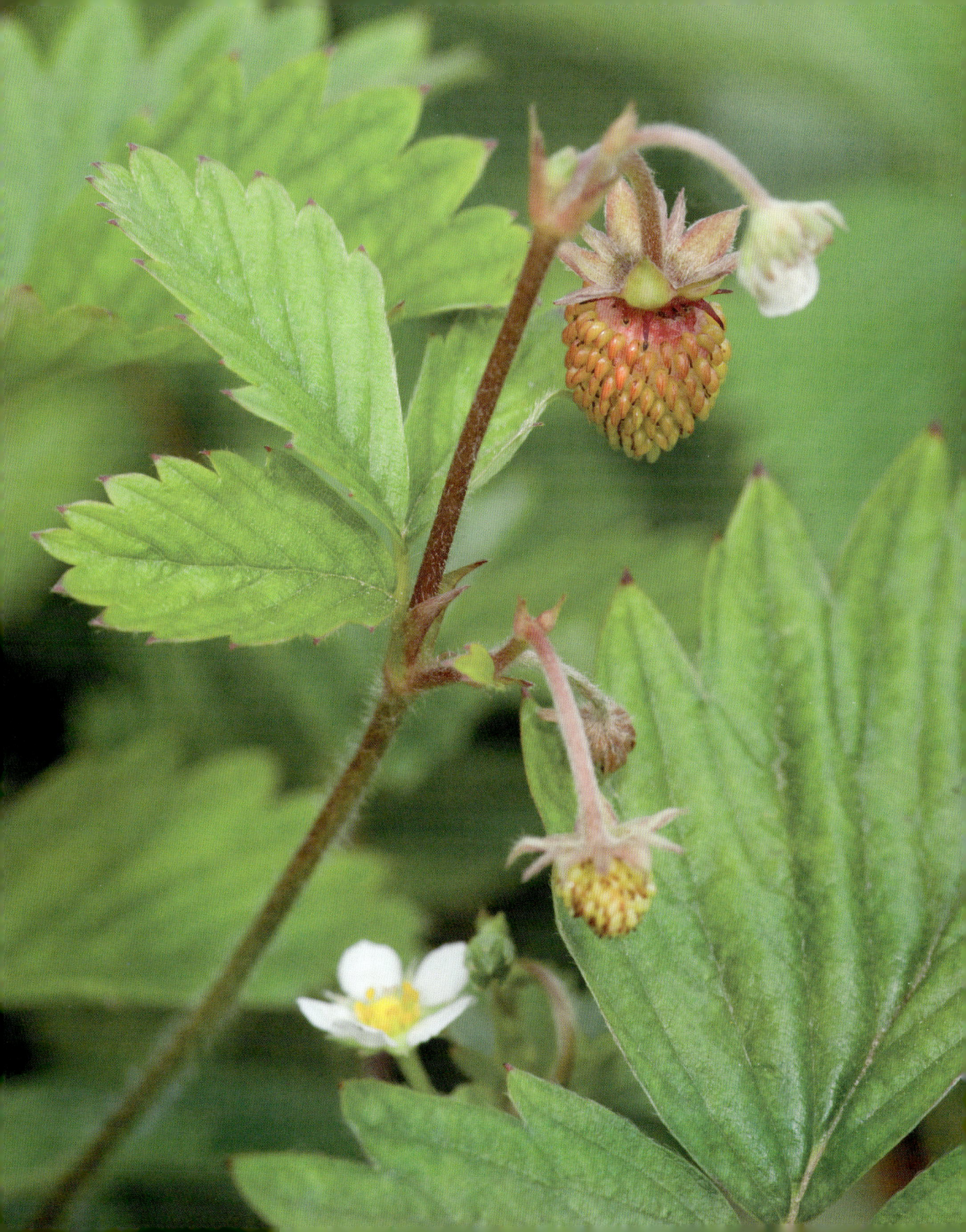

クリーバーズ（ヤエムグラ） *Galium aparine*

代表的な庭草のクリーバーズは、ヨーロッパ一帯と北アジアから西アジアにかけてよく見られます。中国では、全草を野菜として食用することも。古代より、癌の治療薬として用いられてきましたが、その効果は最新の調査では実証されていません。しかし、リンパ系のクレンジング効果は高く認められています。

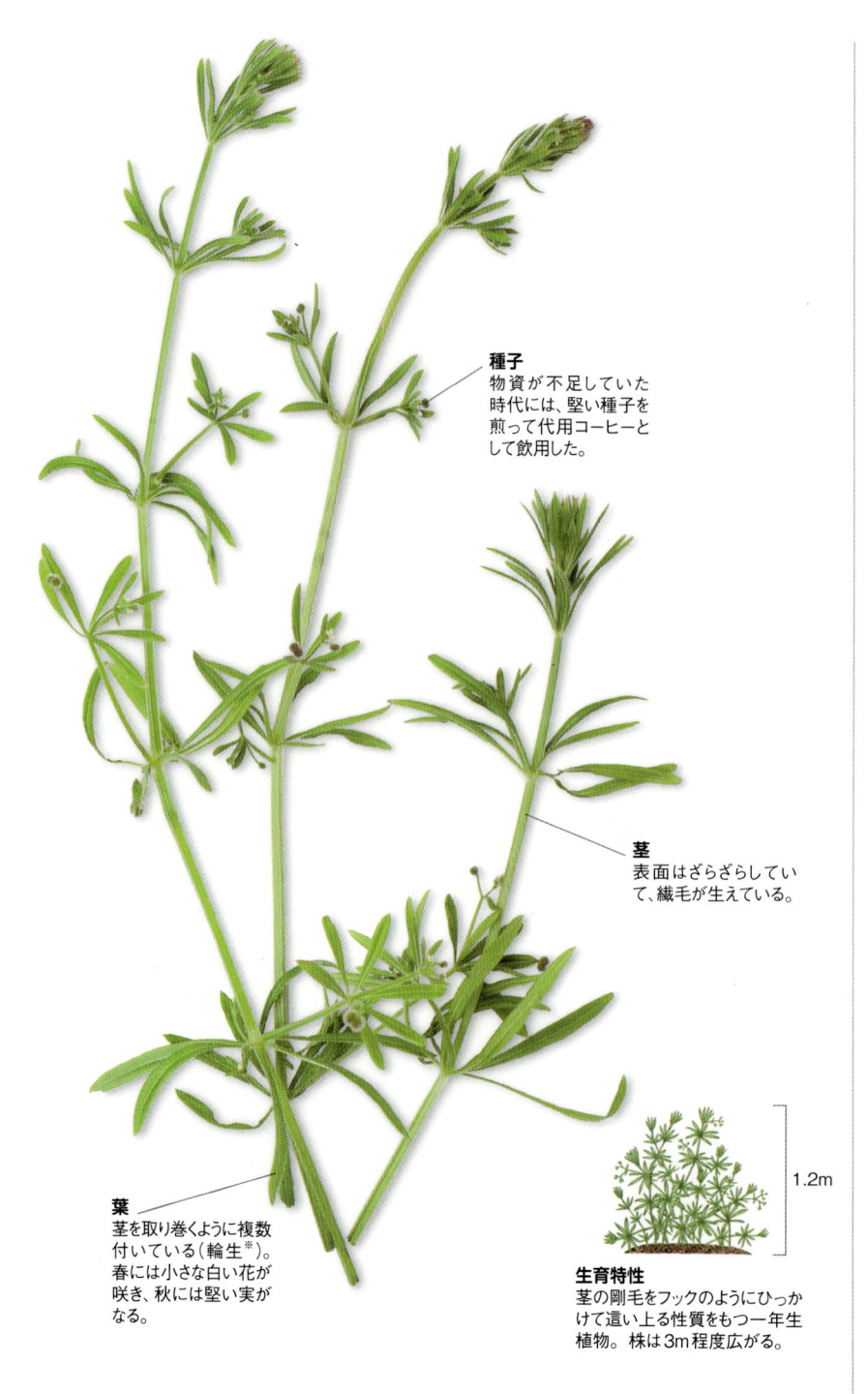

種子
物資が不足していた時代には、堅い種子を煎って代用コーヒーとして飲用した。

茎
表面はざらざらしていて、繊毛が生えている。

葉
茎を取り巻くように複数付いている（輪生＊）。春には小さな白い花が咲き、秋には堅い実がなる。

生育特性
茎の剛毛をフックのようにひっかけて這い上る性質をもつ一年生植物。株は3m程度広がる。

1.2m

使用部位
全草

主成分
フラボノイド、アントラキノン誘導体（根）、イリイド、クマリン、タンニン、ポリフェノール酸

作用
利尿、リンパ系のクレンジングと解毒、収れん、抗炎症

使用方法

ジュース
絞りたての汁10mlを、1日3回を上限に服用すると利尿作用やリンパ系にクレンジング作用をもたらし、腺熱、扁桃炎、前立腺障害などの症状に有効。

クリーム
乾癬の患部に適宜塗布する。患部がまだ小さい初期のうちに治療を始めると、特に効果的。

浸剤
フレッシュハーブの浸剤（p.342）カップ1杯を1日3回服用すると、膀胱炎や尿路結石などの泌尿器系疾患に効果的。一般的には、ヤロウ、カウチグラス（*Elymus repens*）、マーシュマロウ、ビューキュー（*Agathosma* spp.）などの泌尿器系に有効なハーブとブレンドして利用する。

ティンクチャー
肥大したリンパ節には、5ml（小さじ1杯）を上限に1日3回服用すると、リンパ節のクレンジングや解毒作用が期待できる。

湿布
浸剤にガーゼを浸し、皮膚の擦り傷や炎症、潰瘍の患部に押し当てる。

入手方法

栽培
園芸愛好家を年中悩ませている雑草というだけのことはあり、蔓の剛毛をからませて、低木をつたって高さ1.2m、横3mまで広がる。クリーバーズは年中どこにでも生えているため、好んで栽培するような植物ではないが、家庭で育てたい場合には、秋にできる堅い毛で覆われた実を集め、それをすぐにまいておくと翌年には育っているだろう。

採取
春から秋にかけて、土手や生け垣、庭の境界を見渡せば、クリーバーズは簡単に見つかる。全草を収穫し、新鮮なうちに使用する方がよい。

収穫
春、花が咲く前が最も収穫に適している。

ギンコ（イチョウ）　*Ginkgo biloba*

ギンコ、別名メイデンヘアツリー（イチョウ）は、化石時代から生き残ってきた貴重な種であり、その起源は少なくとも２億年以上さかのぼります。雄株と雌株があり、花が咲くのはこれらがごく近接したときだけに限られます。漢方薬では、食用にもなる実がぜんそくに使われていますが、欧米では葉の方が人気で、循環器系障害に多く用いられています。

使用部位
葉、種子

主成分
葉：フラボノイド配糖体、バイフラボン、β-シトステロール、ラクトン、アントシアニン
種子：脂肪酸、ミネラル、バイフラボン

作用
葉：血管拡張、循環器系強壮
種子：収れん、抗真菌、抗菌

使用方法

ハーブ濃縮液
１～３mlを、１日３回を限度に内服すると、末梢循環などの循環器系疾患、あるいは高齢者に起こりやすい脳動脈硬化症に効果がある。

ティンクチャー
心臓血管系疾患には、３～５ml（小さじ１杯）を１日３回服用する。一般に、循環器系疾患にはペリーウィンクル（*Vinca* spp.）とリンデンを、静脈の不調にはメリロートをブレンドする。

煎剤
水600mlに種子３～４個を加えて抽出した煎剤カップ１杯を、１日３回服用すると、治りにくい咳やぜんそくのような症状の時の、気管支がつまっているような症状に効果的。この煎剤には、コルツフットやマルベリー（*Morus* spp.）の葉の浸剤をブレンドすることもできる。

錠剤
錠剤は広く市販され、一般的には血行不良、静脈瘤、記憶力低下への適用が推奨されている。

入手方法

栽培
販売されている苗木の大部分は、雄株を挿し木して育てたものであるため、雌株を見つけるのは難しい。日当りの良い場所を好み、湿り気があって水はけの良い肥沃な土壌で育てる。秋に、熟した種子を雌株から集めて冷床に移植するか、または夏にやや成熟した枝を挿し木して育てる。剪定して刈り取った小枝を使用するのは避ける。

採取
野生種を見かけることはまれで、公園や庭園などでは標本樹木として広く栽培されている。

収穫
秋に葉や実を収穫する。

> **注意**
> アスピリンやワルファリン服用時には使用しないこと。種子を多量に摂取すると、肌荒れや頭痛を起こすことがある。使用を制限している国もある。

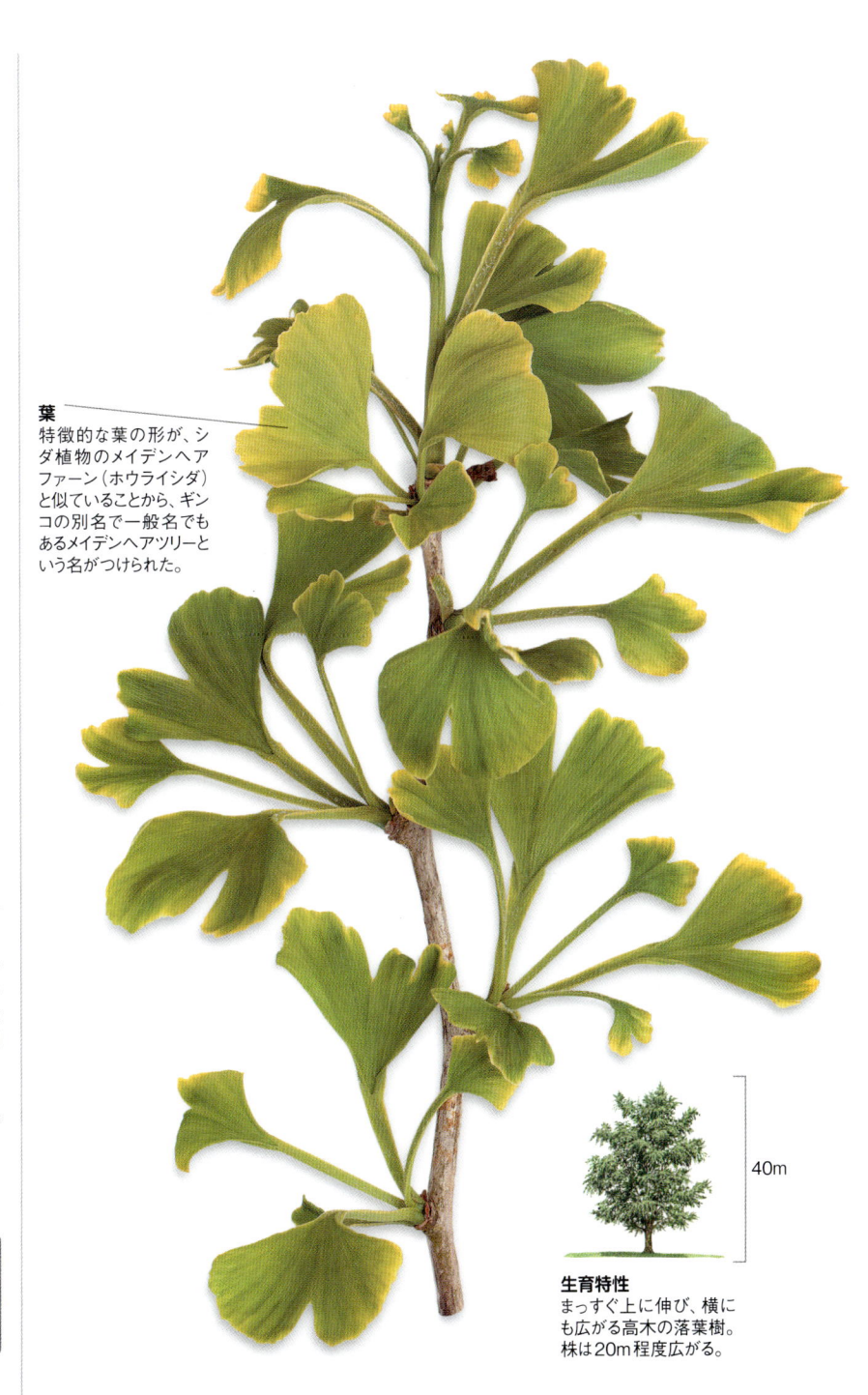

葉
特徴的な葉の形が、シダ植物のメイデンヘアファーン（ホウライシダ）と似ていることから、ギンコの別名で一般名でもあるメイデンヘアツリーという名がつけられた。

生育特性
まっすぐ上に伸び、横にも広がる高木の落葉樹。株は20m程度広がる。

40m

リコリス（甘草） *Glycyrrhiza glabra*

地中海地域とアジア南西部原産のリコリスは、古代からその甘味が重宝されてきました。古代ローマでは、ぜんそくや咳の治療薬として利用されていたこともあります。15世紀には栽培種としてヨーロッパ北部に広まりました。アジア原産の近縁種（*Glycyrrhiza uralensis*）は「薬用植物の始祖」として知られ、漢方薬として広く利用されています。

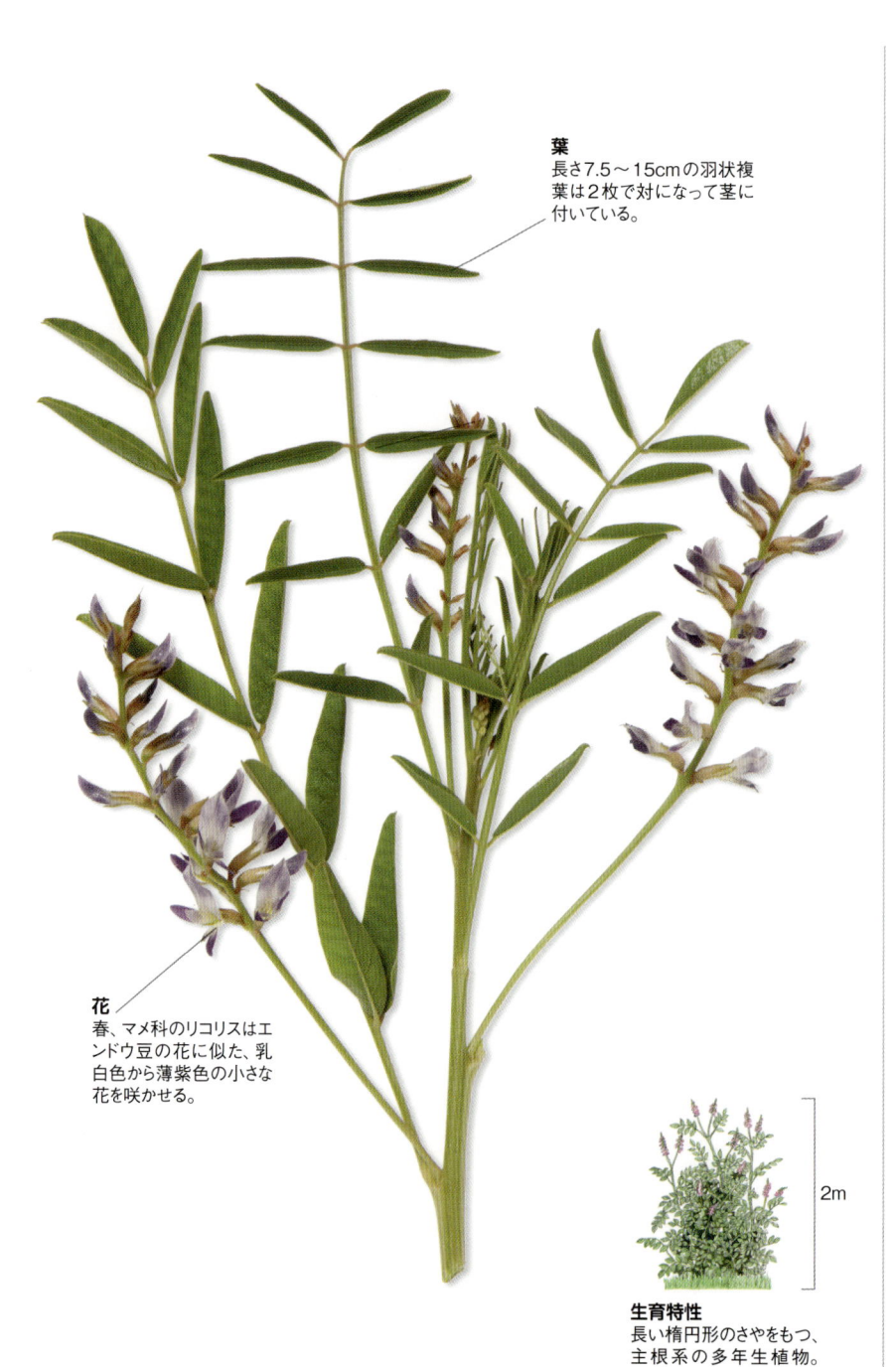

葉
長さ7.5〜15cmの羽状複葉は2枚で対になって茎に付いている。

花
春、マメ科のリコリスはエンドウ豆の花に似た、乳白色から薄紫色の小さな花を咲かせる。

生育特性
長い楕円形のさやをもつ、主根系の多年生植物。株は1m程度広がる。

2m

使用部位
根

主成分
サポニン、グリチルリチン、エストロゲン様物質、クマリン、フラボノイド、ステロール類、アスパラギン

作用
抗炎症、刺激緩和、副腎皮質の強壮、穏やかな緩下、去痰、コレステロール値降下、胃粘膜の鎮静

使用方法

ティンクチャー
2〜5ml（40滴〜小さじ1杯）を1日3回服用すると、胃炎、消化性潰瘍、口内炎、胃酸過多に効果的。同量を咳止めシロップに混ぜてもよい。

ハーブ濃縮液
1〜2ml（20〜40滴）を1日3回服用すると、特にステロイド治療後の副腎の強壮や、消化器系の強壮に効果的。

煎剤
煎剤（p.342）カップ1杯を、1日3回を上限に服用すると胃酸の抑制や、炎症性または潰瘍性のさまざまな症状緩和に効く。寝る直前にカップ1杯を飲むと、便秘にやさしく作用する。

シロップ
煎剤と同量のハチミツを混合し、咳止めシロップをつくる。気管支炎、ぜんそく、肺感染症などの胸部の疾患には、タイム、ヒソップ、あるいはエレカンペーンをブレンドする。

洗浄剤
ティンクチャー5ml（小さじ1杯）を50mlのぬるま湯に薄めた液に、皮膚炎やかゆみのある湿疹の患部を浸す。

入手方法

栽培
日当り良好で、中性からアルカリ性の水はけが良く、深さのある土壌を好む。秋または春に種をまき、移植に適した大きさになったら7cmのポットに植え替える。定植できるほど丈夫に育つまではコンテナで育てる。

採取
南ヨーロッパには野生種が分布しているが、野生種の根を採取することは避けた方がよい。家庭で栽培するには、種のさやを集める。

収穫
秋に、3年目または4年目の根を掘り出す。

> **注意**
> 妊娠中は治療目的での使用をしないこと。高血圧症の人やジゴキシン配合薬を服用している人は使用を避けること。医師の指示がない限り、長期間使用してはならない。

ウィッチヘーゼル（アメリカマンサク）　*Hamamelis virginiana*

北アメリカ東部原産のウィッチヘーゼルは、カナダのノバスコシア州からアメリカのフロリダ州にかけての湿気のある森林地帯に分布し、アメリカ先住民の間では外傷や筋肉痛の治癒に利用されていました。現在では薬用として広く栽培されていますが、観賞用としても人気があり、秋には強い芳香をもつ花を咲かせます。ウィッチヘーゼルの芳香蒸留水は、救急用のレメディとしてよく知られています。

使用部位
葉、小枝

主成分
タンニン、フラボノイド（ケンペロール、クエルセチンを含む）、サポニン、苦味質、精油（オイゲノール、サフロールを含む）、コリン、没食子酸

作用
収れん、内出血では収れん、切り傷など外出血では止血、抗炎症

使用方法

芳香蒸留水／ハイドロソル
葉と小枝を蒸留してできる水と精油が溶け込んだ芳香蒸留水は、商業的にも生産されている（保存のためアルコールを加えることもある）。切り傷、擦り傷、鼻血の止血剤として、また静脈瘤や皮膚発疹に浸したり、ねんざや目の痛みに湿布で利用する。

浸剤
葉から抽出した浸剤(p.342)カップ1杯を、1日3回を限度に服用すると、下痢、切れ痔に効果的。また、もろくて弱い毛細血管を強める働きもある。

マウスウォッシュ／うがい薬
葉から抽出した浸剤カップ1杯を、喉の痛み、口内炎、扁桃炎、咽頭炎、歯茎の腫れや出血に適用する。

ティンクチャー
樹皮から抽出したティンクチャー5ml（小さじ1杯）を水50mlで薄め、ウィッチヘーゼル蒸留水の代わりに使用する。

クリーム／軟膏
樹皮から抽出したものを用い、軽度の切り傷、擦り傷、打撲、痔、静脈瘤に塗布する。

入手方法

栽培
日なたまたは半日陰の場所で、水はけが良い弱酸性の肥沃な土壌を好む。しかし、石灰質の土壌でもその上に厚く土を入れれば育つと思われる。秋、冷床に熟した種をまくが、発芽には時間がかかることがある。若木が定植できる大きさになるまでは、少しずつ大きなポットに植え替えながら育てる。または、夏には軟らかい枝、秋には堅い枝を挿し木して殖やす方法もある。

採取
野生種は、北アメリカ東部の林で見つかる可能性がある。自然の樹木から樹皮をはがし取ることは、木を傷つける恐れがあるため避けるべきだが、葉や数本の小枝は、夏から初秋の開花前に採取できる。

収穫
葉は夏に、樹皮は秋に集める。小枝は樹木の休眠期に刈り取る。

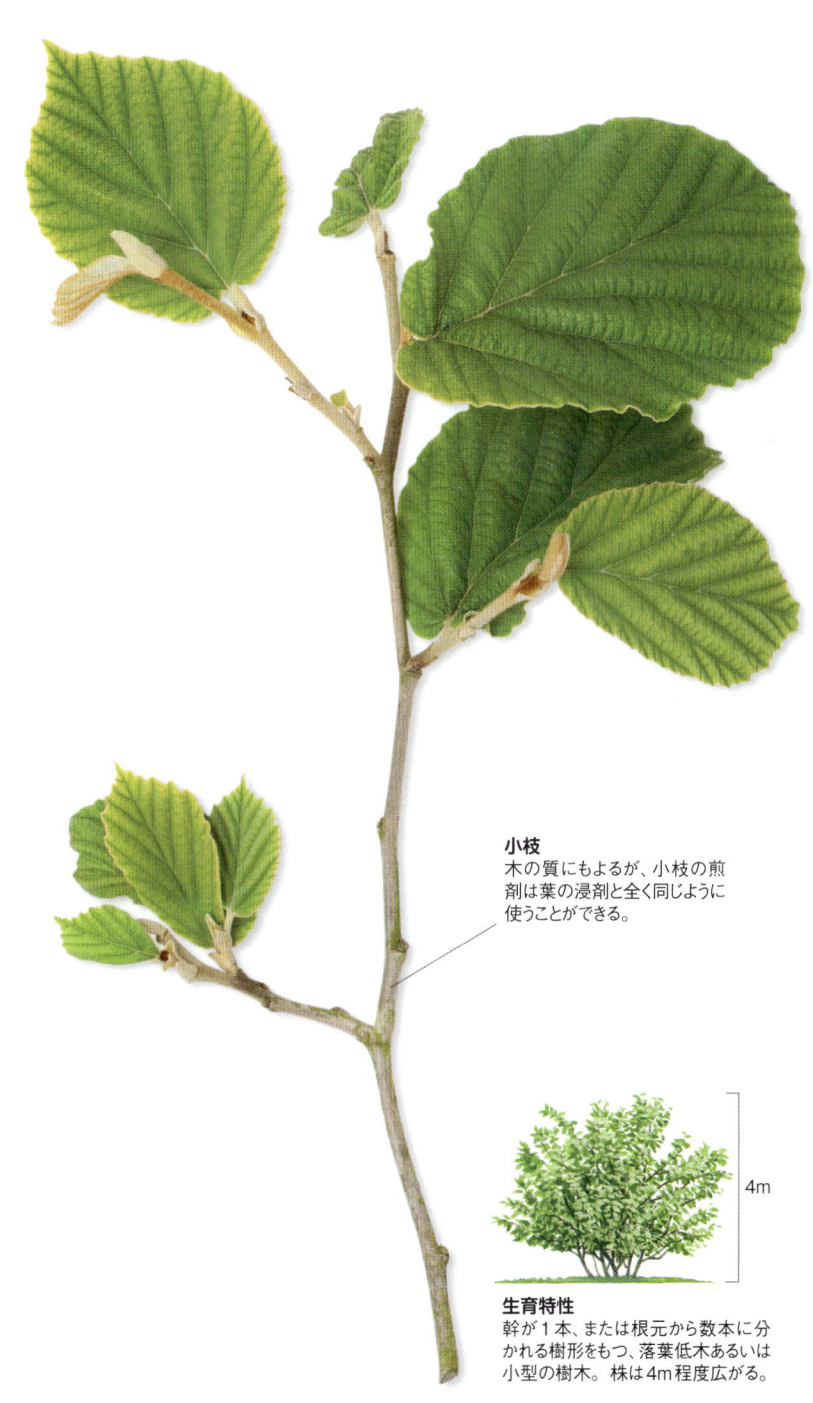

小枝
木の質にもよるが、小枝の煎剤は葉の浸剤と全く同じように使うことができる。

生育特性
幹が1本、または根元から数本に分かれる樹形をもつ、落葉低木あるいは小型の樹木。株は4m程度広がる。

4m

ドクダミ　*Houttuynia cordata*

ドクダミは、「毒や痛みに効く」の名の通り、かつては解毒剤として使用されていました。中国名のyu xing caoは「魚の臭いのする草」を意味し、食材としても一般的に使用されています。日本では、ドクダミは代表的な薬用ハーブの1つであり、浄化剤や解毒剤として広く利用されています。

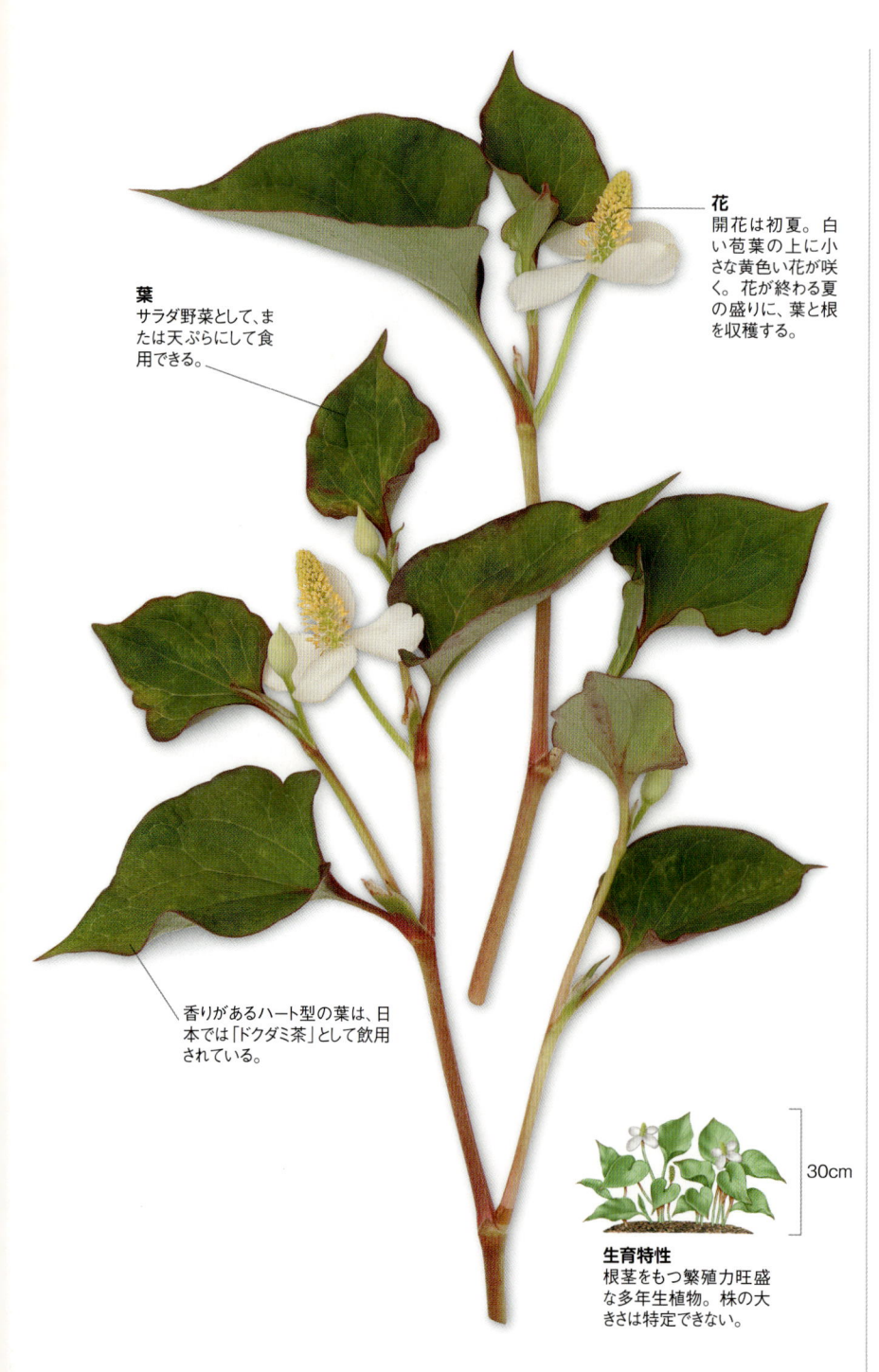

葉
サラダ野菜として、または天ぷらにして食用できる。

花
開花は初夏。白い苞葉の上に小さな黄色い花が咲く。花が終わる夏の盛りに、葉と根を収穫する。

香りがあるハート型の葉は、日本では「ドクダミ茶」として飲用されている。

生育特性
根茎をもつ繁殖力旺盛な多年生植物。株の大きさは特定できない。

30cm

使用部位
葉、根成分

主成分
フラボノイド(ケルセチン、ハイペリンを含む)、テルペン(リモネン、カンフェンなど)、リナロール、シトステロール、カリウム塩、精油(デカノールアセトアルデヒドなど)

作用
収れん、利尿、抗菌、緩下、尿路の消毒、抗炎症、鎮咳、癒傷

使用方法

ティンクチャー
尿路感染や排尿痛には、10ml(小さじ2杯)を上限に1日3回服用する。泌尿器の症状が深刻、あるいは持続する場合には、腎臓に影響を与えないよう早急に医師へ相談すること。

浸剤
浸剤(p.342)をつくり(手に入れば、フレッシュハーブから抽出したものが望ましい)、全般的な解毒剤として月に1度1〜2カップを服用する。

シロップ
ドクダミとキキョウ(Chinese balloon Flower)を同量ブレンドして抽出した浸剤600mlにハチミツ450gを混ぜ合わせてつくったシロップ5ml(小さじ1杯)を、1日4〜5回服用すると、黄緑色のドロッとした痰を伴う咳に効く。

煎剤
全草から抽出した煎剤を毎日1〜2カップ服用すると、おできや膿瘍に効果を示すが、膿瘍は膿を出さない限りは改善しない。

ローション／軟膏
切り傷、擦り傷、ニキビ、腫れ物、水虫、または虫刺されに適用する。

入手方法

栽培
日なたまたは半日陰の、湿り気の多い肥沃な土地を好むが、乾燥気味の環境でも生育できる。寒冷地では冬に寒さ対策が必要。夏、トレイに種をまき、ポットに移植する。春、苗木が十分に育った頃に定植地に植え付ける。他の植物を侵食することがある。

採取
原産地は中国、日本、ラオス、ベトナムの水辺や湿地。北アメリカやオーストラリアでは外来種に分類されている。

収穫
夏の開花後に刈り取る。

> **注意**
> 身体を冷やすハーブのため、風邪の諸症状があるときには使用を控えること。

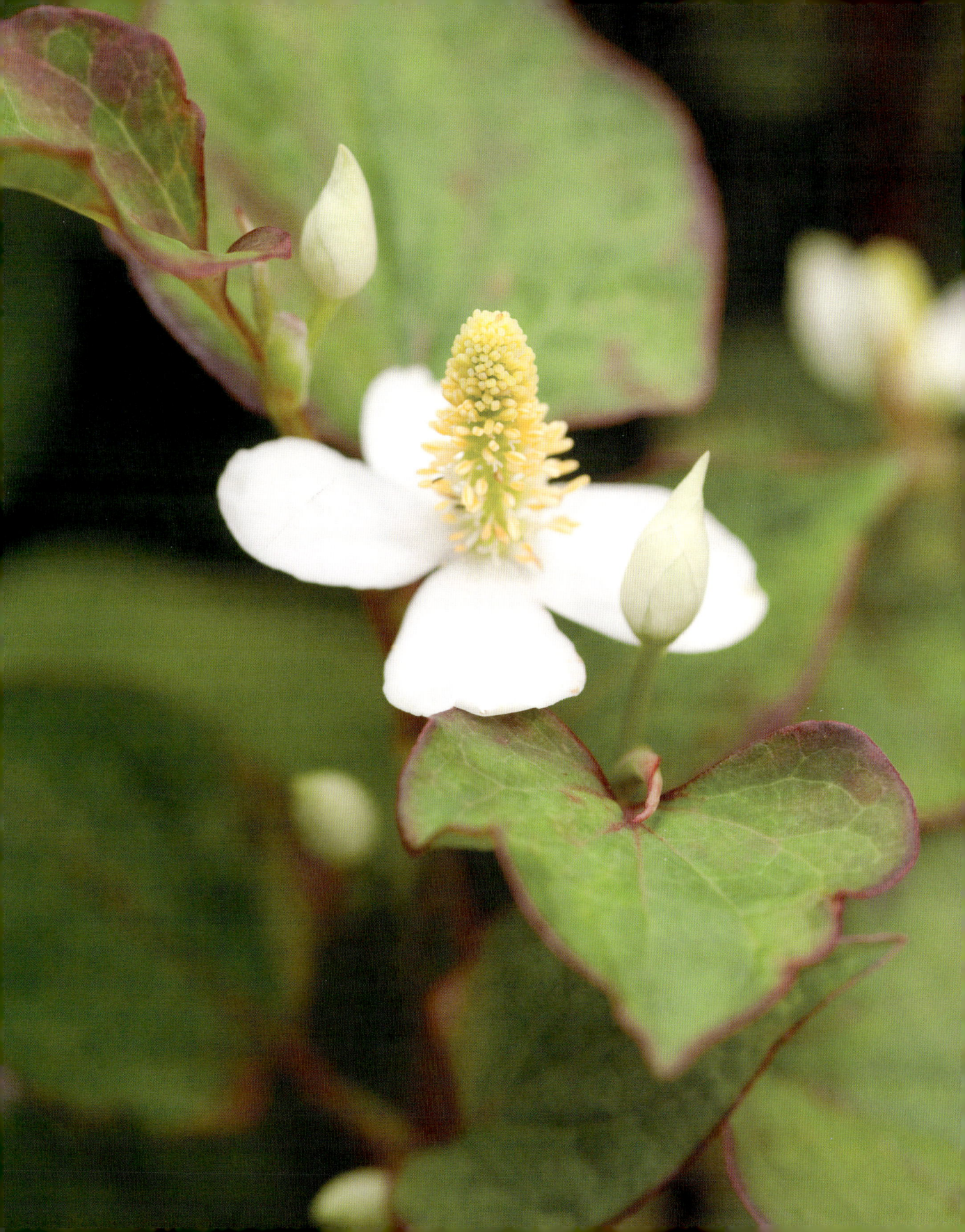

ホップ（西洋カラハナソウ） *Humulus lupulus*

ヨーロッパを原産とするホップの「毬花」と呼ばれる雌花は、11世紀以来、ビール醸造の原料として利用されてきました。また、ローマでは葉をサラダにして食用していたことも。ホップには苦味質が含まれ、また鎮静作用があることから、神経系と消化器系のどちらの疾患にも処方されてきました。さらに、ホップにはエストロゲン様作用※があるため、日常的にビールを大量に飲む男性の性欲を減退させることがあります。

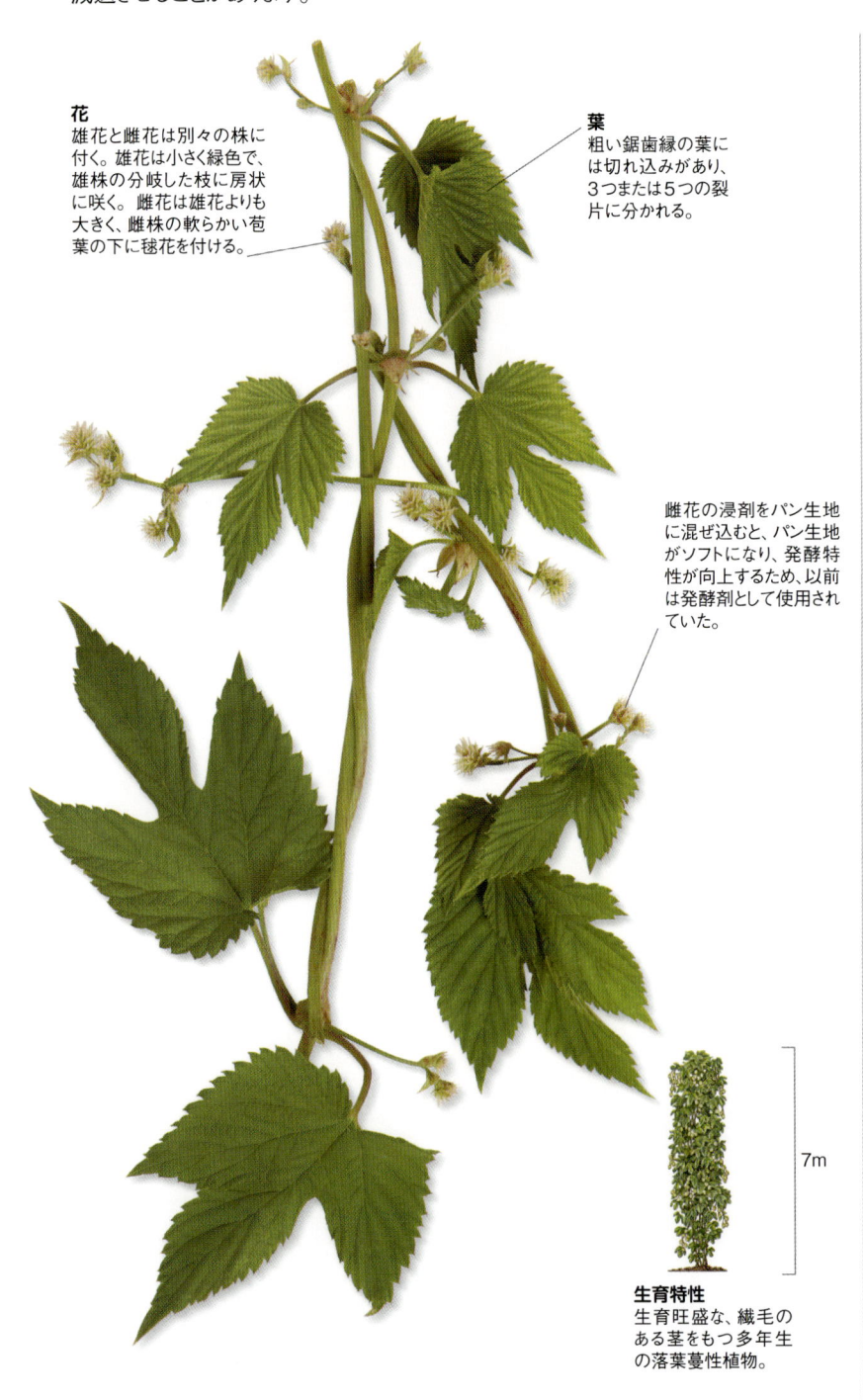

花
雄花と雌花は別々の株に付く。雄花は小さく緑色で、雄株の分岐した枝に房状に咲く。雌花は雄花よりも大きく、雌株の軟らかい苞葉の下に毬花を付ける。

葉
粗い鋸歯縁の葉には切れ込みがあり、3つまたは5つの裂片に分かれる。

雌花の浸剤をパン生地に混ぜ込むと、パン生地がソフトになり、発酵特性が向上するため、以前は発酵剤として使用されていた。

生育特性
生育旺盛な、繊毛のある茎をもつ多年生の落葉蔓性植物。

7m

使用部位
毬花（雌花）

主成分
苦味質（フムロン、バレリアン酸など）、タンニン、精油（フムレンなど）、エストロゲン様物質、アスパラギン、フラボノイド

作用
鎮静、制淫※、神経系の機能回復、消化器系強壮、利尿、催眠※、収れん

使用方法

ティンクチャー
1～2ml（20～40滴）を水に薄め、1日3回服用すると、神経の緊張や不安感を和らげたり、食欲不振時の消化機能の強壮、消化管の痙攣や疝痛の緩和に効果的。

浸剤
不眠症には、新鮮な毬花2～4個をカップ1杯の熱湯に5分間浸出させた浸剤を、就寝の30分前に服用する。摘み立ての毬花を乾燥させたドライホップでも代用できる（枯れかかった毬花ではあまり効果が得られない）。

洗浄剤
新鮮な毬花かそのドライホップから抽出した浸剤（上記）を、慢性的な潰瘍や発疹、創傷に洗浄剤として適用する。

湿布
ティンクチャー10mlを水120mlに薄めた液にガーゼを浸し、静脈瘤性潰瘍に押し当てる。

入手方法

栽培
日なたまたは半日陰の、水はけの良い肥沃な土壌を好む。支柱やトレリスなどの蔓を絡ませる支えが必要。春、トレイに種をまいて15℃に設定した育苗器に入れ、ある程度の大きさに育ったら定植地に植え付ける。または春から夏の初めにかけて、軟らかい枝を挿し木して殖やす方法もある。古い枝は冬に切り落とす。

採取
生け垣や荒れ地などでよく見られる。特に、ホップ農園からこぼれた種が自然に繁殖していることが多い。雌花を収穫する。

収穫
毬花は夏に摘み取る。

> **注意**
> うつ症状がある時は摂取しないこと。生長中のホップの木に触れると、接触皮膚炎を引き起こす恐れがある。大量に摂取すると月経サイクルが不順になることがある。

ゴールデンシール *Hydrastis canadensis*

北アメリカの山林地帯原産のゴールデンシールは、百日咳、肝障害、心臓疾患などの幅広い病気の治療薬としてアメリカ先住民に利用されてきました。現在では、粘膜の炎症や潰瘍の治癒に用いられていますが、20世紀までに収穫し過ぎたことが原因で、絶滅危惧種に指定されています。

使用部位
根茎

主成分
アルカロイド（ヒドラスチン、カナジン、ベルベリンなど）、精油、レジン

作用
収れん、強壮、消化促進、胆汁分泌促進、抗炎症、抗菌、抗カタル※、緩下、胃粘膜保護、分娩促進、止血

使用方法

ティンクチャー
0.5～2ml（10～40滴）を1日3回服用すると、カタル症状、粘液過多の大腸炎、胃腸炎、膣分泌物に効果的。また、消化不良を改善するための肝臓強壮や、月経過多あるいは分娩後の出血の調整を助ける。

マウスウォッシュ／うがい薬
ティンクチャー2～3ml（40～60滴）を100mlのぬるま湯に薄め、口内炎、歯周病、喉の痛み、カタル症状に適用する。

カプセル
カタル症状や感染症には、300mgカプセル1錠を1日3回服用する。また粉末にしたアイブライトをブレンドすると、花粉症の緩和に効果的。

入手方法

栽培
弱酸性から中性の湿り気がある水はけの良い土壌を好み、日陰で育てるとよい。冷床に種をまき、移植可能な大きさになったら、小さめのポットに植え替える。徐々に大きめのポットに植え替え、苗が十分に生長したら定植する。また、秋に根分けして殖やす方法もある。

採取
ゴールデンシールは絶滅危惧種としてCITES※のリストに登録されている植物であり、野生種を採取することは禁じられている。

収穫
秋、成熟した根（太めの根）を掘り出し、乾燥させる。

> **注意**
> 子宮刺激作用があるため、妊娠中や授乳中は使用を控える。また、高血圧症の人も使用を避けること。長期にわたって服用すると、ビタミンB群の吸収率が低下することがある。

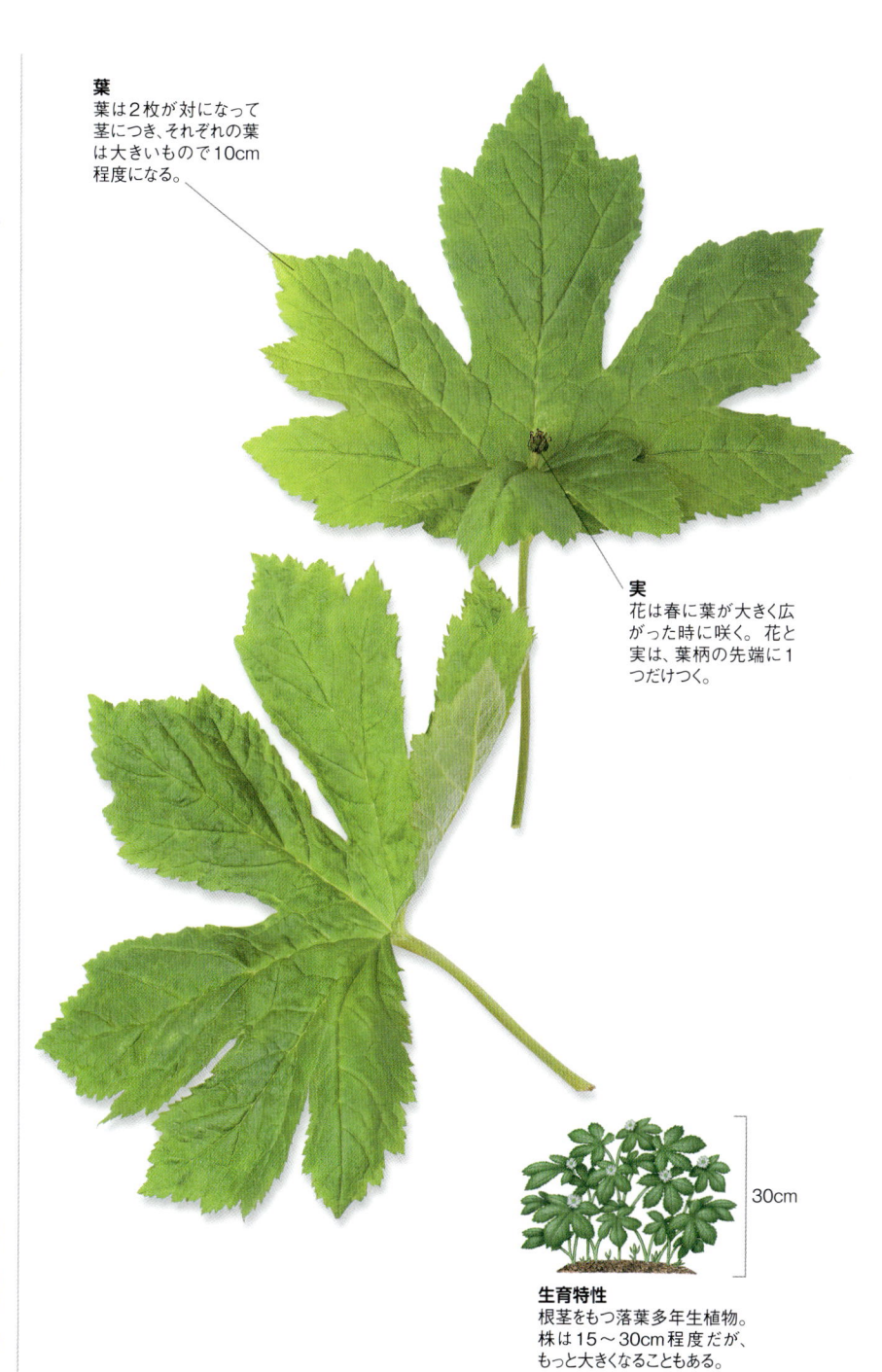

葉
葉は2枚が対になって茎につき、それぞれの葉は大きいもので10cm程度になる。

実
花は春に葉が大きく広がった時に咲く。花と実は、葉柄の先端に1つだけつく。

生育特性
根茎をもつ落葉多年生植物。株は15～30cm程度だが、もっと大きくなることもある。

セントジョンズワート（西洋オトギリソウ）　*Hypericum perforatum*

ヨーロッパとアジアの温帯地域原産のセントジョンズワートは、古くから万能薬として広く認められ、十字軍の頃（1096〜1291年）は、創傷に利用されていました。また、神経過敏な状態や精神疾患にも用いられてきました。現在では、ヨーロッパの各地でうつ症状に広く処方され、また、市販薬としてもさまざまな剤型のものが容易に手に入るようになりました。

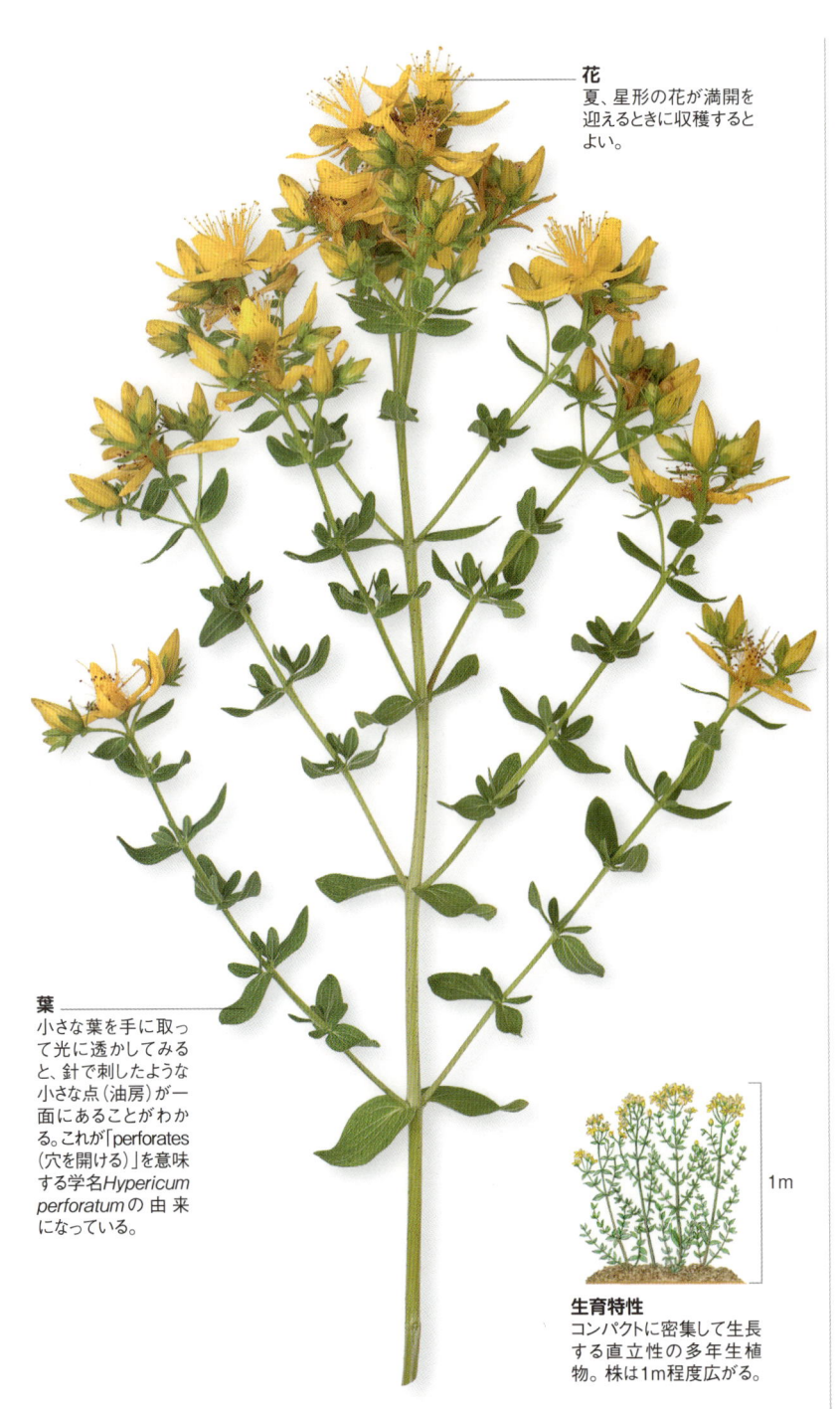

花
夏、星形の花が満開を迎えるときに収穫するとよい。

葉
小さな葉を手に取って光に透かしてみると、針で刺したような小さな点（油房）が一面にあることがわかる。これが「perforates（穴を開ける）」を意味する学名*Hypericum perforatum*の由来になっている。

生育特性
コンパクトに密集して生長する直立性の多年生植物。株は1m程度広がる。

使用部位
地上部、花の先端部分

主成分
ヒペリシン、プソイドヒペリシン、フラボノイド（ルチンなど）、精油、タンニン、レジン

作用
収れん、鎮痛、抗ウイルス、抗炎症、鎮静、神経系の強壮

使用方法

浸剤
地上部から抽出した浸剤（p.342）カップ1杯を1日3回服用すると、更年期やPMSから起こる不安感、神経の緊張、神経過敏、あるいは情緒不安に効く。

ティンクチャー
極度の疲労やうつ状態からくる神経の緊張には、2〜5ml（40滴〜小さじ1杯）を1日3回適用する。子供の夜尿には、5〜10滴を就寝前に飲ませると効果的。

洗浄剤
浸剤カップ1杯に、創傷、皮膚のただれ、打撲の患部を浸す。

浸出油
軽度のやけど、日焼け、切り傷や擦り傷に、少量の浸出油を1日2〜3回適用する。関節や腱の炎症や神経痛には、マッサージオイルとしてやさしく擦り込む。セントジョンズワートの浸出油5mlに、ラベンダーまたはヤロウの精油を10滴まで加えると効果が高まる。

入手方法

栽培
日当りの良い場所を好み、水はけの良いアルカリ性の土壌が適する。秋または春、トレイに種をまき、移植可能な大きさに生長したら、ポットに植え替える。定植地に植え付ける前に、寒さに慣れさせておくこと。

採取
世界中のさまざまな場所で、生け垣などに自生しているのを見かける。セントジョンズワートには近縁種が数多くある。

収穫
夏の盛りに開花前の全草を刈り取るか、花の先端だけを摘み取る。

> **注意**
> 妊娠中は使用を避ける。胃腸障害やアレルギー反応を引き起こすことがある。併用すると作用が阻害される処方薬が数多くあり、経口避妊薬もその1つである。光感作をもつため、日光を浴びる部位に適用しないこと。

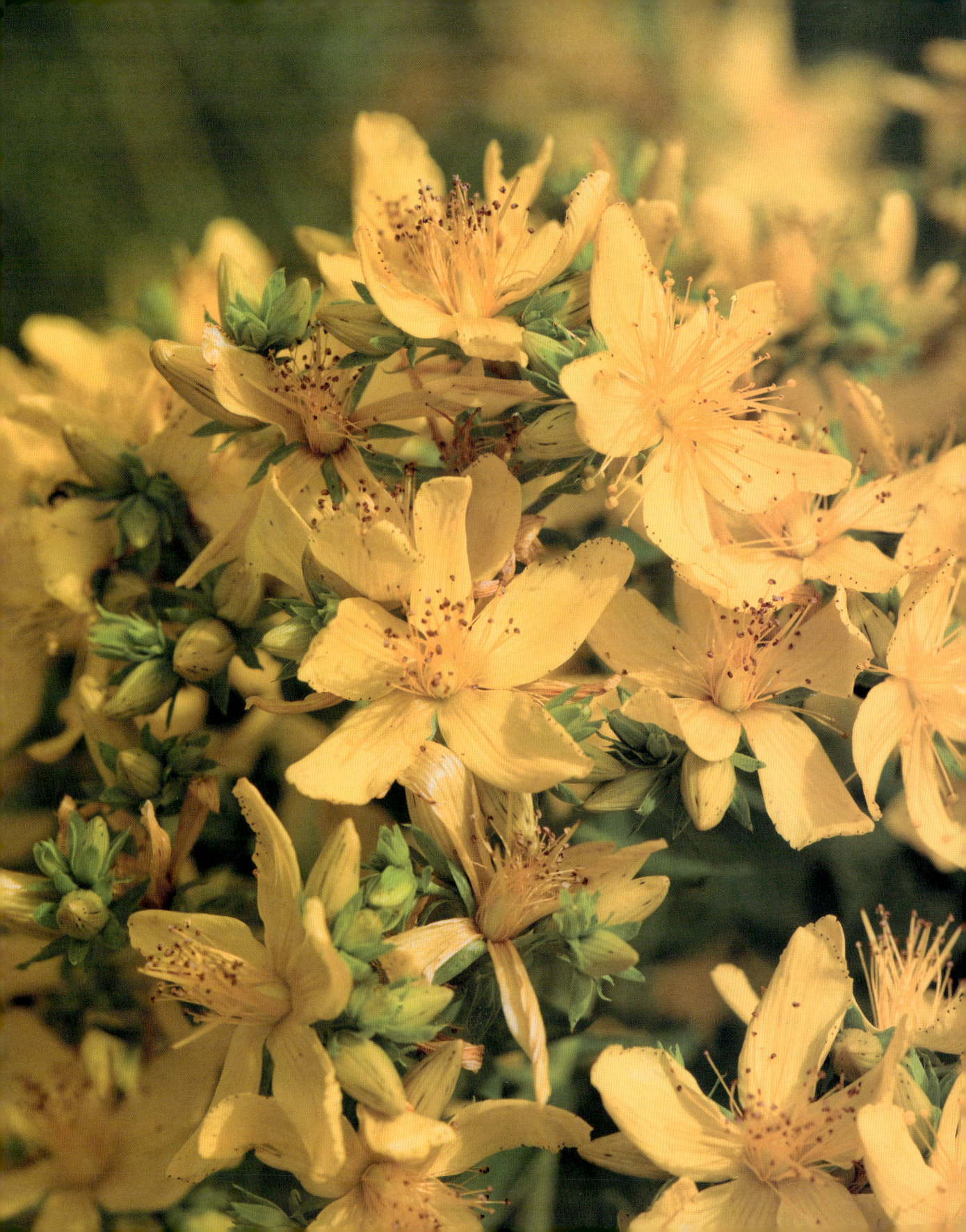

ヒソップ（ヤナギハッカ） *Hyssopus officinalis*

もともと地中海地域の岩場に分布していたヒソップは、現在では、ハーブガーデンの花壇を縁取る低木として、また、アブラナ科の植物から蝶を遠ざけるためのコンパニオンプランツとして、世界中の多くの地域で栽培されています。ヒソップはシチューの風味付けや、咳、発熱時の悪寒に利用され、食用としても薬用としても重宝されるハーブです。

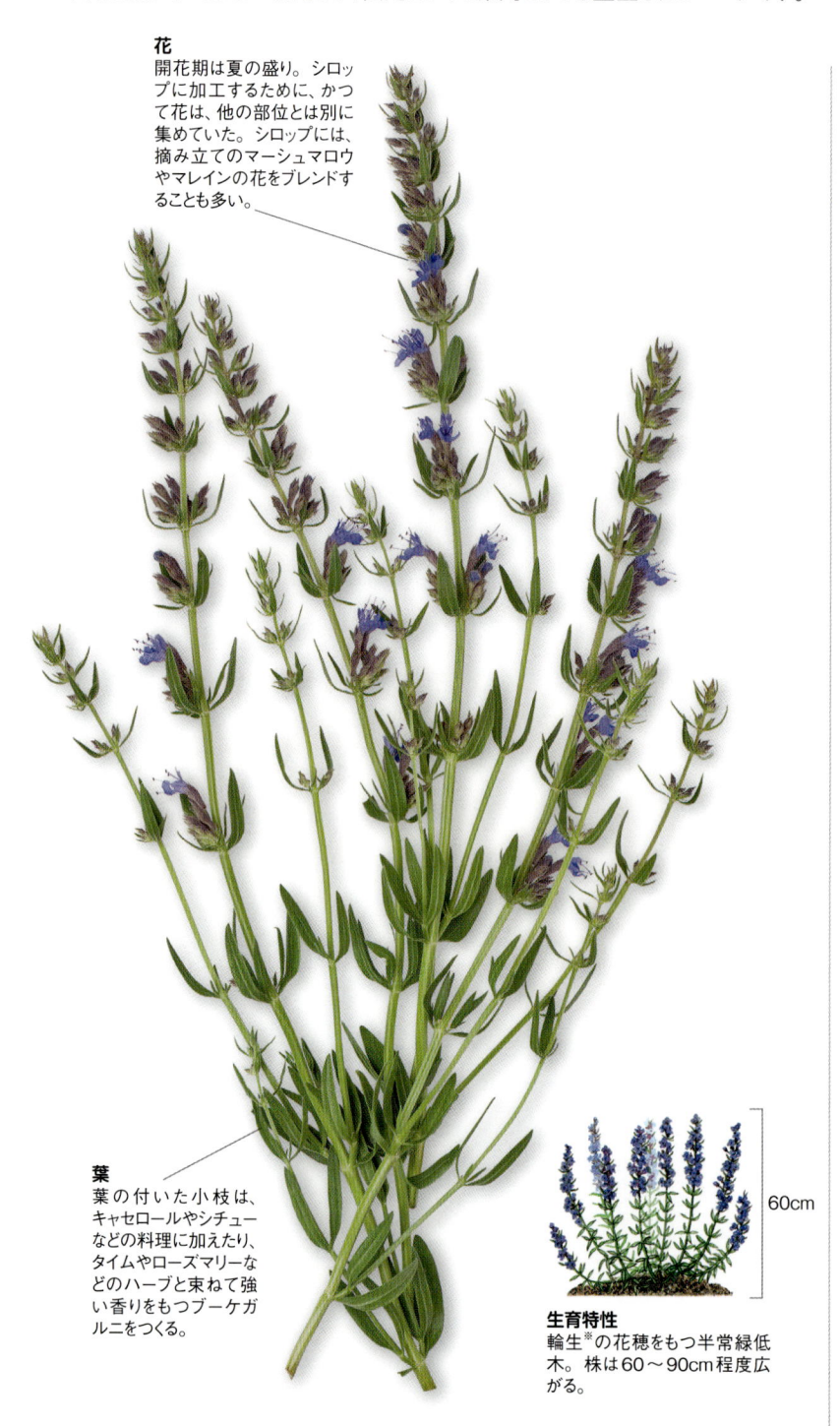

花
開花期は夏の盛り。シロップに加工するために、かつては花は、他の部位とは別に集めていた。シロップには、摘み立てのマーシュマロウやマレインの花をブレンドすることも多い。

葉
葉の付いた小枝は、キャセロールやシチューなどの料理に加えたり、タイムやローズマリーなどのハーブと束ねて強い香りをもつブーケガルニをつくる。

生育特性
輪生※の花穂をもつ半常緑低木。株は60～90cm程度広がる。

60cm

使用部位
地上部、花、精油

主成分
精油（カンファー、ピノカンフォンなど）、フラボノイド、テルペン（マルビンを含む）、ヒソッピン、タンニン

作用
去痰、駆風、発汗、抗カタル、鎮痙、血圧上昇、通経、その他（単純ヘルペスに対する）抗ウイルス作用もいくつか報告されている。

使用方法

浸剤
風邪やインフルエンザのひき始めには、発汗を促すために温めた浸剤（p.342）カップ1/2杯を2時間おきに服用する。

ティンクチャー
特に不安を感じると発症する鼓腸、消化不良、浮腫、あるいは疝痛には、2～4ml（40～80滴）を1日3回服用する。

シロップ
全草（あるいは入手できれば、花のみ）から抽出した浸剤600mlにハチミツ450gを混ぜ合わせてつくったシロップを、痰を伴う咳やカタル症状に、必要に応じて1回5ml（小さじ1杯）を適用する。コルツフット、タイム、またはマレインの花とブレンドすると相性が良い。

チェストラブ
気管支炎や空咳には、ヒソップの浸出油15ml（大さじ1杯）に、タイムとユーカリの精油それぞれ2滴を混ぜ合わせたオイルを、胸に擦り込む。

入手方法

栽培
日当り良好で、中性からアルカリ性の肥沃な土地を好む。秋または春、トレイに種をまいて育て、苗木がある程度育ったら、株間90cmになるように定植地へ植え付ける。また、夏に軟らかい茎を挿し木して殖やすこともできる。開花後に軽く刈り込むと、春には茎がしっかりしてくる。

採取
地中海地域以外では、野生のヒソップが分布していることはないと思われる。

収穫
葉と花のつぼみは夏に、小枝は生育期に収穫する。

> **注意**
> 精油を多量に摂取すると、てんかんの発作を誘発することがあり、専門家の指示がない限り使用してはならない。妊娠中は使用を避けること。

エレカンペーン（オオグルマ）　*Inula helenium*

ヨーロッパから西アジアにかけての林や草原地帯を原産地とするエレカンペーンは、鎮咳や呼吸器系強壮として、現在広く利用されています。古くは万能薬として高く評価され、ローマ人は消化不良や座骨神経痛に、アングロサクソン人は皮膚疾患やハンセン病、あるいは「エルフショット（妖精の一撃）」と称される、突然襲われる不調にエレカンペーンを処方していました。

使用部位
根、根茎

主成分
イヌリン、ヘレニン、精油（アズレン、セスキテルペンラクトンなど）、ステロール、粘液質、この他アルカロイドを含む可能性がある。

作用
強壮、去痰促進、発汗、抗菌、抗真菌、駆虫

使用方法

煎剤
新鮮な根から抽出したものが最も効能が優れている。気管支炎、ぜんそく、上気道カタル症状には、煎剤（p.342）カップ1杯を1日3回服用する。また、花粉症を緩和する働きもあり、呼吸器系の強壮剤として高く評価されている。煎剤には独特の風味があるため、好みでハチミツ小さじ1杯を混ぜ合わせて甘みを加えてもよい。

ティンクチャー
気管支炎など、慢性的な呼吸器系のトラブルには3〜5ml（60滴〜小さじ1杯）を1日3回服用する。

シロップ
煎剤300ml（新鮮な根から抽出したものが望ましい）にハチミツ225gを混ぜ合わせてつくった咳止めシロップを、痰を伴う咳や花粉症の緩和に、必要に応じて1回5ml（小さじ1杯）適用する。

入手方法

栽培
日当り良好で湿り気はあるが、水はけの良い土壌で育てる。秋、冷床に種をまき、苗木がある程度育ったら、株間90cmになるように定植地に植え付ける。または、春か秋に株分けして殖やすこともできる。根茎が地下深くに広がるため、いったん根が定着すると取り除くのは難しい。開花期は夏。

採取
生け垣や草地に自生しているものを見かけることは多いが、根を探して掘り出すのは難しい。夏に咲く花は簡単に収穫でき、穏やかな咳止めシロップの原料として使われる。

収穫
根は秋に掘り出す。刻んでから、高温で手早く乾燥させる。

注意
妊娠中や授乳中は使用を避ける。

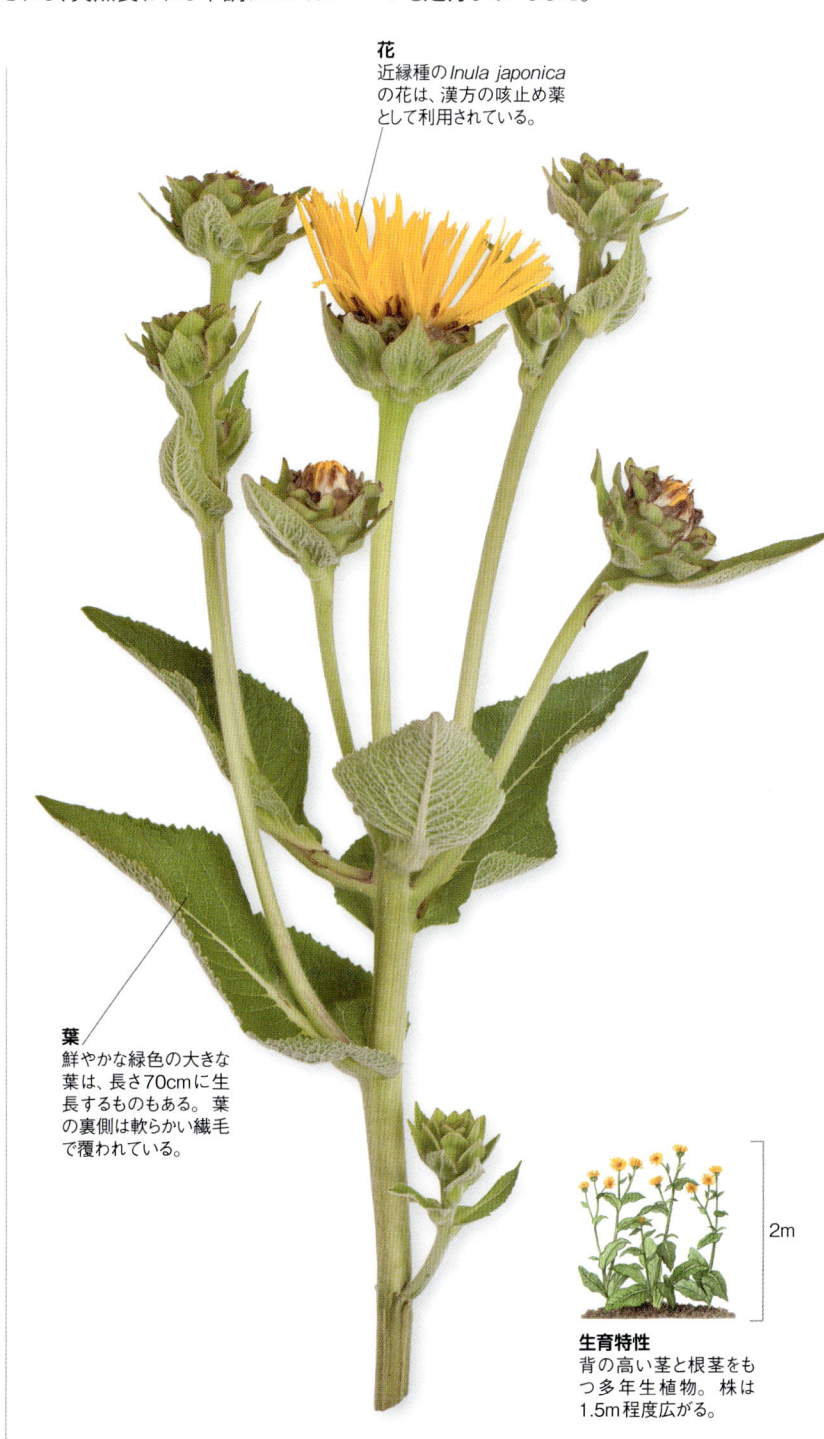

花
近縁種の *Inula japonica* の花は、漢方の咳止め薬として利用されている。

葉
鮮やかな緑色の大きな葉は、長さ70cmに生長するものもある。葉の裏側は軟らかい繊毛で覆われている。

生育特性
背の高い茎と根茎をもつ多年生植物。株は1.5m程度広がる。（2m）

ジャスミン（オオバナソケイ）　*Jasminum officinale*

ヒマラヤー帯とインド、パキスタン、中国の一部を原産とするジャスミンは、ガーデンの観賞植物として、また主に鎮静と抗うつ作用をもつ精油を抽出する目的でも広く栽培されています。インドでは近縁種の *Jasminum grandiflorum* は「jati」として知られ、愛情や共感を深める精神面への強壮剤として大切にされています。

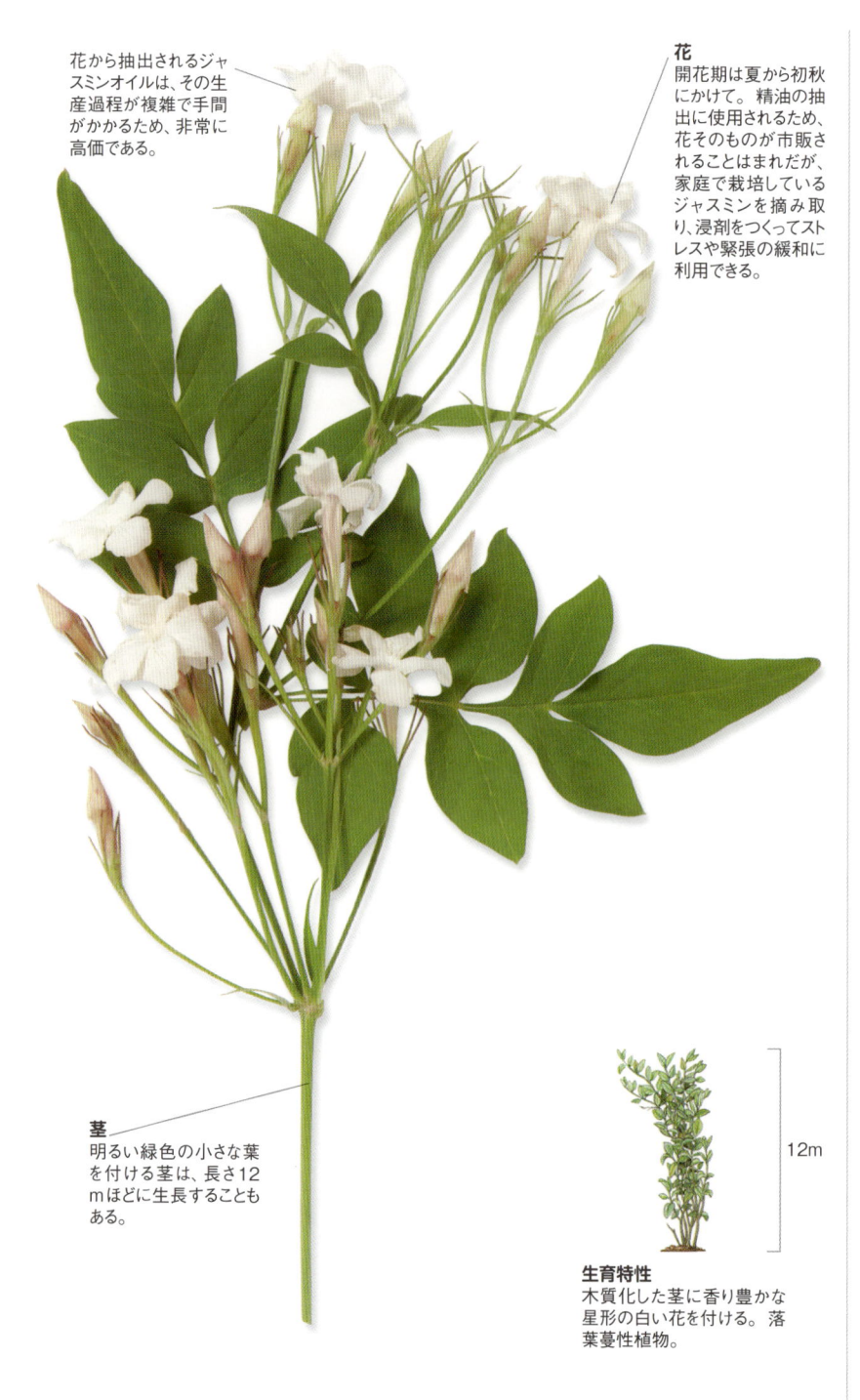

花から抽出されるジャスミンオイルは、その生産過程が複雑で手間がかかるため、非常に高価である。

花
開花期は夏から初秋にかけて。精油の抽出に使用されるため、花そのものが市販されることはまれだが、家庭で栽培しているジャスミンを摘み取り、浸剤をつくってストレスや緊張の緩和に利用できる。

茎
明るい緑色の小さな葉を付ける茎は、長さ12mほどに生長することもある。

生育特性
木質化した茎に香り豊かな星形の白い花を付ける。落葉蔓性植物。

12m

使用部位
花、精油

主成分
アルカロイド（ジャスミニンなど）、精油（ベンジルアルコール、リナロール、リナリルアセテートなど）、サリチル酸

作用
催淫、収れん、苦味質、神経緊張の緩和、鎮静、穏やかな鎮痛、乳汁分泌促進、抗うつ、消毒、鎮痙、子宮強壮、分娩促進

使用方法

浸剤
摘み立ての花4～6輪にカップ1杯の熱湯を注ぎ、5分間浸出させた浸剤を1日2～3回服用すると、ストレスや緊張の緩和、軽度のうつ症状に効果的。

マッサージオイル
不安感、不眠症、うつ症状には、ジャスミンの精油1～2滴をアーモンドオイル5ml（小さじ1杯）に混ぜ合わせたものをマッサージオイルとして擦り込む。陣痛の初期段階には、ジャスミンの精油20滴をアーモンドオイル30mlに混ぜ合わせたものを、腹部に擦り込む。このブレンドオイルは月経痛にも有効。アーモンドオイル5ml（小さじ1杯）にジャスミンオイルを1～2滴混ぜ合わせ、パートナーとマッサージし合うとムードが高まる。

ディフューザー
ディフューザーに精油2～3滴を垂らして寝室に香りを拡散させると、インポテンツや不感症に効果的。

入手方法

栽培
日なたまたは半日陰の、水はけの良い肥沃な土壌を好む。必要に応じて開花後に刈り込む。夏に成熟過程の枝を挿し木して殖やす方法が一般的だが、自然に種がこぼれて自生することも多い。

採取
原産地以外で野生種を見かけることはまれだが、世界中で商業栽培されている。

収穫
花の収穫は、伝統的に満開期の花の香りが最も強く漂う日没後に行われている。

ジュニパー（西洋ネズ、トショウ） *Juniperus communis*

ヨーロッパ、北アメリカ、およびアジアのさまざまな地域を原産とするジュニパーは、長い歴史のなかで清めの儀式と関わりがあり、さまざまな寺院で焚かれてきました。現在では主に泌尿器系の疾患に用いられています。また、ジュニパーの精油はさまざまなマッサージオイルにブレンドされていて、筋肉痛や関節痛などのケアにも用いられています。

使用部位
液果、精油、カデ油（ケイドオイル）

主成分
精油（ミルセン、シネオールなど）、フラボノイド、糖質、グリコシド、タンニン、ビタミンC

作用
消毒（特に泌尿器系）、利尿、駆風、消化器系強壮、通経、抗リウマチ

使用方法

ティンクチャー
1〜2ml（20〜40滴）を少量の水で薄めて1日3回服用すると、膀胱炎などの尿路障害に有効。また消化促進、鼓腸なども緩和させる。

浸剤
つぶした果実15gに熱湯600mlを注ぎ、30分間浸出させた浸剤カップ1/2〜1杯を1日3回服用すると、胃の不調、冷えからくる胃腸のトラブル、月経痛に効果的。陣痛の初期段階に少しずつ飲んでもよい。

マッサージオイル
アーモンドオイル10ml（小さじ2杯）にジュニパーの精油を10滴加えたものを、関節痛に擦り込む。

ヘアリンス
アーモンドオイル15ml（大さじ1杯）にカデ油（ケイドオイル）を10滴垂らし、これを温水600mlに薄めてよく混ぜ合わせたものを、頭皮の乾癬に適用する。15分以上そのまま置き、十分にすすぎ流す。

入手方法

栽培
ほぼすべての条件に耐性がある。酸性土壌、アルカリ性土壌、日なた、半日陰、あるいは雨風の強く当たるところでも育つが、水分を多く含む土壌は避ける。通常は秋か春に、苗床に種をまき、育苗器のなかで育てるが、秋に挿し木して殖やすこともできる。苗木が十分に生長したら、定植地に植え付ける。

採取
北半球全域の温帯に分布。原野、荒れ地、針葉樹林、低木地帯などに自生している。

収穫
実（実際には小さな液果）は、地面にビニールシートを敷き、枝をゆすって振り落として集める

注意
妊娠中は使用を避けること。長期間服用すると腎臓を刺激することがあるため、連続して6週間以上摂取しない。すでに腎臓に障害がある場合は使用を避けること。

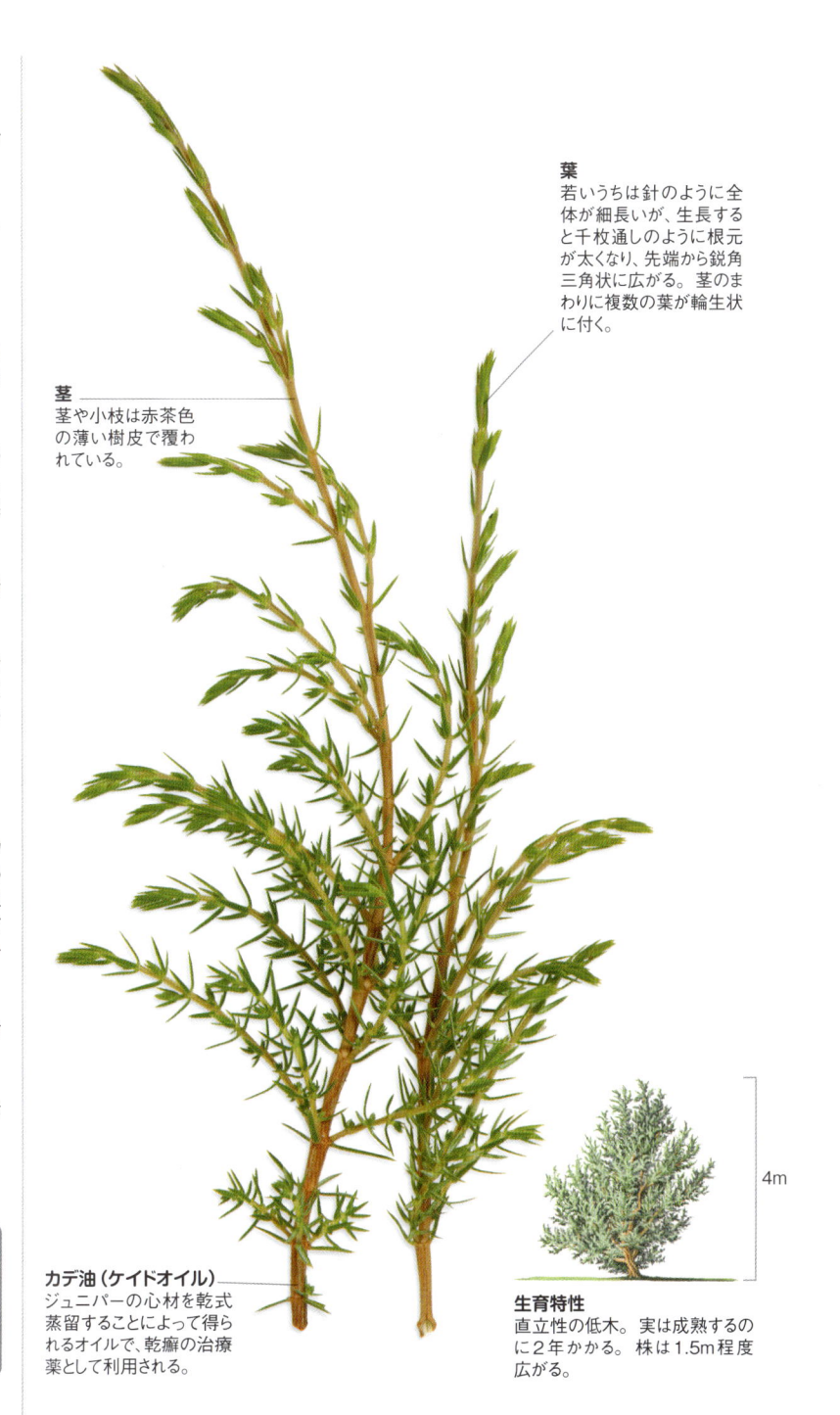

葉
若いうちは針のように全体が細長いが、生長すると千枚通しのように根元が太くなり、先端から鋭角三角状に広がる。茎のまわりに複数の葉が輪生状に付く。

茎
茎や小枝は赤茶色の薄い樹皮で覆われている。

カデ油（ケイドオイル）
ジュニパーの心材を乾式蒸留することによって得られるオイルで、乾癬の治療薬として利用される。

生育特性
直立性の低木。実は成熟するのに2年かかる。株は1.5m程度広がる。

4m

ラベンダー　Lavandula angustifolia

ラベンダーは、「洗う」という意味のラテン語「lavare（ラワレ）」に由来する通り、何世紀もの間、香り高いバスオイルやソープとして利用されてきました。地中海地域を原産とし、今も南フランスを中心とする香水産業と密接に関わっています。心と身体への鎮静効果があるラベンダーの花は高く評価され、また、精油は筋肉痛や呼吸器系トラブルの緩和などに利用されています。

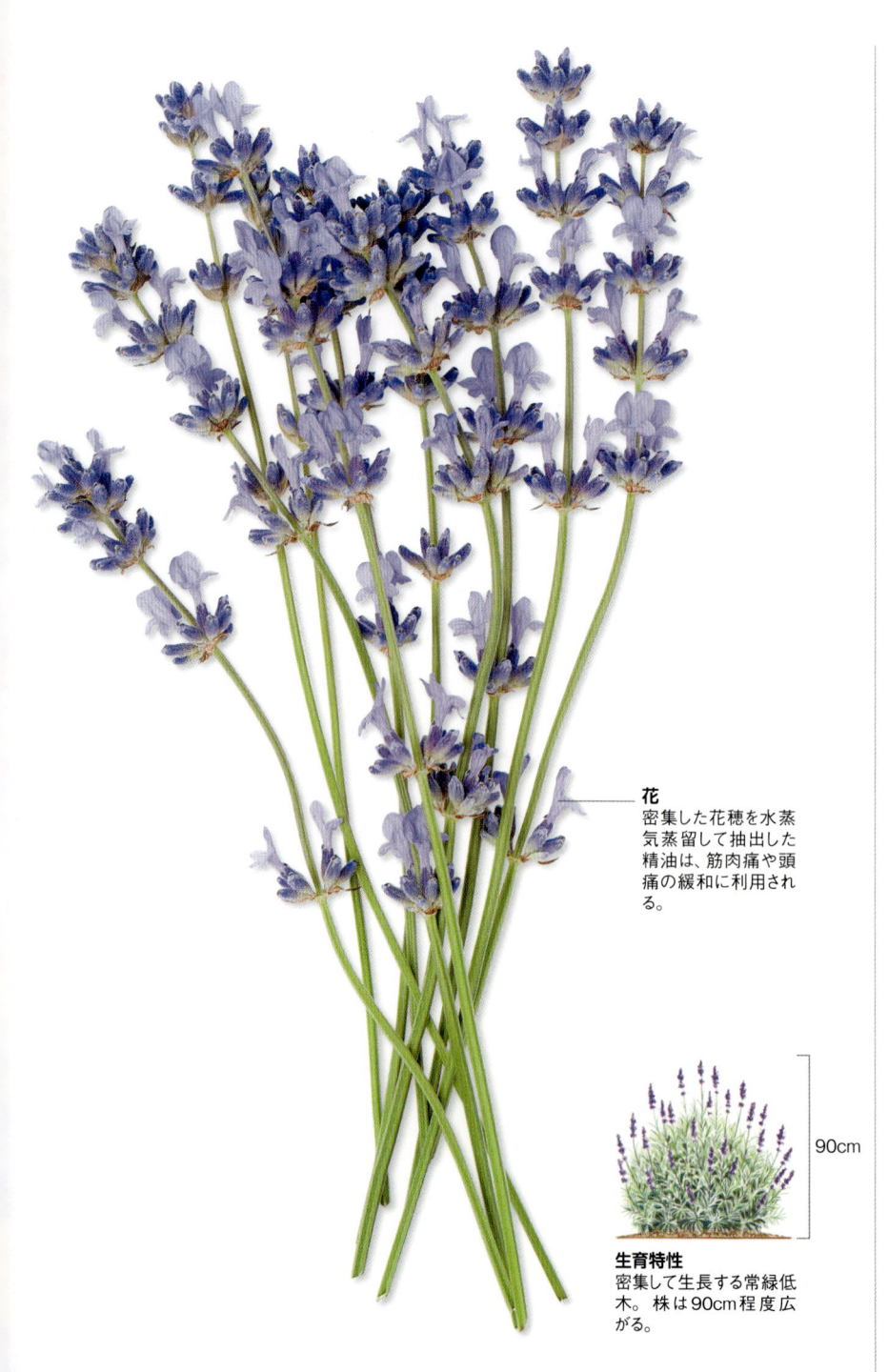

使用部位
花、精油

主成分
精油（リナリルアセテートを主成分とし、その他シネオールなど）、タンニン、クマリン、フラボノイド、トリテルペノイド

作用
弛緩、鎮痙、神経系強壮、循環器系強壮、抗菌、鎮痛、駆風、胆汁分泌促進、抗うつ

使用方法

浸剤
花から抽出した浸剤（p.342）カップ1杯を、1日3回を上限に服用すると、神経疲労や緊張性の頭痛に有効。また不眠症には就寝前、消化不良には食後にカップ1杯服用する。

ティンクチャー
頭痛、気持ちの落ち込み、神経の緊張には、5ml（小さじ1杯）を1日2回服用する。また、特に神経過敏やストレスによって誘発されるぜんそく発作の緩和にも効果がある。

マッサージオイル
精油2ml（40滴）を10ml（小さじ2杯）のキャリアオイルに希釈する。筋肉痛のときに使用したり、緊張性頭痛や片頭痛の予兆を感じた時にこめかみやうなじをマッサージしたりすると効果的。

ヘアリンス
アタマジラミには、精油1ml（20滴）を水差し1杯分程度のお湯で希釈した液体をヘアリンスとして使用する。その後、希釈していない精油2〜3滴をくし（目の細かいものがよい）に垂らして髪をすき、シラミとその卵の両方を取り除く。

精油
希釈していない精油を虫刺されの跡に適用する。また10滴を水50mlに薄め、日焼けローションとして使用する。ティッシュペーパーに3〜4滴垂らして枕もとに置くと、心地良く眠れる。

入手方法

栽培
日当りが良く、適度に肥沃な水はけの良い土壌を好む。種から発芽させると失敗することがあるため、成熟過程の枝を夏に挿し木して殖やすとよい。

採取
原産地は地中海地域やアジア南西部の乾燥した岩場だが、それ以外の地域でも野生種が自生している可能性がある。

収穫
花は通常、夏の良く晴れた日の朝に収穫する。

花
密集した花穂を水蒸気蒸留して抽出した精油は、筋肉痛や頭痛の緩和に利用される。

生育特性
密集して生長する常緑低木。株は90cm程度広がる。

90cm

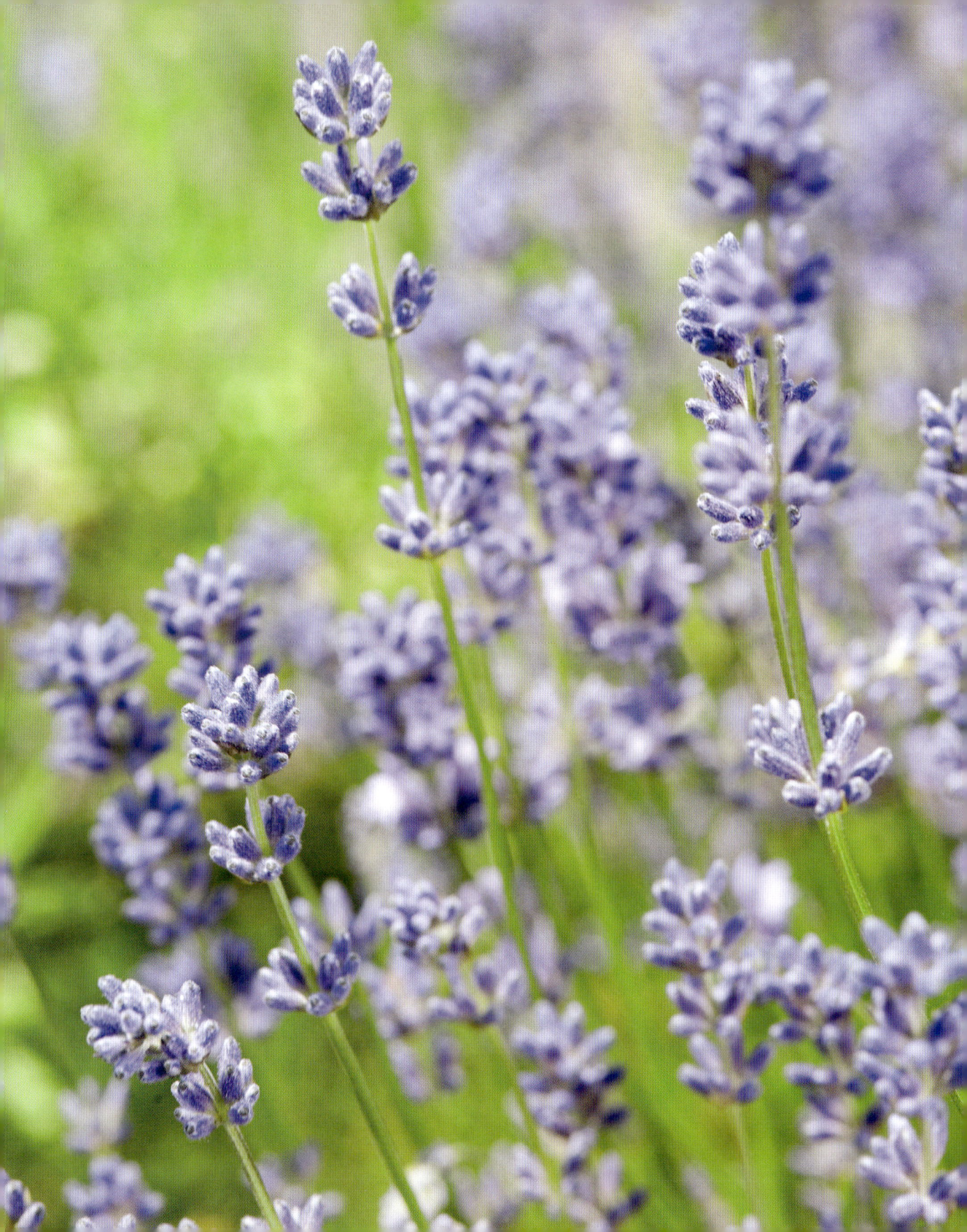

マザーワート　*Leonurus cardiaca*

ヨーロッパのほぼ全域を原産地とするマザーワートは、その名の通り、女性向けのハーブとして長い歴史があり、出産時の母親の心を穏やかにし、陣痛を促進する目的で用いられてきました。その枝葉の美しさが人目を引くため、庭などで観賞用の植物として栽培されることもあります。また、心臓系の不調に用いられ、動悸や心機能の改善に広く利用されています。

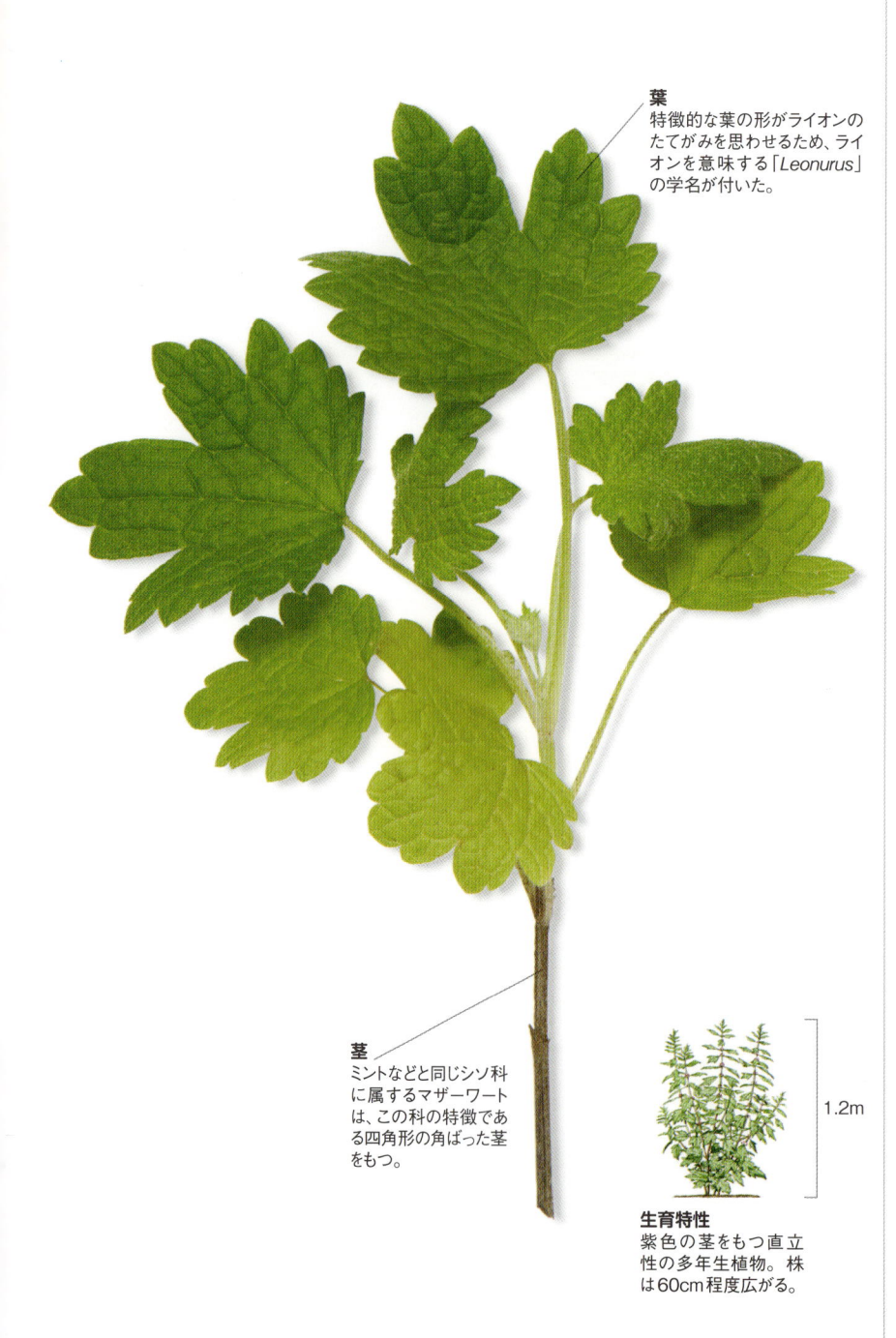

葉
特徴的な葉の形がライオンのたてがみを思わせるため、ライオンを意味する「*Leonurus*」の学名が付いた。

茎
ミントなどと同じシソ科に属するマザーワートは、この科の特徴である四角形の角ばった茎をもつ。

生育特性
紫色の茎をもつ直立性の多年生植物。株は60cm程度広がる。

1.2m

使用部位
地上部

主成分
アルカロイド（スタキドリンなど）、イリドイド（レオヌリンなど）、フラボノイド、ジテルペン、精油、タンニン、ビタミンA

作用
分娩促進、弛緩、強心、駆風、鎮痙、血圧降下、発汗

使用方法

浸剤
不安感、更年期障害、あるいは心臓虚弱には、浸剤(p.342)カップ1/2杯を1日3回服用する。この浸剤にクローブ(*Syzygium aromaticum*)で風味を付けたお茶を分娩時に少量ずつ飲むとよい。出産後の母体の子宮回復を促したり、出血によるリスクを軽減したりする。レモンバームやリンデンをブレンドしたもの小さじ2〜4杯で、カップ1杯の浸剤をつくって服用すると狭心症の症状を緩和する。

ティンクチャー
5ml（小さじ1杯）を1日3回服用すると、動悸、ほてりや情緒不安などの更年期障害、頻脈、あるいはPMSなどを緩和する。

カプセル／粉末
苦味のある浸剤の代わりとして、利用できる。マザーワートの粉末小さじすりきり1杯とハチミツ小さじ1杯を混ぜ合わせたシロップ、または500mgカプセル2錠を、1日2〜3回服用する。

入手方法

栽培
適度に湿り気があり水はけの良い土壌を好み、日なたまたは半日陰で育てる。春、冷床に種をまき、苗木が十分に育ったら株間45cmになるように定植地に植え付ける。春か秋に株分けして殖やすこともできる。自然繁殖力は旺盛で、他の植物を侵食することがある。

採取
ヨーロッパ全域にわたり、荒れ地や林のはずれ、あるいは道路沿いに自生しているのを見かけることがある。汚染物質をできる限り取り込まないようにするために、交通量の多い道路脇から採取するのは避ける。

収穫
夏の開花期に収穫する。

注意
分娩促進作用があるため、分娩中を除き、妊娠中や月経過多時の使用は避ける。心臓に疾患がある場合には、いかなる場合も必ず医師に相談すること。

ラビッジ　Levisticum officinale

古いフランス語で「luveshe」あるいは「loveahe（恋の病）」と名付けられたラビッジは、古くから媚薬や催淫剤として使われてきました。地中海地域東部を原産とし、現在は世界各地に帰化しています。料理では固形スープストックの原料として、薬用では消化器系、呼吸器系、泌尿器系の不調のときに用いられます。また、体を温めて血行を促進します。

使用部位
根、葉、種子

主成分
精油（フタリドを主成分とする）、クマリン（ベルガプテンなど）、β-シトステロール、レジン、ゴム質

作用
穏やかな抗菌、抗カタル、鎮痙、発汗、去痰、鎮静、駆風、穏やかな利尿、通経

使用方法

煎剤
根15gを水900mlに入れ、液体が1/3量になるまで煮詰める。消化不良、膀胱炎、リウマチ、痛風、食欲不振、月経のときにはカップ1/2～1杯を1日3回を上限に服用する。特に消化不良には、同量のアグリモニーの浸剤をブレンドすると効果が高まる。

ティンクチャー
根から抽出したティンクチャー1～3ml（20～60滴）を温かい白湯に混ぜて、1日3回服用すると、消化不良、食欲不振、排尿障害、あるいは月経痛に効果的。疝痛には2時間おきに服用する。

うがい薬
口内炎や扁桃腺炎に、根から抽出した煎剤カップ1杯をうがい薬、またはマウスウォッシュとして適用する。

種子
鼓腸や消化不良には、種子2～3粒を口に入れて噛む。

フレッシュハーブ（葉と茎）
フレッシュハーブを刻み、キャセロールなどの煮込み料理の風味付けに加える。

入手方法

栽培
適度な水分はあるが水はけの良い肥沃な土壌を好む。日当り・風通しの良い場所で育てるが、それ以外の条件でも耐性がある。秋の初め、熟した種をまき、苗が十分に生長したら、最終的に育てたい場所に植え付ける。春に成熟した株を分けて殖やすこともできる。

採取
野生種をときおり見かける。料理用にも使うラビッジの葉や種子は、生長期を通じていつでも採取でき、シーズンの比較的早い時期に新芽を出すため、利用できるハーブが少ない時期にも役立つ。

収穫
葉は春から初夏、種子は夏の終わりから秋、根は秋の終わりに収穫する。

> **注意**
> 妊娠中は使用を避けること。葉は皮膚刺激の可能性あり。

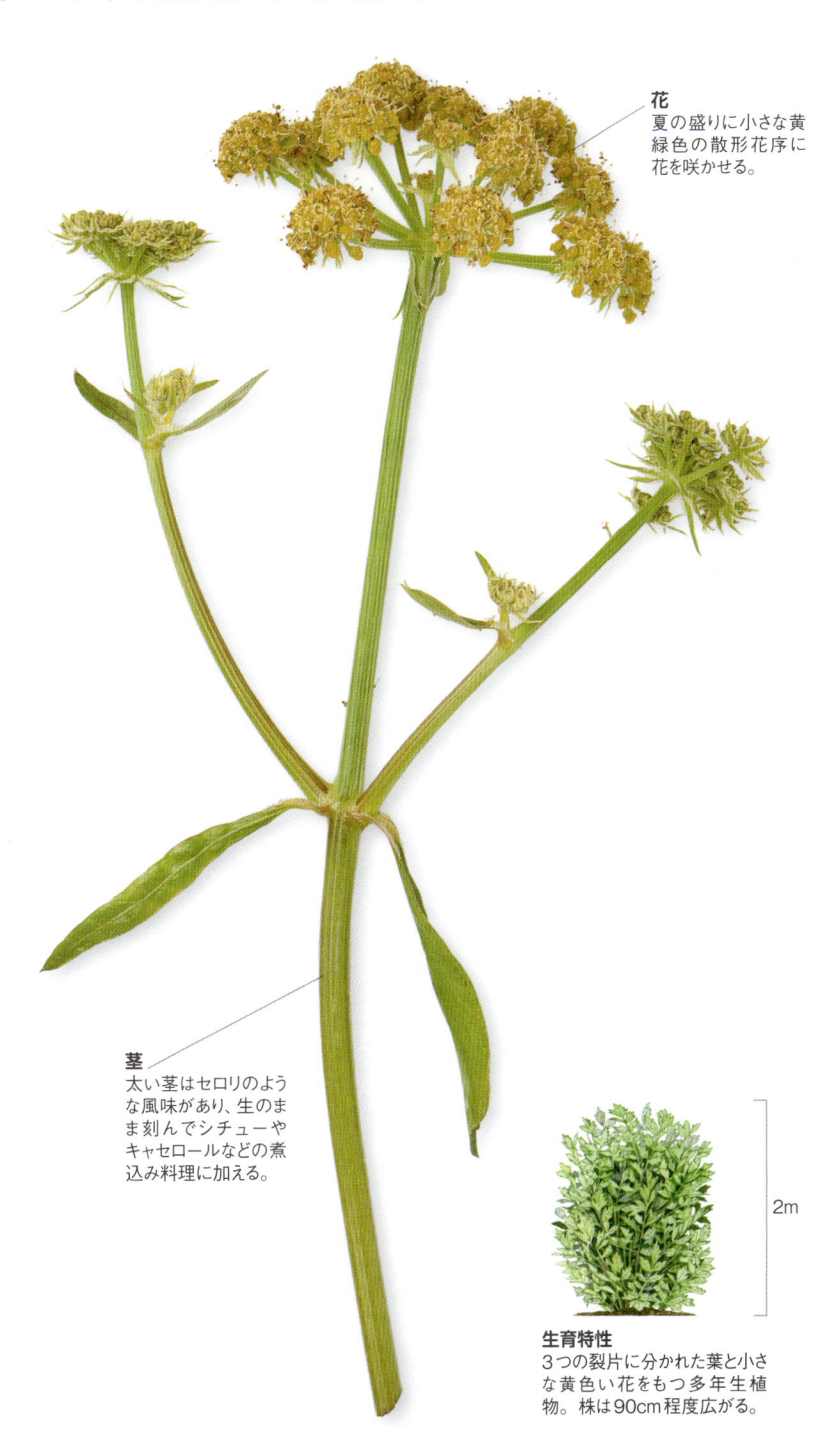

花
夏の盛りに小さな黄緑色の散形花序に花を咲かせる。

茎
太い茎はセロリのような風味があり、生のまま刻んでシチューやキャセロールなどの煮込み料理に加える。

生育特性
3つの裂片に分かれた葉と小さな黄色い花をもつ多年生植物。株は90cm程度広がる。

2m

ペレニアルフラックス （シュクネアマ）　*Linum perenne*

ペレニアルフラックスは、より一般的に栽培されている近縁種のリンシード（亜麻仁、*Linum usitatissimum*）ときわめて類似しています。どちらもヨーロッパ原産ですが、リンシードの方は地中海地域からインド方面にまで分布しています。ペレニアルフラックスの種子もリンシードとほぼ同じような使い方をしますが、リンシードとの違いは、昔から地上部のフレッシュハーブを治療薬として利用しているということでしょう。

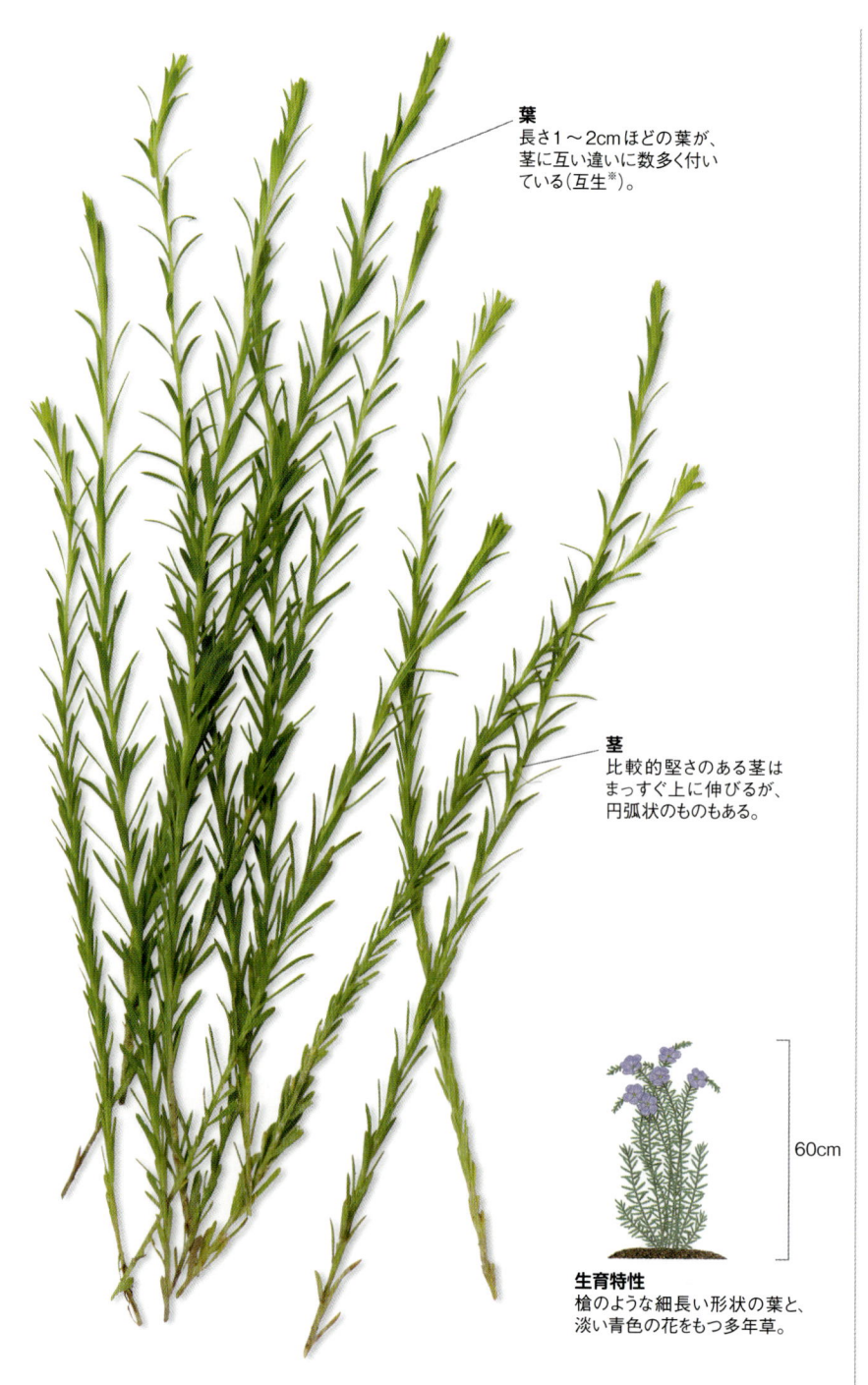

葉
長さ1～2cmほどの葉が、茎に互い違いに数多く付いている（互生※）。

茎
比較的堅さのある茎はまっすぐ上に伸びるが、円弧状のものもある。

60cm

生育特性
槍のような細長い形状の葉と、淡い青色の花をもつ多年草。

使用部位
地上部、種子（植物油）

主成分
粘液質、リノール酸、青酸配糖体、苦味質、油脂（リノール酸など）、ビタミンA・B・D・E、ミネラル、アミノ酸

作用
抗リウマチ、利尿、抗炎症、鎮痛、鎮咳、消毒、緩下

使用方法

浸剤
風邪のときは、刻んだ地上部のフレッシュハーブ60gを600mlの熱湯に加えた浸剤カップ1杯を1日3回服用する。

パップ剤
リンシードの種と同じように利用できる。ブレンダーまたはフードプロセッサーで粉砕、またはペースト状にした種子をガーゼに塗り広げ、腫れ物、膿瘍、皮膚潰瘍などに適用する。

つぶした種子
種子30gをすり鉢またはフードプロセッサーに入れて砕き、ヨーグルトに混ぜ合わせると、必須脂肪酸の栄養補助食品として利用できる。湿疹、月経不順、リウマチ性関節炎、アテローム性動脈硬化に有効である。

乾燥した種子（ドライシード）
便秘には、小さじ1～2杯を、ミューズリーなどのシリアルやポリッジ（英国式の粥）、またはヨーグルトなどに混ぜて朝食に食べる。食後に水またはフルーツジュース300mlを飲むこと。

入手方法

栽培
水はけの良い軽量土または砂質土を好み、日なたで育てる。春先にトレイに種をまいて冷床で育て、霜の季節が終わったら植え替える。または、春（霜が完全に降りなくなった頃）か夏の終わりに直まきし、土の表面を配合土で軽く覆う。植え替え時には、株間を25cmほど空ける。

採取
一般的には標高の高い地域（アルプス山脈など）や北部一帯に分布している。持続可能な植物群からのみ、種子を採取する。浸剤に利用するための地上部は、夏の開花期に採取する。

収穫
種子は夏、地上部は生長期を通じて収穫できる。

> **注意**
> 種子には、青酸配糖体が微量に含まれ、多量に摂取すると、有害となることがある。定められた用量を超えて摂取してはならない。

ゴジ（クコ） *Lycium barbarum*

中国からチベット一帯を原産とするゴジは、ウルフベリー、マトゥリモニヴァイン（matrimony vine）、チャイニーズボックスソーン（Chinese boxthorn）など、さまざまな名前で知られ、生け垣として使われることの多い低木です。中国では2,000年以上前から、根皮と実の両方が漢方薬として処方され、弱った肝臓や腎臓の活力低下、インポテンツ、眼のトラブルなど、さまざまな症状を軽減してきました。

使用部位
液果

主成分
液果：ビタミン、ミネラル、アミノ酸、必須脂肪酸
根皮：アルカロイド、サポニン、タンニン

作用
血圧降下、血糖降下、脂質降下、免疫賦活、強肝と肝機能回復

使用方法

フレッシュベリー
朝食のシリアルやヨーグルトに30gを上限に加えると、ビタミン・ミネラル補給ができる。また、活力や気持ちの安定を得ることができ、免疫系の強壮に効果がある。

ドライベリー
スープやシチューなどに30gを上限に加える。また、ブルーベリーの代わりとしてケーキやデザートに利用してもよい。

ティンクチャー
一般的な活力強壮剤として、1～2ml（20～40滴）を1日3回服用する。

漢方薬
漢方では「杞菊地黄丸（コギクジオウガン）」（クコや菊の成分を含む錠剤）などのさまざまな製品に配合され、血液強壮や「陰の気」を高める作用があるとされている。専門家の処方に従って利用することが望ましい。

入手方法

栽培
標準的な土質の日当りの良い場所を好み、渇水に強い。配合土の深さ1cmのところに新鮮な種を植える。発芽するまで温かい場所に置き、葉が育ってきたらポットに植え替える。高さ10cmほどになったら、先端部を切り落とし、横枝を伸ばしてこんもり育てる。実を付けるのは2年目以降。

採取
18世紀にヨーロッパにもち込まれて帰化し、生け垣に利用されているものがときおり見られる。

収穫
実は秋に収穫するが、手で触れると変色するため、枝に袋をかぶせて振り落として集める。

> **注意**
> 妊娠中は治療目的での使用は避けるが、料理に使用する程度のわずかな量であれば全く問題はない。下痢や食欲不振を伴う風邪、またはインフルエンザの症状があるときには使用を避けること。品質の確かなものであることを確認してから摂取する。

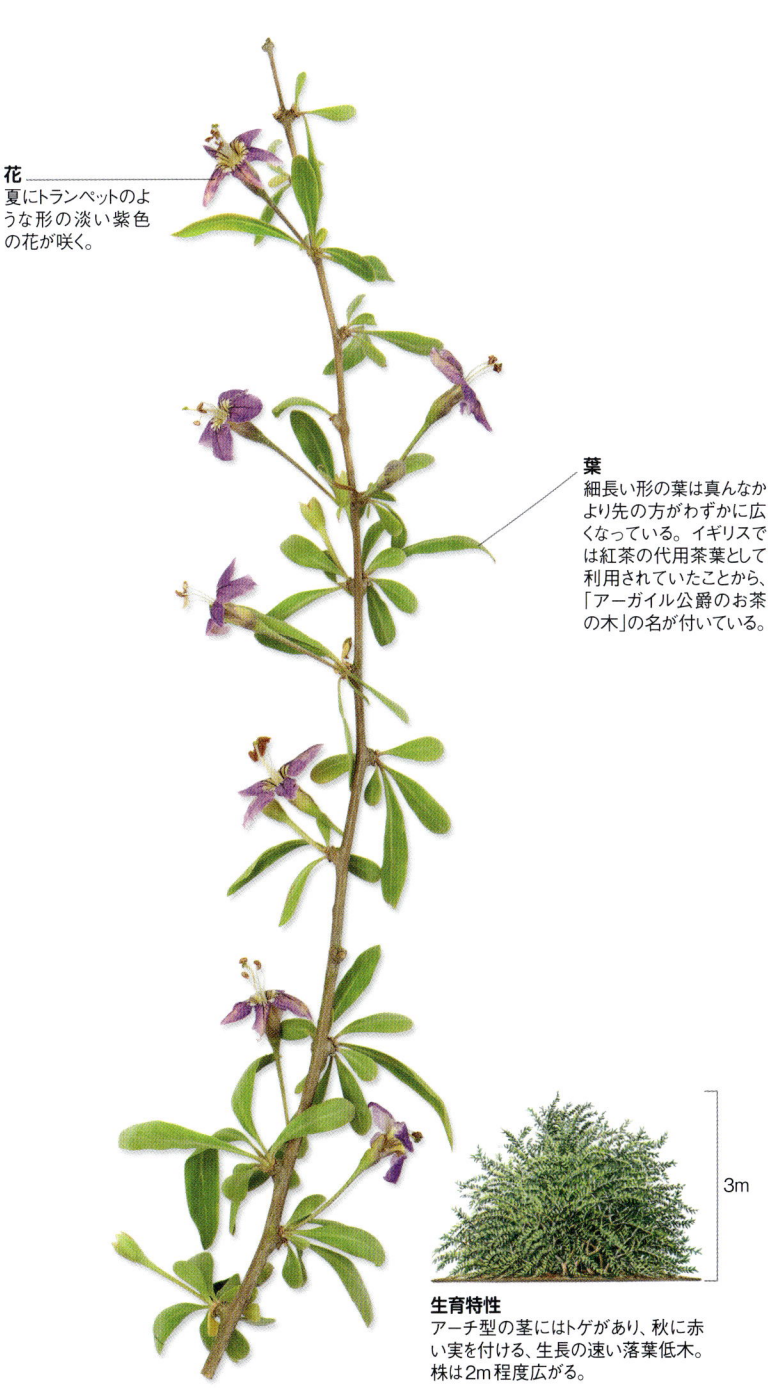

花
夏にトランペットのような形の淡い紫色の花が咲く。

葉
細長い形の葉は真んなかより先の方がわずかに広くなっている。イギリスでは紅茶の代用茶葉として利用されていたことから、「アーガイル公爵のお茶の木」の名が付いている。

生育特性
アーチ型の茎にはトゲがあり、秋に赤い実を付ける、生長の速い落葉低木。株は2m程度広がる。3m

ジャーマンカモミール（カミツレ） *Matricaria recutita*

ハーブティー愛飲家の間ではお馴染みのリンゴのような香りを漂わせるジャーマンカモミールは、別名センテッドメイウィードと呼ばれています。消化器系と神経系のどちらの症状にも利用され、抗炎症作用のあるクリームや軟膏の原料としても使われています。近縁種のローマンカモミール（*Chamaemelum nobile*）の用途もほぼ同じ。原産地は、ヨーロッパから西アジア、インド一帯です。

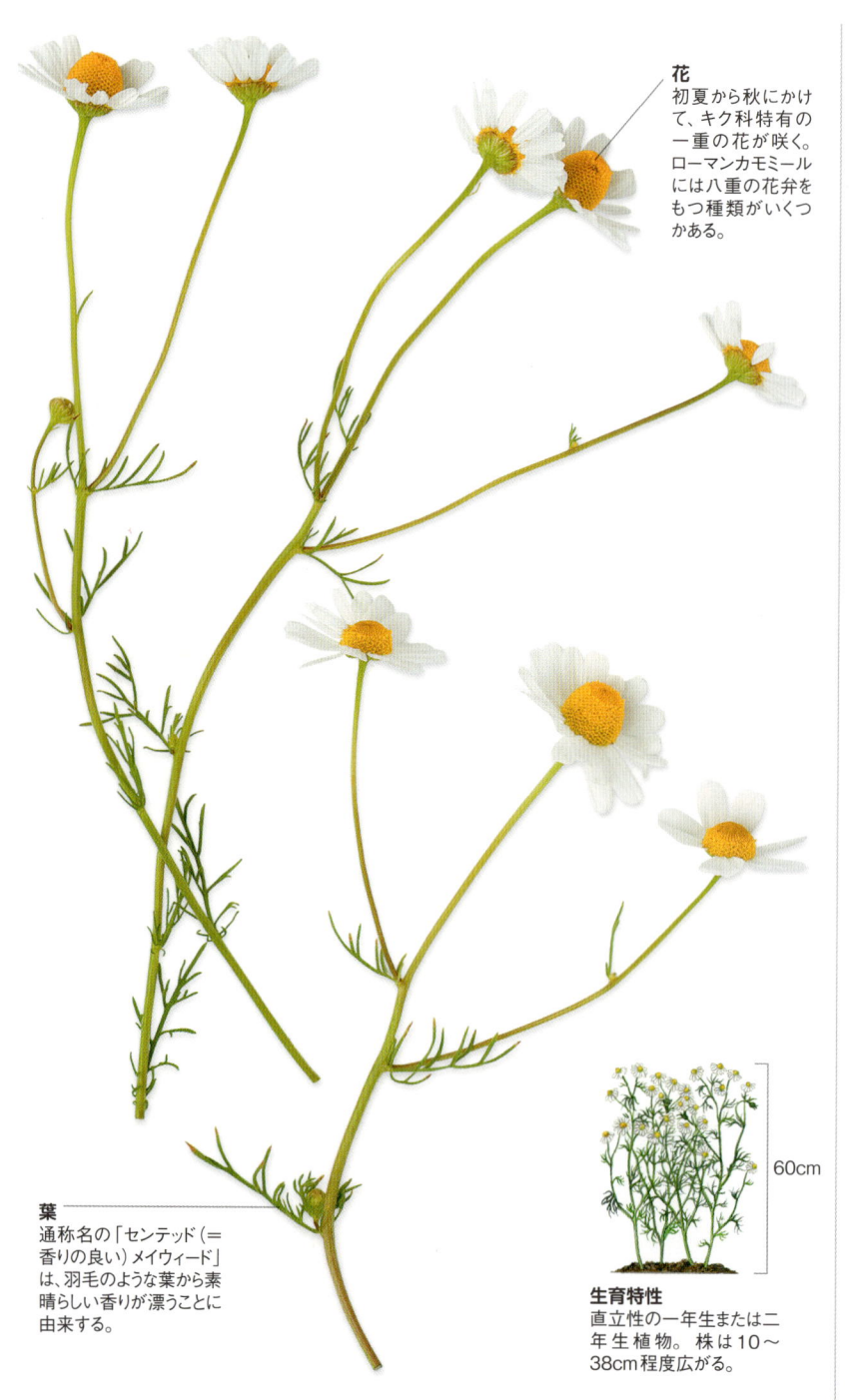

花
初夏から秋にかけて、キク科特有の一重の花が咲く。ローマンカモミールには八重の花弁をもつ種類がいくつかある。

葉
通称名の「センテッド（＝香りの良い）メイウィード」は、羽毛のような葉から素晴らしい香りが漂うことに由来する。

生育特性
直立性の一年生または二年生植物。株は10～38cm程度広がる。

60cm

使用部位
花、精油

主成分
精油（プロアズレンなど）、フラボノイドおよびフラボノイド配糖体、バレリアン酸、クマリン、タンニン、サリチル酸塩、青酸配糖体

作用
抗炎症、鎮痙、鎮静、制吐[※]、駆風、抗アレルギー

使用方法

浸剤
軽い消化器系のトラブルや不眠症には、花から抽出した浸剤（p.342）カップ1杯を服用する。ジャーマンカモミールは薬効が穏やかなため、ハーブの量を少なくすることで子供にも適用できる。

蒸気吸入
生の花を小さじ2杯分、あるいは精油5滴を、熱湯を入れた洗面器のような容器に入れ、立ち上ってくる蒸気を吸入すると、花粉症や軽い咳の症状に有効。

ティンクチャー
過敏性腸症候群や神経の緊張には、花から抽出したティンクチャー10ml（小さじ2杯）を1日3回服用する。

入浴剤
創傷や皮膚のトラブルには、精油4～5滴をバスタブに滴下する。乳児の沐浴には、浸剤をよく濾したものをカップ1杯分注ぎ入れると、夜の寝つきもよくなる。

クリーム／軟膏／ローション
虫刺され、創傷、湿疹に適用する。

マウスウォッシュ／うがい薬
歯肉炎や口内炎、喉の痛みには、ティンクチャー10ml（小さじ2杯）をあたたかい白湯で薄めた液、または浸剤カップ1杯をうがい薬、またはマウスウォッシュとして適用する。

入手方法

栽培
日当り良好で中性から弱酸性の水はけの良い土壌が適する。春または秋に育てたい場所に直まきする。その後は自然に種がこぼれて繁殖する。

採取
ヨーロッパ、西アジア、インドに分布している。他のキク科と間違えやすいので、採取するときにはこの特有な香りで区別する。

収穫
花は夏に摘み取る。

注意
接触性の皮膚炎が起こる可能性もある。特にキク科の植物にアレルギーがある場合には、使用を避けること。

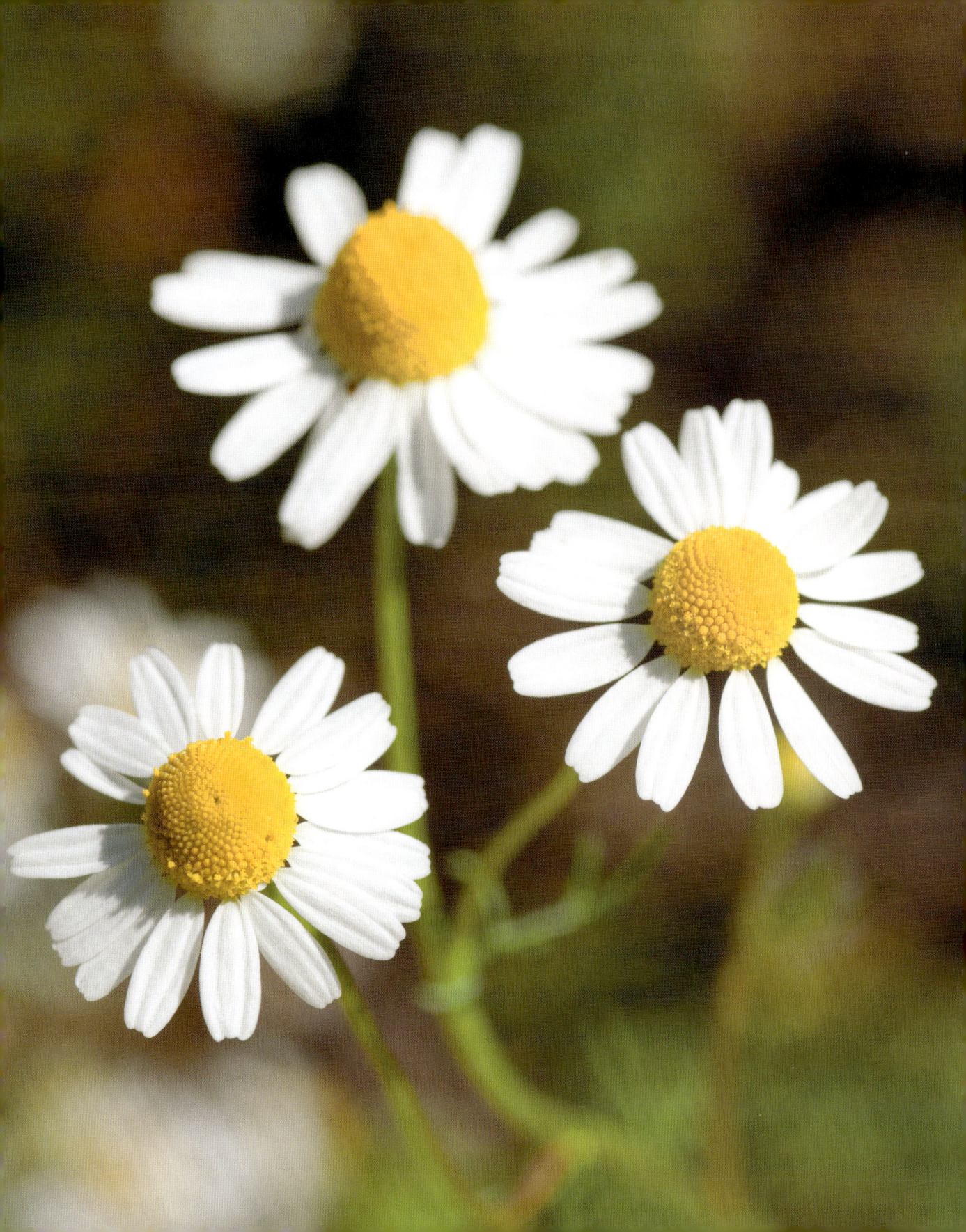

メリロート（シナガワハギ） *Melilotus officinalis*

「キングスクローバー」の名でも知られるメリロートは、ヨーロッパ、北アフリカ、温暖な気候のアジア地域などを原産とし、家畜の飼料として広く栽培され、サイロに貯蔵されています。現在は主に血栓症や静脈瘤などの静脈の循環器系トラブルに利用されていますが、かつては消化不良や気管支炎、または寝付きにくい子供たちのためのハーブ治療薬として人気がありました。

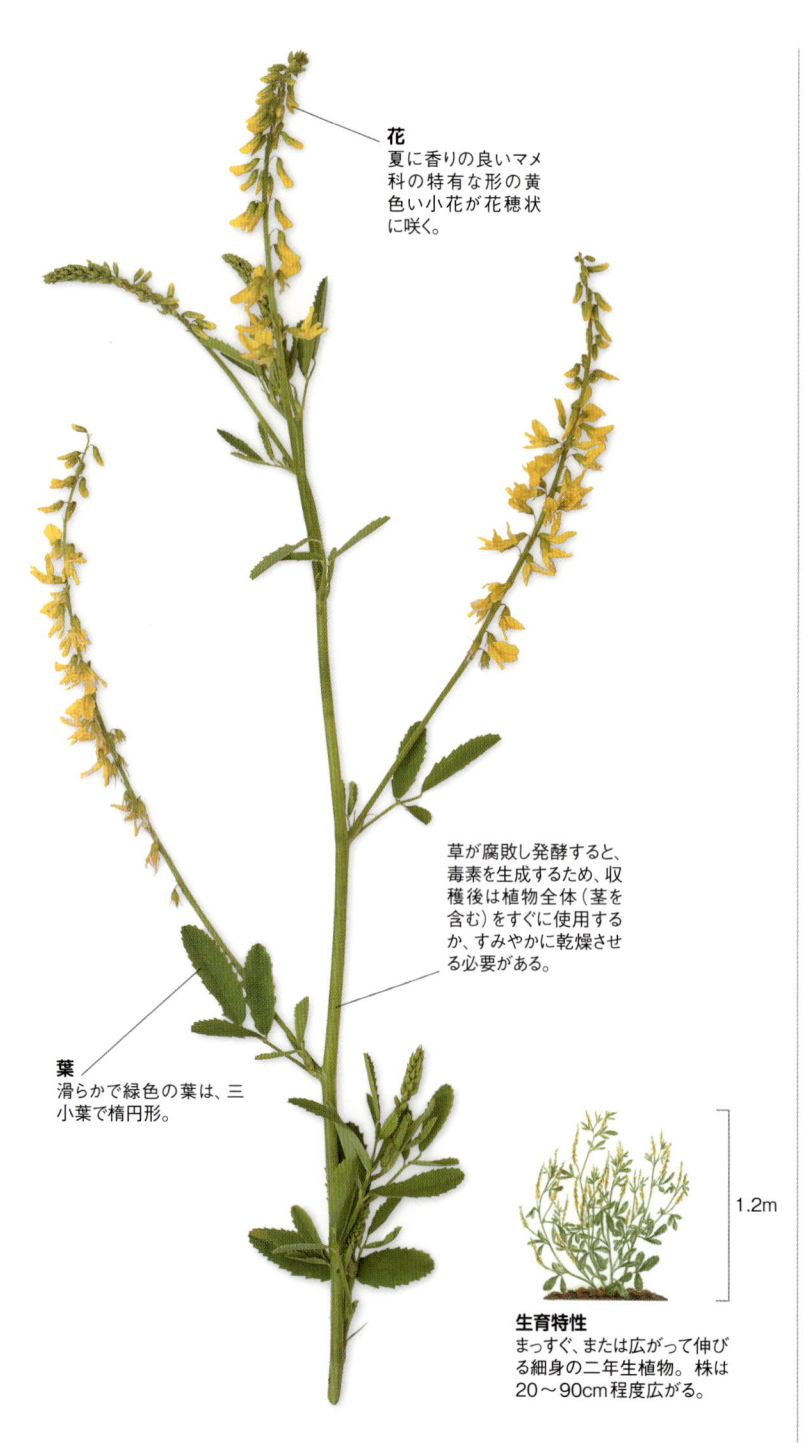

花
夏に香りの良いマメ科の特有な形の黄色い小花が花穂状に咲く。

草が腐敗し発酵すると、毒素を生成するため、収穫後は植物全体（茎を含む）をすぐに使用するか、すみやかに乾燥させる必要がある。

葉
滑らかで緑色の葉は、三小葉で楕円形。

生育特性
まっすぐ、または広がって伸びる細身の二年生植物。株は20～90cm程度広がる。

1.2m

使用部位
地上部

主成分
フラボノイド、クマリン、レジン、タンニン、精油、ジクマロール（抗血液凝固作用があり、草が発酵すると生成される）

作用
鎮痙、抗炎症、利尿、去痰、鎮静、収れん、穏やかな鎮痛

使用方法

浸剤
地上部から抽出した浸剤カップ1/2～1杯を1日3回まで服用すると、静脈瘤、リンパ液のうっ帯、痔、不安感、更年期障害、不眠症の改善、または血栓のリスクを軽減させる効果がある。子供の不眠にも利用できるが、服用量に関しては専門家の指示に従うこと。

クリーム
静脈拡張性の皮膚の湿疹には、カレンデュラのクリームを同量ブレンドし、1日3～4回塗布する。

軟膏
痔に1日数回塗布する。

湿布
顔面神経痛または肋間神経痛には、浸剤1カップに浸したガーゼを患部に押し当てる。

洗眼剤
よく濾した浸剤を、弱火で2～3分火にかけ殺菌する。十分に冷ましたものを洗眼剤として眼に適用すると、結膜炎に効果的。

入手方法

栽培
日当り良好で水はけの良い、中性からアルカリ性の土壌を好む。それ以外の条件にも耐性がある。春から夏にかけて種を直まきし、株間60cmになるように間引きする。理想的な条件下では、自然に繁殖する。

採取
牧草地の境界、乾燥した荒れ地、生け垣などで自生しているのを見かける。春の終わりから夏の初めに全草を収穫し、新鮮なうちに使うか、まだ花が咲いている間に早めに乾燥させる。冷浸出油をつくる場合は、花のみ分けて摘み取る。

収穫
春の終わりから夏の初めの開花期に収穫する。

> **注意**
> 血液凝固阻止*薬（ワルファリン、ヘパリンなど）の服用中は摂取しないこと。多量に摂取すると、吐き気を催すことがある。

レモンバーム （西洋ヤマハッカ） *Melissa officinalis*

ヨーロッパ原産のレモンバームは「ビー（ミツバチ）バーム」の別名をもちます。学名はギリシャ語で「ミツバチ」を意味し、このハーブがハチミツと同じような治癒効果や薬効をもつと考えられていたことがわかります。神経系のリラックスと機能調整の両方に作用するレモンバームは、現在では不安感、気分の落ち込み、神経の緊張、消化器系トラブルに幅広く適用されています。

使用部位
地上部、精油

主成分
精油（シトロネラール、リナロール、シトラールを含む）、ポリフェノール、タンニン、苦味質、フラボノイド、ロスマリン酸

作用
鎮静、抗うつ、消化促進、末梢血管拡張、発汗、神経系のリラックス、駆風、抗ウイルス、抗菌

使用方法

浸剤
フレッシュまたはドライハーブから抽出した浸剤（p.342）カップ1杯を1日3回服用すると、気分の落ち込み、神経疲労、消化不良、吐き気に効果的。子供の水疱瘡には浸剤を薄めたものを使う。

クリーム／軟膏
痛みや炎症がある場所、口唇ヘルペス、治りにくい創傷、あるいは虫刺されに塗布する。

ローション
虫除けとして、水100mlに対して精油1ml（20滴）を薄めたものをスプレーボトルに入れてよく振り、皮膚にスプレーする。

ティンクチャー
10～20滴を1日3～5回服用すると、気持ちの落ち込み、緊張性頭痛、不安感に有効。フレッシュリーフから抽出した方が効果的。

マッサージオイル
精油5～6滴をアーモンドオイル15mlに加え、マッサージオイルとして身体に擦り込むと、気分の落ち込み、緊張、ぜんそく、気管支炎に効果的。口唇ヘルペスの発症を感じた時にはその部位に軽く塗る。

入手方法

栽培
適度な水分を含むが水はけの良い土壌を好む。痩せ地でも育ち、日照条件にも左右されない。春、冷床に種をまき、十分に生長したら植え替える。あるいは、秋の生長が見られるようになったら、春に株分けをする。自然に種がこぼれて繁殖し、他の植物を侵食する可能性がある。レモンバームには斑入りや葉が黄色の園芸品種もあり、通常品種ほど繁殖力が強くないため管理しやすい。好みの品種を選ぶとよい。

採取
ヨーロッパ全域で半日陰の茂みなどに分布。また栽培種の種がこぼれて自生しているものも各地で見つかる。

収穫
地上部は夏の開花直前に刈り取る。葉は生育期間を通じて摘み取れる。

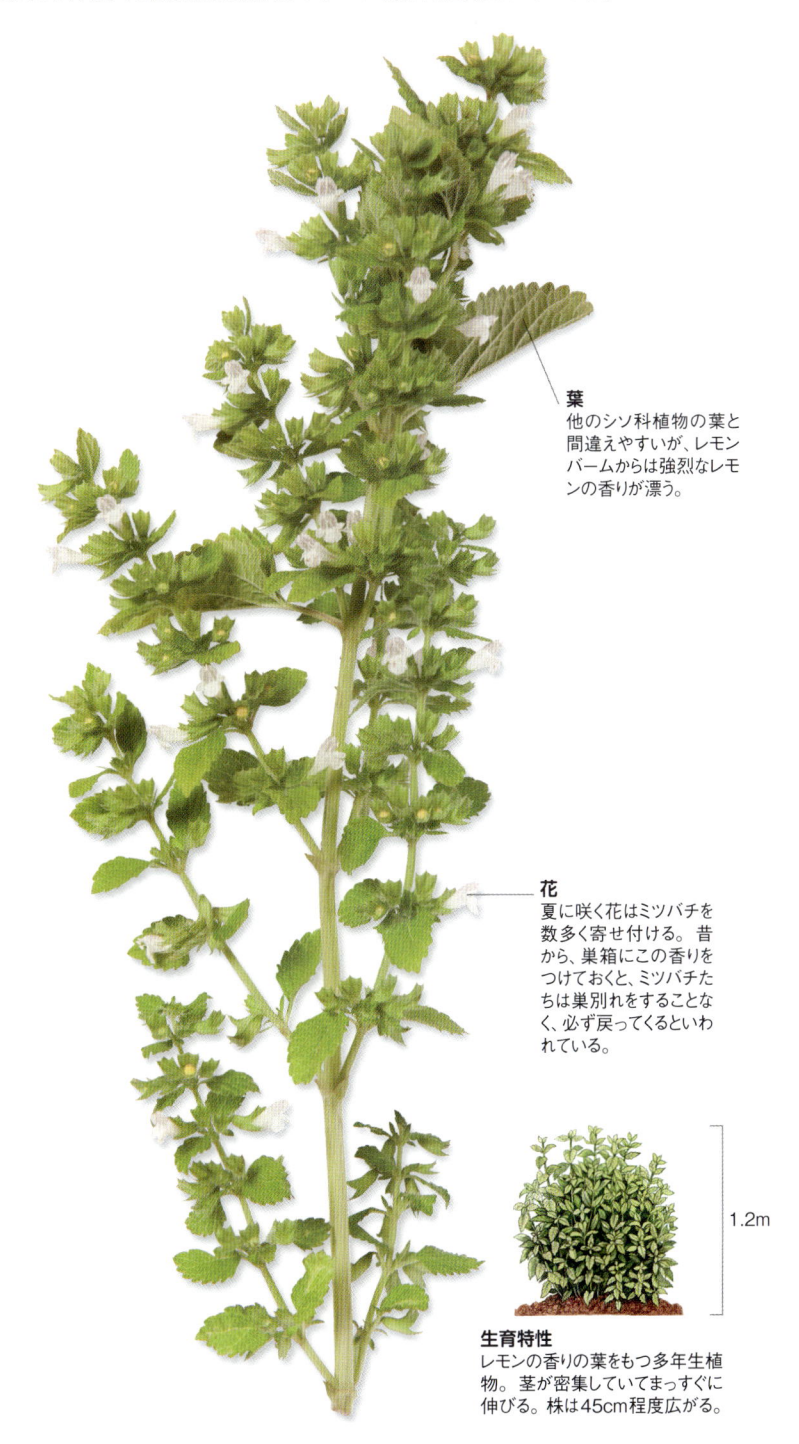

葉
他のシソ科植物の葉と間違えやすいが、レモンバームからは強烈なレモンの香りが漂う。

花
夏に咲く花はミツバチを数多く寄せ付ける。昔から、巣箱にこの香りをつけておくと、ミツバチたちは巣別れをすることなく、必ず戻ってくるといわれている。

1.2m

生育特性
レモンの香りの葉をもつ多年生植物。茎が密集していてまっすぐに伸びる。株は45cm程度広がる。

ペパーミント（西洋ハッカ）　Mentha x piperita

現在ペパーミントには25種類以上の品種がありますが、これらの多くは多様な交配品種を得るために、他花受粉させたものです。ヨーロッパ原産のペパーミントも、おそらく古代にこのような他花受粉によって生まれ、現在は世界各地に帰化しています。ペパーミントの精油は香水やトイレタリー製品の芳香用としても広く使われ、栽培されています。

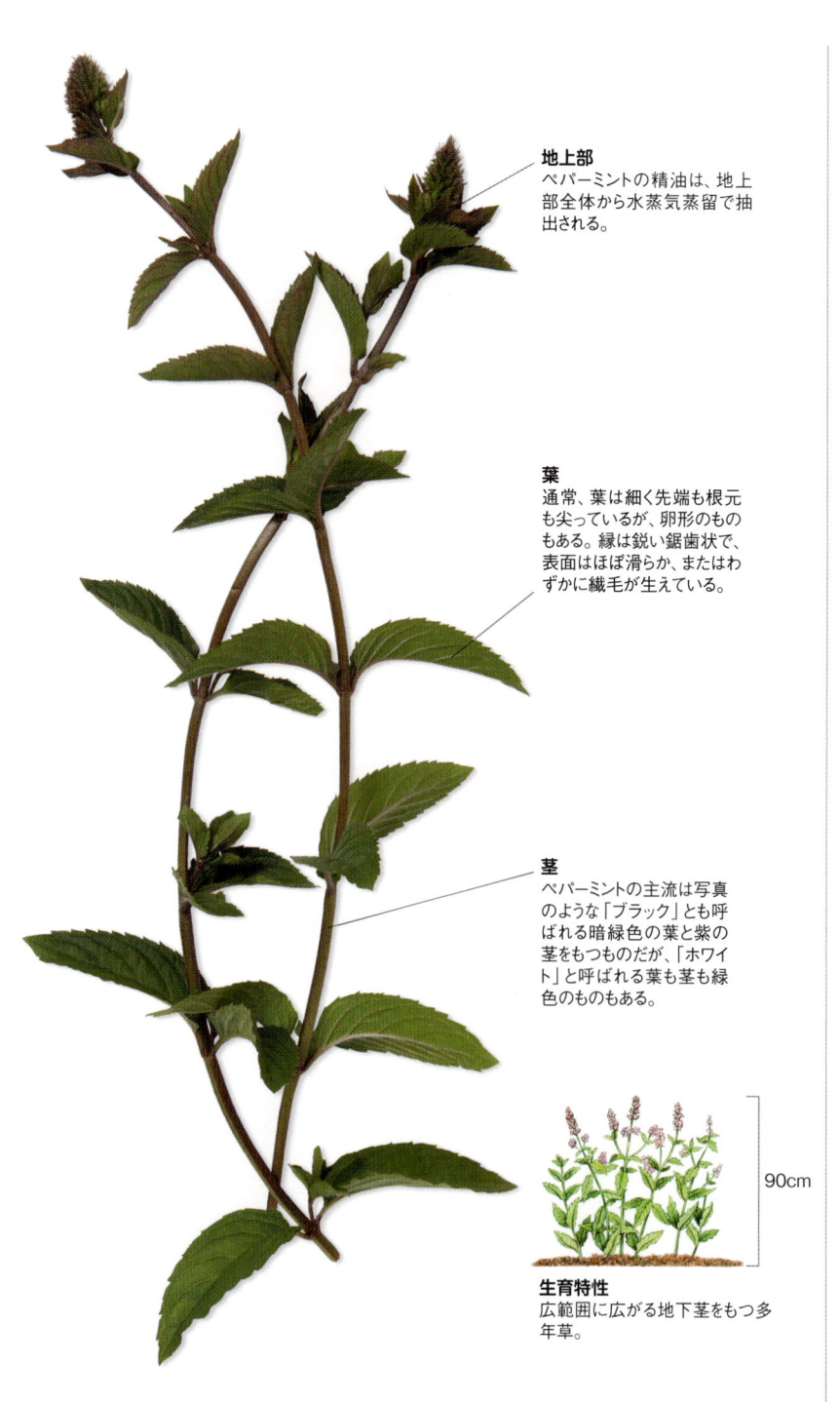

地上部
ペパーミントの精油は、地上部全体から水蒸気蒸留で抽出される。

葉
通常、葉は細く先端も根元も尖っているが、卵形のものもある。縁は鋭い鋸歯状で、表面はほぼ滑らか、またはわずかに繊毛が生えている。

茎
ペパーミントの主流は写真のような「ブラック」とも呼ばれる暗緑色の葉と紫の茎をもつものだが、「ホワイト」と呼ばれる葉も茎も緑色のものもある。

生育特性
広範囲に広がる地下茎をもつ多年草。

90cm

使用部位
地上部、精油

主成分
精油（メントールを主成分とする）、タンニン、フラボノイド（ルテオリンなど）、トコフェロール、コリン、苦味質、トリテルペン

作用
鎮痙、健胃、制吐、駆風、末梢血管拡張、発汗、胆汁分泌促進、鎮痛、消毒

使用方法

ミントティー
沸騰した湯カップ1杯にフレッシュリーフ2～3枚を入れて、5分間浸出させ、毎日飲用する。特に食後のお茶に最適。

蒸気吸入
沸騰した湯を入れたボウルに葉のついた茎を2～3本入れ、立ち上った蒸気を吸入すると、鼻づまりに効果的。

浸剤
ドライハーブ15gを600mlの熱湯に抽出し、この浸剤1/2～1カップを1日2～3回服用すると、吐き気、消化不良、鼓腸、疝痛に有効。また風邪やカタル症状には他の風邪などに効果的なハーブとブレンドして抽出した浸剤を服用する。

マッサージオイル
精油30滴を植物油120mlに混ぜ合わせ、筋肉や関節の痛みにマッサージする。また疥癬や白癬にも使用できる。

ローション
水120mlに精油30滴を薄めたものをスプレーボトルに入れてよく振って使用すれば、蚊除けや足用のデオドラントとしても利用できる。

入手方法

栽培
日当り良好、あるいは半日陰で、適度な水分を含むが水はけの良い土壌を好む。理想的な生育環境では、他の植物を侵食する可能性がある。春か秋に株分け、または春か夏に茎の先端を挿し木のようにして殖やす。茎を水のなかに2～3日挿しておけば、簡単に根が出てくる。交配品種であるため、実や種はできない。ミントは他花受粉の影響を受けやすく、どのようなミントになるか、種をまいて育ててみるまでは分からないため、種から育てることはしない。

採取
湿気の多い場所に分布している。原産地はヨーロッパと地中海地域。北アメリカの一部では他の植物を侵食しやすい植物として分類されている。ハーブティー用の葉は生長期を通じて摘み取ることができる。

収穫
開花前に地上部を刈り取る。

> **注意**
> ペパーミントの精油は、5歳以下の子供に使用しないこと。

キャットニップ（イヌハッカ）　*Nepeta cataria*

キャットミントの名でも知られるキャットニップは、その名の通り、ネコが喜んで苗木にじゃれつくほどネコに大変気に入られている植物です。原産はヨーロッパから地中海地域一帯ですが、現在では世界中のさまざまな地域に帰化し、消化器系トラブルや発熱からくる悪寒の緩和に利用されています。作用が穏やかなため、多くの子供たちの不調に安心して使用できます。

使用部位
地上部

主成分
精油（シトロネロール、ゲラニオール、ネペタラクトンなど）、配糖体

作用
鎮痙、止瀉、通経、発汗、駆風、神経弛緩

使用方法

浸剤
浸剤(p.342)カップ1/2〜1杯を1日3回服用すると、風邪、インフルエンザ、吐き気や胸やけ、消化不良に効果的。小児期特有の、疝痛や精神的な動揺などにも効果的だが、子供の年齢に応じて服用量を加減する。

ティンクチャー
最大5ml（小さじ1杯）を浸剤と一緒に1日3回服用すると胃腸の不調からくる頭痛に有効。リウマチや関節炎には、5〜10ml（小さじ1〜2杯）を患部にやさしく擦り込む。

浣腸
結腸からの便の排泄を助けるためには、十分に濾した浸剤を、1Lを上限で使用する。

軟膏
痔の患部に1日2〜3回塗布する。

入手方法

栽培
日当り良好で適度に水分を含むが水はけの良い土壌を好む。秋、配合土を入れたトレイに種をまいて冷床で育てる。移植できる大きさになったら7cmポットに植え替える。夏の初めに最終的に育てたい場所に植え付ける。あるいは、秋か春に株分け、または春から初夏にかけて挿し木して殖やす方法もある。条件が揃えば、庭のなかなどに自然に種がこぼれて繁殖する。周囲にネコがいないことも重要。アブラムシやキューカンバービートル（cucumber beetles、ハムシの1種）などの害虫を寄せ付けないためのコンパニオンプランツとして評価されている。

採取
ヨーロッパやアジア、現在は帰化している北アメリカなどの多くの地域で、茂みや荒れ地、道路沿いなどに自生している。夏に地上部を集める。

収穫
地上部は、花が咲く直前に刈り取る。

> **注意**
> 妊娠中は使用を避けること。

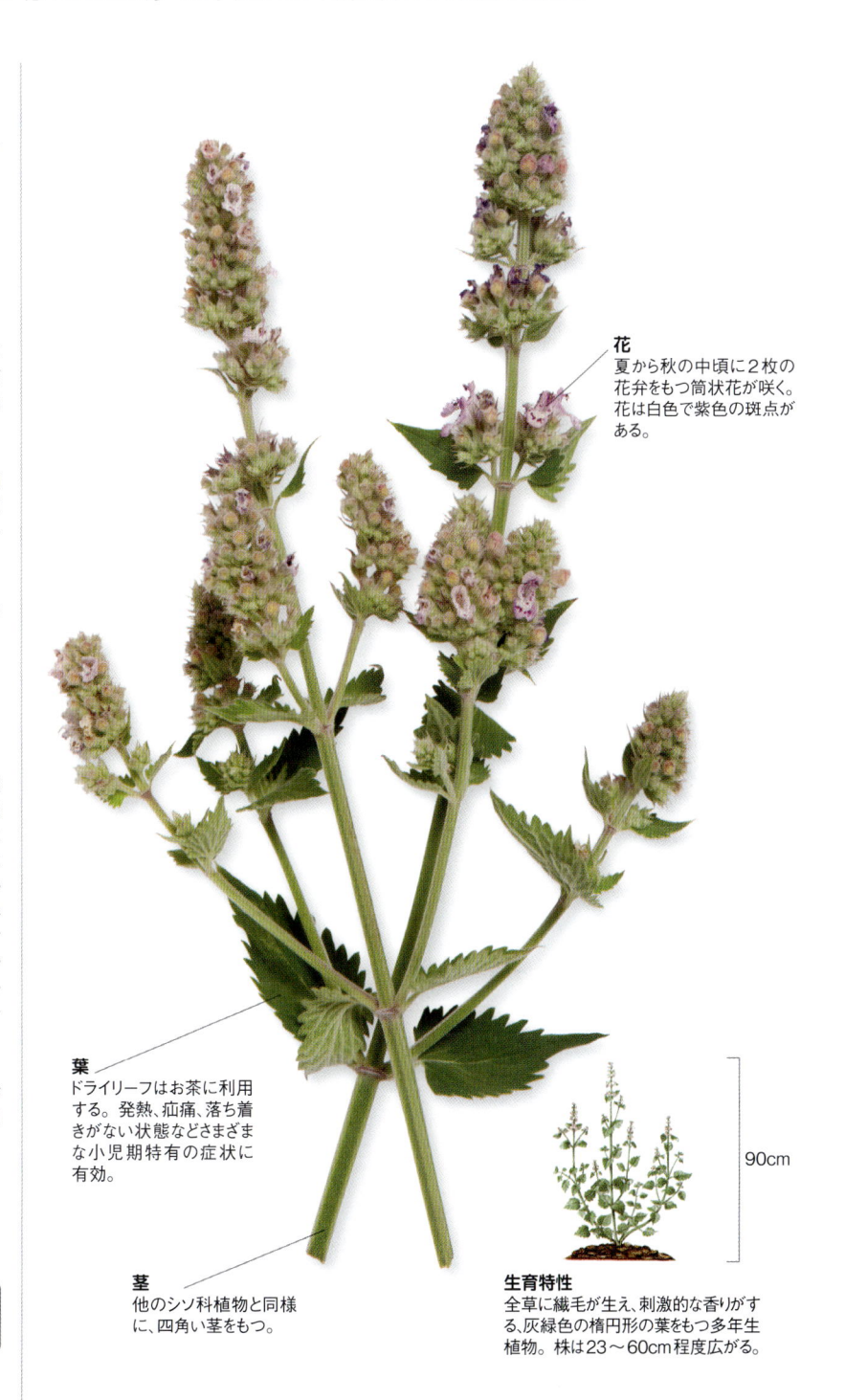

花
夏から秋の中頃に2枚の花弁をもつ筒状花が咲く。花は白色で紫色の斑点がある。

葉
ドライリーフはお茶に利用する。発熱、疝痛、落ち着きがない状態などさまざまな小児期特有の症状に有効。

茎
他のシソ科植物と同様に、四角い茎をもつ。

生育特性
全草に繊毛が生え、刺激的な香りがする。灰緑色の楕円形の葉をもつ多年生植物。株は23〜60cm程度広がる。

90cm

イブニングプリムローズ（メマツヨイグサ）　*Oenothera biennis*

北アメリカ原産のイブニングプリムローズは、現在では観賞用植物だけでなく、種子から必須脂肪酸が豊富に含まれている圧搾油を摂取するための作物として世界各地で栽培されて国際的な取引も盛んです。圧搾油は、皮膚炎、関節炎、月経不順などの幅広い症状を緩和する栄養補助食品や、自然薬として利用されています。

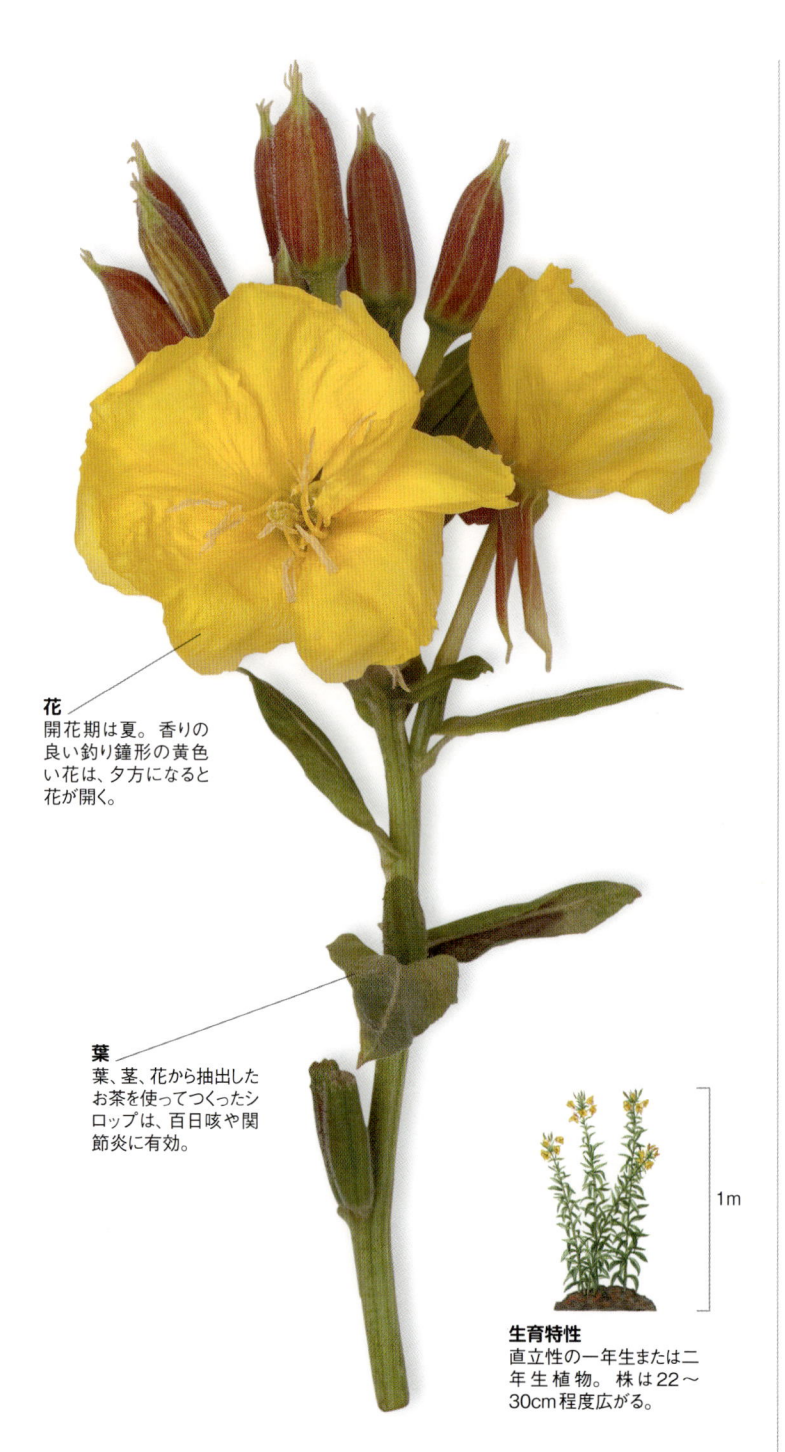

花
開花期は夏。香りの良い釣り鐘形の黄色い花は、夕方になると花が開く。

葉
葉、茎、花から抽出したお茶を使ってつくったシロップは、百日咳や関節炎に有効。

生育特性
直立性の一年生または二年生植物。株は22～30cm程度広がる。

1m

使用部位
種（植物油）、葉、茎、花

主成分
種子：プロスタグランジンE_1の前駆物質であるγ-リノレン酸などの必須脂肪酸を豊富に含む

作用
全草：収れん、鎮静
植物油：血圧降下、抗凝血、脂質降下

使用方法

浸剤
葉と茎から浸出させた浸剤（p.342）カップ1杯を1日3回服用すると、食欲不振や下痢などの消化不良に効果的。

シロップ
葉と茎から浸出させた浸剤600mlを濾し、砂糖またはハチミツ450gを加える。沸騰させてから、弱火で10分間じっくり煮込む。百日咳に1回5～10mlを必要に応じて服用する。

カプセル
市販のカプセルには保存料としてビタミンEが添加されていることがある。1日500mgを摂取するが、パッケージに指示があればその用量に従う。一般的には月経障害、乾癬や湿疹などの皮膚トラブル、リウマチ性関節炎などに利用される。またアンチエイジング剤として販売されているオイルには魚油が添加されている。パッケージの用量に従うこと。

クリーム／植物油
乾燥した皮膚に1日2～3回塗布する。

入手方法

栽培
日当り良好で水はけの良い軽量土を好む。土壌の栄養分は中位より少なめが適する。乾期にも強い。春の終わりに冷床に種をまき、夏に苗が大きくなったら植え替える。あるいは夏の終わりから秋に直まきしてもよい。

採取
世界各地の多くの地域に帰化し、乾燥した石の多い荒れ地で見かけることがある。葉と茎は2年目以降、花茎が生長したら収穫できる。

収穫
種は熟したら収穫する。

注意
てんかん症状のある場合はオイルの使用を避けること。

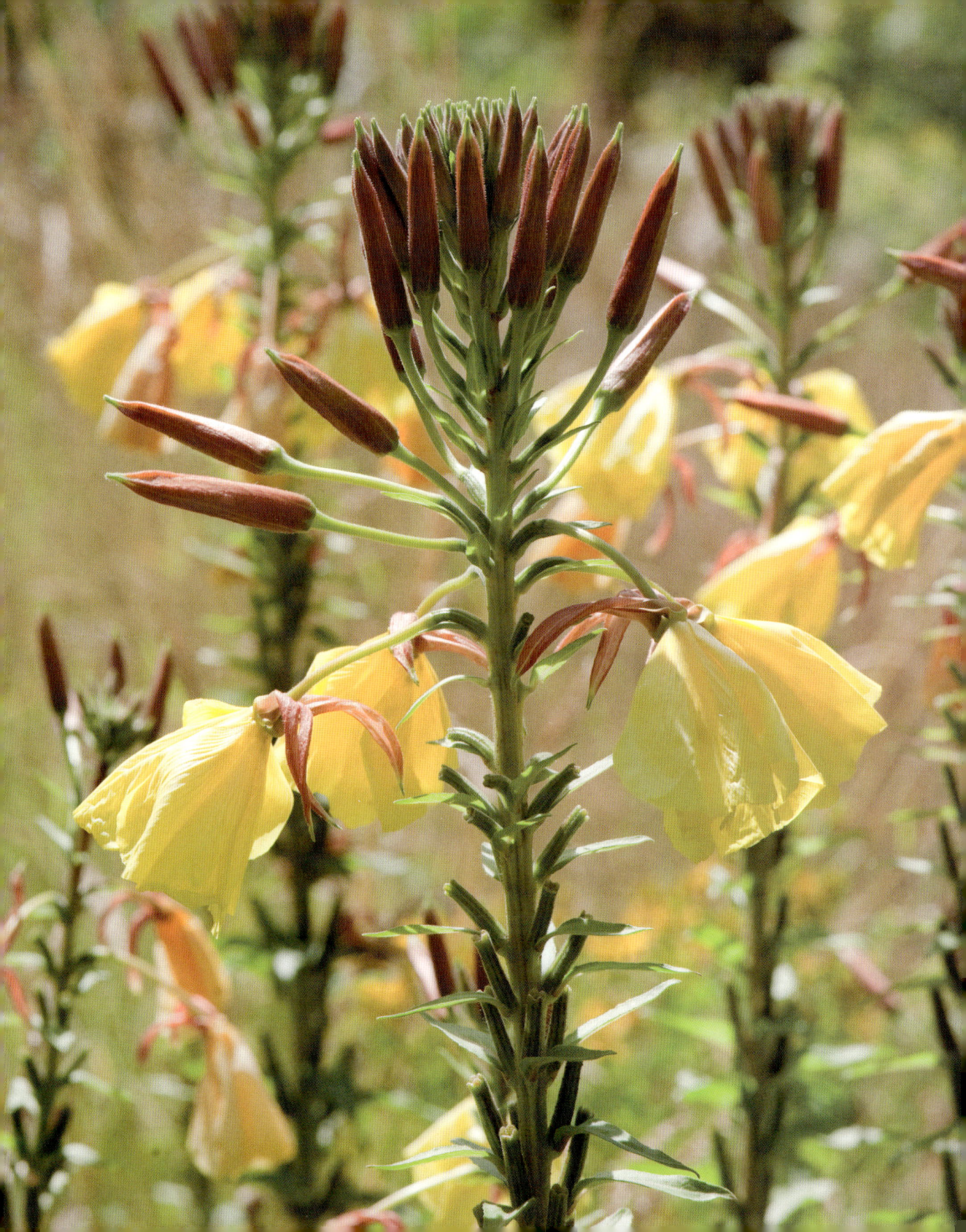

ジャパニーズジンセン（トチバニンジン）　*Panax japonicus*

日本の山林に分布するジャパニーズジンセンは、薬用ハーブとして使用されているいくつかの近縁種のなかの1つであり、主に咳止めに使われています。最も人気の高いコリアンジンセン（高麗人参、*Panax ginseng*）は、アメリカンジンセン（アメリカ人参、*Panax quinquefolius*）と同様に重要な活力強壮剤として、またサンジジンセン（田七人参、*Panax pseudo-ginseng*）は止血剤として用いられています。

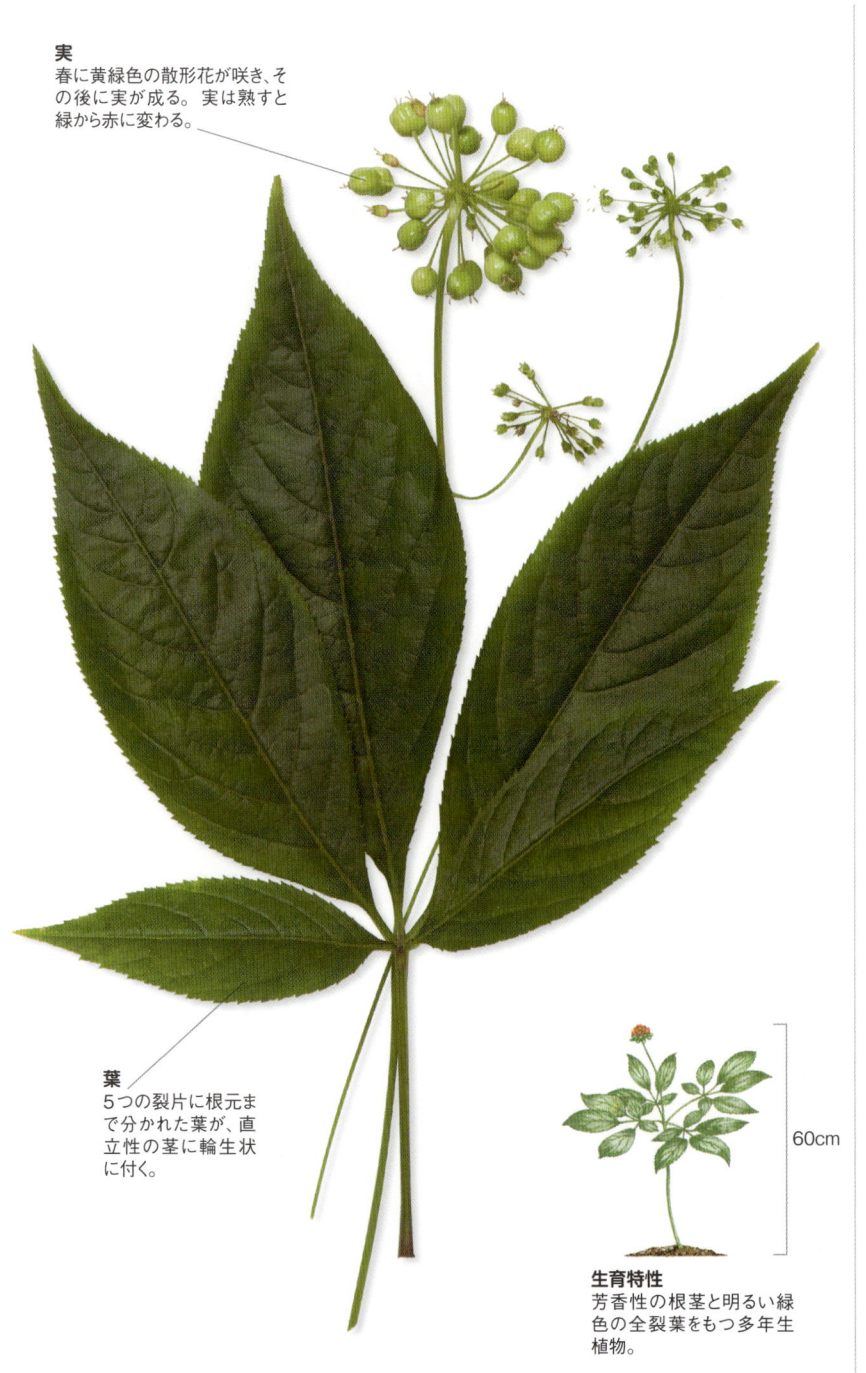

実
春に黄緑色の散形花が咲き、その後に実が成る。実は熟すと緑から赤に変わる。

葉
5つの裂片に根元まで分かれた葉が、直立性の茎に輪生状に付く。

生育特性
芳香性の根茎と明るい緑色の全裂葉をもつ多年生植物。

60cm

使用部位
根

主成分
サポニン、ステロイド配糖体、ステロール、精油

作用
去痰、全身の強壮、解熱

使用方法

錠剤／カプセル
日本で入手可能。強壮効果は大幅に弱まるが、コリアンジンセンの代替品として使用できる。毎日600mg摂取する。

煎剤
最近の調査で、免疫系を穏やかに賦活する可能性が見いだされた。根10gを600mlの水に入れ、20分間煮出して煎剤をつくる。カップ1/2～1杯を1日2～3回服用すると、一般的な免疫系の強壮剤として効果がある。日本では、民間療法として、糖尿病（インスリン非依存型の一般的なもの）や肥満症に煎剤が使用されている。

シロップ
煎剤600mlに砂糖450gを加えて沸騰させ、弱火で5～10分間じっくり煮込む。痰が絡む咳に1回5ml（小さじ1杯）を服用する。

入手方法

栽培
種が熟したらすぐに、冷床の日の当たらない場所にまく。発芽は不規則で、時間がかかる。苗が移植可能な大きさになったらすぐに7cmポットに植え替え、少なくとも最初の冬越しまでは温室の日陰で育てる。育てる場所には適度な水分を含むが水はけの良い日陰の場所を選び、夏の終わりに植え付ける。また、春に根分けして殖やす方法もある。

採取
原産地の生息環境以外で野生種を見かけることはないと思われる。

収穫
秋に4年目以降の根を掘り出す。

> **注意**
> 妊娠中は使用を避けること。カフェインを含む飲料と一緒に摂取してはならない。ジャパニーズジンセンはあまり研究されていないハーブであり、品質が良くないものもある。

パッションフラワー (チャボトケイソウ) *Passiflora incarnata*

アメリカ東部の林地を原産とするパッションフラワーにはたくさんの種類があり、そのなかでも写真の品種は現地ではmaypop（メイポップ）の名で知られ、アメリカ先住民の間では、腫れ物や真菌感染症の治癒、または強壮剤として利用されてきました。現在では一般的に鎮静効果のあるハーブとして認められ、子どもに見られる過度に落ち着きがない状態や、パーキンソン病など広範囲の症状に処方されています。

使用部位
葉、茎

主成分
フラボノイド（ルチン、アピゲニンなど）、青酸配糖体、アルカロイド、サポナリン

作用
鎮痛、鎮痙、冷却、血圧降下、鎮静、強心、血管の弛緩

使用方法

浸剤
月経痛には、パッションフラワーとラズベリーリーフを同量ブレンドして浸出した浸剤（p.342）カップ1杯を1日3回服用する。不眠症には、ドライパッションフラワー小さじ1/2杯をカップ1杯の熱湯で15分間浸出し、寝る前にカップ1/2～1杯服用する。また、月経痛や緊張性の頭痛にはこの浸剤を1日3回服用するとよい。用量を減らせば、過度に落ち着きがない状態の子どもにも適用できる。

ティンクチャー
2～4ml（40～80滴）を水に薄めて1日3回服用すると、神経の緊張、神経性のストレスが原因の高血圧、メニエール病の発作軽減に効果的。

ハーブ濃縮液
帯状疱疹の痛みや歯痛の緩和に、1日2回2ml（40滴）を上限として水に薄めて服用する。

錠剤／カプセル
不安感や、緊張性または神経性の頭痛には、200mgの錠剤またはカプセル1～2錠を朝と夜に服用する。

入手方法

栽培
養分の少ない、弱酸性の砂質土を好む。春、18～21℃の頃にトレイに種をまき、移植に適した大きさに育ったら7cmのポットに植え替える。夏に苗が十分に大きくなったら、最終的に育てたい場所に植え付ける。また、夏に成熟する前の若枝を挿し木して殖やす方法もある。冬には、寒さや湿った風からの防御策が必要。

採取
原産地以外では野生種は生息していないと思われる。夏に採れる実は食用できるが、ジャムやゼリーのレシピにのみ適する。

収穫
開花期または実を付けている時期に、地上部を刈り取る。

> **注意**
> 眠気を誘う可能性あり。

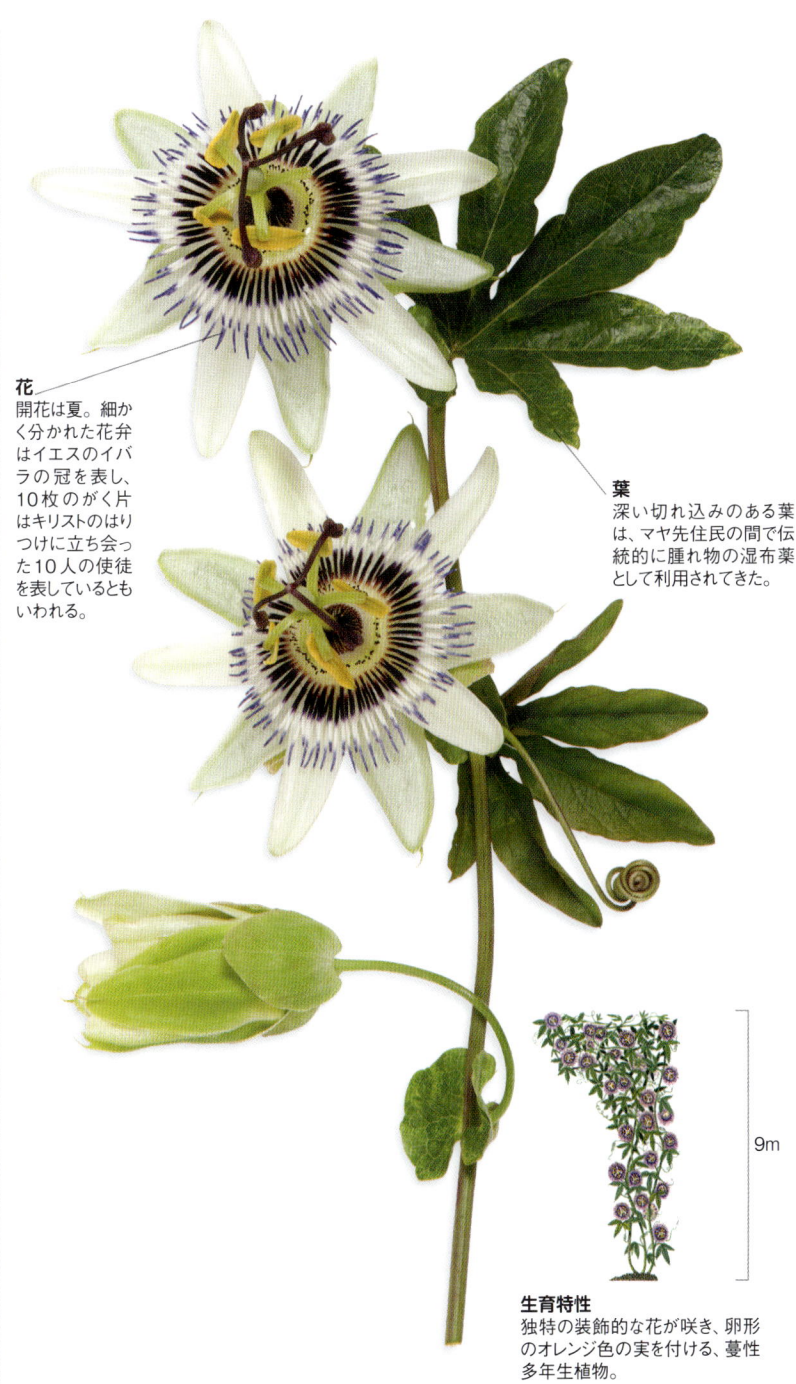

花
開花は夏。細かく分かれた花弁はイエスのイバラの冠を表し、10枚のがく片はキリストのはりつけに立ち会った10人の使徒を表しているともいわれる。

葉
深い切れ込みのある葉は、マヤ先住民の間で伝統的に腫れ物の湿布薬として利用されてきた。

生育特性
独特の装飾的な花が咲き、卵形のオレンジ色の実を付ける、蔓性多年生植物。

9m

リブワートプランテーン（ヘラオオバコ）　*Plantago lanceolata*

リブワートプランテーンと幅広い葉をもつ近縁種のコモンプランテーン（*Plantago major*）は、どちらもヨーロッパで最もよく見かける雑草の1種であり、舗装道路の裂け目から生け垣まで、あらゆるところに自生しています。また、アジアの暖地にも見られ、移住者によってもち込まれた北アメリカやオーストラリアにも分布しています。民間療法では、どちらのプランテーンも応急処置用の常備薬として利用されています。

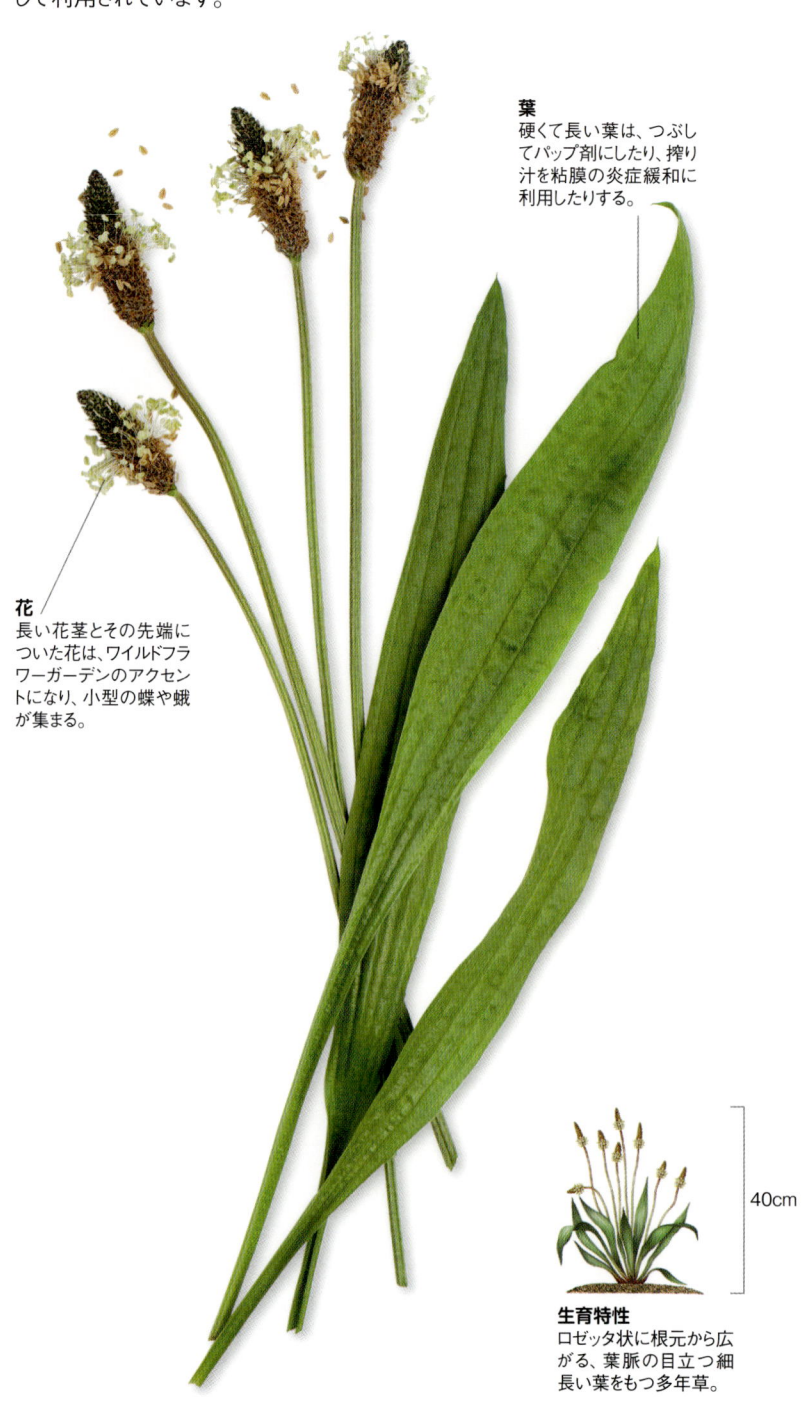

葉
硬くて長い葉は、つぶしてパップ剤にしたり、搾り汁を粘膜の炎症緩和に利用したりする。

花
長い花茎とその先端についた花は、ワイルドフラワーガーデンのアクセントになり、小型の蝶や蛾が集まる。

生育特性
ロゼッタ状に根元から広がる、葉脈の目立つ細長い葉をもつ多年草。

40cm

使用部位
葉

主成分
フラボノイド、イリドイド、粘液質、タンニン、ミネラル

作用
去痰、粘膜強化、抗カタル、鎮痙、局所治癒、止血

使用方法

ティンクチャー
3〜5ml（60滴〜小さじ1杯）を1日3回服用すると、カタル症状、あるいは胃炎や過敏性腸症候群などの消化器系のトラブルに効果的。

ジュース
生の葉の搾り汁10ml（小さじ2杯）を1日3回服用すると、膀胱炎、下痢、肺の感染症の緩和に働く。また、創傷や皮膚のただれに適用することもできる。

浸剤
カタル症状には、浸剤（p.342）カップ1杯を1日3回服用する。また、喉の痛みには、うがい薬として使用できる。

シロップ
喉の痛みや痰を伴う咳には、浸剤300mlにハチミツ225gを混ぜ合わせて、必要に応じて1回5ml服用する。

パップ剤
生の葉をつぶしたものを、治りの遅い創傷や慢性潰瘍に適用する。虫刺されや刺し傷には生の葉をそのまま押し当ててもよい。

入手方法

栽培
養分は少なめから中程度で、湿り気の多い日なた、または半日陰の土地を好む。自然に種がこぼれて繁殖し、雑草として庭などに生育していることが多いが、野生植物の専門家から種を入手できることもある。春に育てたい場所に直まきするか、7cmのポットにまいて冷床で育て、移植に適した大きさになったら植え替える。開花は通常2年目以降で、春先から初霜の頃まで咲き続ける。自然の牧草地のなかに生育していることが多いが、自然繁殖力が旺盛なため、他の植物を侵食しやすい傾向がある。

採取
荒れ地、生け垣、道路沿い、草地などで容易に見つかる。汚染物質の混入をできるだけ避けるためには、交通量の多い道路から離れた、できるだけ自然環境がそのまま残っている場所から採取することが望ましい。

収穫
葉は夏に収穫する。

サイリウム　*Plantago psyllium*

サイリウムの黒い種と、近縁種のイスパキュラ（*Plantago ovata*）の淡いベージュ色の種はどちらも市販の便秘薬として広く用いられています。サイリウムが地中海地域原産なのに対し、イスパキュラはインドやパキスタン一帯が原産です。種は水中で膨らみ、たくさんの粘液質の成分を浸出することから、膨張性の下剤として利用されています。

使用部位
種子

主成分
粘液質、脂肪酸（リノール酸、オレイン酸、パルミチン酸など）、デンプン、ビタミン、ミネラル

作用
刺激緩和、膨張性緩下、止瀉*、抗炎症

使用方法

冷浸剤
ぬるま湯を入れたマグカップに種を小さじ山盛り2杯入れ、一晩浸しておく。これを1回分として朝服用すると便秘に効果的。フルーツジュースを加えて風味を付けたり、ポリッジ（英国式の粥）やヨーグルトに混ぜたりしてもよい。種を服用した後は、水またはフルーツジュースをコップ1杯飲むこと。

パップ剤
サイリウムハスク（サイリウムの種皮）小さじ1杯とスリッペリーエルムパウダー（アカニレの樹皮の粉末）小さじ1/2杯に水を少量混ぜ合わせてペースト状にし、腫れ物や膿瘍に適用する。

粉末
サイリウムハスクは一般に粉末状で販売されている。小さじ1/2杯を水カップ1杯に入れてかき混ぜたものを1日3回服用すると下痢に効果的。また血中コレステロール値を下げる働きもある。

入手方法

栽培
日当り良好で、水はけの良い土壌を好む。春、配合土を入れたトレイの表面に種をまく。育苗器を15～21℃に保って育て、初夏、移植に適した大きさになったら最終的に育てたい場所に植え替える。植え付け後60日ほどで花を付ける。高温で結実する。

採取
南ヨーロッパ、北アフリカ、西アジアの荒れ地や乾燥した茂みなどに分布している。サイリウムとイスパキュラはどちらも広く商業栽培されている。

収穫
種は夏の終わりから秋の初めにかけて、熟した時に収穫する。

> **注意**
> 摂取後には必ず水を多めに飲み、規定された用量を超えないこと。過敏性腸症候群への適用が推奨されていることがあるが、サイリウムが症状を悪化させる場合もあるため注意を要する。摂取後、少なくとも1時間は他の薬を服用しないこと。

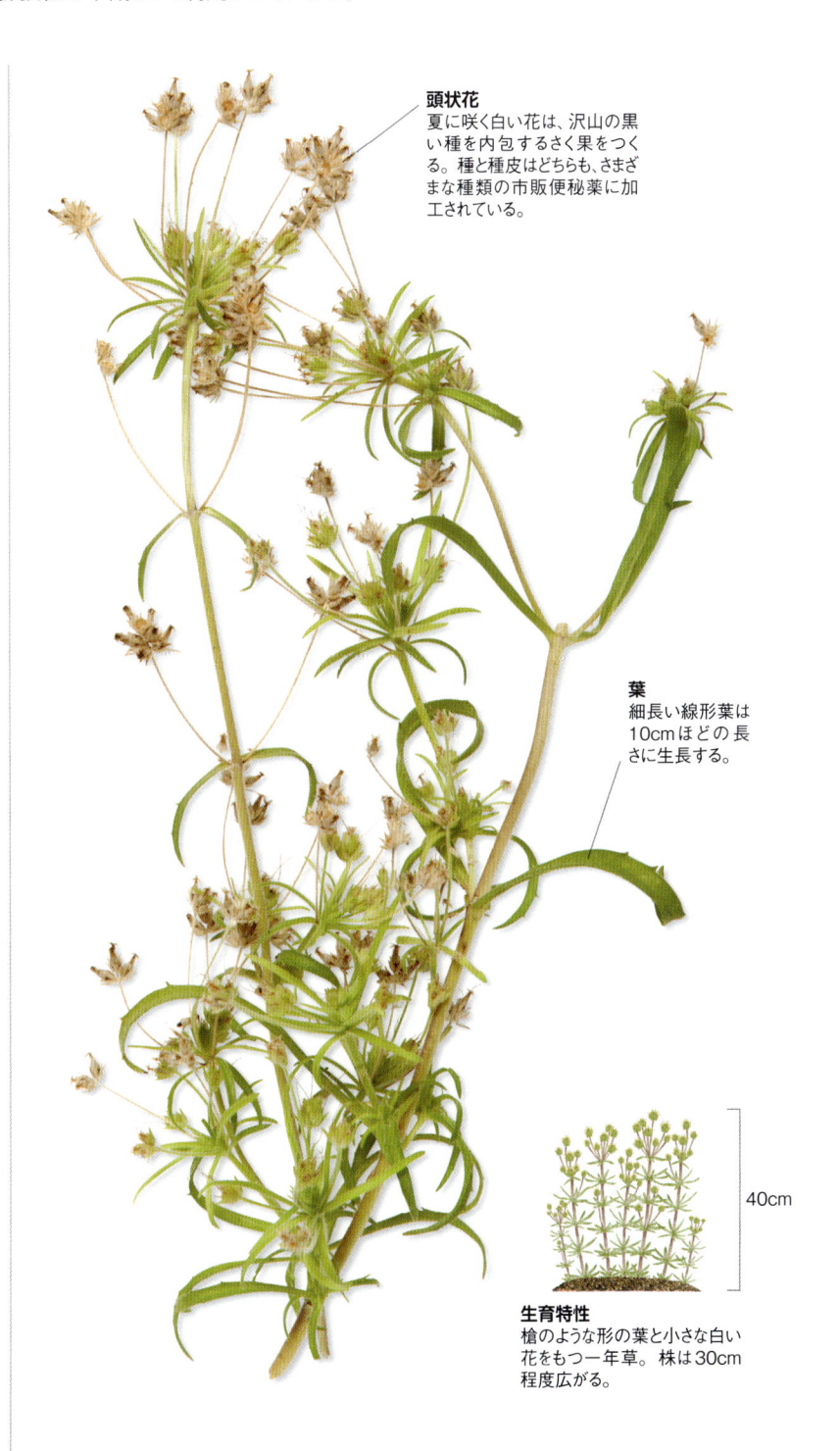

頭状花
夏に咲く白い花は、沢山の黒い種を内包するさく果をつくる。種と種皮はどちらも、さまざまな種類の市販便秘薬に加工されている。

葉
細長い線形葉は10cmほどの長さに生長する。

40cm

生育特性
槍のような形の葉と小さな白い花をもつ一年草。株は30cm程広がる。

チャイニーズバルーンフラワー（キキョウ） *Platycodon grandiflorus*

バルーンフラワーは、中国最古の薬草書「神農本草経」に記載されている植物です。この書物は、伝説的な生薬の祖と称され、5,000年前に生きたとされる「神農」の作とされています。東アジア原産のバルーンフラワーは、漢方では呼吸器系の治療薬として重用されていますが、欧米では薬草としてよりも観賞用植物として知られています。

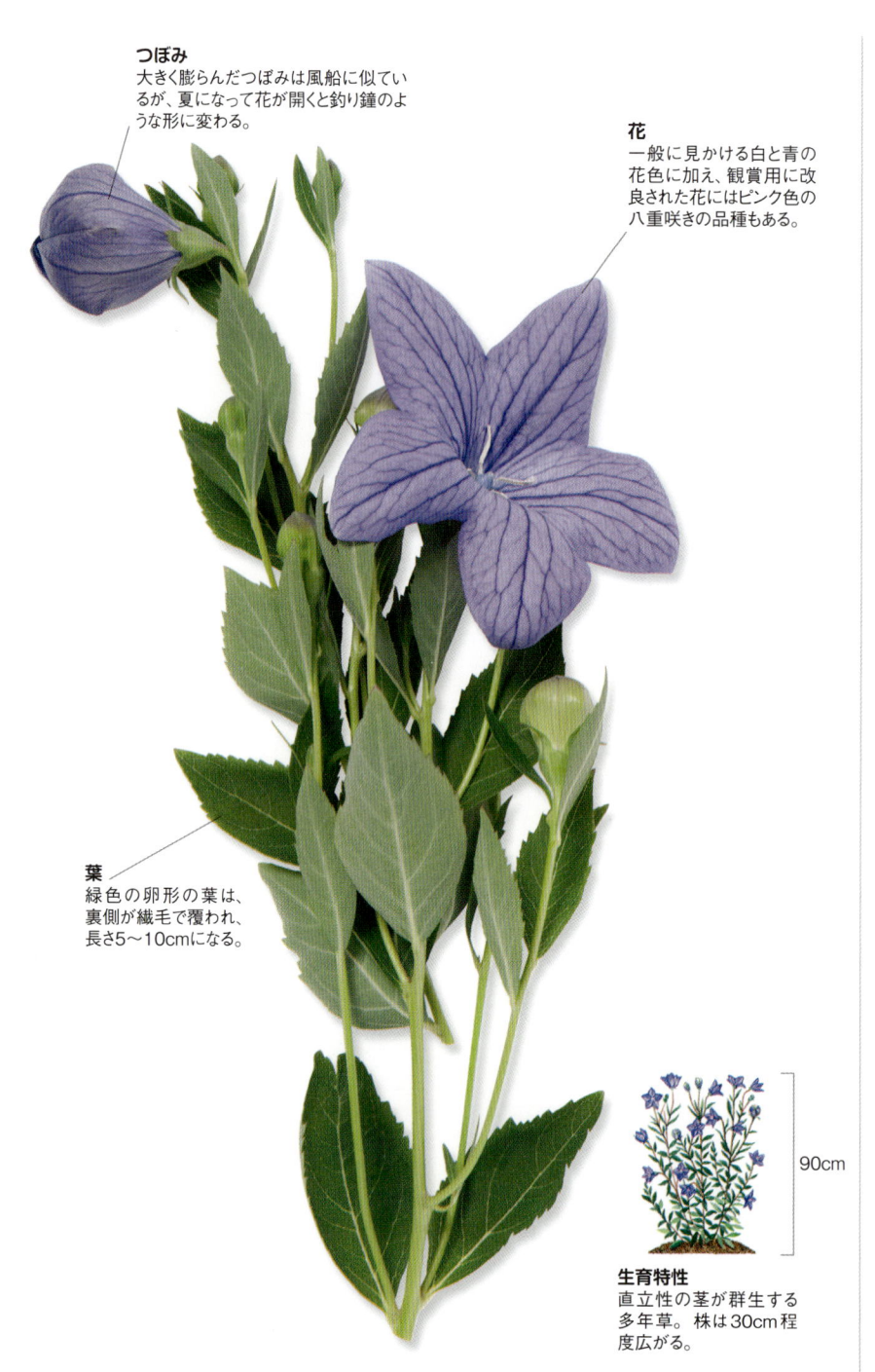

つぼみ
大きく膨らんだつぼみは風船に似ているが、夏になって花が開くと釣り鐘のような形に変わる。

花
一般に見かける白と青の花色に加え、観賞用に改良された花にはピンク色の八重咲きの品種もある。

葉
緑色の卵形の葉は、裏側が繊毛で覆われ、長さ5〜10cmになる。

生育特性
直立性の茎が群生する多年草。株は30cm程度広がる。

90cm

使用部位
根

主成分
サポニン、スティグマステロール、イヌリン、プラチコジン

作用
抗真菌、抗菌、去痰、血糖降下、コレステロール値低下

使用方法

煎剤
根から抽出した煎剤カップ1杯を1日3回服用すると、一般的な風邪からくる痰を伴う咳や喉の痛みに効果的。

シロップ
根の浸剤600mlを濾したものに砂糖またはハチミツ450gを加え、弱火で10分ほど煮詰める。気管支炎や大量に痰がからむ咳に、必要に応じて1回5〜10mlを適用する。2〜3日経っても痰を伴う咳の症状が改善しない場合には、医師の診察を受けること。

特許療法
漢方では「桑菊飲（桑の葉と菊がブレンドされ、煎剤で飲まれることが多い）」などにも含まれ、錠剤や粉末状の数多くの市販薬に配合されており、咳や気管支炎、または発熱を伴う初期の風邪に適用されている。

うがい薬
喉頭炎や喉の痛みには、煎剤カップ1杯を1日2〜3回、うがい薬として適用する。

入手方法

栽培
日なたまたは半日陰の水はけの良い土地を好む。十分に生長すると株は直径45cmほどに広がる。春から初夏にトレイに種をまき、移植に適した大きさになったら、7cmポットに植え替える。株が十分に生長したら最終的に育てたい場所に植え付ける。

採取
中国と日本以外でこの植物が帰化している地域はないと思われるが、栽培種から自然に種がこぼれて生長する可能性はある。

収穫
秋に成熟した根を掘り起こす。

> **注意**
> 痰のなかに血が混じっている場合には、このハーブの使用を避けること。

セルフヒール （ウツボグサ） *Prunella vulgaris*

かつてセルフヒールは創傷治療薬や万能薬として高く評価されていました。他の多くの植物同様、このハーブの一般名「self-heal（自己治癒）」はその効能をよく示しています。ヨーロッパやアジアを原産とするこのハーブは、創傷治療薬や一般的な強壮剤として利用され、花は漢方で肝臓の不調を和らげる効果があるとされています。

使用部位
地上部、花

主成分
フラボノイドおよび配糖体（ルチンなど）、ビタミンA・B_1・C・K、脂肪酸、精油、苦味質

作用
地上部：抗菌、血圧降下、利尿、収れん、止血、創傷治癒
花穂：強肝、血圧降下、抗菌、解熱

使用方法

ティンクチャー
摘み立ての葉と茎でつくると最も効果が高い。5ml（小さじ1杯）を1日3回服用すると、月経過多や外傷などのあらゆる出血の軽減に効果的。

マウスウォッシュ／うがい薬
ドライハーブ小さじ1/2杯を熱湯1カップに入れて浸出し、自然に冷めるのを待つ。歯茎からの出血、口内炎、あるいは喉の痛みに適用する。

浸剤
花穂から抽出した浸剤（p.342）を服用すると、肝臓の不調からくる神経過敏や怒り、過度の興奮、高血圧、眼のトラブル、頭痛、あるいは子どもの過度の落ち着きのなさに効果がある（子供への処方は専門家に相談すること）。菊の花など、漢方で肝臓のトラブルのために配合されるハーブとブレンドすることも多い。

パップ剤
感染していない創傷に、生の葉を押し当てる。

クリーム／軟膏
切れ痔に塗布する。

入手方法

栽培
日なたまたは半日陰の、湿り気があって水はけの良い土壌を好むが、広範な環境条件に耐性がある。春、冷床に種をまいて移植に適した大きさになったら植え替えるか、春か秋に根分けして殖やす。自然繁殖力が旺盛なため、他の植物を侵食しやすい。

採取
ヨーロッパやアジアの多くの地域ではよく見かける雑草であり、草地、道路沿い、日当りの良い牧草地などに分布している。葉と茎は初夏に刈り取り、花は夏の盛りから終わりにかけての満開時に収穫する。

収穫
欧米では、伝統的に葉や若い茎は開花前に収穫する。

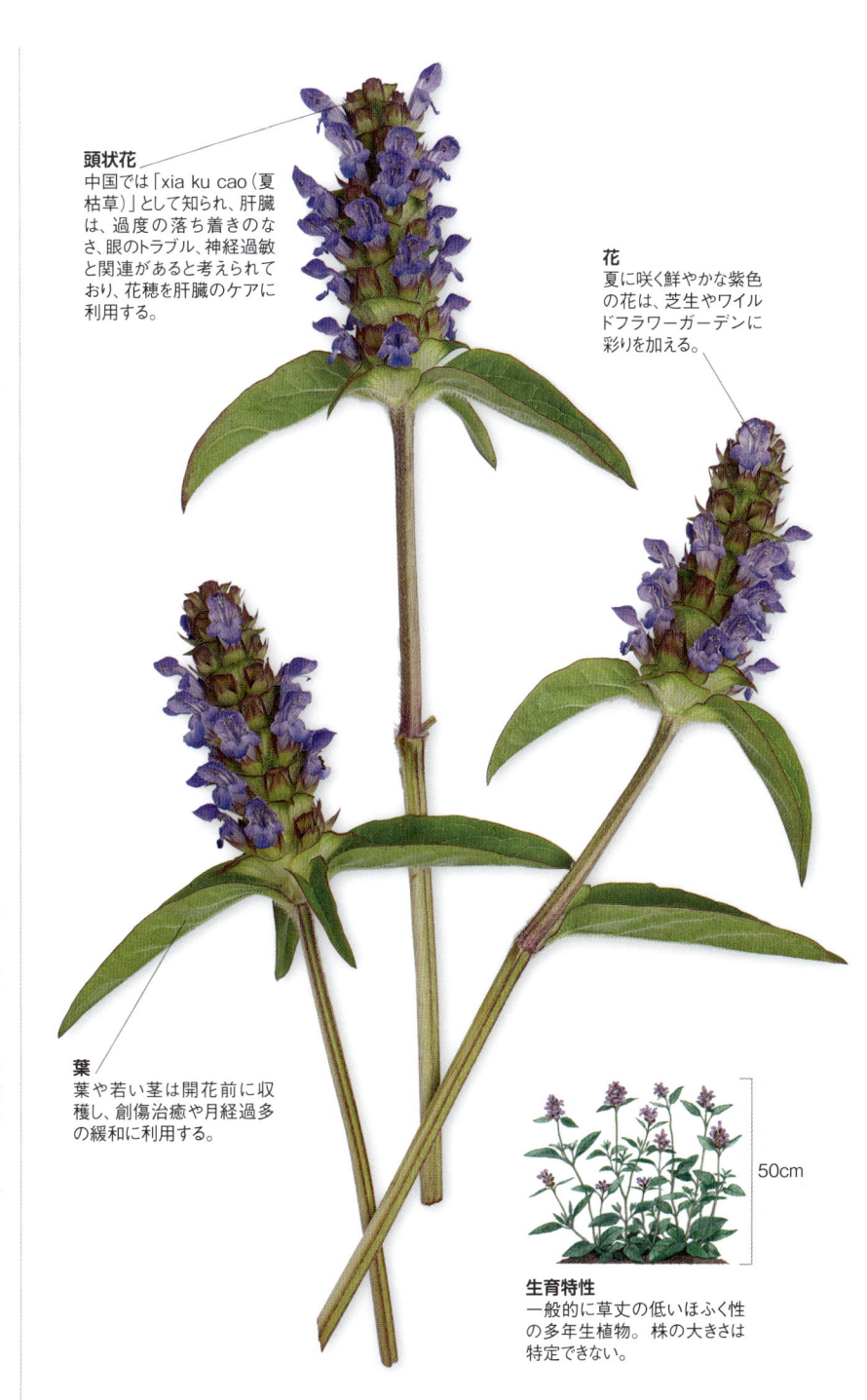

頭状花
中国では「xia ku cao（夏枯草）」として知られ、肝臓は、過度の落ち着きのなさ、眼のトラブル、神経過敏と関連があると考えられており、花穂を肝臓のケアに利用する。

花
夏に咲く鮮やかな紫色の花は、芝生やワイルドフラワーガーデンに彩りを加える。

葉
葉や若い茎は開花前に収穫し、創傷治癒や月経過多の緩和に利用する。

生育特性
一般的に草丈の低いほふく性の多年生植物。株の大きさは特定できない。

50cm

ブラックカラント（クロフサスグリ）　*Ribes nigrum*

ヨーロッパとアジアの暖地を原産とするブラックカラントは、果実をジュースにしたり、料理の風味付けに使ったりするために大規模に商業栽培されています。ブラックカラントのジュースは大変人気があり、店頭で入手することが難しいために、自宅の庭で木を育てる必要があるほどです。果実にはビタミンCが豊富に含まれ、葉は利尿薬として広く利用されています。

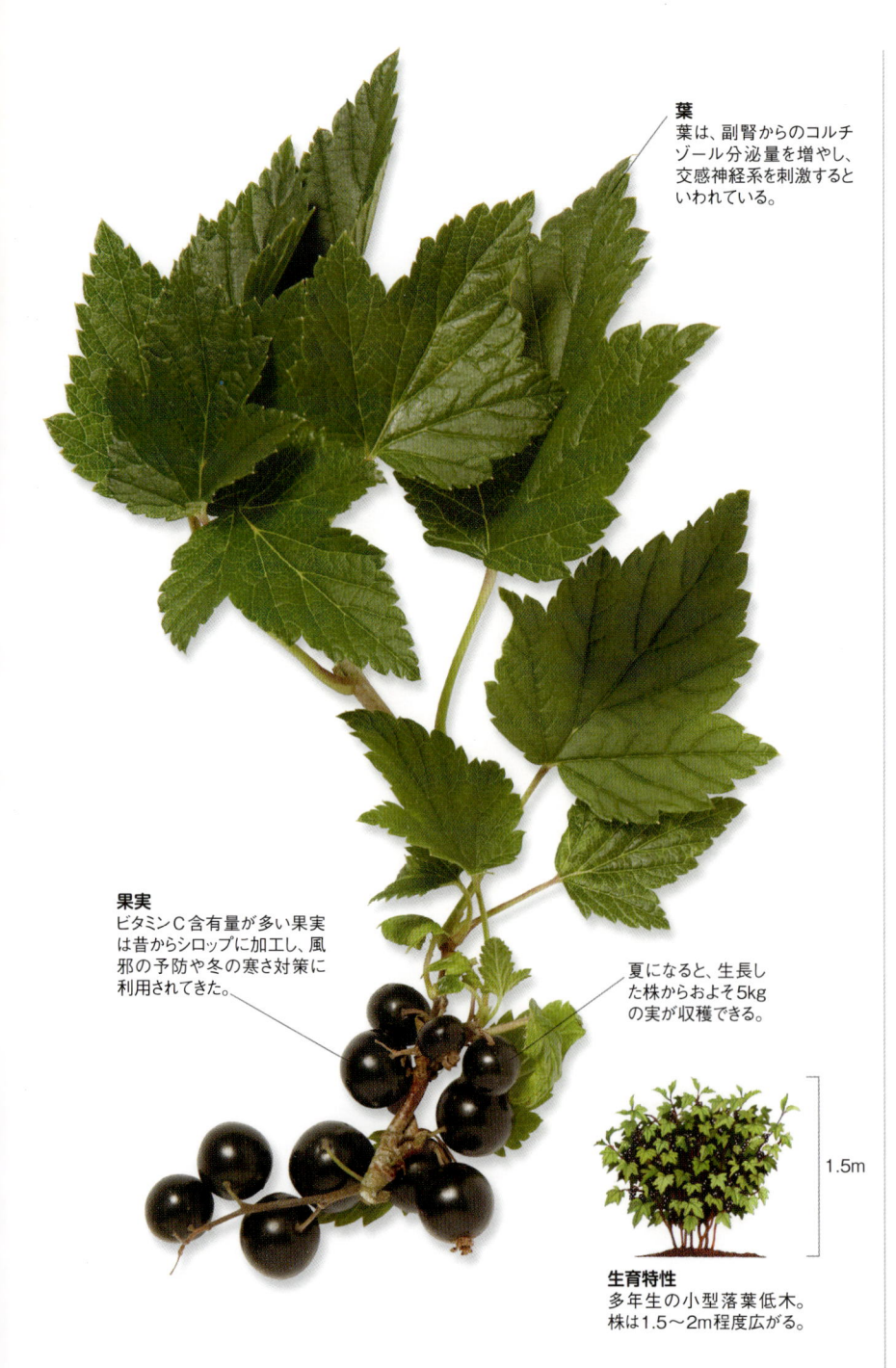

葉
葉は、副腎からのコルチゾール分泌量を増やし、交感神経系を刺激するといわれている。

果実
ビタミンC含有量が多い果実は昔からシロップに加工し、風邪の予防や冬の寒さ対策に利用されてきた。

夏になると、生長した株からおよそ5kgの実が収穫できる。

生育特性
多年生の小型落葉低木。株は1.5〜2m程度広がる。

1.5m

使用部位
葉、果実、シードオイル

主成分
葉：精油、タンニン
果実：フラボノイド、アントシアノサイド、タンニン、ビタミンC、カリウム
種子：必須脂肪酸（γ-リノレン酸）

作用
収れん、穏やかな解熱、利尿、抗リウマチ、ビタミンCの補給（果実）

使用方法

浸剤
風邪や発熱を伴う感染症の初期に、葉から抽出した浸剤（p.342）カップ1/2〜1杯を必要に応じて服用する。

シードオイル
γ-リノレン酸が豊富なブラックカラントのシードオイルは一般にカプセル入りのものが市販され、湿疹、月経調整、関節炎などに適用されており、イブニングプリムローズオイルの代替品としても使われる。パッケージに記載されている用量に従うこと。

ジュース
10ml（小さじ2杯、搾り立ての無加糖のものが望ましい）を1日3回服用すると、下痢や消化不良に効果的。また、インフルエンザや肺炎などの感染症の発症時にも、ビタミンCをより多く摂取するために飲用するとよい。

マウスウォッシュ／うがい薬
喉の痛みや口内炎には、葉の浸剤カップ1杯を1日2〜3回適用する。

ティンクチャー
葉のティンクチャー5ml（小さじ1杯）を少量の水で薄め、1日3回服用すると、高血圧症の体液排出を促進する効果がある。

入手方法

栽培
日当り良好で、水はけの良い肥沃な土壌を好むが、その他の環境条件にも耐性がある。秋に成熟した枝を挿し木して殖やす方法が一般的。苗が移植に適した大きさに生長したらポットに植え替え、冬の初めから遅くとも3月中旬までには最終的に育てたい場所に植え付ける。茎は土の表面のすぐ下から伸びてくるため、苗はポットの土表面から深さ5cmのところに植える。定期的に水やりを行い、雑草をこまめに抜く。

採取
ヨーロッパではブラックカラントを生け垣に仕立てていることはあるが、野生種を見かけることはめったにない。アメリカでは野生種は生息していないと思われる（ブラックカラントはサビ菌類の宿主になるため、アメリカでは栽培を禁じている州もある）。

収穫
果実は真夏の熟した時に摘み取り、葉は生長期を通じていつでも収穫できる。

ドッグローズ（ヨーロッパノイバラ）　*Rosa canina*

ヨーロッパ、西アジア、北西アフリカ原産のドッグローズは、現在は北アメリカ全域とニュージーランドにも生息していますが、これらの地域では侵入生物種と見なされています。ドッグローズの名前は、昔ローマで、犬にかまれてかかる狂犬病の治療に、ドッグローズの根を誤って利用していたことに由来するという説があります。ローズの実にはビタミン類が豊富に含まれ、特にビタミンＣの含有量は驚異的。シロップやジャムに加工することもできます。

使用部位
実（ローズヒップ）、葉

主成分
ビタミンA・B_1・B_2・B_3・C・K、フラボノイド、タンニン、ポリフェノール、カロチノイド、精油

作用
滋養、収れん、利尿、抗炎症

使用方法

シロップ
シロップは小さな子供の栄養補給剤として人気がある。また、他の薬の風味付けにしたり、咳止めにも加えられたりする。煎剤の濃縮液300mlにハチミツ225gを加えてシロップをつくる。必要に応じて1回5ml（小さじ1杯）を適用する（煎剤の濃縮液は、通常の煎剤を弱火でじっくりと加熱し、半量になるまで煮詰める。これを目の細かい漉し器かモスリンなどの布で濾し、実のなかの種のまわりの繊毛を取り除く）。

ティンクチャー
ローズヒップのティンクチャーを5ml（小さじ1杯）を上限に1日3回服用すると、下痢、胃炎、疝痛の緩和に効果的。または穏やかな利尿剤としても利用できる。

生のローズヒップ
熟した実は栄養補給剤として食用できる（事前に種は取り除いておく）。伝統的に、リンゴと一緒にタルトに入れて焼いたり、フルーツゼリーにしたりしてきた。

浸剤
ローズの葉の浸剤は味が良いため、ハーブティーとして毎日愛飲できる。かつては紅茶の代用品として使われていたこともある。

入手方法

栽培
夏に軟らかい若枝を挿し木にして殖やす方法が一般的。根付いた後は自然に種がこぼれて繁殖する。園芸家からは雑草として扱われることもあるほど生長が速く、他の植物を侵食することもある。水はけの良い土壌であれば、日なたでも半日陰でもよく育つが、沿岸地域での生育状況は一般的にあまり良くない。混植の生け垣の一部に仕立てられているのを見かけることが多い。

採取
生け垣、道路沿い、花壇の後方、荒れ地などで見かけることが多い。ローズヒップの収穫の適期は、秋の終わりに実が落ち始める頃。摘む時期が早いと実が堅く、いったん火を通さないと使えないこともある。

収穫
実は秋に熟して鮮やかな赤色になった時、お茶用の葉はいつでも収穫できる。夏にローズの花弁を集めて、ジャムやゼリーに加工する。

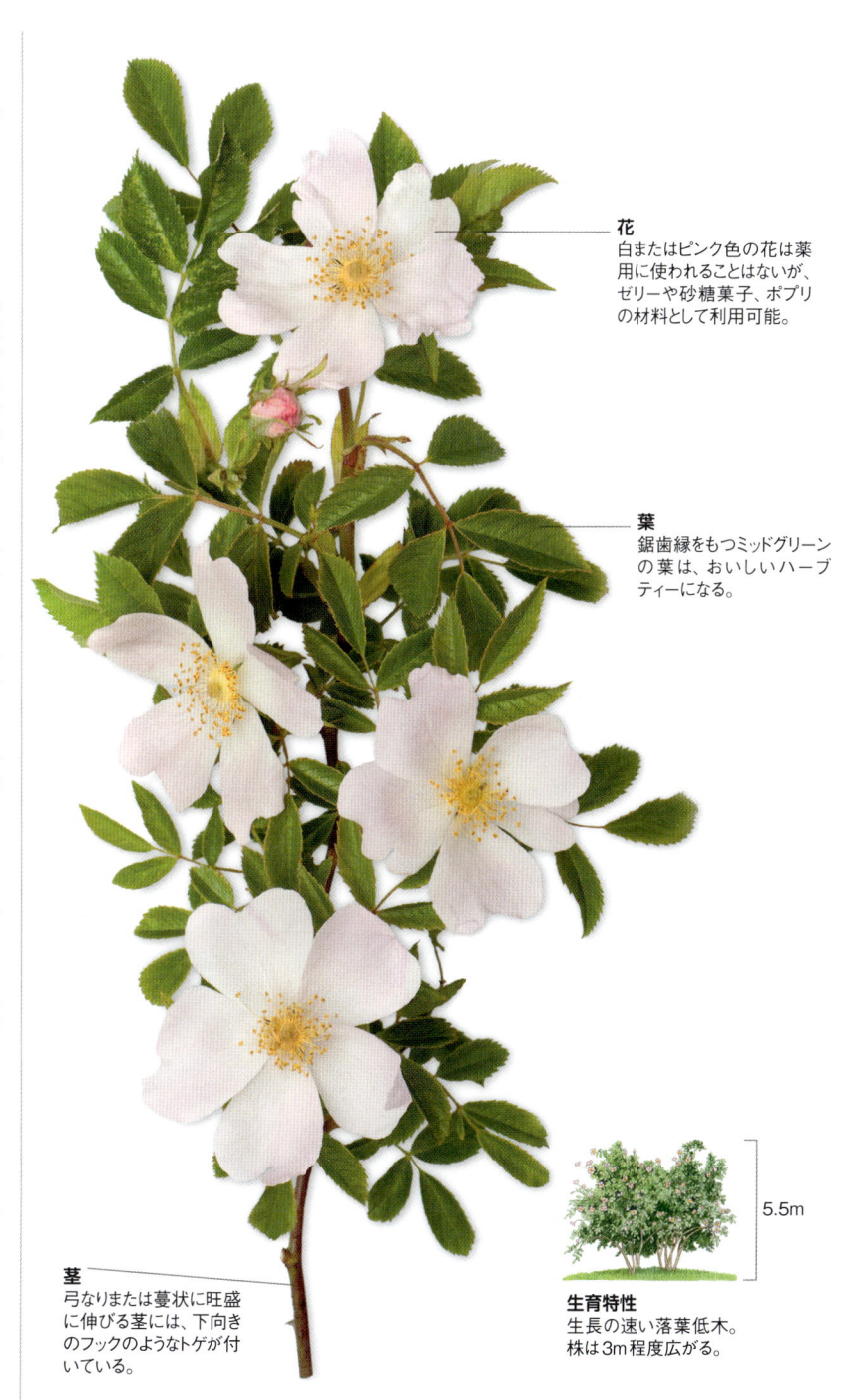

花
白またはピンク色の花は薬用に使われることはないが、ゼリーや砂糖菓子、ポプリの材料として利用可能。

葉
鋸歯縁をもつミッドグリーンの葉は、おいしいハーブティーになる。

茎
弓なりまたは蔓状に旺盛に伸びる茎には、下向きのフックのようなトゲが付いている。

生育特性
生長の速い落葉低木。株は3m程度広がる。

5.5m

ダマスクローズ *Rosa damascena*

中近東原産のダマスクローズは、13世紀にヨーロッパに伝来しました。現在、この品種は *Rose gallica* と *Rosa moschata* の交配種と考えられ、ピンクから淡い赤までさまざまな花色をもちます。ローズオットーと呼ばれるバラの精油の生産地は、主にブルガリアとトルコ。水蒸気蒸留によって抽出されたこの精油は「肌と心 (the skin and the soul)」に素晴らしい効果をもたらすといわれています。

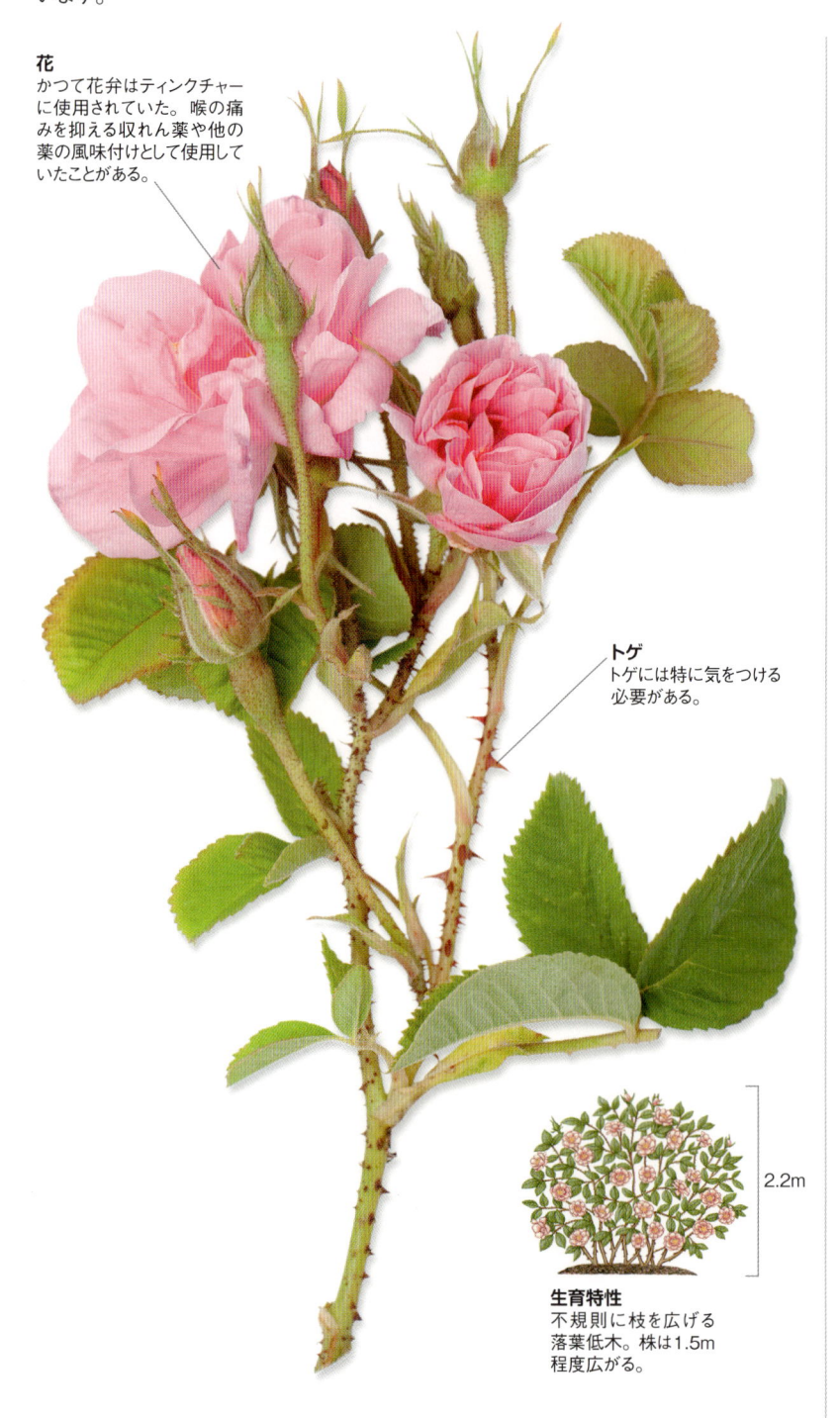

花
かつて花弁はティンクチャーに使用されていた。喉の痛みを抑える収れん薬や他の薬の風味付けとして使用していたことがある。

トゲ
トゲには特に気をつける必要がある。

生育特性
不規則に枝を広げる落葉低木。株は1.5m程度広がる。
2.2m

使用部位
花、精油、ハイドロゾル

主成分
ゲラニオール、ネロール、シトロネロール、ゲラン酸 (バラの精油には約300種の化学物質が含まれ、そのうちの100種ほどが特定されている)

作用
鎮静、抗うつ、抗炎症、コレステロール値降下、収れん

使用方法

マッサージオイル
ストレスや疲労感の解消には、精油1滴を5mlのアーモンドオイルに加えたオイルをこめかみや首筋に擦り込む。

入浴剤
精油2滴をバスタブのお湯に滴下すると、気分の落ち込み、悲哀感、不眠症に効果的。

クリーム
花弁からつくる方法やベースクリームに精油を数滴加えてつくる方法がある。肌の乾燥や炎症に適用する。

ローション
ローズウォーター (水蒸気蒸留で精油を抽出する際に生成される副産物。ハイドロゾルのこと) をベースにさまざまなローションを生成できる。膣のかゆみにはレディースマントルのティンクチャーを10%ブレンドし、吹き出物やニキビができやすい肌の冷却にはウィッチヘーゼルウォーターを同量混ぜ合わせる。

ティンクチャー
花弁から抽出したティンクチャー1〜2ml (20〜40滴) を服用すると、神経系の不調や消化不良、あるいはコレステロール値の低下に効果がある。

入手方法

栽培
湿り気のある肥沃な土壌を好み、生長期には1日5時間以上の日照が必要。亜熱帯程度の気温にも耐性がある。一般的には、秋に堅くなった枝を挿し木して殖やす。

採取
野生種を見かけることもあるが、生け垣用に栽培されたものがほとんどである。

収穫
夏に花を集める。

注意
妊娠中の使用は避けること。専門家の指示がない限りは精油を内服してはならない。他の精油を混ぜたものや化学的に合成されたものをバラの精油として販売していることがあるため、信頼できる製造者から購入すること。

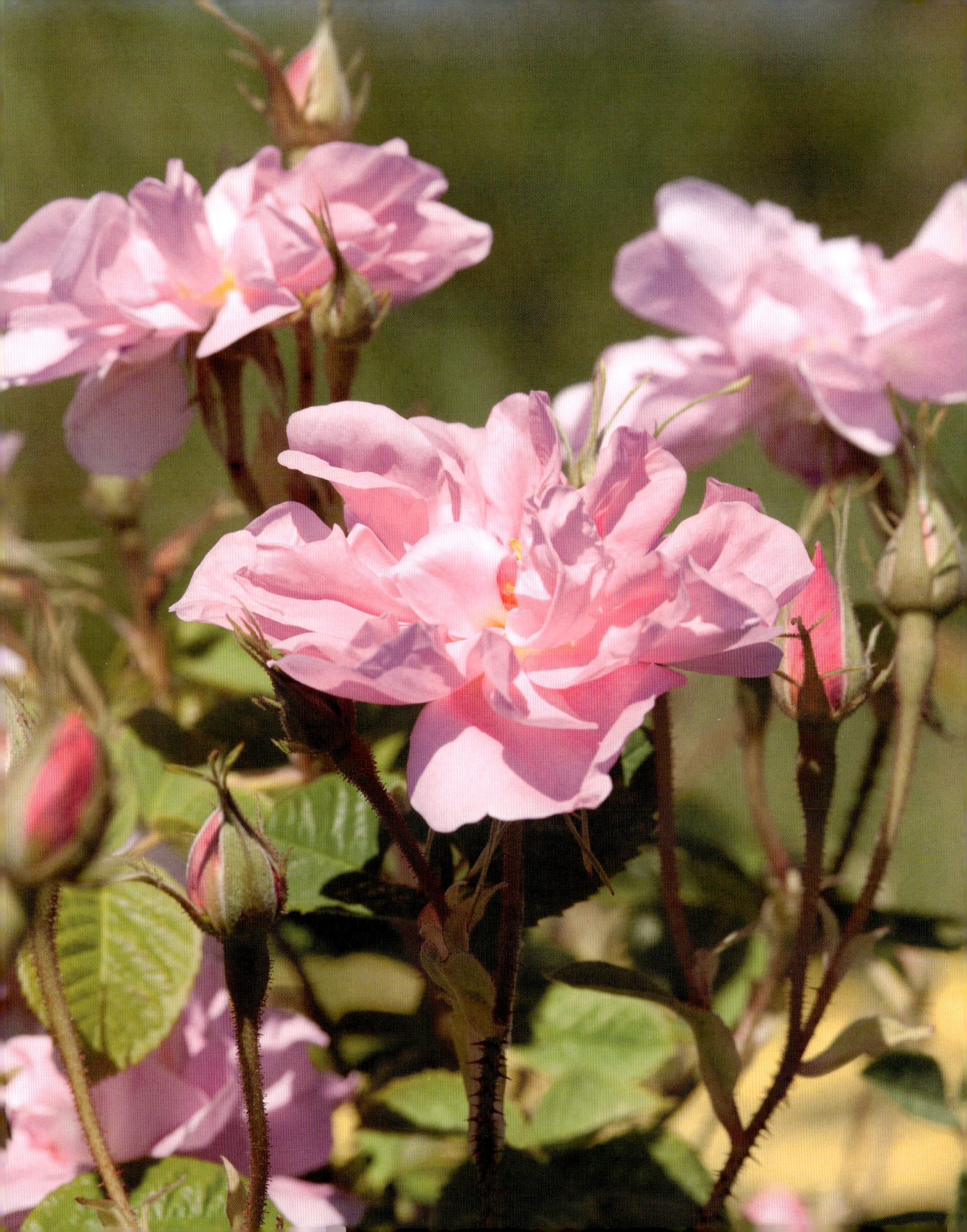

ローズマリー（マンネンロウ）　*Rosmarinus officinalis*

乾燥した地中海地域原産のローズマリーは、現在、料理用のハーブや精油抽出用に、世界各地で栽培されています。ハーブは強壮剤や消化促進剤として広く利用され、精油は関節痛に効果があります。また、化粧品や香水産業においてもローズマリーは大切な原料となっています。

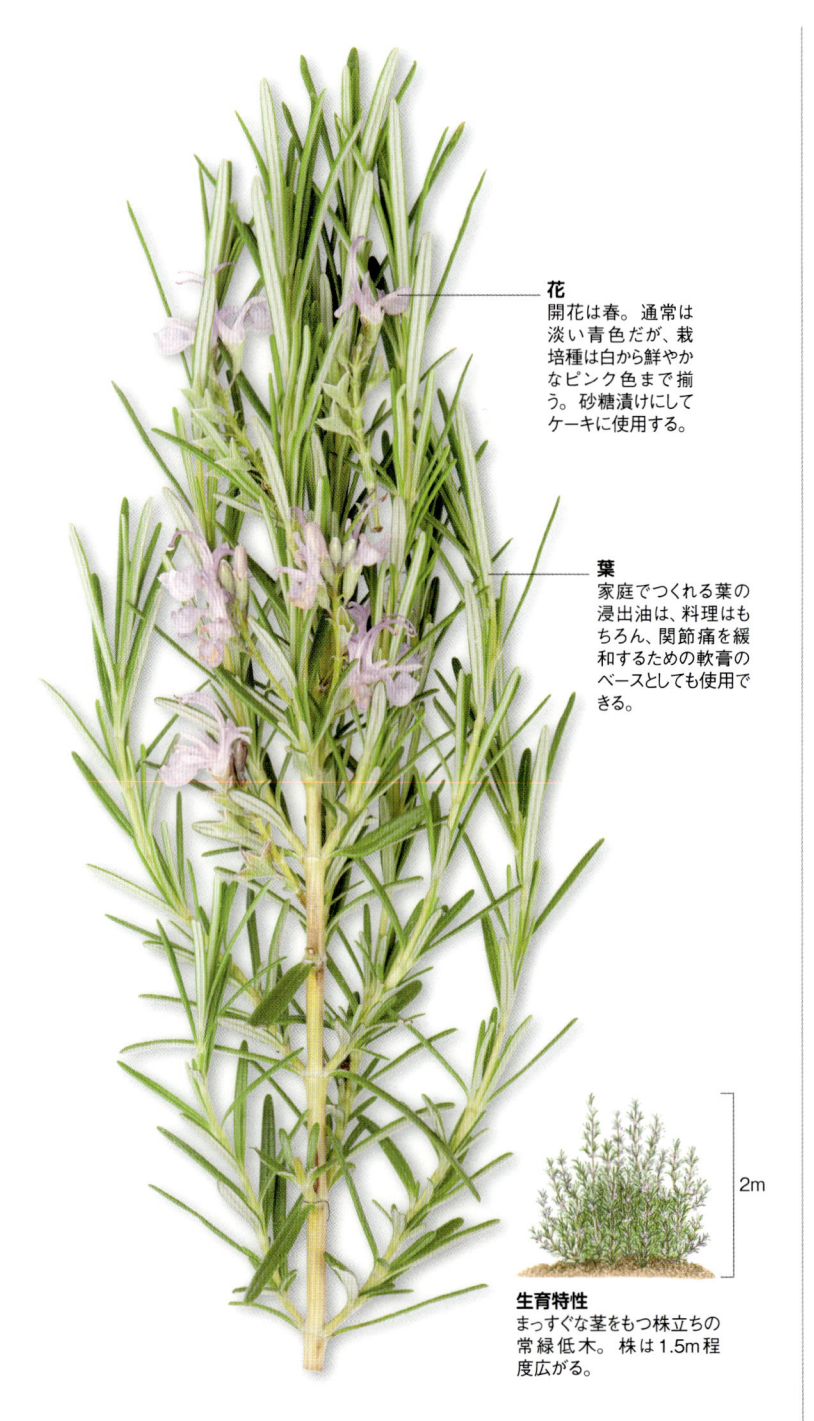

花
開花は春。通常は淡い青色だが、栽培種は白から鮮やかなピンク色まで揃う。砂糖漬けにしてケーキに使用する。

葉
家庭でつくれる葉の浸出油は、料理はもちろん、関節痛を緩和するための軟膏のベースとしても使用できる。

生育特性
まっすぐな茎をもつ株立ちの常緑低木。株は1.5m程度広がる。

2m

使用部位
葉、花、精油

主成分
精油（ボルネオール、カンフェン、シネオールなど）、フラボノイド、ロスマリン酸、タンニン

作用
収れん、神経の鎮静、駆風、殺菌、発汗、抗うつ、循環器系強壮、鎮痙、利胆※、利尿

精油
発赤※、鎮痛

使用方法

浸剤
ローズマリー単品の浸剤（p.342）はあまり味が良くないため、他のハーブをブレンドして風味を弱めて使用する。疲労や頭痛を感じる時、あるいは食後の消化を促進するために、カップ1杯を服用する。

ヘアリンス
濾した浸剤を仕上げ用のリンスとして使うと、フケ防止に効果的。

吸入
ティッシュに精油を1滴垂らしてその香りを深く吸い込むと、脳が活性化し、集中力が高まる効果がある。

ティンクチャー
疲労や神経衰弱時には、2.5ml（小さじ1/2）を1日3回服用する。気分の落ち込みには、ワイルドオーツあるいはバーベインのティンクチャーを同量ブレンドして服用する。

マッサージオイル
ローズマリーの精油5滴をアーモンドオイル15ml（大さじ1杯）に加え、関節や筋肉の痛みに擦り込む。また、緊張性の頭痛にはこめかみに塗布し、マッサージする。

湿布
しばらく時間が経過したねんざには熱めの浸剤1カップを使って湿布をつくり患部にあてる。さらに高温の浸剤でつくった湿布と氷嚢を2〜3分おきに交互に当てると効果が高い（注：ねんざした直後は、温湿布は控え、冷やす方がよい）。

入手方法

栽培
種から育てることもできるが、栽培種の発芽は不安定なため、成熟する前の若い枝を挿し木して殖やす方法をとる。中性からアルカリ性の土を好む。

採取
原産地である地中海地域では、まばらに低木が育つ開けた林地などに分布している。

収穫
春と夏に収穫する。

> **注意**
> 妊娠中は治療目的での使用は避けること。

ラズベリー （キイチゴ）　*Rubus idaeus*

夏の果実としてよく知られているラズベリーは、ヨーロッパ、アジア、北アメリカを原産とし、すでに16世紀頃には家庭菜園で自家栽培されていました。葉を抽出した浸剤は主に分娩時の子宮強壮剤として用いられます。また、果実からつくるラズベリー酢は、サラダのドレッシングや咳止め薬の材料に利用します。

使用部位
葉、果実

主成分
葉：フラガリン（子宮強壮）、タンニン、ポリペプチド
果実：ビタミンA・B・C・E、糖類、果実酸、ペクチン

作用
収れん、分娩前の子宮強壮（出産に備え子宮の状態を整える）、賦活、消化促進、利尿、緩下

使用方法

浸剤
葉から抽出した浸剤（p.342）カップ1杯を、出産前の2ヵ月間ほど毎日服用すると、子宮を強くして分娩準備を整えるのに効果がある。また分娩時にも、必要に応じてこまめに浸剤を口に含むとよい。月経痛や月経過多の緩和には、1日3回服用する。

ティンクチャー
軽い下痢には3〜5ml（60滴〜小さじ1杯）を1日3回服用する。また同量のティンクチャーを温かい白湯100mlに薄めて、創傷、静脈瘤、皮膚の炎症の患部を洗う。結膜炎や目の炎症には、いったん沸騰させてから冷ました水にティンクチャー2〜5滴を加え、目を洗浄する。

マウスウォッシュ／うがい薬
口内炎や喉の痛みには、浸剤カップ1杯を適用する。

ジュース
果実をつぶしてつくったジュース10ml（小さじ2杯）を1日3〜4回服用すると、微熱を下げる効果がある。

入手方法

栽培
湿り気があって弱酸性の土壌を好む。繁殖は根分けの他に、吸枝※や軟らかい茎を挿し木し、冬から春先にかけて移植する方法もある。移植後は茎を地面から25cmの長さに切り詰める。収穫後、結実した茎は地際から切る。翌年実を付けさせる若い茎を選び、それ以外の不要な茎を切り落とす。

採取
低木地帯や荒れ地に分布する。葉は夏の初めから中頃、実は熟した時に摘み取る。

収穫
果実は夏または秋に、葉は初夏に収穫する。

> **注意**
> 妊娠7ヵ月目以降であれば、ラズベリーの葉を健康維持のために服用できるが、妊娠初期には使用を控えること。

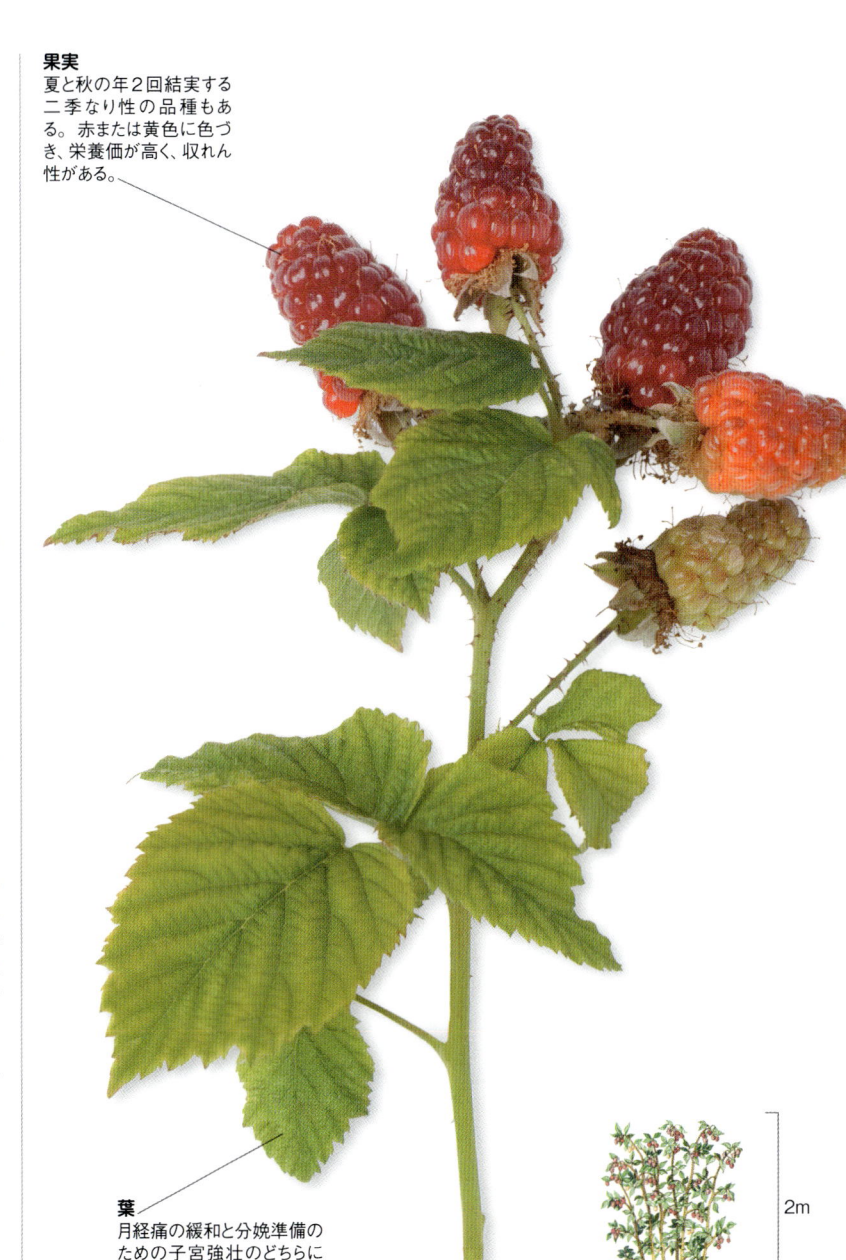

果実
夏と秋の年2回結実する二季なり性の品種もある。赤または黄色に色づき、栄養価が高く、収れん性がある。

葉
月経痛の緩和と分娩準備のための子宮強壮のどちらにも利用できる。収穫時期は夏の初め。

生育特性
トゲのある木質の茎をもつ落葉低木。株は1〜2m程度広がる。
2m

イエロードック（ナガバギシギシ） *Rumex crispus*

ヨーロッパからアフリカ一帯を原産とするイエロードックは、道路沿いや庭でよく見かける雑草として、低木の茂った荒れ地や道端の草地に生い茂っています。現在では主に、解毒と穏やかな緩下作用のあるハーブとして利用されています。慢性的な皮膚のトラブルには、多くの場合、バードックの根など、他のハーブと組み合わせて使います。

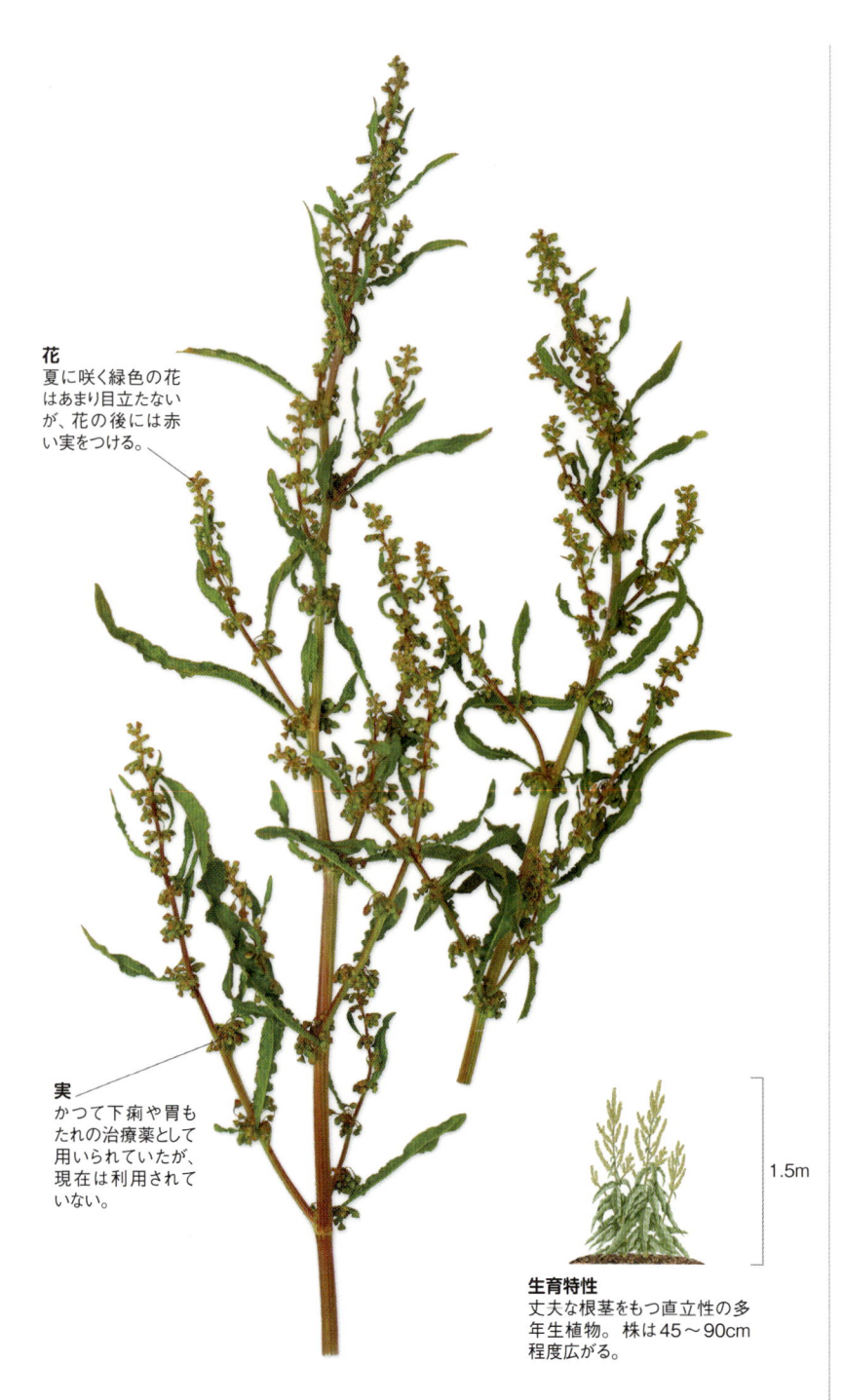

花
夏に咲く緑色の花はあまり目立たないが、花の後には赤い実をつける。

実
かつて下痢や胃もたれの治療薬として用いられていたが、現在は利用されていない。

生育特性
丈夫な根茎をもつ直立性の多年生植物。株は45～90cm程度広がる。

1.5m

使用部位
根

主成分
アントラキノン（エモジン、クリソファノールなど）、タンニン、シュウ酸塩、精油

作用
血液とリンパのクレンジング、苦味強壮、利胆、緩下

使用方法

煎剤
根15gを水550mlに入れ20分間弱火で煮出して煎剤をつくり、カップ1/2～1杯を1日3回服用すると、便秘に穏やかに作用する。また、胆汁の分泌を促して消化を促進したり、消化器系から体内の毒素を排出したりする働きもある。

ティンクチャー
1～2ml（20～40滴）を1日3回、クレンジングを目的とした療法の一環として内服すると、刺激性の皮膚炎、湿疹、腫れ物、ニキビ、帯状疱疹、リウマチ、変形性関節炎などに効果的。

マウスウォッシュ
口内炎には、煎剤（上記手順を参照）を同量の温かい白湯で薄め、カップ1/2杯を1日2～3回適用する。

ホメオパシー
寒風やじめじめした天候によって悪化する咳、喉の痛み、声がれなどにイエロードックの根を適用している。1回1～2錠を、1日3回を上限に摂取する。

入手方法

栽培
繁殖力旺盛な多年生の雑草のため、自宅の庭で栽培したいと考える人は少ないが、秋に生け垣などで種を収穫し、直まきして育てることもできる。丈夫な根をもつため、いったん根付くと除去することは難しい。あらゆる土質や日照条件に耐えられる。

採取
根が長くて掘り起こしにくいため、地面が十分に湿っている状態で採取する。収穫期は秋。

収穫
秋に掘った根は、よく洗って小さく刻み、乾燥させる。

注意
妊娠中および授乳中は内服しないこと。このハーブはときおり起こる便秘の解消には適するが、慢性的な便秘の場合は専門家に相談すること。

ホワイトウィロウ（セイヨウシロヤナギ）　*Salix alba*

北半球の暖地と寒冷地のどちらにも生息しているホワイトウィロウは、水辺を好む性質から、冷却・湿潤作用のあるハーブとして分類されていました。1828年、ドイツ南部バイエルン地方の薬学教授ヨハン・ブフナー（Johann Buchner、1783〜1852年）が樹皮から苦味質の結晶を抽出し、これをサリシンと命名。1899年、ドイツの製薬会社バイエルがこのサリシンの合成に成功し、アスピリンが誕生しました。

使用部位
樹皮、葉

主成分
サリシン、サリチル酸、タンニン、フラボノイド

作用
抗リウマチ、抗炎症、解熱、制汗、鎮痛、殺菌、収れん、消化器系強壮

使用方法

ハーブ濃縮液
樹皮の濃縮液1〜2ml（20〜40滴）を水で薄め、1日3回内服すると、リウマチ性疾患、腰痛、座骨神経痛、その他の神経痛に効果的。頭痛には、ローズマリーのティンクチャーを同量ブレンドする。

ティンクチャー
発熱には、樹皮のティンクチャー（p.342）5〜10ml（小さじ1〜2杯）を1日3回服用する。通常、ボーンセット（*Eupatorium perfoliatum*）やエルダーフラワーなど他種のハーブとブレンドされる。更年期特有の寝汗やホットフラッシュなどの緩和にも有効。

煎剤
樹皮から抽出した煎剤カップ1杯を1日3回服用すると、発熱からくる悪寒や頭痛に効果的。また、セントジョンズワートやクランプバークなどのハーブとともに、関節炎の治療の一環に組み込んで利用することもできる。

浸剤
消化不良には、葉から抽出した浸剤（p.342）1カップを食後に服用する。

入手方法

栽培
湿り気はあるが水はけの良い土壌を好む。夏に成熟する前の軟らかい枝、または冬に堅くなった枝を挿し木して殖やす。また種から育てることもできる。

採取
川や運河などの水辺で見かけることが多い。以前は夏に葉を収穫して浸剤をつくり、発熱、疝痛、消化不良などに利用していたことがあるが、現在では販売目的で収穫されることはない。野生の樹木から樹皮を剥がし取ることは禁じられている。

収穫
樹皮は、春に刈り込んで切り落とした枝から剥ぎ取る。2〜5年目の樹木が適する。

> **注意**
> アスピリンやサリチル酸にアレルギーがある場合、または妊娠中は使用を避けること。

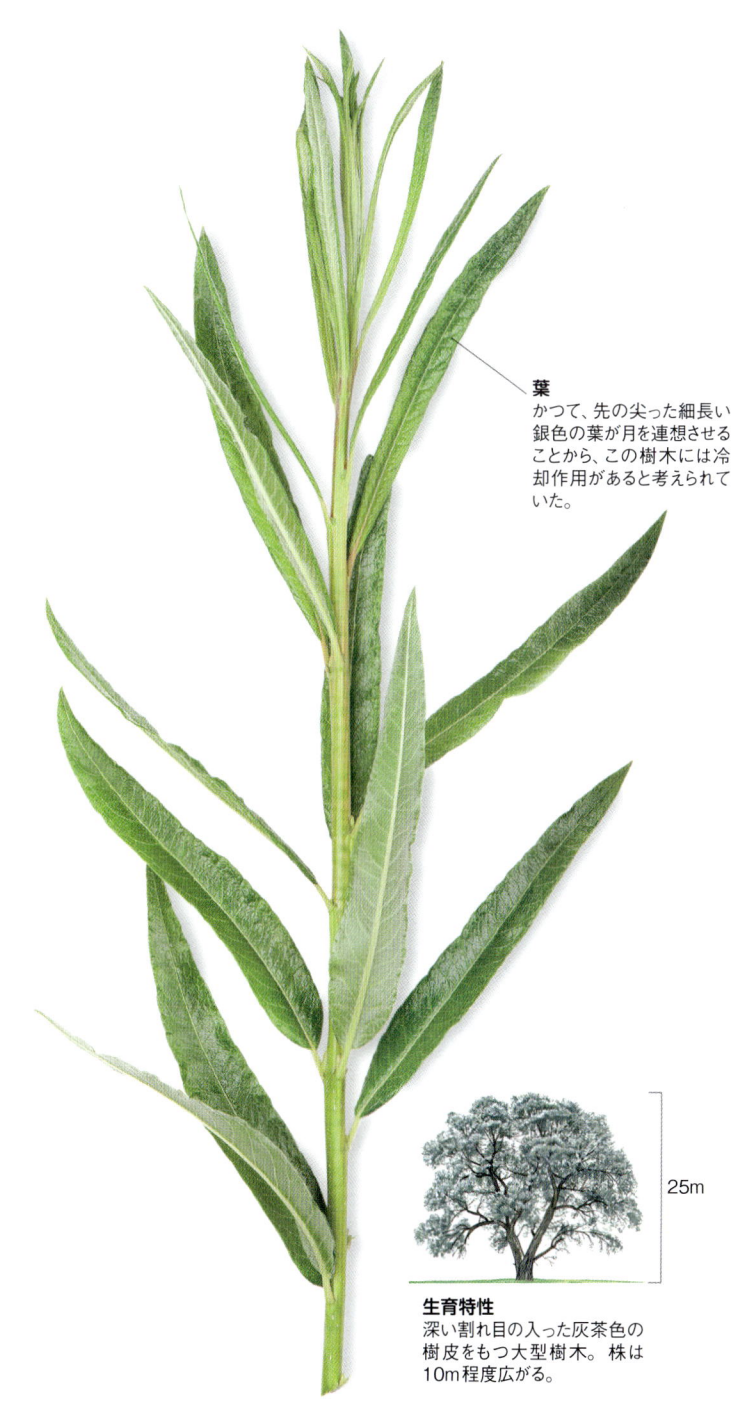

葉
かつて、先の尖った細長い銀色の葉が月を連想させることから、この樹木には冷却作用があると考えられていた。

生育特性
深い割れ目の入った灰茶色の樹皮をもつ大型樹木。株は10m程度広がる。25m

セージ（サルビア） *Salvia officinalis*

地中海地域原産のセージは、食用としても薬用としてもよく知られたハーブです。薬用ハーブとしては、主に消化器系疾患や、特にホットフラッシュなどの更年期の症状に広く利用され、また、昔から長生きに貢献するハーブともいわれてきました。近年の調査では、アルツハイマー病の進行を遅らせるということがわかってきました。

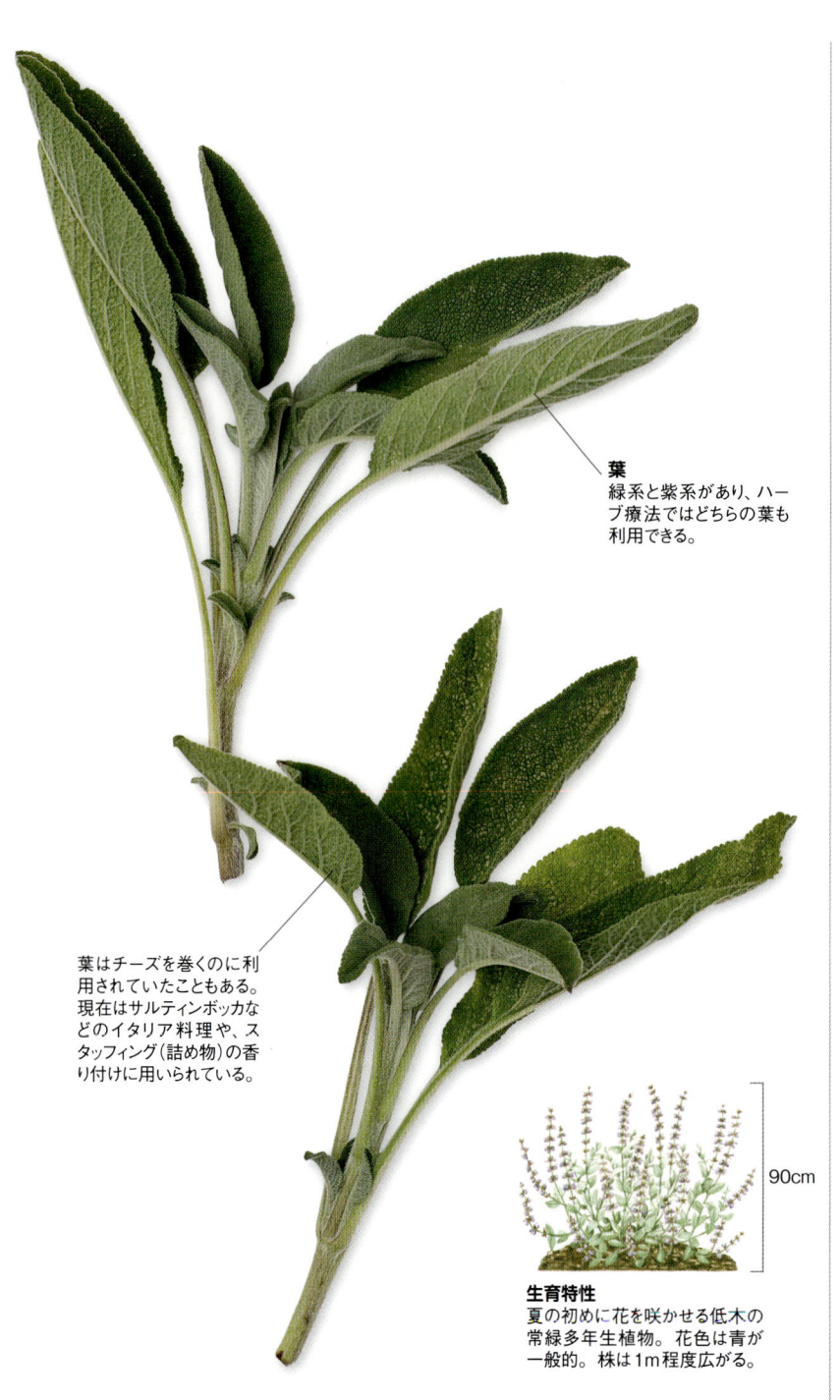

葉
緑系と紫系があり、ハーブ療法ではどちらの葉も利用できる。

葉はチーズを巻くのに利用されていたこともある。現在はサルティンボッカなどのイタリア料理や、スタッフィング（詰め物）の香り付けに用いられている。

生育特性
夏の初めに花を咲かせる低木の常緑多年生植物。花色は青が一般的。株は1m程度広がる。

90cm

使用部位
葉、精油

主成分
精油（ツヨン、リナロール、ボルネオールなど）、ジテルペン型苦味物質、タンニン、フラボノイド、エストロゲン様物質

作用
駆風、鎮痙、収れん、殺菌、制汗、唾液分泌抑制、乳汁分泌抑制、分娩促進、利胆

使用方法

浸剤
下痢には、葉から抽出した浸剤（p.342）カップ1杯を1日3回服用する。衰弱時の消化機能の改善や、寝汗などの更年期障害の緩和にも効果的。また、離乳期に母乳の乳汁分泌を抑える働きもある。

マウスウォッシュ／うがい薬
葉の浸剤（p.342）カップ1杯を、喉の痛み、扁桃炎、扁桃周囲膿瘍、口内炎、歯肉炎などに適用する。

ティンクチャー
1〜2ml（20〜40滴）を1日3回内服すると、更年期障害の緩和や消化機能の強壮に効果的。

ヘアリンス
ヘアケアの仕上げに浸剤500mlで髪をすすぐと、フケの予防や白髪を自然な髪色に戻す効果がある。

クリーム／軟膏／ローション
ヨーロッパの多くの地域では、家庭の常備薬として軽い切り傷や擦り傷の治療に利用されている。

入手方法

栽培
日当り良好で、中性からアルカリ性の土壌を好む。春または夏、配合土を入れた7cmのポットに種をまき、翌年丈夫に育った苗を移植する。または、夏に軟らかい若い枝を挿し木して殖やす。開花後と春先に枝を切り戻し、株があまり不格好に広がらないように手入れをする。

採取
暖地の日当りの良い乾燥した丘の斜面などに自生している。

収穫
夏の開花前に刈り取る。また、料理に利用する葉は、1年を通じていつでも摘み取れる。

注意
ツヨンの含有量が多いため、てんかん症状がある場合、内服しないこと。妊娠中は治療目的での利用は控えること。

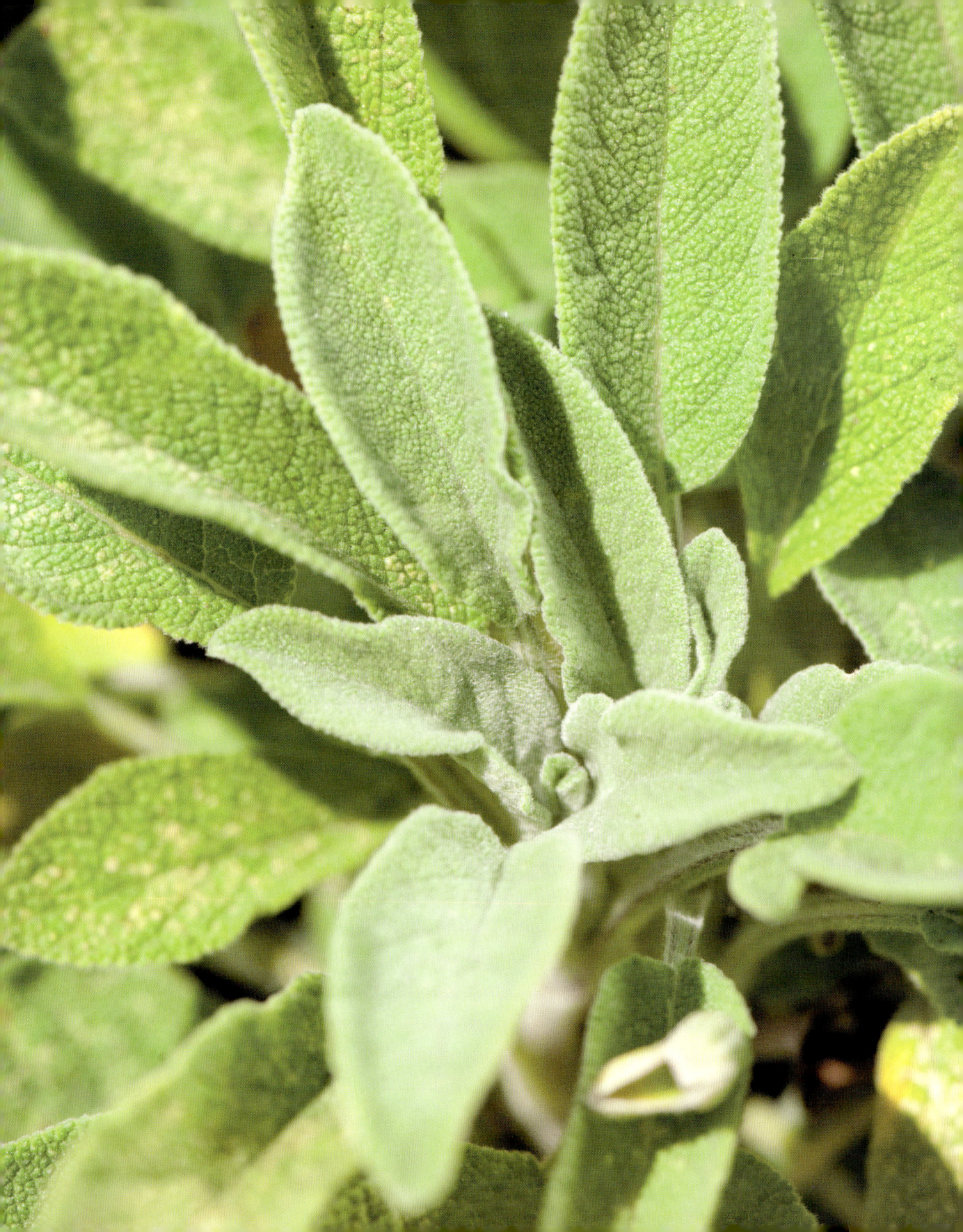

エルダー（セイヨウニワトコ） *Sambucus nigra*

ヨーロッパ全域や北アフリカ、西南アジアなどの林に広く分布しているエルダーは、根と樹皮からは強力な下剤が、葉からは打撲やねんざに効く緑色の軟膏がつくられるなど、かつてはこのハーブだけで完璧な薬箱ができるほど幅広い薬効をもつ植物とされていました。現在では主に、エルダーフラワーと呼ばれる花の部分が、心身をさわやかにするエルダーフラワーコーディアルや薬用酒に利用されています。

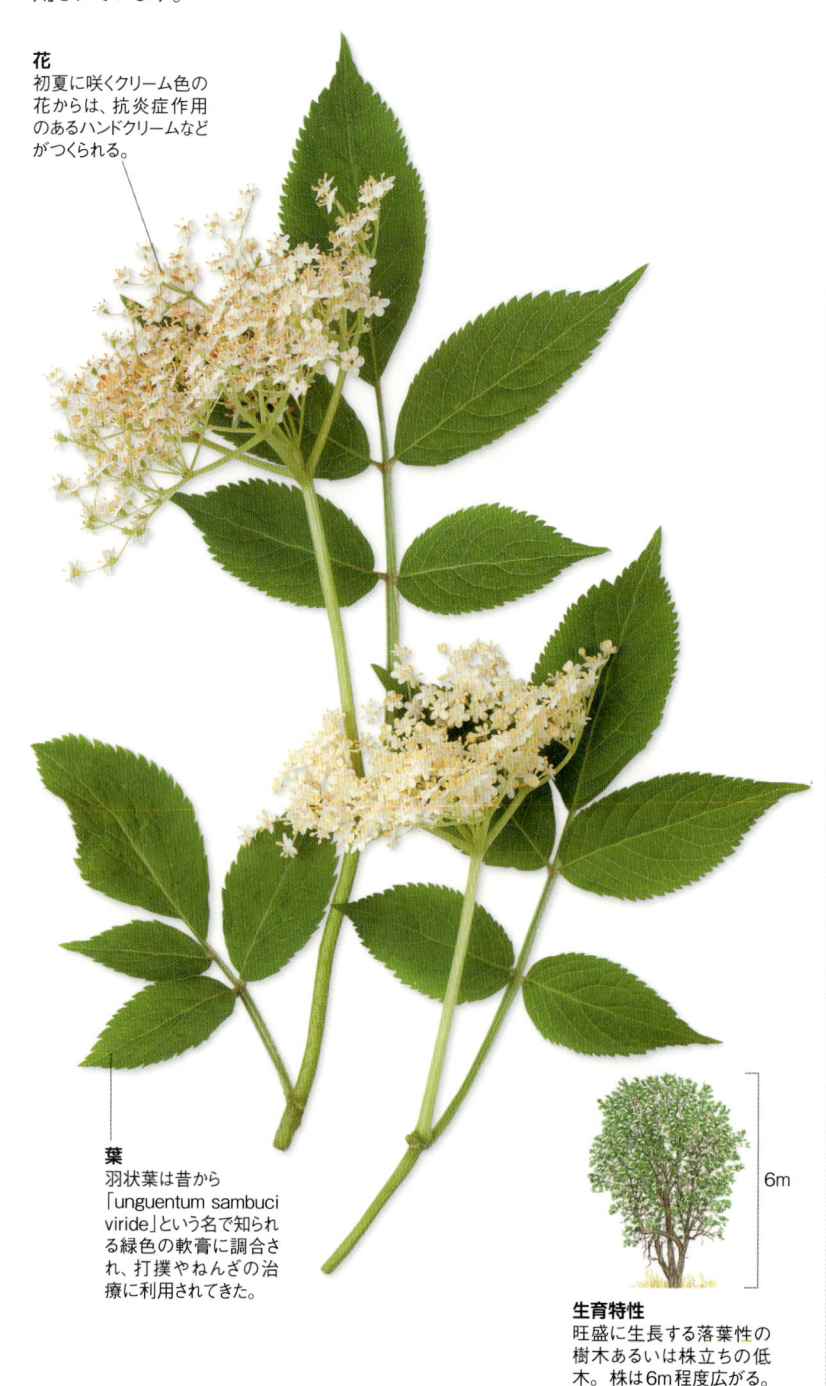

花
初夏に咲くクリーム色の花からは、抗炎症作用のあるハンドクリームなどがつくられる。

葉
羽状葉は昔から「unguentum sambuci viride」という名で知られる緑色の軟膏に調合され、打撲やねんざの治療に利用されてきた。

生育特性
旺盛に生長する落葉性の樹木あるいは株立ちの低木。株は6m程度広がる。6m

使用部位
葉、花、果実

主成分
精油、フラボノイド、粘液質、タンニン、青酸配糖体、ウルソール酸、フェノール酸、ステロール、果実にはビタミンA・Cが含まれる

作用
花：去痰、抗カタル、循環器系強壮、発汗、抗ウイルス、局所抗炎症
実：発汗、利尿、緩下
葉：局所創傷治癒

使用方法

浸剤
花から抽出した浸剤（p.342）1カップを1日3回服用すると、発熱、咳、カタル症状に効果的。季節性の風邪には、ヤロウ、ボーンセット、ペパーミントをそれぞれ同量ずつブレンドする。

マウスウォッシュ／うがい薬
花から抽出した浸剤1カップを口内炎、喉の痛み、扁桃炎に適用する。

クリーム／軟膏
花を原料とするものは皮膚の炎症や手のあかぎれに、葉を原料とするものは打撲、ねんざ、霜やけ、痔に適用する。

シロップ
果実からつくった煎剤600mlをハチミツ450gと混ぜ合わせてつくったシロップを、風邪やインフルエンザに1回10ml（小さじ2杯）服用する。

ティンクチャー
果実から抽出したティンクチャー2〜4ml（40〜80滴）を1日3回服用すると、咳、風邪、インフルエンザの症状に効果的。エキナセアとブレンドすると相性が良い。

入手方法

栽培
たいていの土質には耐性があるが、湿り気があって水はけの良い場所を好む。冬に堅くなった枝を挿し木して殖やすか、冷床に成熟した種をまいて殖やす。自然に種がこぼれて容易に繁殖し、他の植物を侵食することもある。

採取
汚染物質の混入を避けるために、交通量の多い道路から離れた生け垣などから採取する。

収穫
花は夏の初め、実は秋の初めに収穫する。花や実は、使用する時に茎から摘み取る。

> **注意**
> 新鮮な果実を過剰に摂取すると、軟便になる可能性あり。

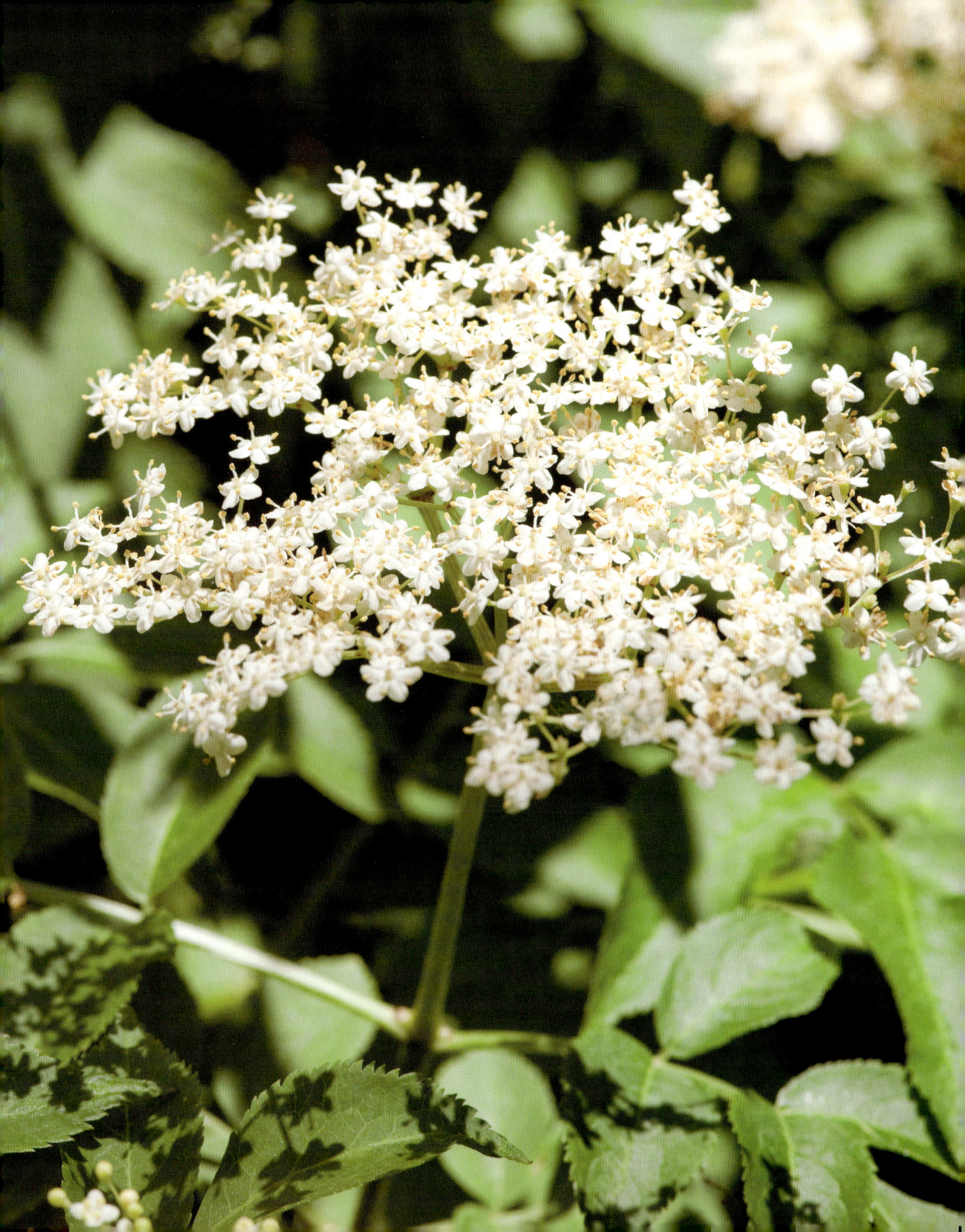

コスタス　*Saussurea costus*

東ヒマラヤ原産のコスタスは、アーユルヴェーダ療法では「kuth(クス)」の名で知られ、少なくとも2,500年以上、消化器系や呼吸器系のトラブルの治療に用いられてきました。その後まもなく、中国や中東に持ち込まれ、中国では、その根を「muxiang(木香)」と呼び、中東ではユナニ医学において現在も活用しています。

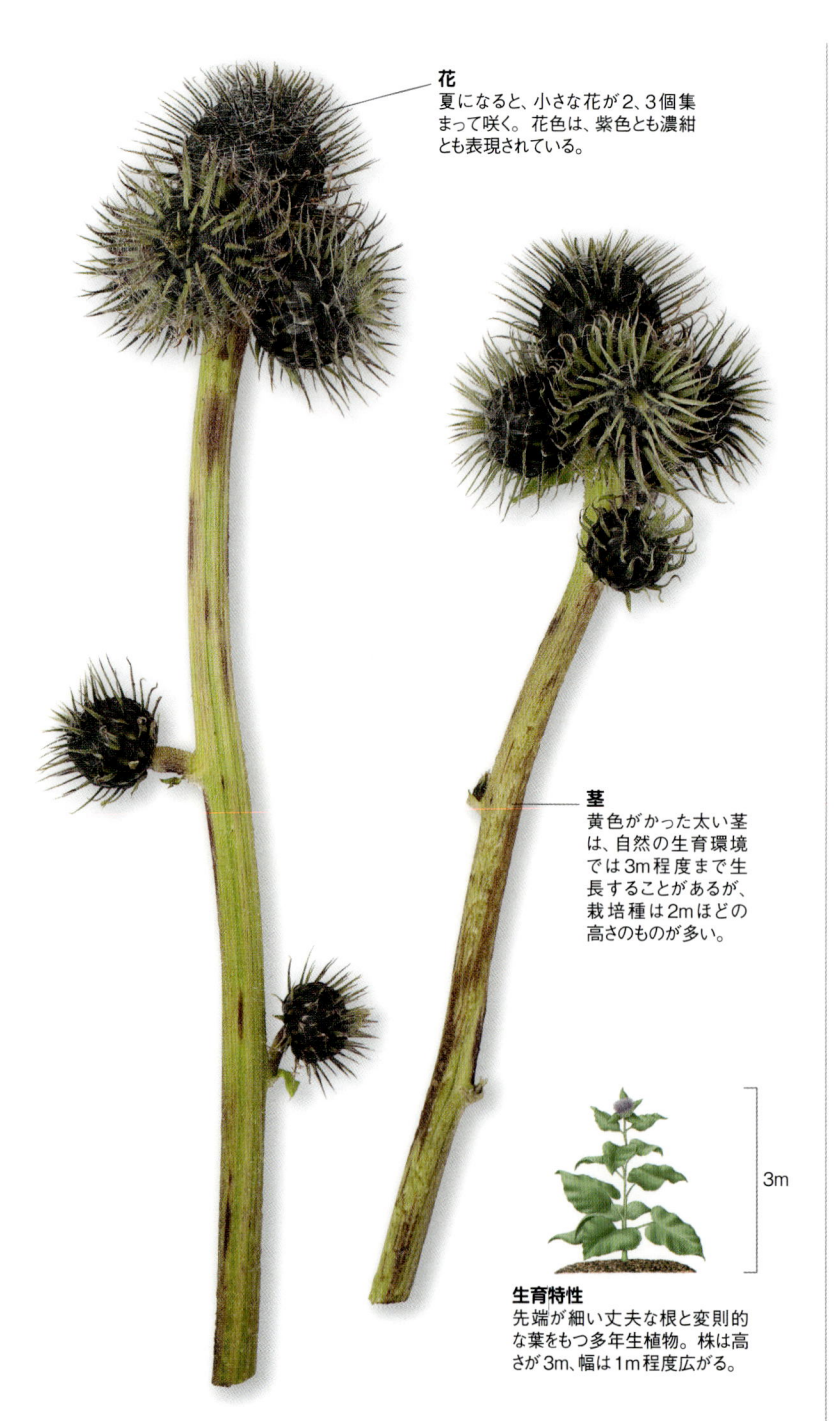

花
夏になると、小さな花が2、3個集まって咲く。花色は、紫色とも濃紺とも表現されている。

茎
黄色がかった太い茎は、自然の生育環境では3m程度まで生長することがあるが、栽培種は2mほどの高さのものが多い。

3m

生育特性
先端が細い丈夫な根と変則的な葉をもつ多年生植物。株は高さが3m、幅は1m程度広がる。

使用部位
根、精油

主成分
アルカロイド(サウスリン)、精油(リナロール、テルペン類、セスキテルペン類など)、スティグマステロール、イヌリン、タンニン

作用
鎮痙、鎮痛、催淫、収れん、気管支拡張[※]、駆風、賦活、健胃、強壮

使用方法

煎剤
漢方では、カルダモン(*Elettaria cardamomum*)や陳皮(タンジェリンオレンジピール、*Citrus reticulata*)など他種のハーブと組み合わせ、腹部の膨満や痛みの緩和、あるいは食欲不振、吐き気、嘔吐に適用することが多い。一般的には、根1〜5g(小さじ1/2〜1杯)を沸騰した熱湯に入れ、5分間煮出した煎剤を1回分の用量とする。

特許療法
コスタスは中国の製薬会社が販売している特許薬(錠剤や粉末)の成分に含まれている。これらの漢方薬には、消化器系治療薬の木香順気丸(もっこうじゅんきがん、mu xiang shun qi wan)や木香檳榔丸(もっこうびんろうがん、mu xiang bing lang wan)などがあり、通常は小さな丸薬8粒を1日3回服用する。

軟膏
アーユルヴェーダでは伝統的にクスの精油を軟膏にし、創傷、潰瘍、皮膚疾患に適用している。

ヘアリンス
乾燥した根小さじ1/2〜1杯を水600mlに煮出して煎剤をつくり、ヘアリンスとしてカップ1杯分を適用する。

入手方法

栽培
日なたまたは半日陰の、湿り気のある土壌を好む。種が熟したら冷床にまき、移植に適した大きさに育ったら植え替える。あるいは、春に根分けして殖やすこともできる。

採取
原産地以外で野生種が自生していることはないと思われる。コスタスはCITES[※]の「最も絶滅の危険性が高い動植物(附属書I)」に掲載されているため、野生種の採取は禁じられている。

収穫
春または秋に、成熟した株の根を掘り起こす。

> **注意**
> 妊娠中の使用は避けること。特許漢方薬を服用する場合には専門家に相談する。コスタスは絶滅危惧種のため、代替品が使用されていることも少なくない。必ず、持続可能な生育管理を行っている生産者から入手すること。

シサンドラ（チョウセンゴミシ）　*Schisandra chinensis*

中国東北部と日本を原産とするシサンドラは、催淫剤として評価されていますが、その一方で咳、下痢、不眠、皮膚炎の治療にも使われます。この実は北京語で「wu wei zi（五味子）」と表され、果実の果肉、皮、種子が味の5つの基本要素（酸、甘、辛、苦、塩）を構成していることから、東洋医学では「5つの味をもつ種子」とされています。

使用部位
果実

主成分
フィトステロール（シグマステロール、β-シトステロールなど）、リグナン、精油、ビタミンC・E

作用
抗菌、収れん、強壮、催淫、循環器系強壮、消化器系強壮、去痰、血圧降下、鎮静、分娩促進

使用方法

ローション
ティンクチャー30mlを水300mlに薄めてローションをつくり、ひりひりするような皮膚のトラブルに適用する。

果実
伝統的に、果実2〜3粒を口に入れて100日間毎日噛むと、強壮効果があるとされる。

煎剤
煎剤（p.342）カップ1杯にジンジャーの粉末を1つまみ加え、1日3回服用すると、咳やゼーゼーという胸の音（喘鳴）に効果的。不眠症には、ジンジャーを加えず、寝る前にカップ1/2〜1杯服用する。

ティンクチャー
肝機能の不調には、5ml（小さじ1杯）を水に薄め、1日3回服用する。

強壮酒
果実115gを容器に入れ、日本酒600mlを注ぎ入れる。蓋をして、1ヵ月ほど涼しいところに置き、時々振り混ぜる。中身を濾し、シェリーグラス（小さめのワイングラス）1杯分を毎日服用すると、身体を強壮し、性的活力アップにも効果的。

入手方法

栽培
肥沃で湿り気はあるが水はけの良い土壌を好む。日陰ではなく、風通しの良い場所がよい。秋、熟した種を冷床にまく。春にまく場合は、一晩水につけておいた種子を使う。移植できる大きさに生長したら、最終的に育てたい場所に植え付ける。壁やフェンスに絡まるように枝をうまく誘引し、不要な若枝は冬の終わりに切り落とす。結実には、雄株と雌株の両方が揃っている必要がある。

採取
原産地以外の地域では、野生種は生育していないと思われるが、観賞用として広く栽培されている。

収穫
初霜が降りた後に収穫し、天日で乾燥させる。

> **注意**
> 妊娠中の使用は控えること。発熱による寒気などの症状があるときには服用しない。多量に摂取すると、胸やけを起こすことがある。

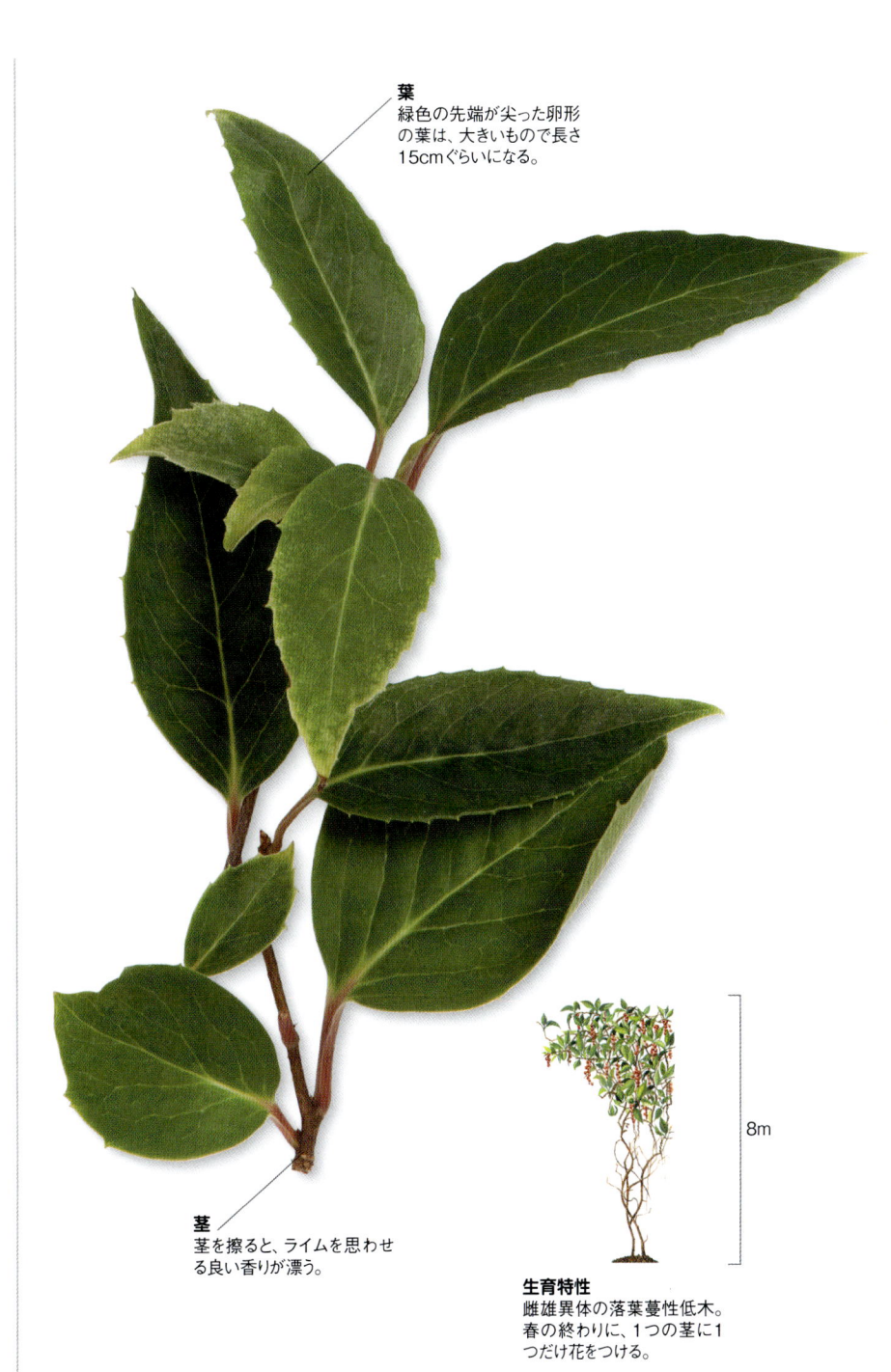

葉
緑色の先端が尖った卵形の葉は、大きいもので長さ15cmぐらいになる。

茎
茎を擦ると、ライムを思わせる良い香りが漂う。

生育特性
雌雄異体の落葉蔓性低木。春の終わりに、1つの茎に1つだけ花をつける。

8m

バージニアンスカルキャップ *Scutellaria lateriflora*

北アメリカ原産のバージニアンスカルキャップは、かつて狂犬病の治療薬と誤って信じられていたことから、「マッドドックハーブ」の名で知られていました。現在では主に鎮静薬として利用されています。ヨーロッパの近縁種であるマーシュスカルキャップ（*Scutellaria galericulata*）は似た効能をもちますが、フワンチンとして知られる中国の近縁種（*Scutellaria baicalensis*）の根は、身体のほてりや発熱の症状に利用されています。

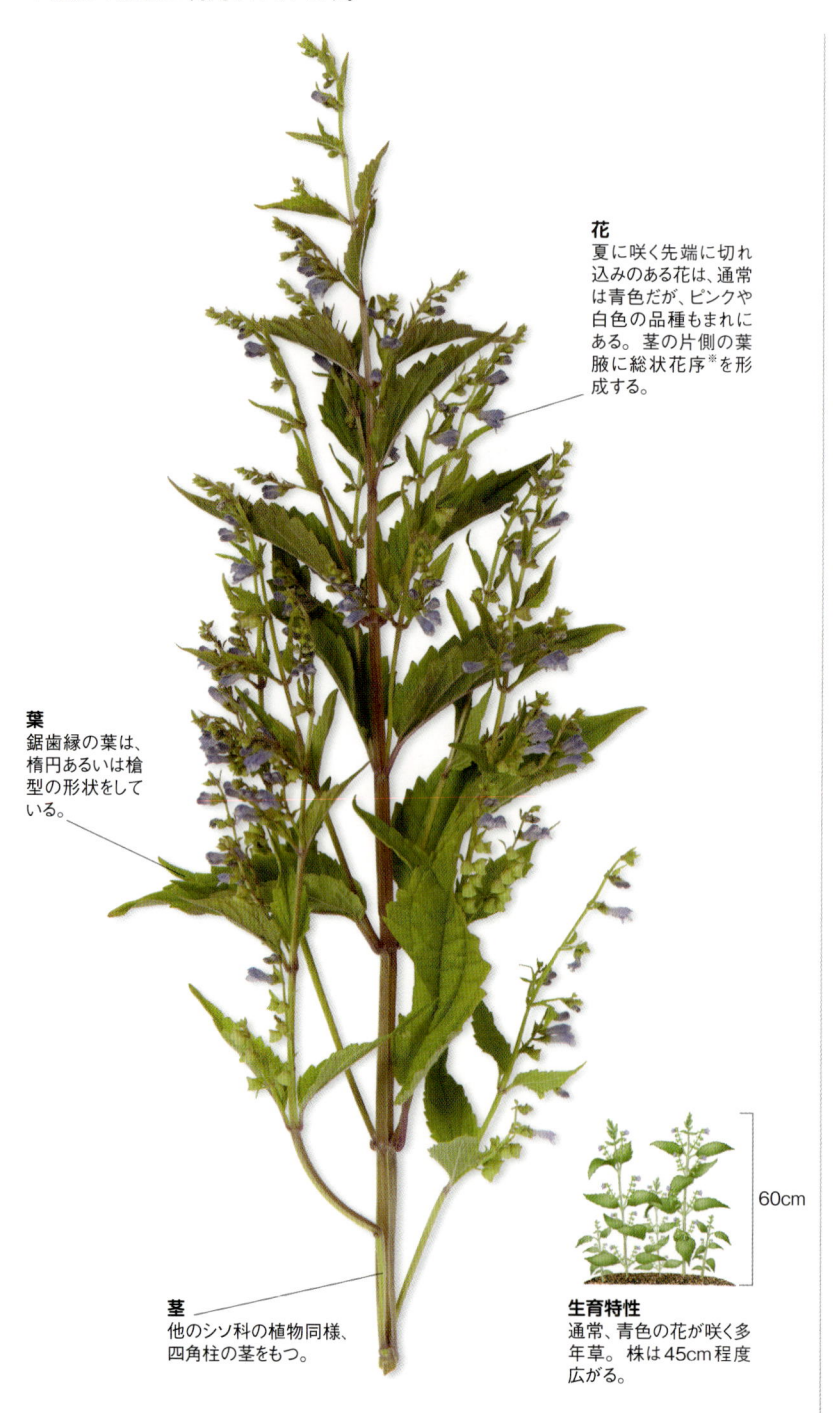

花
夏に咲く先端に切れ込みのある花は、通常は青色だが、ピンクや白色の品種もまれにある。茎の片側の葉腋に総状花序※を形成する。

葉
鋸歯縁の葉は、楕円あるいは槍型の形状をしている。

茎
他のシソ科の植物同様、四角柱の茎をもつ。

生育特性
通常、青色の花が咲く多年草。株は45cm程度広がる。

60cm

使用部位
地上部

主成分
フラボノイド、タンニン、苦味質（イリドイド）、精油、ミネラル

作用
神経の弛緩と回復、鎮静、鎮痙、穏やかな苦味

使用方法

浸剤
浸剤(p.342)カップ1/2～1杯を1日3回服用すると、神経疲労、興奮、不安感、ストレスの緩和に効果的。

ハーブティー
カップ1杯当たりドライハーブ小さじ1杯、あるいは葉付きの生の小枝3～4本を小ぶりのティーポットに入れてハーブティーをつくる。鎮静効果があるため、1日の仕事後の緊張や、更年期障害に起因する情緒不安に効果的。不眠症には、寝る前にカップ1杯飲むとよい。

ティンクチャー
1～2ml(20～40滴)を少量の水で薄めて1日3回服用すると、神経の緊張、ストレス、不安感、あるいはこれらに起因する頭痛に効果的。

錠剤／カプセル
市販薬が入手可能であり、パッションフラワーをブレンドしたものが多い。パッケージに記載された用量に従うこと。不安感やストレスに適用する。

入手方法

栽培
日なたまたは半日陰の、湿り気はあるが水はけが良い土壌を好む。秋または春にトレイに種をまき、移植できる大きさになったら7cmのポットに植え替える。十分に生長したら、最終的に育てたい場所に定植する。または、春に株分けする方法もある。種がこぼれて旺盛に繁殖するため、他の植物を侵食することもある。

採取
アメリカやカナダの生け垣や川の土手などに分布している。それ以外の地域でも道端の草地や生け垣などに孤立して群生していることもあるが、これらは近隣のハーブガーデンから種がこぼれて自生したものと思われる。似たような利用方法をもつマーシュスカルキャップ（*Scutellaria galericulata*）の方が、川の土手や沼地などで、よく見かけられる。

収穫
開花中に刈り取り、すぐに乾燥させる。地上部には花と種さやの両方が含まれることもある。

センナ　*Senna alexandrina*

エジプト、スーダン、ソマリアのアフリカ諸国とアラブ地域を原産とするセンナは、9世紀の頃にはアラビア医学で下剤として処方されていました。センナはまもなく各地に広がり、現在もさやと葉の両方が穏やかな下剤として利用されています。センナの葉は、漢方では「番瀉葉（ばんしゃよう、fan xie ye）」、一方インドでは「樹の王様」の意味をもつ「rajavriksha（ラジャ・ブリクシャ）」の名で知られています。

使用部位
葉、さや

主成分
アントラキノン配糖体（センノシド、ビアントロン二配糖体など）、多糖類、粘液質、フラボノイド（ケンフェロールなど）、サリチル酸

作用
刺激性緩下、抗菌、駆虫、冷却

使用方法

浸剤
便秘には、さや3～6枚をカップ1杯の温かい白湯に浸し、就寝直前に服用する。腸の運動が活発になることで起こる腹部のきりきりする痛みを緩和するために、新鮮なショウガの薄切り1枚、またはフェンネルの種小さじ1杯を加えると効果的。10歳以上の子供には、大人の半量を与える。

ハーブ濃縮液
センナの葉から抽出した濃縮液5～10滴を少量の水に薄め、夜服用すると便秘に効果的。

ティンクチャー
10～30滴を少量の水に薄め、夜服用すると便秘に効果的。

錠剤／粉末
ときおり起こる便秘には、顆粒小さじ1～2杯、または錠剤2～4錠を夜服用する。

入手方法

栽培
日当り良好で、湿り気のある肥沃な砂質土を好む。生育には5℃以上の気温が必要だが、寒冷地ではコンテナ栽培が可能。春に種をまき、移植できる大きさになったらコンテナや最終的に育てたい場所に植え付ける。または春に成熟する前の若枝を挿し木して殖やすこともできる。

採取
原産地以外で野生種が生育していることはないと思われる。

収穫
葉の収穫は、開花前か開花中に行う。さやは秋に実が熟した時に摘み取る。

注意
腹部痙攣の可能性あり。炎症性腸疾患（クローン病や潰瘍性大腸炎）や腸閉塞の発症時、あるいは妊娠や授乳期間中は服用しないこと。過剰に摂取すると、下痢の誘発や大腸にダメージを与える可能性がある。葉の濃縮液や浸剤の連続使用は最長1週間とし、治療を再開する場合には、2週間以上期間をあけること。

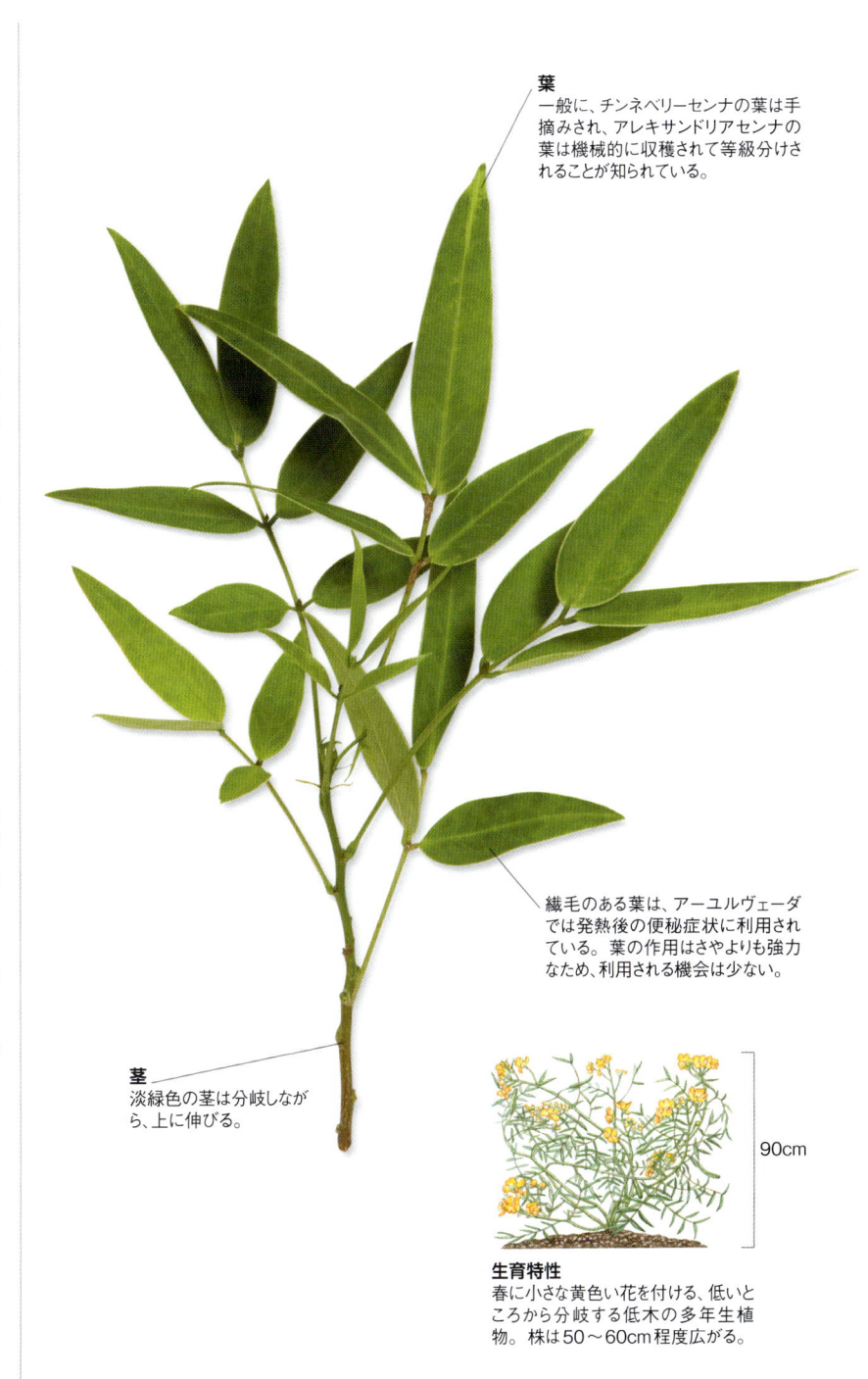

葉
一般に、チンネベリーセンナの葉は手摘みされ、アレキサンドリアセンナの葉は機械的に収穫されて等級分けされることが知られている。

繊毛のある葉は、アーユルヴェーダでは発熱後の便秘症状に利用されている。葉の作用はさやよりも強力なため、利用される機会は少ない。

茎
淡緑色の茎は分岐しながら、上に伸びる。

90cm

生育特性
春に小さな黄色い花を付ける、低いところから分岐する低木の多年生植物。株は50～60cm程度広がる。

ミルクシスル（オオアザミ、マリアアザミ）　*Silybum marianum*

地中海地域と西南アジアを原産とし、石の多い場所に生息するミルクシスルは、「マリアシスル」の名でも知られています。これは、聖母マリアが幼子キリストに与えた母乳が葉の上にこぼれ、白い葉脈の模様となって残ったという説に由来しています。ミルクシスルは母乳の分泌を促進する働きもありますが、現在ではどちらかというと、肝臓の保護作用に優れていることで有名です。

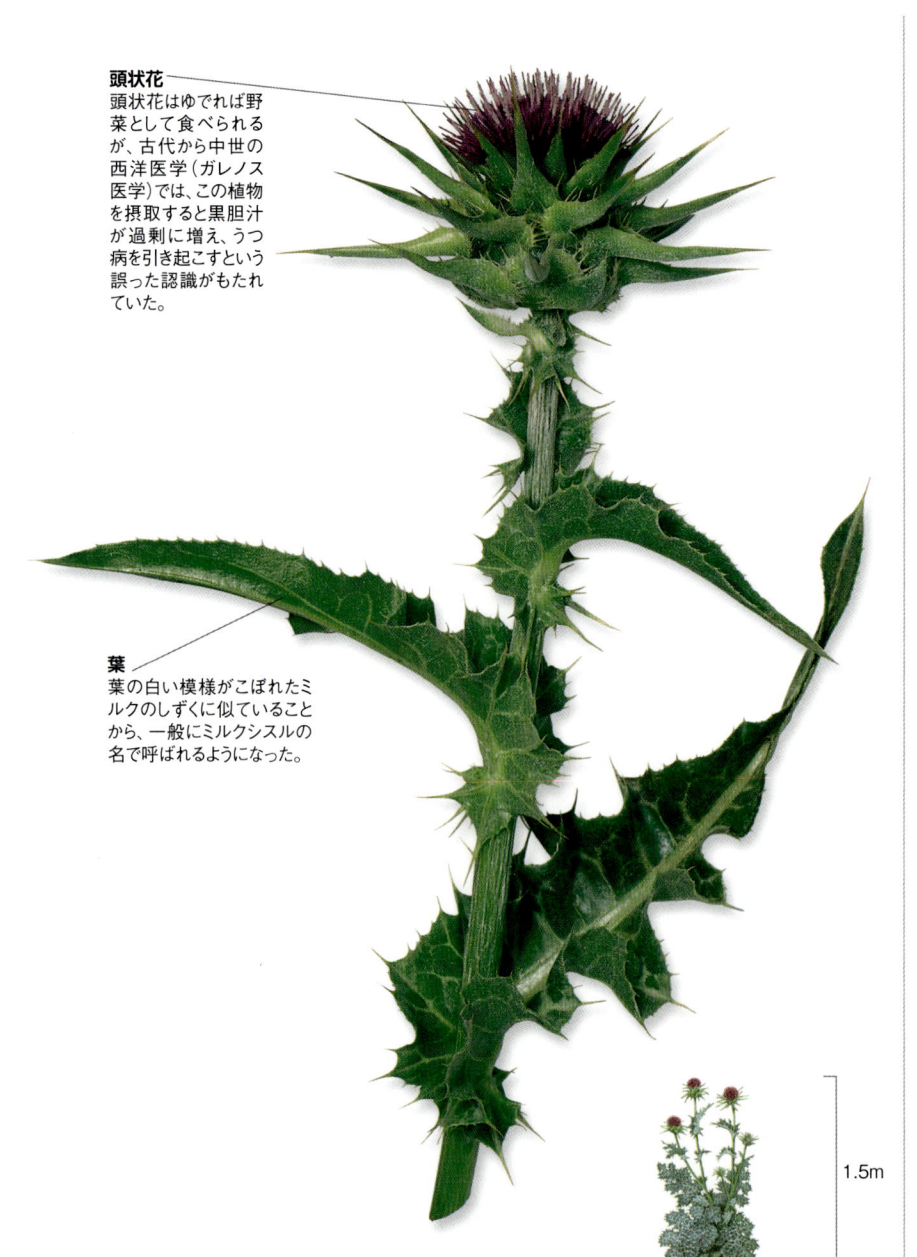

頭状花
頭状花はゆでれば野菜として食べられるが、古代から中世の西洋医学（ガレノス医学）では、この植物を摂取すると黒胆汁が過剰に増え、うつ病を引き起こすという誤った認識がもたれていた。

葉
葉の白い模様がこぼれたミルクのしずくに似ていることから、一般にミルクシスルの名で呼ばれるようになった。

生育特性
白いまだら模様とトゲのついた緑の葉をもつ二年生植物。株は60〜90cm程度広がる。

1.5m

使用部位
種子、葉、頭状花

主成分
フラボノイド（シリマリンなど）、苦味質、ポリアセチレン

作用
苦味強壮、胆汁分泌促進、抗ウイルス、利胆、抗うつ、抗酸化、乳汁分泌促進、肝臓保護

使用方法

ティンクチャー
種子から抽出したティンクチャー20〜50滴を少量の水に薄めて1日3回服用すると、肝臓や胆のうの不調、あるいは消化不良に効果的。また、胆石や肝臓病の既往歴がある場合には、再発予防として5mlを上限に毎日摂取してもよい。胆石の治療については、事前に専門家に相談すること。

カプセル
市販のミルクシスルのカプセルを常用すると、肝臓病の治療をサポートする。

浸剤
授乳期間には、葉から抽出した浸剤(p.342)カップ1〜2杯を毎日服用すると、母乳の分泌が促進される。また消化不良の改善にも効果的。

煎剤
感染症を含む肝臓の不調には、砕いた種子からつくった煎剤(p.342)カップ1/2杯を毎日服用する。

入手方法

栽培
日当り良好で、栄養分は少なめから中程度で、水はけが良く、中性からアルカリ性の土壌を好む。一年草として育てる場合には春に直まきするが、次年度に開花させるには夏の終わりから秋の初めにかけて種をまく。株間が45cm以上になるように苗を間引くこと。

採取
ヨーロッパ、北および東アフリカ、西アジアなどの多くの地域の生け垣や荒れ地などに分布している可能性がある。頭状花は調理すれば野菜として食用できる（グローブアーティチョークに似ている）。また、若い葉はホウレン草の代わりに使用し、根は西洋ゴボウに似た風味を味わえる。

収穫
種子は夏の終わりに収穫する。その他の部位を食用として使用する場合には、夏の間に収穫する。

チックウィード (ハコベ)　*Stellaria media*

ヨーロッパとアジアの至るところに分布しているチックウィードは、肌トラブルや創傷の治療薬として昔から使用されてきました。雑草（ウィード）として扱われることの多いハーブですが、ニワトリ（チキン）や小さな鳥の大好物であることから、チックウィードの名が付いたようです。16世紀にはムネアカヒワなどの飼い鳥の定番の餌として利用されていました。

使用部位
地上部

主成分
粘液質、サポニン、クマリン、ミネラル、ビタミンA・B・C

作用
収れん、抗リウマチ、創傷治癒、皮膚粘膜の刺激緩和、皮膚軟化※、穏やかな緩下

使用方法

浸出油
生のチックウィードをガラス容器に入れ、ハーブが完全に浸るまでサンフラワーオイルを注ぎ入れる。2週間浸しておき、ハーブを濾して取り除いた浸出油を、湿疹や刺激性の皮膚トラブルに適用する。また、湿疹の緩和には浸出油25ml（小さじ5杯）をバスタブに加える。

クリーム／軟膏
皮膚の湿疹や発疹のかゆみに常用するとよい。軽度のやけどの治癒、またはトゲや破片の除去にも適用できる。トゲや破片を除去するには、刺さったものの上に少量つけ、その上から絆創膏を貼って一晩おく。翌朝、刺さっていたものが絆創膏にくっついて取れていることが多い。

浸剤
浸剤（p.342）カップ1杯を1日3回服用すると、筋肉リウマチ（こわばり）や尿路感染症など、冷却とクレンジングを必要とする症状に効果的。

パップ剤
生のチックウィードを細かくつぶしたものをガーゼに塗り広げるか、薄手の布の小袋に入れ、腫れ物、膿瘍、皮膚のただれ、あるいは痛風の部位に適用する。

入手方法

栽培
日当りが良く、湿り気のある土壌を好むが、たいていの環境には耐えられる。種まきは随時、育てたい場所に直まきする。一般的には雑草とみなされているが、ニワトリなどの家禽用の餌として役立つため、栽培する価値はある。

採取
生け垣、水路、荒れ地、草地などに広く分布している。生長期を通じ、必要に応じて地上部を刈り取る。チックウィードはホウレン草のように野菜として食用できる。油で炒めてバターを添えるとおいしい。

収穫
生長期ならいつでも刈り取れる。フレッシュ、またはドライハーブとして使用する。

> **注意**
> 過剰に摂取すると、吐き気あるいは嘔吐を催すことがある。

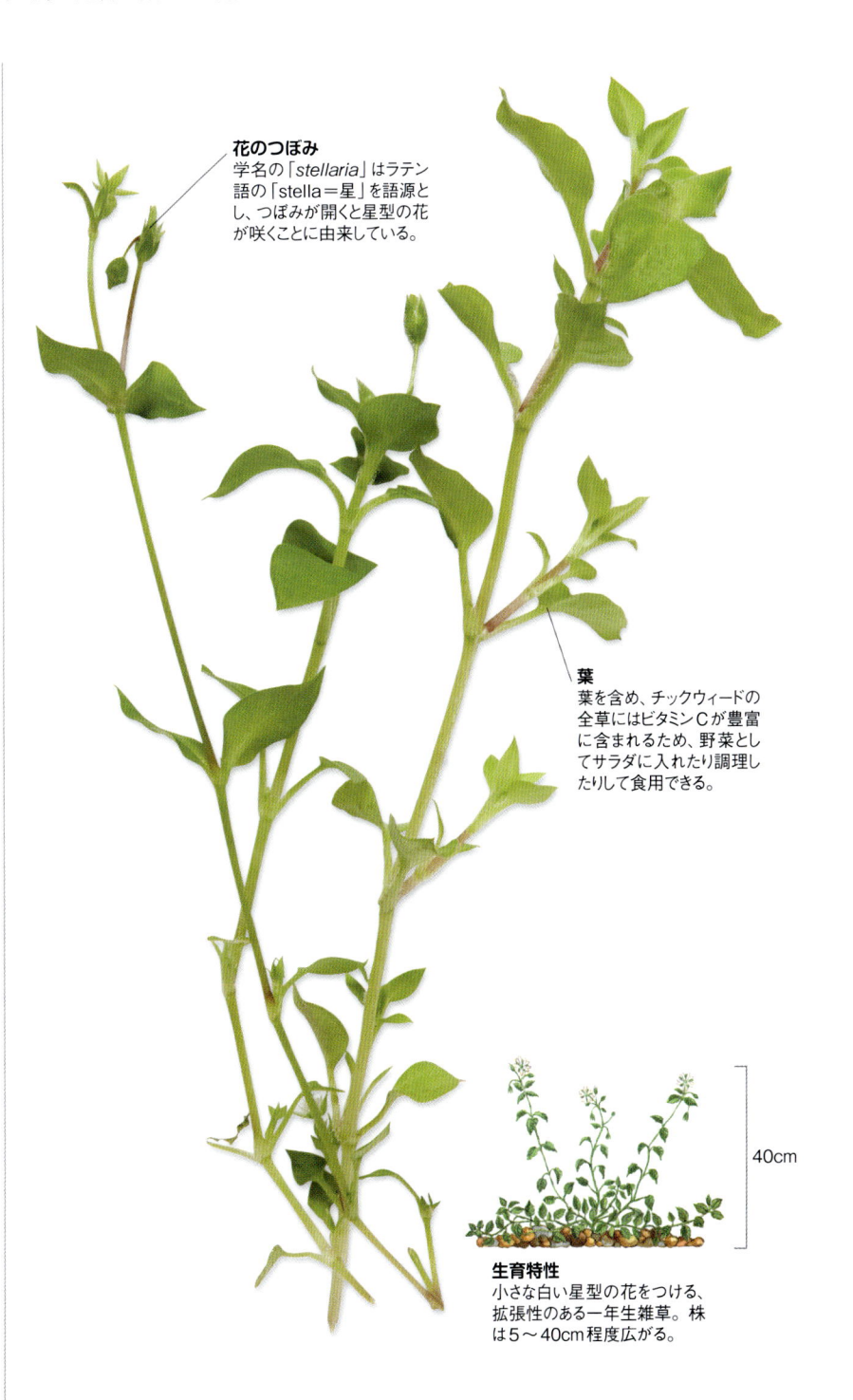

花のつぼみ
学名の「*stellaria*」はラテン語の「stella＝星」を語源とし、つぼみが開くと星型の花が咲くことに由来している。

葉
葉を含め、チックウィードの全草にはビタミンCが豊富に含まれるため、野菜としてサラダに入れたり調理したりして食用できる。

生育特性
小さな白い星型の花をつける、拡張性のある一年生雑草。株は5〜40cm程度広がる。

40cm

コンフリー（ヒレハリソウ）　*Symphytum officinale*

ヨーロッパ全域に生息しているコンフリーは、古代より骨折の薬として利用されてきました。1970年代にコンフリーを使った関節炎の内服治療薬が流行し、これがきっかけとなり、大規模な動物実験が実施されました。その結果、このハーブには肝臓癌を引き起こす恐れのあるアルカロイドが含まれていることが判明し、それ以来、コンフリーの内服は多くの国で制限されています。

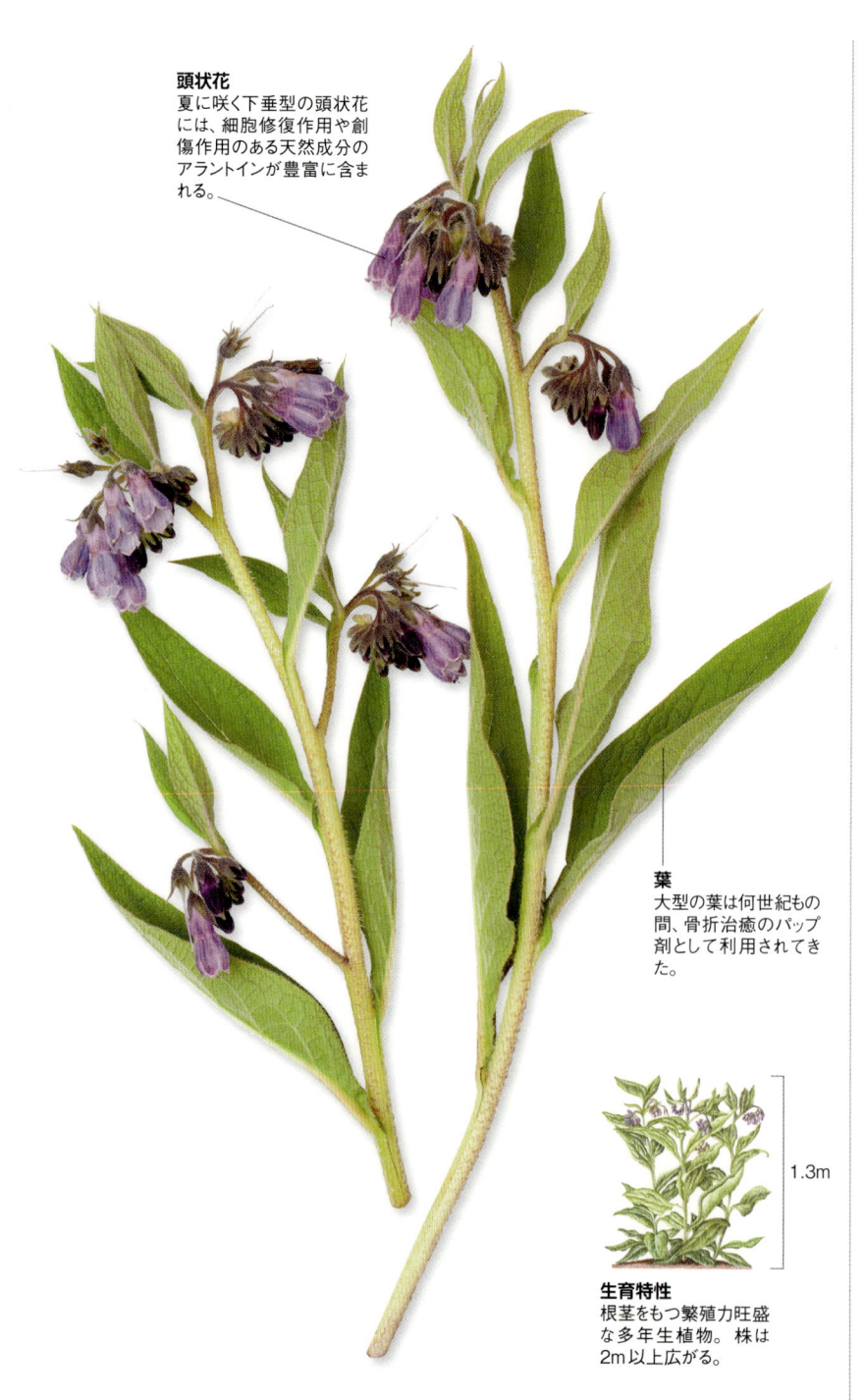

頭状花
夏に咲く下垂型の頭状花には、細胞修復作用や創傷作用のある天然成分のアラントインが豊富に含まれる。

葉
大型の葉は何世紀もの間、骨折治癒のパップ剤として利用されてきた。

生育特性
根茎をもつ繁殖力旺盛な多年生植物。株は2m以上広がる。

1.3m

使用部位
地上部、根

主成分
粘液質、ステロイドサポニン（根）、アラントイン、ビタミンB_{12}、タンニン、ピロリジジンアルカロイド、ロスマリン酸

作用
細胞成長促進、収れん、刺激緩和、抗炎症、去痰、癒傷

使用方法

浸出油
関節炎、ねんざ、打撲のあとなどには、朝と夜にマッサージする。

軟膏
化膿していない切り傷や擦り傷、おむつかぶれなどの皮膚のただれに塗布する。おでき、ニキビ、乾癬にも使用できる。

パップ剤
軽度の骨折（通常ギプス固定しない程度の足指などの骨折）には、すりつぶした葉をパップ剤として使用する。静脈炎や出血性痔核、治りにくい傷には、根の粉末を少量の水で練ってペースト状にしたものを適用する。

湿布
根から抽出した煎剤にガーゼを浸し、打撲やねんざした部分に当てる。

入手方法

栽培
日なたまたは半日陰の湿り気のある土壌を好む。繁殖方法には、秋または春に種まきをする方法、春に根分けをする方法、冬に根挿しをする方法などがある。冬の乾燥した気候には耐性がない。いったん根付くと、完全に除去するのは難しい。

採取
ある程度水分を含んだ土壌の花壇の後方や生け垣などでよく見られる。花が咲いていない時期には、フォックスグローブ（キツネノテブクロ）と間違えられやすい。

収穫
葉と花の先端部分は夏に、根は秋に収穫する。

注意
妊娠中の使用は控えること。発癌性の可能性のある成分を含むため、コンフリーを内服してはならない。膿や外傷などダメージのある傷口には使用しないこと。

フィーバーフュー（ナツシロギク）　*Tanacetum parthenium*

北半球の温帯に分布しているフィーバーフューは、現在では偏頭痛の治療薬として幅広く使われていますが、初期の薬草学では"一般的な子宮強壮薬"（ニコラス・カルペパー著、1653年）と考えられていたようです。また、古くから関節炎やリウマチの治療にも利用されてきました。観賞用種としてフィーバーフューの栽培品種が数多く開発されています。

使用部位
地上部

主成分
セスキテルペンラクトン（パルテノライド）、精油、ピレトリン、タンニン、カンファー、苦味質

作用
抗炎症、血管拡張、弛緩、消化促進、通経、駆虫

使用方法

ティンクチャー
偏頭痛には、30分間隔で5〜10滴を服用する。フィーバーフューは、寒さが原因の血管収縮を伴うような偏頭痛の予防と緩和に最も効果を発揮し、温めたタオルを頭に当てるとさらに効果的。リウマチ性関節炎の鋭い痛みには、セロリシードやホワイトウィロウ、あるいはデビルズクロー（*Harpagophytum procumbens*）などのハーブに加えて、フィーバーフューのティンクチャーを、2ml（40滴）を上限に1日3回服用するとよい。

パップ剤
疝痛には、ひと握り分の葉を少量の油で炒めたものをパップ剤として腹部に適用する。

浸剤
地上部15gを水600mlに抽出してつくった薄めの浸剤をカップ1〜2杯服用すると、出産後の子宮の浄化と強壮に効果的。血流の停滞やうっ血からくる月経痛には、カップ1杯を1日3回服用する。

入手方法

栽培
日当り良好で水はけの良い土壌を好むが、幅広い環境に耐性がある。冬の終わりから春先にかけてまいた種を10〜18℃に設定した育苗器のなかで育てるか、夏の初めに軟らかい若枝を挿し木して殖やす方法もある。実をたくさんつけ自生するため、他の植物を侵食する可能性がある。

採取
生け垣や荒れ地などに分布することが多い、キク科の他の植物と混同しやすいが、葉の苦味がきわめて強いことが特徴。

収穫
葉は生長期にはいつでも摘み取れる。全草は夏の開花期に刈り取る。

> **注意**
> 生の葉を食べた後に口内炎ができる可能性あり。ワルファリンなどの抗凝固剤を服用中、または妊娠中の使用は控えること。

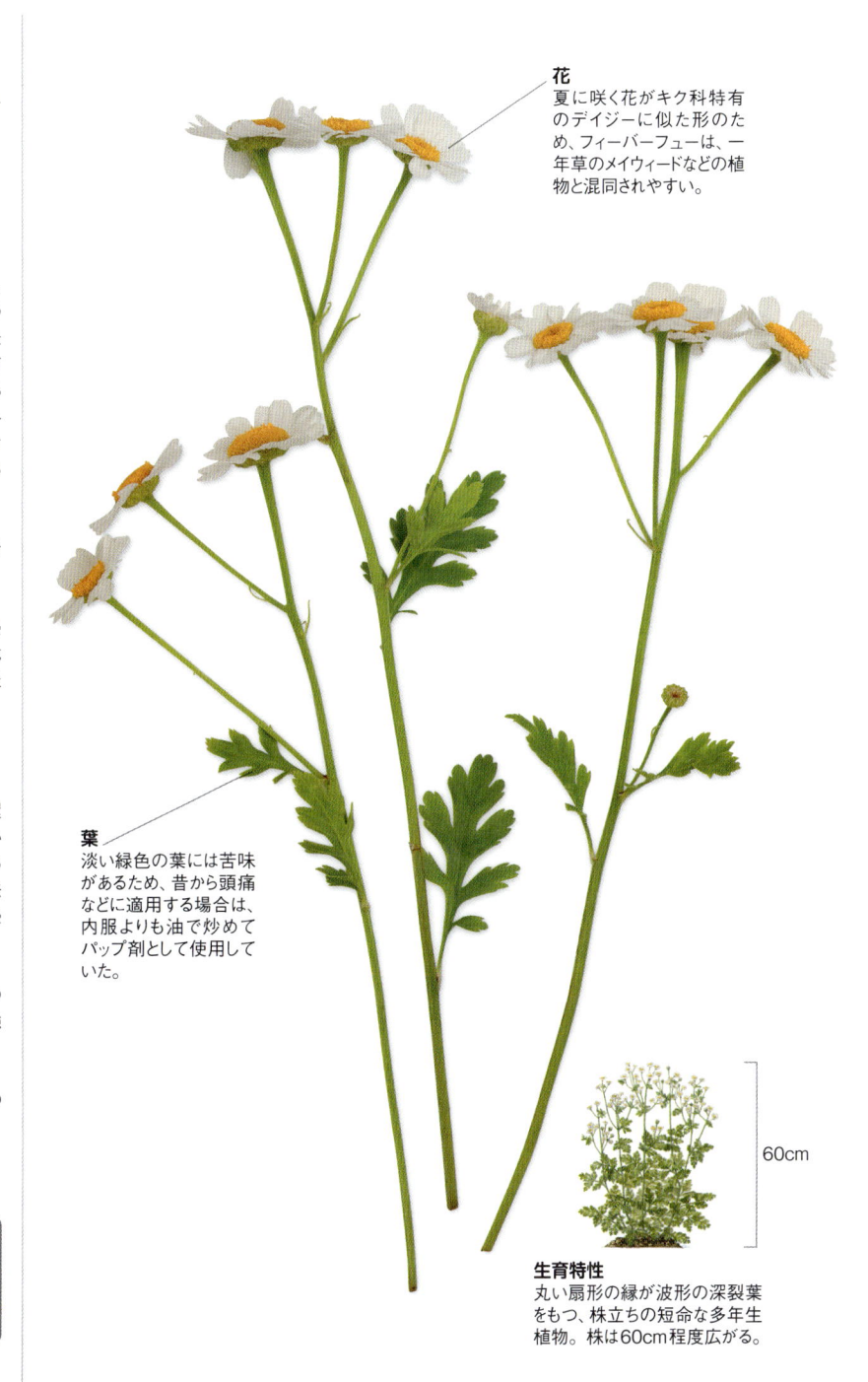

花
夏に咲く花がキク科特有のデイジーに似た形のため、フィーバーフューは、一年草のメイウィードなどの植物と混同されやすい。

葉
淡い緑色の葉には苦味があるため、昔から頭痛などに適用する場合は、内服よりも油で炒めてパップ剤として使用していた。

60cm

生育特性
丸い扇形の縁が波形の深裂葉をもつ、株立ちの短命な多年生植物。株は60cm程度広がる。

ダンデリオン（西洋タンポポ）　Taraxacum officinale

ヨーロッパ、アジア、南アメリカの暖地には、ダンデリオンの数種類の近縁種が分布しています。ダンデリオンは、薬草学の世界では比較的新しく加わった植物で、利尿作用のある治療薬として、11世紀にアラビアの薬草の1つに登場したのが最初です。肝臓の強壮に有効な根は、それからずっと後になって利用されるようになりました。

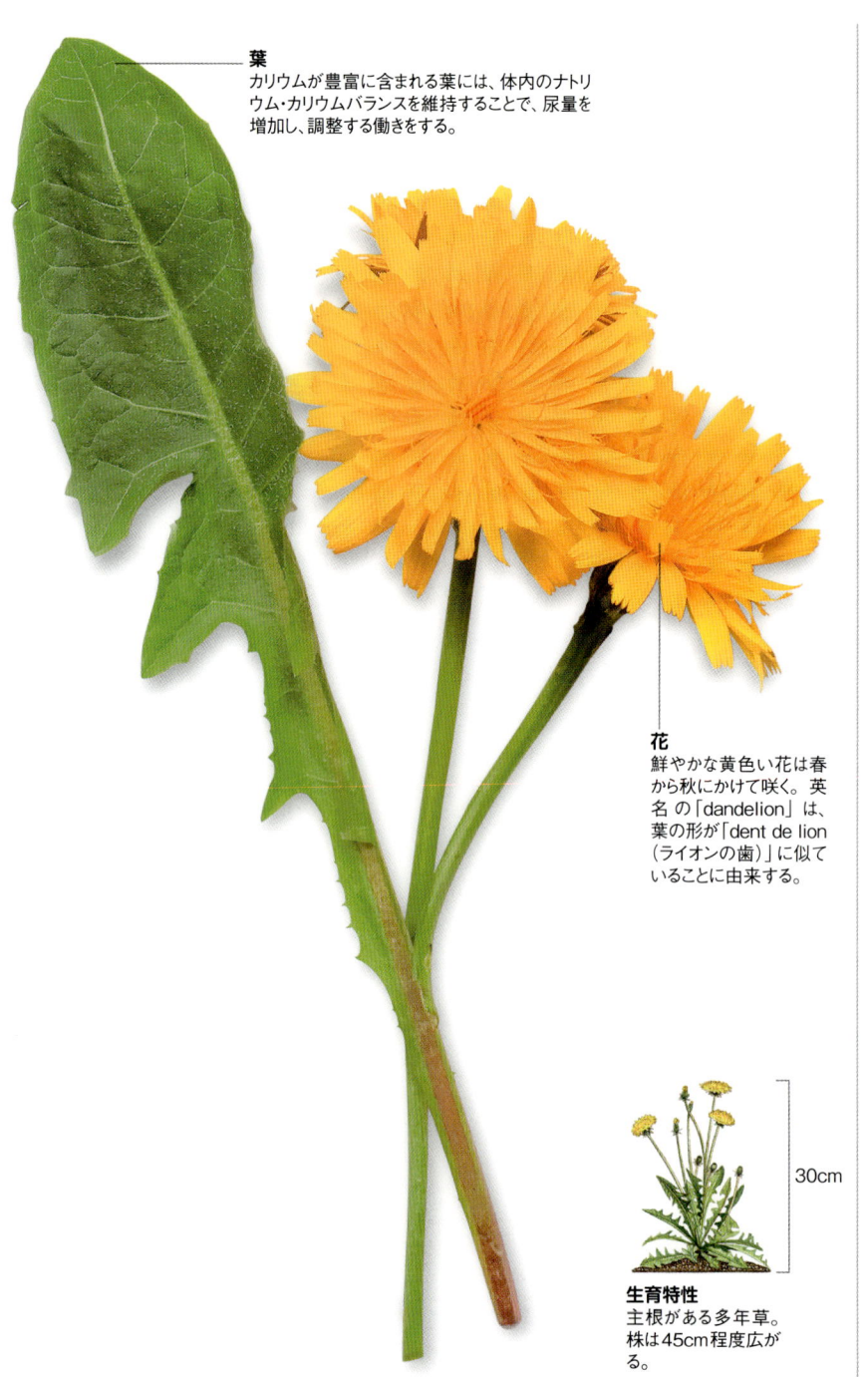

葉
カリウムが豊富に含まれる葉には、体内のナトリウム・カリウムバランスを維持することで、尿量を増加し、調整する働きをする。

花
鮮やかな黄色い花は春から秋にかけて咲く。英名の「dandelion」は、葉の形が「dent de lion（ライオンの歯）」に似ていることに由来する。

生育特性
主根がある多年草。株は45cm程度広がる。

30cm

使用部位
葉、根

主成分
セスキテルペンラクトン、ビタミンA・B・C・D、コリン、ミネラル（カリウムなど）
葉：クマリン、カロチノイド
根：タラクサコシド、フェノール酸

作用
利尿、強肝、健胃、胆汁分泌促進、膵臓刺激と利胆、穏やかな緩下（根）

使用方法

煎剤
根から抽出した煎剤カップ1杯を1日3回服用すると、骨関節炎、痛風、リウマチ、ニキビ、乾癬、湿疹など、肝臓の強壮や解毒作用が有効なあらゆる症状に効果的。

浸剤
葉の浸剤（p.342）カップ1杯を1日3回服用する。利尿作用があるので膀胱炎、体液滞留（むくみ）、高血圧などに効果的。

ジュース
葉をミキサーにかけてつくったジュースを、20ml（小さじ4杯）を上限に1日3回服用すると、浸剤よりも効果の高いドリンクとして利用できる。

ティンクチャー
根と葉をブレンドしたティンクチャー2〜5ml（40滴〜小さじ1杯）を1日3回服用すると、胆汁分泌促進、穏やかな緩下、小さな胆石の除去に効果的。

入手方法

栽培
ほとんどの土質に耐性があり、日なたでも半日陰でもよく育つ。種まき時期は春。自生繁殖力は旺盛。ヨーロッパの一部では、サラダ野菜として栽培されている。

採取
世界各地で、生け垣、野原、荒れ地、あるいは都市部の舗装道路の割れ目にまで生息しているのが見つかる。排気ガスの影響などが懸念される場所から採取するのは避けること。

収穫
サラダに入れる若葉は春に収穫し、薬用には夏になって少し大きくなった葉を利用する。根は2年目のものを秋に掘り出す。

> **注意**
> 胆石のトラブルがある場合に、ダンデリオンの根を利用する際は、必ず専門家の指示に従うこと。

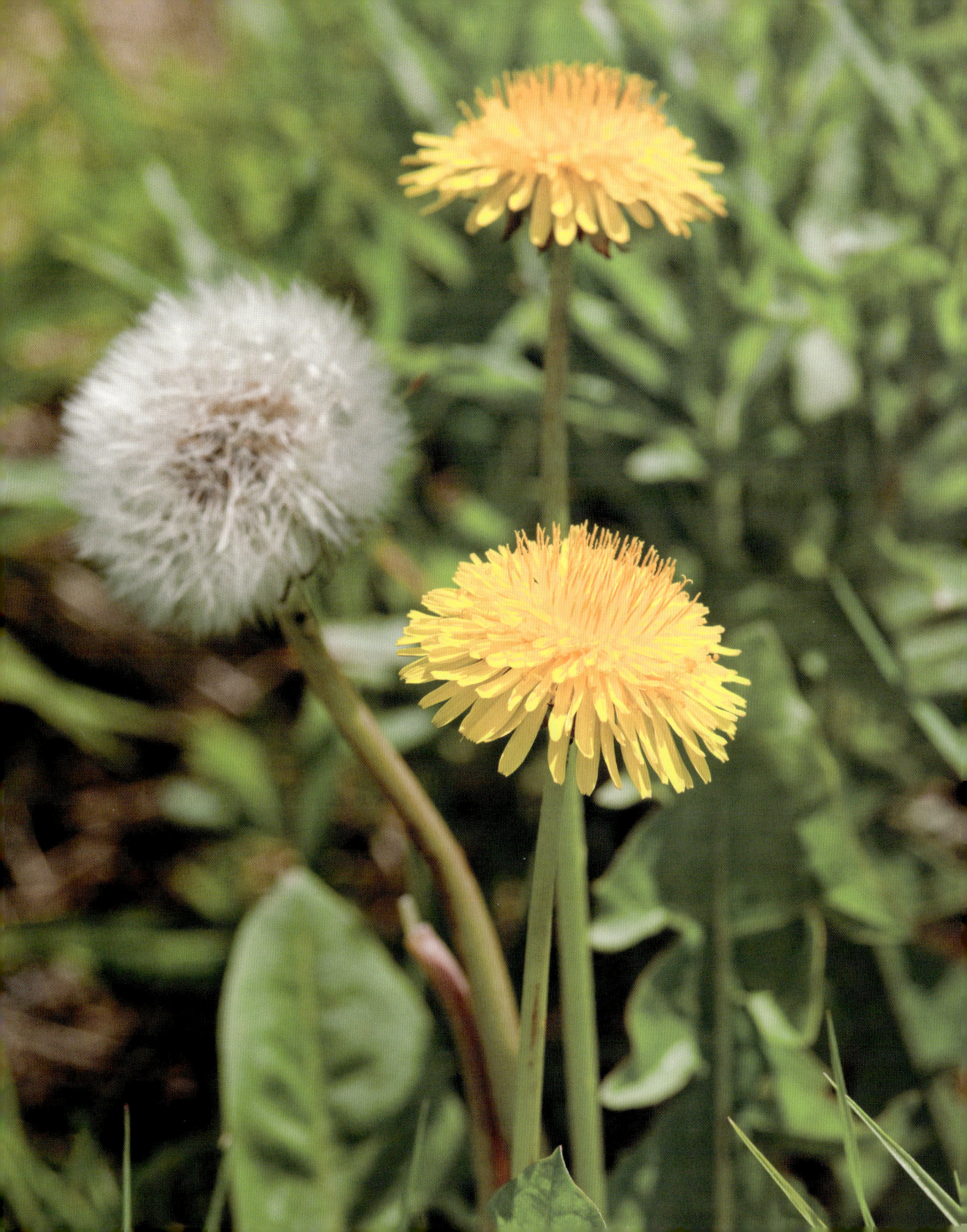

コモンタイム（タチジャコウソウ）　*Thymus vulgaris*

南ヨーロッパの乾燥した草地を原産とするタイムは、現在は料理用ハーブとして世界各地で幅広く栽培されています。薬用としては主に去痰作用や呼吸器系への消毒作用などから使用され、痰がからまる咳や呼吸器の感染症に用いられ、アロマセラピーでも、精油が同じ目的で使用されます。1990年代の研究では、抗酸化作用やアンチエイジング作用があることも報告されています。

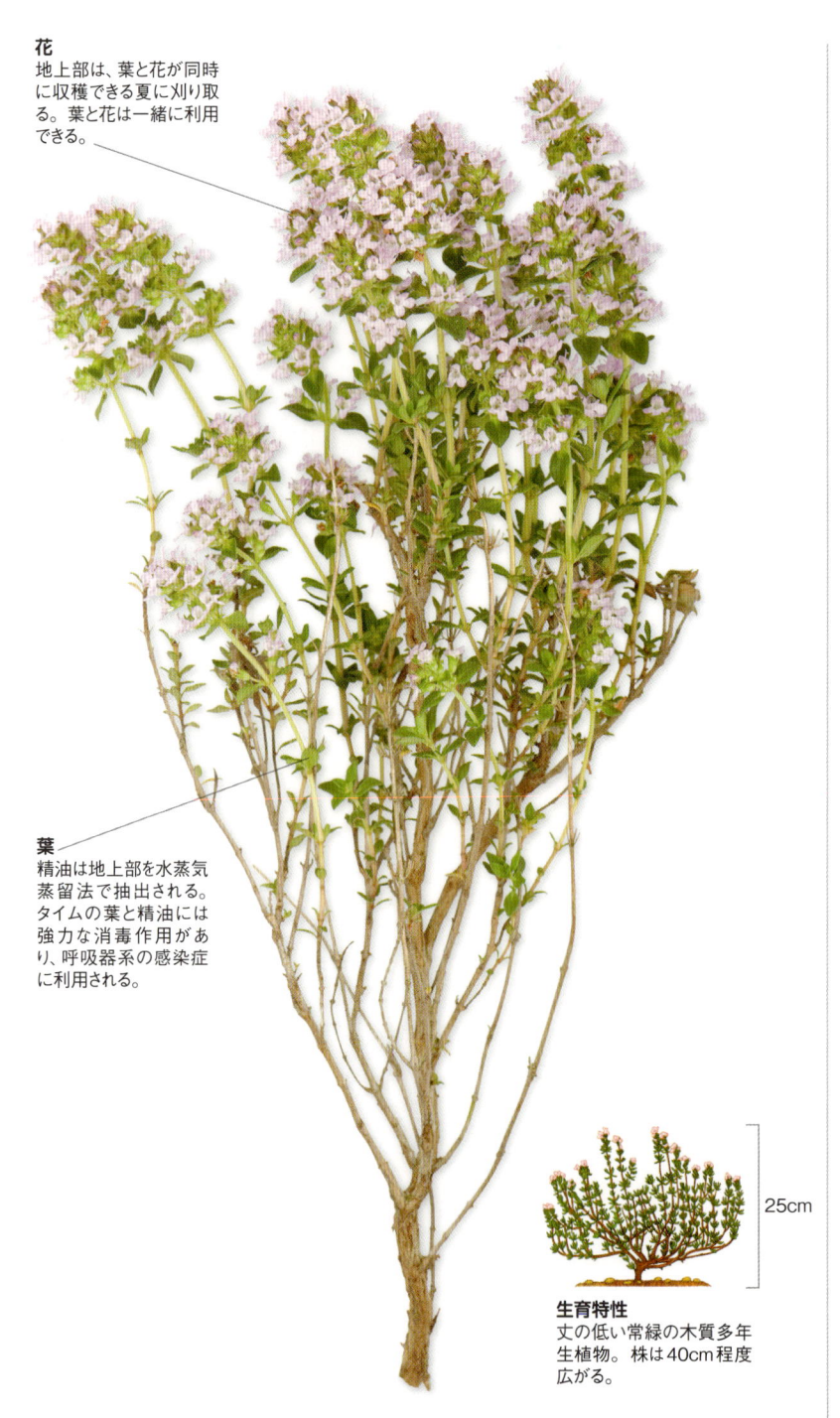

花
地上部は、葉と花が同時に収穫できる夏に刈り取る。葉と花は一緒に利用できる。

葉
精油は地上部を水蒸気蒸留法で抽出される。タイムの葉と精油には強力な消毒作用があり、呼吸器系の感染症に利用される。

生育特性
丈の低い常緑の木質多年生植物。株は40cm程度広がる。

25cm

使用部位
地上部、精油

主成分
精油（チモール、シネオール、ボルネオールなど）、フラボノイド、苦味質、タンニン、サポニン

作用
消毒、去痰、鎮痙、収れん、利尿、鎮咳、抗菌、癒傷、局所発赤

使用方法

浸剤
浸剤（p.342）カップ1杯を1日3回服用すると、季節性の風邪、呼吸器系の感染症、軽度のぜんそく、花粉症、冷えからくる胃腸のトラブル、過敏性腸症候群に効果的。

シロップ
濾した浸剤600mlにハチミツ450gを加えてつくったシロップを、咳や呼吸器系の感染症に、1回5ml（小さじ1杯）を適宜服用する。

マウスウォッシュ／うがい薬
歯周病や喉の痛みには、浸剤カップ1杯を朝と夜に適用する。

チェストラブ／マッサージオイル
気管支炎や感染症には、タイムの精油10滴をアーモンドオイル25mlに混ぜ合わせたものを、胸に擦り込む。リウマチ痛や筋肉痛には、同量のラベンダーの精油とブレンドしたものを使用する。

ローション
タイムの精油1ml（20滴）を水60mlに希釈し、虫刺されや感染した傷に適用する。よく振ってから使用すること。

入手方法

栽培
日当り良好で、乾燥したアルカリ性土壌を好む。春、温室のトレイまたは冷床に種をまき、移植できる大きさに育ったら7cmのポットに移し替え、苗がしっかりと生長したら定植地に植え付ける。または花が咲き始めた夏頃に軟らかい若枝を挿し木して殖やす方法もある。

採取
ヨーロッパやアジア一帯の、低木が茂った岩の多い荒れ地や乾燥した草地などに分布している。

収穫
地上部は夏の中頃から終わりにかけて刈り取る。料理で使う小枝は生長期ならいつでも採取できる。

> **注意**
> 妊娠中は治療目的での使用は控えること。精油は内服せず、外用する場合には、十分に希釈してから使うこと。

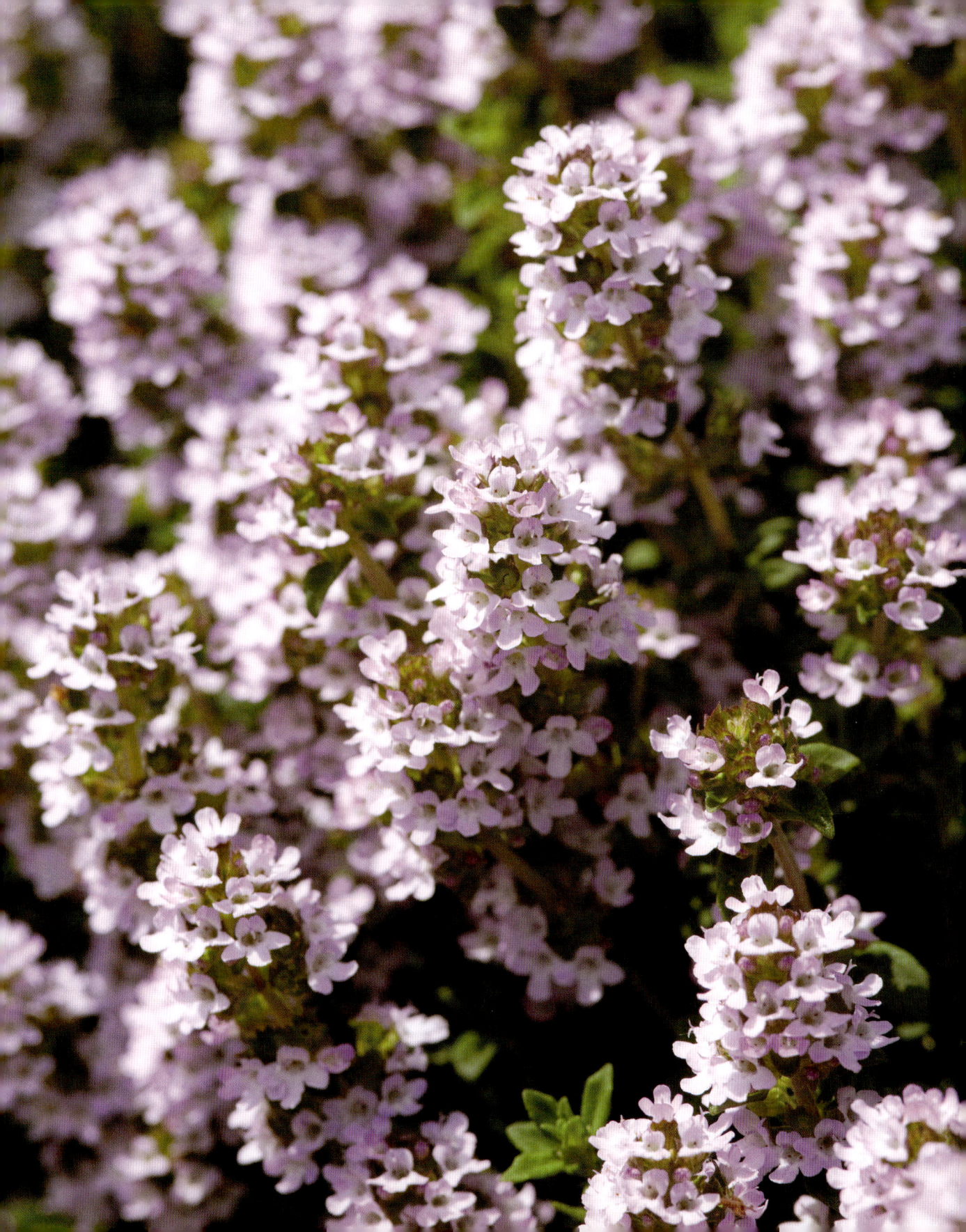

リンデン（ライム、西洋ボダイジュ） *Tilia cordata*

中央・東ヨーロッパを原産とするリンデン（別名ライム）は、多くの国で都市の街路樹として人気が高く、そのなかでも最も有名な並木道は、ベルリンにあるブランデンブルグ門へと続くウンター・デン・リンデンでしょう。花の部分は主にリラックス効果の高いブレンドの1つとして利用されていますが、スージング効果のあるローションとしても使われています。

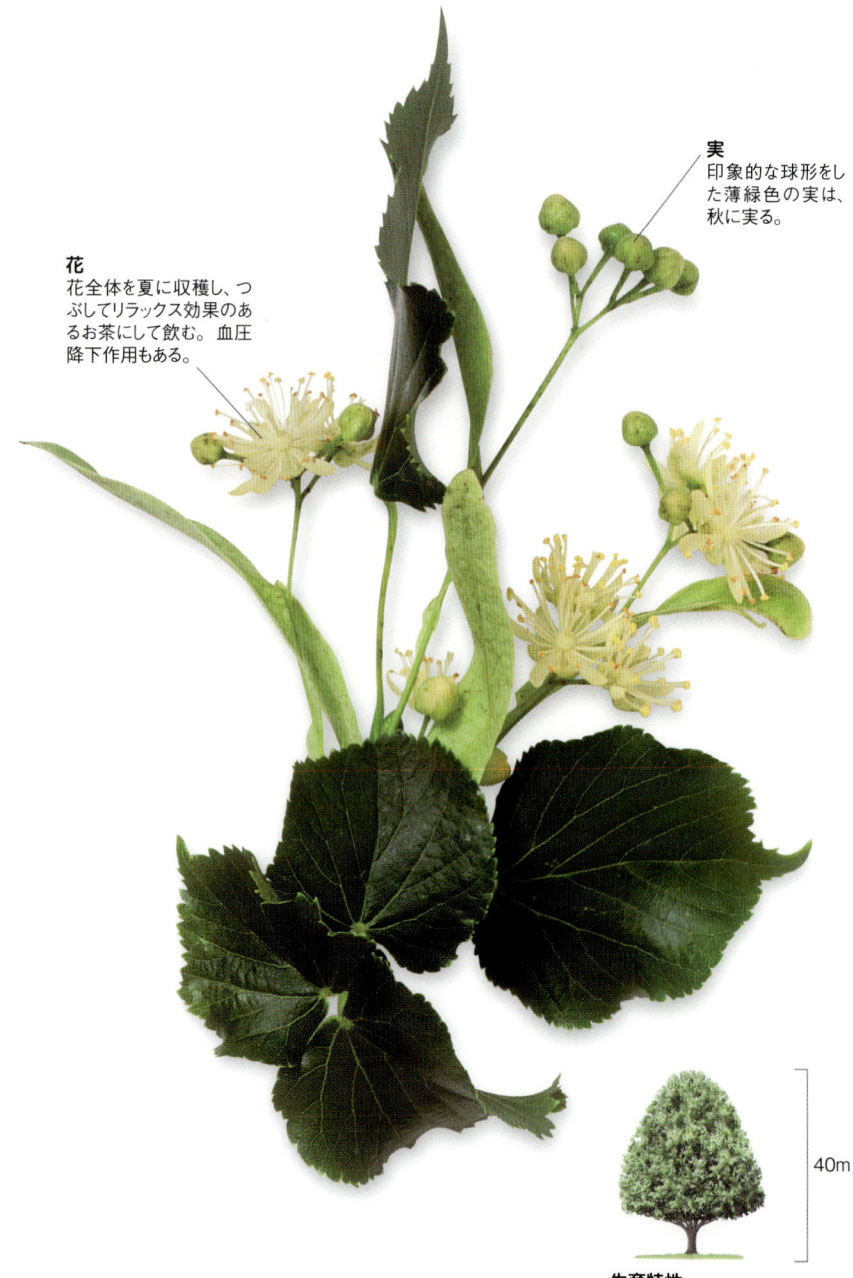

実
印象的な球形をした薄緑色の実は、秋に実る。

花
花全体を夏に収穫し、つぶしてリラックス効果のあるお茶にして飲む。血圧降下作用もある。

生育特性
円柱形の中型〜大型樹木。株は10〜30m程度広がる。

40m

使用部位
花

主成分
フラボノイド（ケルセチン、ケンフェロールなど）、カフェ酸、粘液質、タンニン、精油

作用
鎮痙、発汗、利尿、鎮静、血圧降下、抗凝血

使用方法

浸剤
浸剤（p.342）カップ1杯を1日3回服用すると、緊張、ストレス、神経性頭痛の鎮静、あるいは風邪、インフルエンザ、カタル症状の緩和に効果的。気持ちを落ち着かせたいときやリラックスしたいときのハーブティーとして、リンデン、レモンバーム、カモミールを同量ずつブレンドしたもの小さじ1〜2杯にカップ1杯の熱湯を注ぐ。市販されているハーブティーにはリンデンにカモミールがブレンドされていることが多いので、これを利用してもよい。

ティンクチャー
ティンクチャー5ml（小さじ1杯）を水に薄めて1日3回服用すると、ストレスや不安感からくる高血圧、あるいは動脈硬化症に有効。バレリアンやホーソンなどの他のハーブとブレンドすることが多い。

軟膏／ローション
発疹や虫刺されなどの皮膚のかゆみに効果的。

小児用ハーブティー
インフルエンザ、季節性の風邪、水疱瘡などの小児の感染症の初期に服用すると症状を和らげる効果がある。用量は専門家に相談すること。

入手方法

栽培
肥沃で湿り気があり、中性からアルカリ性の水はけの良い土壌を好む。種は土中にて保存し冬越しさせ、春に屋外の苗床にまく。発芽まで時間がかかる場合がある。大きく生長するため、小さい庭や植物が込み入った庭には向かない。

採取
ヨーロッパ全域やその他の多くの温帯地域に分布し、街路樹の一部に植栽されていることも多い。花は夏の初めから中頃に採取するが、汚染物質の混入をできるだけ防ぐため、交通量の多い場所にある樹木は避けること。

収穫
花は夏の盛りに収穫する。がく片と一緒に摘み取り、乾燥したらつぶす。

レッドクローバー（アカツメクサ、ムラサキツメクサ）　*Trifolium pratense*

ヨーロッパとアジアの暖地を原産とするレッドクローバーは、現在では北アメリカやオーストラリアの多くの地域に根付いています。茎から出る汁を吸うと甘い味がするため、子供たちの間で"Honey stalk"（蜜を出す草）として親しまれています。1930年代には乳癌に効果があると評判になりましたが、現在では主に咳、肌トラブル、更年期の症状に利用されています。

使用部位
花

主成分
フラボノイド、サリチル酸塩、クマリン、フェノール配糖体、シアン配糖体、精油（サリチル酸メチル、ベンジルアルコールなど）、シトステロール

作用
鎮痙、利尿、リンパ系浄化、去痰、エストロゲン作用の可能性あり

使用方法

浸剤
浸剤（p.342）カップ1杯を1日3回服用すると、咳や更年期のトラブル、あるいはクレンジング効果から肌トラブルにも効果的。

シロップ
浸剤600mlにハチミツ450gを加えてシロップをつくる。特に百日咳や気管支炎などで咳の症状が長引くときに、必要に応じて1回5ml（小さじ1杯）を服用する。

マウスウォッシュ／うがい薬
口内炎や喉の痛みには、浸剤1カップを適用する。

ティンクチャー
5～10ml（小さじ1～2杯）を1日3回服用すると、湿疹や乾癬、あるいは治りの遅い古い創傷に効果的。小児の湿疹にはハートシーズをブレンドすると相性が良い。

クリーム／軟膏
リンパ腺の腫れにこまめに擦り込む。

フレッシュハーブ
虫刺されや刺し傷には、花を押しつぶしたものを直接患部に適用する。

入手方法

栽培
夏の気候が穏やかで、生長期には適度な湿気がある場所を好む。冬の終わりから春の初めにかけて育てたい場所に種をばらまき、良質の堆肥で表面を薄く覆う。

採取
家畜用飼料や輪作計画の一環として幅広く栽培されているため、世界中の多くの場所に分布している。生け垣や牧草地などを探し、花が開いて間もないときに頭状花を摘み取る。

収穫
夏の間中いつでも収穫でき、開いたばかりの頭状花を集めるとよい。

> **注意**
> 妊娠中の使用は控えること。

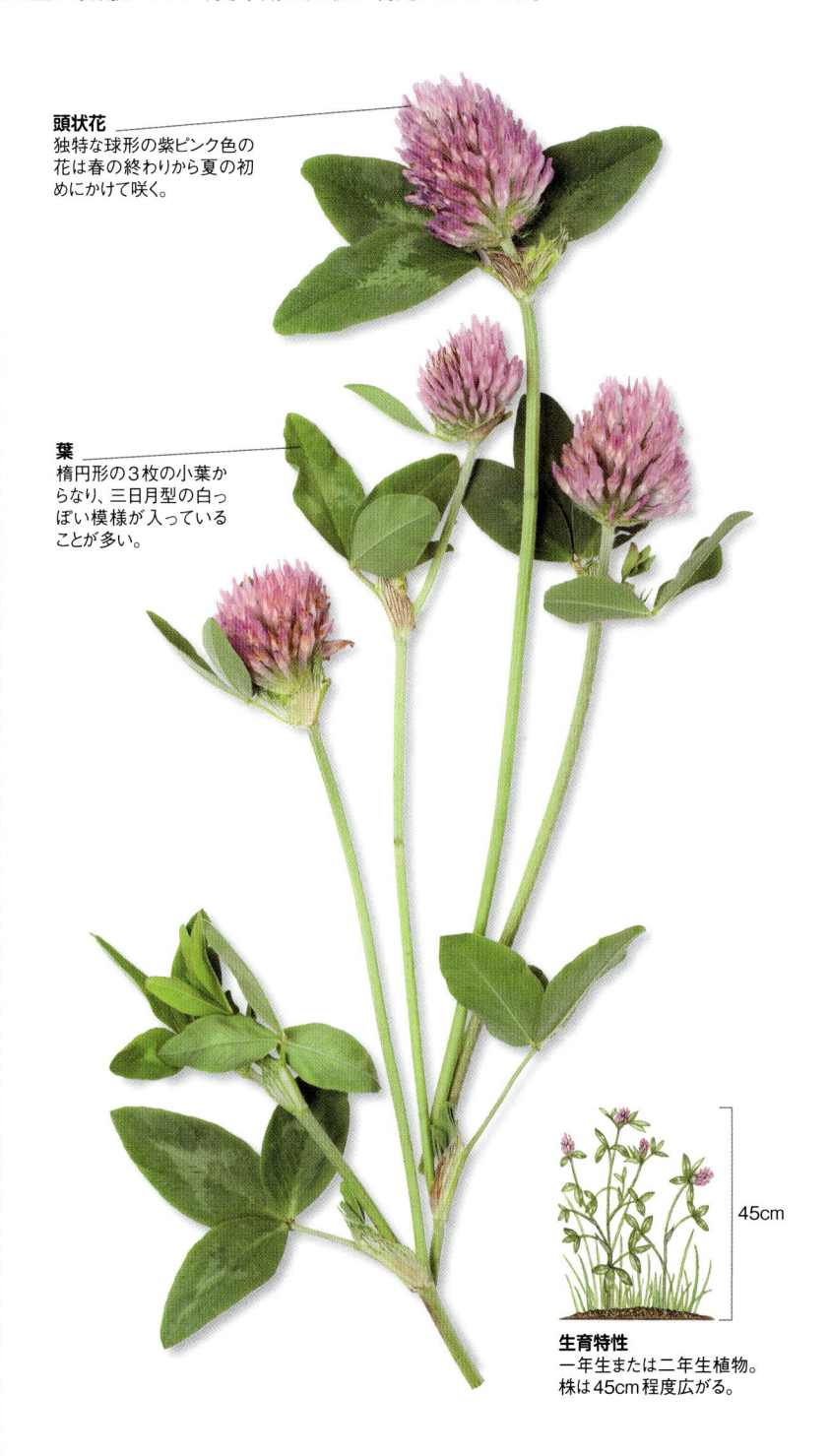

頭状花
独特な球形の紫ピンク色の花は春の終わりから夏の初めにかけて咲く。

葉
楕円形の3枚の小葉からなり、三日月型の白っぽい模様が入っていることが多い。

生育特性
一年生または二年生植物。株は45cm程度広がる。

45cm

ナスタチウム（キンレンカ）　*Tropaeolum majus*

ボリビアからコロンビアにかけてのアンデス一帯を原産とするナスタチウムは、育てやすい観賞用植物として人気が高く、現在では世界各地に広まっています。繁殖力が強く、容易に根付くことから、ニュージーランドなどのいくつかの地域では侵入雑草に分類されています。消毒作用と呼吸器系への作用のどちらにも定評があり、花や種は料理用ハーブとしてもよく使用されています。

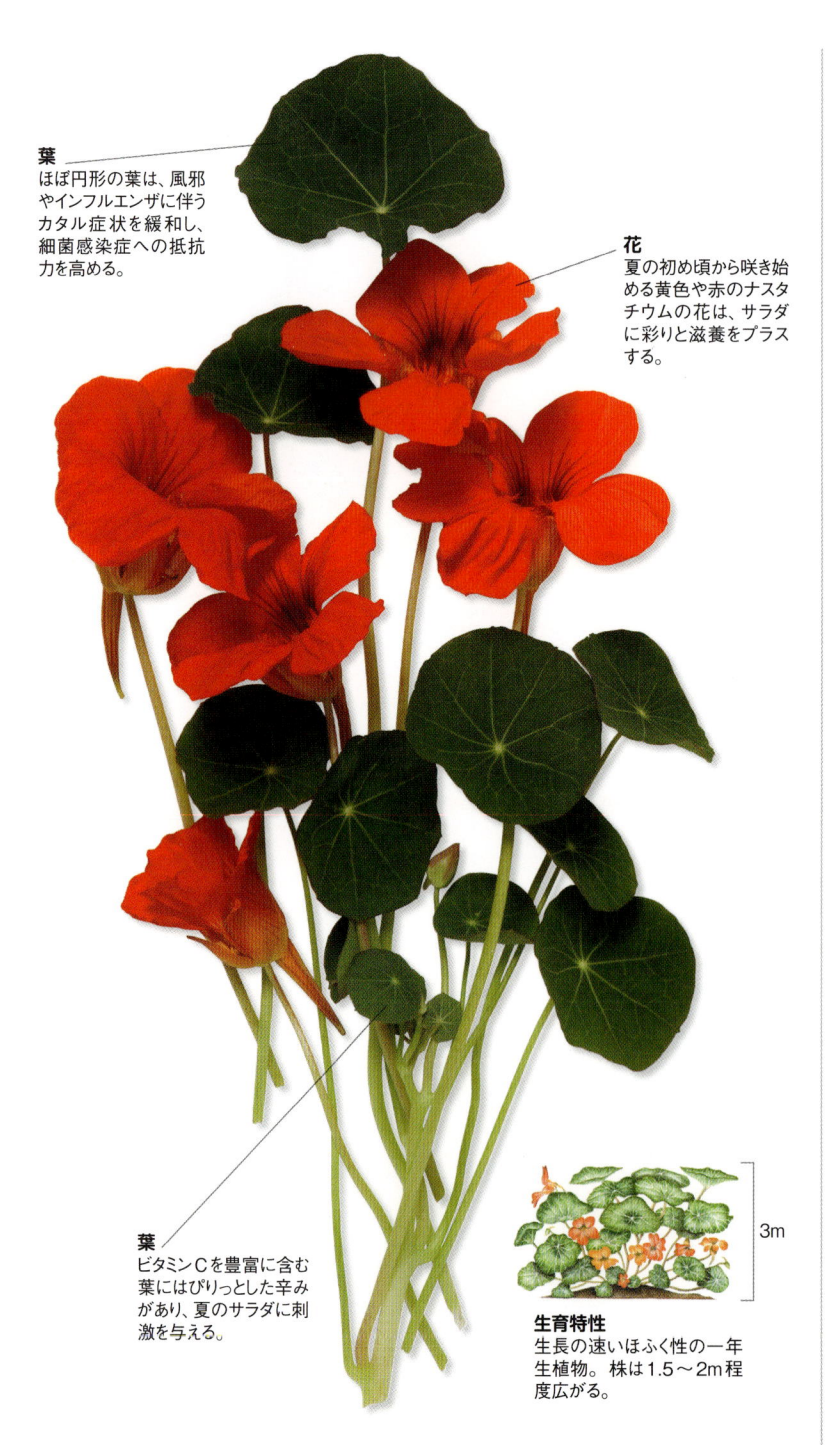

葉
ほぼ円形の葉は、風邪やインフルエンザに伴うカタル症状を緩和し、細菌感染症への抵抗力を高める。

花
夏の初め頃から咲き始める黄色や赤のナスタチウムの花は、サラダに彩りと滋養をプラスする。

葉
ビタミンCを豊富に含む葉にはぴりっとした辛みがあり、夏のサラダに刺激を与える。

生育特性
生長の速いほふく性の一年生植物。株は1.5〜2m程度広がる。

3m

使用部位
花、葉、種子

主成分
グルコシアネート、スピラントール、ミロシン、無機塩（ヨウ素、鉄、リン酸塩など）、シュウ酸、ビタミンC

作用
抗菌、鎮咳、利尿、去痰

使用方法

浸剤
葉から抽出した浸剤（p.342）カップ1杯を1日3回服用すると、細菌感染症に対する抵抗力を高めるのに効果的。また、風邪やインフルエンザによるカタル症状の緩和にも有効。

ティンクチャー
葉から抽出したティンクチャー5〜10ml（小さじ1〜2杯）を1日3回服用すると、風邪、インフルエンザ、乾いた咳に効果的。

ジュース
肺気腫などの慢性的な肺疾患には、全草をフードプロセッサーまたはミキサーにかけて液状にし、20ml（小さじ4杯）を少量のミルクに混ぜて1日3回飲む。このジュースを頭皮に擦り込むと、脱毛症の育毛促進効果があるといわれている。

ローション
切り傷や擦り傷の消毒には、葉から抽出した浸剤（p.342）カップ1杯で患部を洗浄する。

フレッシュハーブ
葉と花はどちらも食用としてサラダに加えることができる。葉にはビタミンCが豊富に含まれ、ぴりっとした辛みがある。

入手方法

栽培
どのような場所でも育つが、水はけの良い土壌と日なたを好む。栄養分が豊富な土壌では、花よりも葉の生長が促される。初夏に育てたい場所に種をまくか、13〜16℃くらいの春の中頃にトレイに種をまき、霜の時期が完全に終わったら植え替える。

採取
侵入雑草として扱っている国もある。温帯地域では、都市部で花壇からこぼれた種が自生しているのを見かけることもある。花は必要なときに適宜摘み取り、ティンクチャーをつくるための全草は夏の終わりに刈り取る。

収穫
サラダ用の葉や花は必要なときに収穫し、全草は夏に刈り取り乾燥させる。

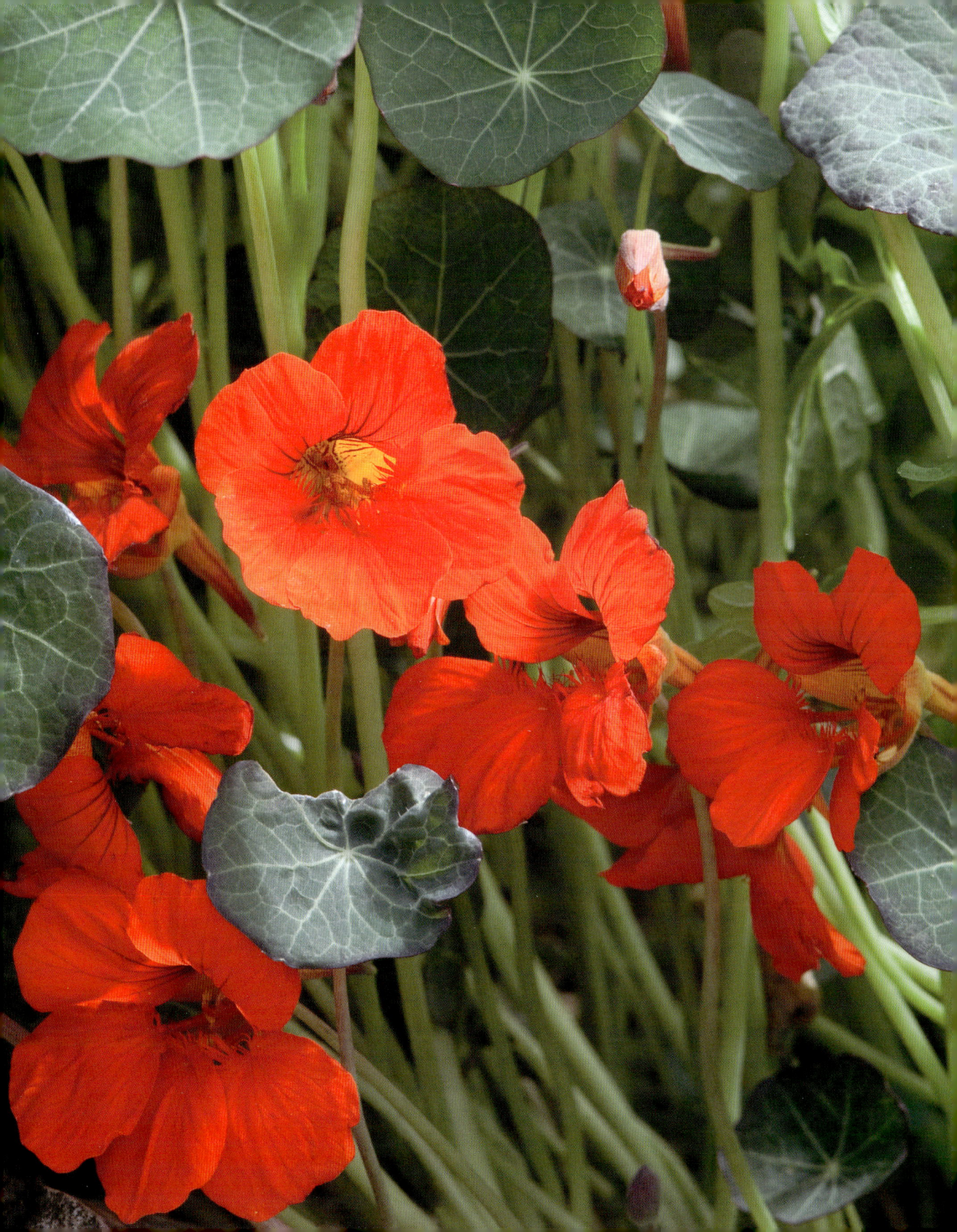

コルツフット（フキタンポポ）　*Tussilago farfara*

コルツフットの学名（*tussus*はラテン語で咳を意味する）からわかるように、以前は鎮咳作用のあるハーブとしてよく使われていましたが、近年肝臓癌の原因物質となるピロリジジンアルカロイドという物質を含有することが確認され、以前よりは使用されなくなりました（治療目的で、3週間を越えて使用しないこと）。ヨーロッパ、西アジア、北アフリカ一帯に分布し、侵入雑草として扱われています。コルツフットの使用を制限している国もあります。

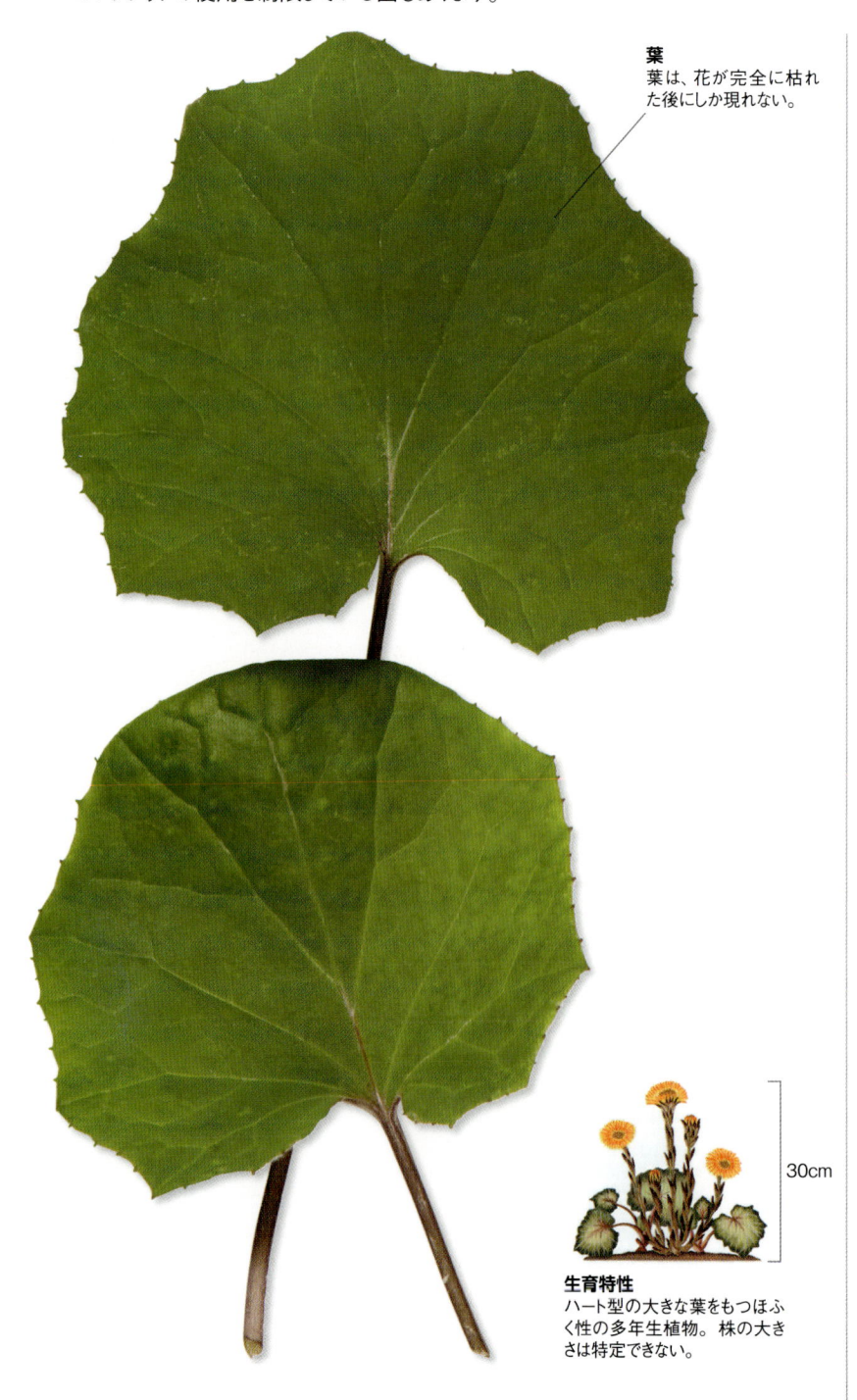

葉
葉は、花が完全に枯れた後にしか現れない。

使用部位
葉、花

主成分
粘液質、タンニン、ピロリジジンアルカロイド、イヌリン、亜鉛、苦味質、ステロール、フラボノイド（ルチンなど）、カリウム、カルシウム

作用
去痰促進、抗カタル、粘膜保護

使用方法

注意：専門家の指示がない限りは、内服してはならない。

パップ剤
ブレンダーまたはフードプロセッサーでフレッシュリーフを細かく刻み、これをガーゼに塗り広げたものをパップ剤として皮膚の潰瘍やただれ、あるいは治りの遅い創傷に適用する。

シロップ
葉の浸剤を濾したもの600mlにハチミツまたは砂糖450gを加えて火にかけ、沸騰してから弱火で5～10分煮詰めてシロップをつくる。乾いた咳や刺激に反応して出る咳、またはぜんそくに1回5ml（小さじ1杯）を服用する。

ティンクチャー
葉から抽出したティンクチャー2～5ml（40滴～小さじ1杯）を1日3回服用すると、百日咳や気管支炎に効果的。

煎剤
ドライフラワー15gを水600mlに入れて15分間弱火で煮立てて煎剤（p.342）をつくる。ぜんそくや気管支炎、またはなかなかおさまらない咳にはカップ1/2～1杯を1日3回服用する。

入手方法

栽培
日なたまたは半日陰の、湿り気のある中性からアルカリ性の土壌を好む。春、苗床に種をまくか、花が枯れて葉が出始める前、あるいは秋に葉が枯れてから株分けして殖やす。侵食力がきわめて強い。

採取
生け垣や荒れ地などに分布している。

収穫
花は開花と同時に摘み取って新鮮なうちに使用するか乾燥させたものを使用する。葉は、夏に十分に生長したときに収穫する。

注意
ピロリジジンアルカロイドを含むため、内服する場合は必ずガイドラインに従うこと。妊娠中や授乳期間中は使用しないこと。

生育特性
ハート型の大きな葉をもつほふく性の多年生植物。株の大きさは特定できない。

30cm

スリッペリーエルム （アカニレ） *Ulmus rubra*

カナダのケベックからメキシコにかけての北アメリカ東部を原産とするスリッペリーエルムは、ハーブ療法で最も広範囲に利用されている植物の1つです。体外にも体内の粘膜にも、組織のダメージを受けた部分の回復と治癒を促すために使われています。また、きわめて栄養価が高いため、病気などで衰弱しているときや病後の回復期の食材としても利用されています。

使用部位
内部樹皮

主成分
粘液質、デンプン、タンニン

作用
刺激緩和、皮膚軟化、緩下、去痰、鎮咳、栄養補給

使用方法

栄養補助食品
体力が低下しているとき、あるいは乳幼児の食事に利用する。小さじ1/4～1杯のパウダーを少量の水に溶いてペースト状にする。これを沸騰したお湯またはミルクに加えてひたすらかき混ぜながら煮詰め、カップ1杯弱の薄い粥をつくる。あるいはパウダーをポリッジ（英国式の粥）やシリアルに振りかけて食べる。

軟膏
膿の排出、トゲや皮膚に入った細かい異物の除去に適用する。マーシュマロウのパウダーを混ぜることも多い。

パップ剤
小さじ1杯のパウダーを少量の水またはカレンデュラの浸剤に溶いてペースト状にする。これをガーゼに塗り広げて、おでき、膿み、静脈瘤性潰瘍、化膿した創傷に当てる。

カプセル／錠剤
胃や食道の炎症や潰瘍、または慢性消化不良には200mgを1日3回服用する。乗り物酔いには、乗り物に乗る前にカプセルまたは錠剤を1錠内服する。

入手方法

栽培
日なたで湿り気があり、深さのある土壌を好む。一般的には、秋に種をまくか、夏に吸枝※または成熟する前の若枝を挿し木して殖やす。庭で栽培することは少ない。害虫、真菌感染症、オランダニレ病の影響を受けやすい。

採取
アメリカの一部の地域では街路樹として植栽されているが、それ以外の場所で栽培されることはめったにない。産地以外で野生化していることもあまりない。ニレハムシやオランダニレ病によって幹が枯れてしまうことがあるため、樹皮を採取するときには、細心の注意を払って木へのダメージを拡大しないようにすること。

収穫
春に成熟した木の幹と枝から内部樹皮をはぎ取る。

> **注意**
> 国によっては、樹皮全般の採取を制限していることがある。

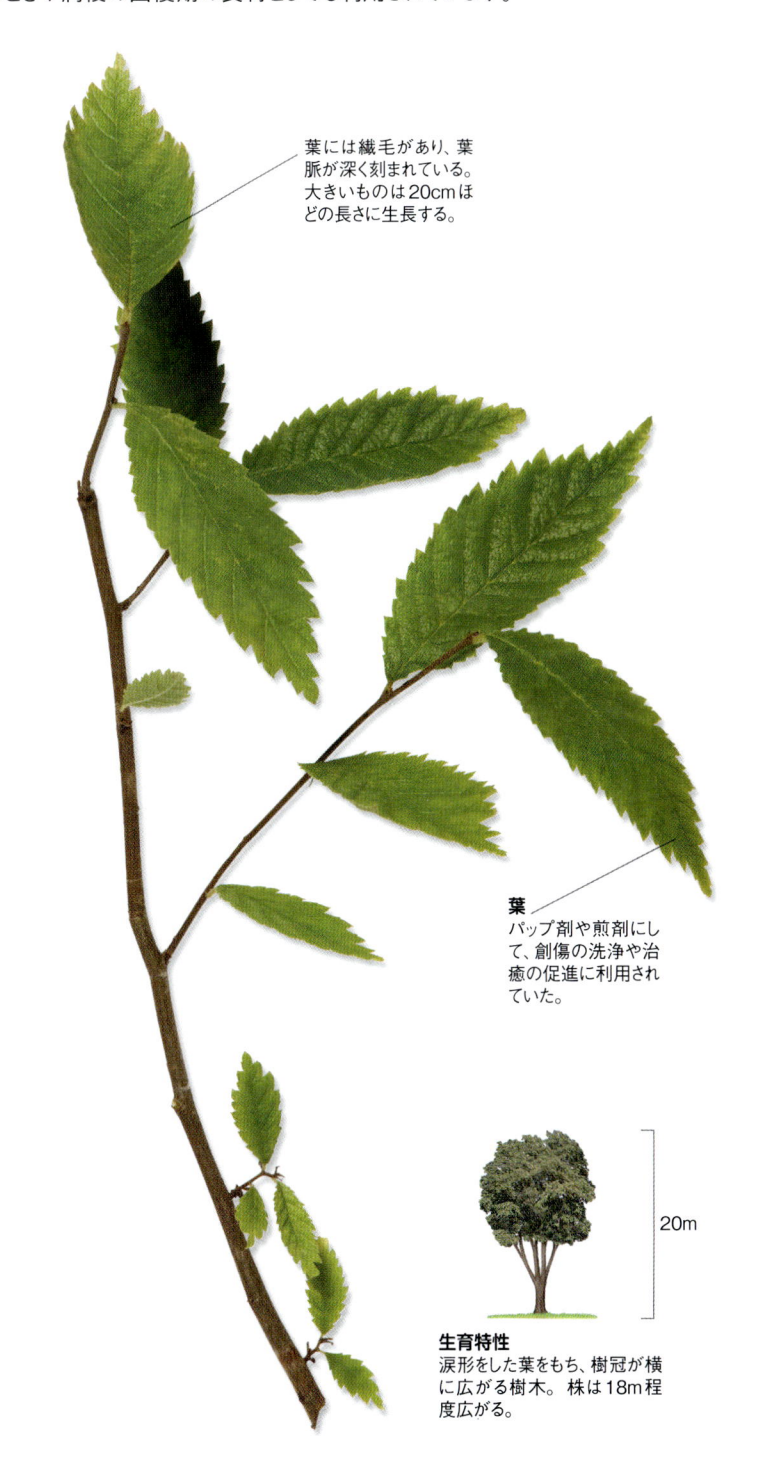

葉には繊毛があり、葉脈が深く刻まれている。大きいものは20cmほどの長さに生長する。

葉
パップ剤や煎剤にして、創傷の洗浄や治癒の促進に利用されていた。

20m

生育特性
涙形をした葉をもち、樹冠が横に広がる樹木。株は18m程度広がる。

ネトル（西洋イラクサ） *Urtica dioica*

ヨーロッパやアジアの暖地全域に分布する細いトゲがたくさんあるネトルは、耕作用の肥沃な土壌に繁殖する雑草として大変よく知られています。"Sting、スティング（＝刺す）"とも呼ばれますが、それは全草がヒスタミンとギ酸を含む刺毛（トゲ）に覆われているためです。ネトルが滋養分を豊富に含むのは、土壌中のミネラルやビタミンを吸い取って、それを葉に凝縮させているためといわれています。

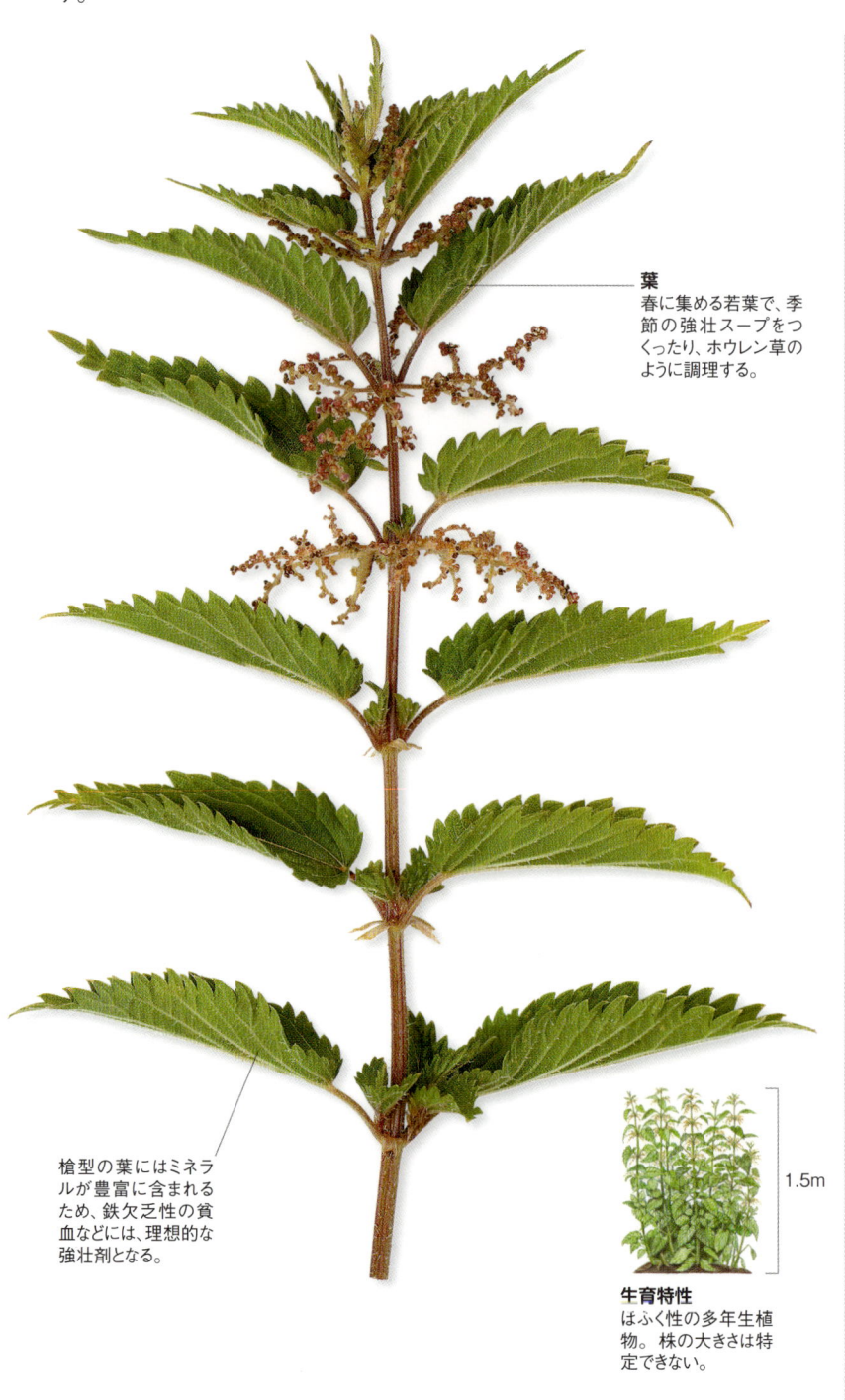

葉
春に集める若葉で、季節の強壮スープをつくったり、ホウレン草のように調理する。

槍型の葉にはミネラルが豊富に含まれるため、鉄欠乏性の貧血などには、理想的な強壮剤となる。

生育特性
はふく性の多年生植物。株の大きさは特定できない。

1.5m

使用部位
地上部、根

主成分
アミン類（ヒスタミン、アセチルコリン、コリン、セロトニン）、フラボノイド、ギ酸、グルコキノン、ミネラル（シリカ、鉄など）、ビタミンA・B・C、タンニン

作用
収れん、利尿、強壮、栄養補給、止血、循環器系強壮、乳汁分泌促進、血圧降下、貧血予防、壊血病予防、抗アレルギー

使用方法

ジュース
新鮮な全草を細かく砕くか、ミキサーにかけて液状にする。10ml（小さじ2杯）を1日3回、強壮剤として服用すると、体が衰弱している状態のときや貧血に効果的。

浸剤
葉から抽出した浸剤（p.342）カップ1杯を、関節炎、リウマチ、痛風、湿疹に対するクレンジング療法の一環として1日3回服用する。また、フケ対策のためのヘアリンスとしても利用できる。

クリーム／軟膏
軽度の切り傷や擦り傷、湿疹などの皮膚発疹、痔に適用する。

フレッシュハーブ
葉の付いたままのネトルの茎で関節炎の患部を叩き、チクチクした痛みによって治療するという昔からの民間療法は、あまり快適な治療法ではないが、最近の研究でその有効性を証明しているものもある。

湿布
葉を濃いめに抽出した浸剤、あるいは希釈したティンクチャーに浸したガーゼを、関節炎、痛風、神経痛、ねんざ、腱炎、座骨神経痛の患部に押し当てる。

ティンクチャー
アレルギーによる肌トラブルや花粉症には、葉から抽出したティンクチャー2〜4ml（40〜80滴）を1日3回服用する。前立腺肥大には、根から抽出したティンクチャー2〜4ml（40〜80滴）を1日3回服用する。

入手方法

栽培
ネトルはどこにでも野生種が生えているため、通常、栽培する必要はない。

採取
生け垣、荒れ地、雑木林などに分布している。

収穫
地上部は開花期に刈り取る。根は秋に掘り出し、若葉は春に摘み取る。

> **注意**
> ネトルを採取するときには、必ずゴム手袋をはめること。

ビルベリー （ヒメウスノキ） *Vaccinium myrtillus*

ヨーロッパとアジアの温帯を原産とするビルベリーは、北アメリカ原産のブルーベリーにきわめて近い性質をもつ植物です。近年、ビルベリーの果実にプロアントシアニジンという抗酸化物質※が含まれることから、「スーパーフード」として注目されるようになりました。また第二次世界大戦中には、夜間の視力を向上すると信じられ、戦闘機のパイロットがビルベリージャムを食べていたそうです。

使用部位
果実、葉

主成分
タンニン、糖類、果実酸、アントシアノサイド、グルコキノン、配糖体、ビタミンA

作用
収れん、血糖降下、強壮、殺菌、制吐、抗炎症、利尿、静脈強壮

使用方法

マウスウォッシュ
口内炎や喉の炎症には、葉の浸剤 (p.342) カップ1杯をマウスウォッシュまたはうがい薬として適用する。フレッシュベリーのジュース10ml (小さじ2杯) を水120mlで薄めたものも、同じように利用できる。

ローション
甘味を加えないベリージュース30mlとウィッチヘーゼルの蒸留水30mlを混ぜ合わせ、日焼けなどの皮膚の炎症を冷やすために適用する。

煎剤
ドライベリーの煎剤カップ1杯を毎日服用すると、慢性的な下痢に効果的。

フレッシュベリー
便秘には、大きめの器に入れた新鮮な実に砂糖とミルク (または生クリーム) をかけて食べる。

浸剤
葉の浸剤 (p.342) カップ1杯を1日3回服用すると、糖尿病 (遅発性のインスリン非依存型の一般的なもの) の食事管理に役立つ。

入手方法

栽培
湿り気があり、日なた、または半日陰の強酸性 (pH5.5以下) の土壌を好む。地表近くに浅く根を張る場合には、水やりを十分に行うこと。秋に冷床に種をまき、移植できる大きさに育ったら、最終的に育てたい場所に植え替える。また、夏に成熟する前の若枝を挿し木して殖やすこともできる。春に剪定し、こんもりとした樹形を保つ。風雨を避けられる場所で育てるとよい。アルカリ性土壌の土地では、大きめのコンテナで栽培するのが最良の方法である。

採取
温帯から亜寒帯までの地域で、泥炭地や沼地などの養分の少ない酸性土壌に生息している。

収穫
葉は春に収穫し、実は夏の終わりの成熟したときに摘み取る。

> **注意**
> インシュリン依存型糖尿病の症状がある場合、専門家の指導がない限りはビルベリーのリーフティーを服用しないこと。葉は4週間以上利用してはならない。

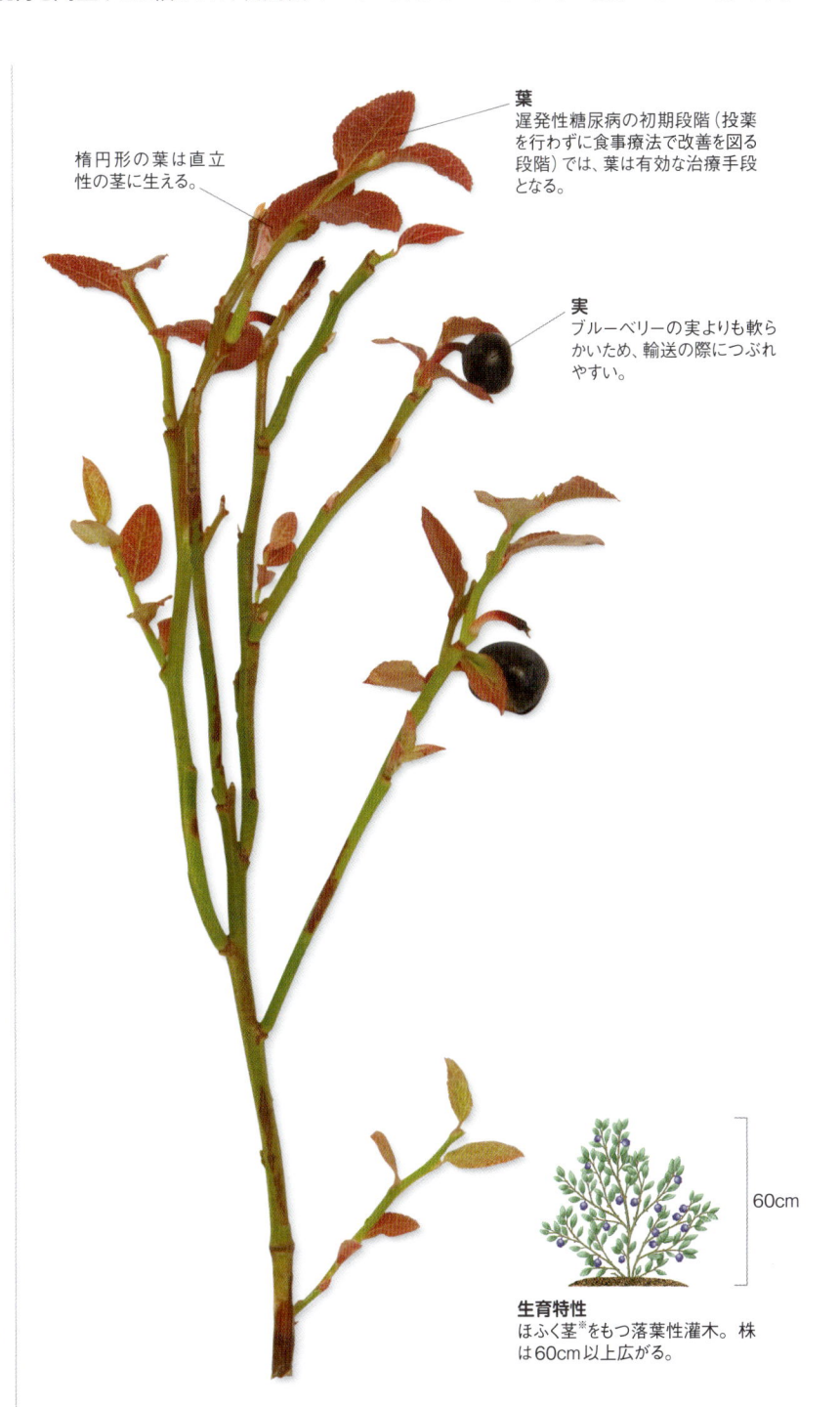

楕円形の葉は直立性の茎に生える。

葉
遅発性糖尿病の初期段階 (投薬を行わずに食事療法で改善を図る段階) では、葉は有効な治療手段となる。

実
ブルーベリーの実よりも軟らかいため、輸送の際につぶれやすい。

生育特性
ほふく茎※をもつ落葉性灌木。株は60cm以上広がる。

60cm

バレリアン（西洋カノコソウ） *Valeriana officinalis*

「天然の精神安定剤」と称されることもあるバレリアンは、ヨーロッパから日本にかけての温帯地域を原産とします。近年、この植物に対する研究が進んでいます。抽出液やドライハーブには、神経系への抑制作用があると思われるバレポトリエイトという成分が高じて発現することが今では知られています。フレッシュハーブは、鎮静作用がより優れています。

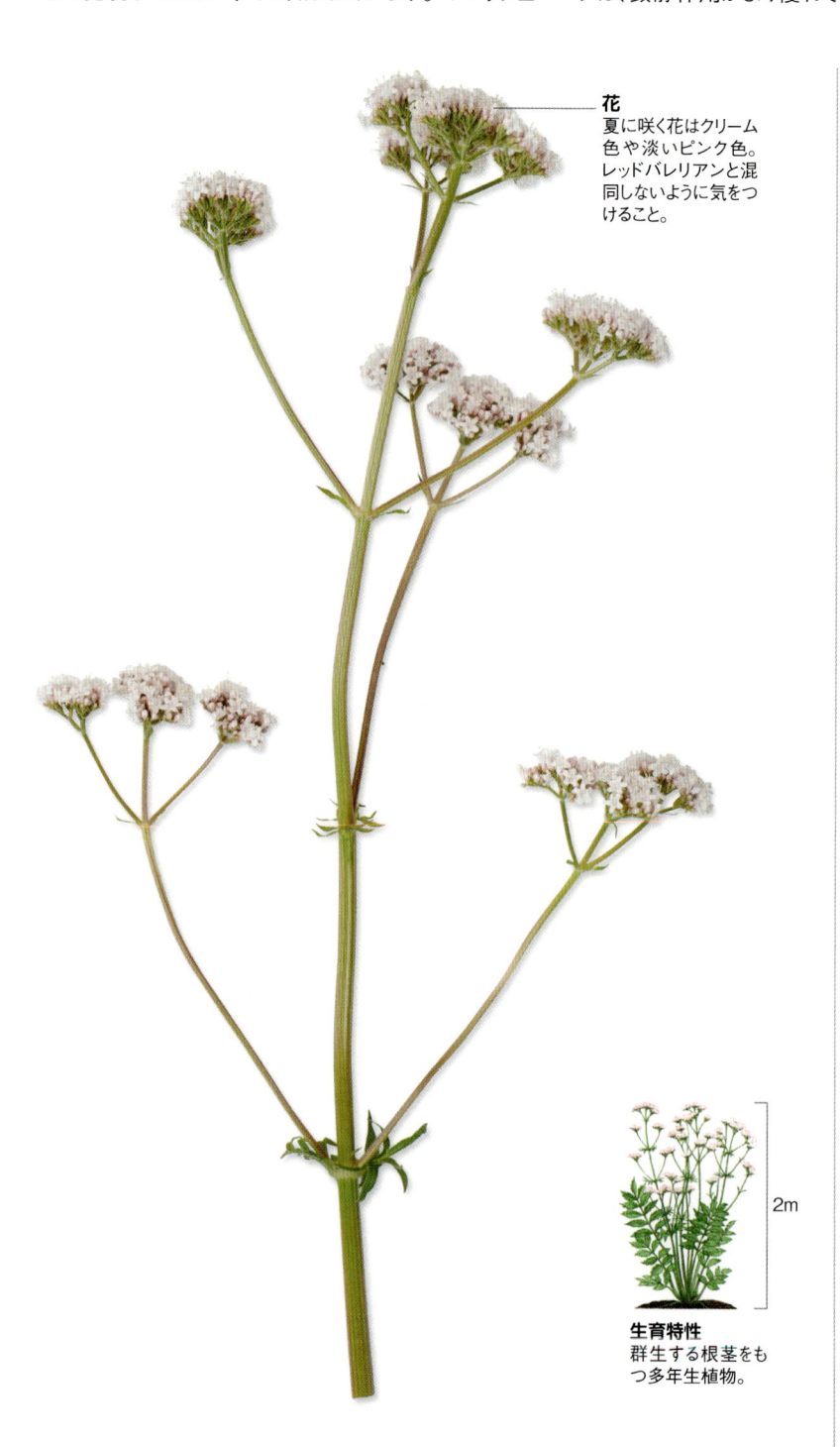

花
夏に咲く花はクリーム色や淡いピンク色。レッドバレリアンと混同しないように気をつけること。

生育特性
群生する根茎をもつ多年生植物。

2m

使用部位
根、根茎

主成分
精油（イソバレリアン酸、ボルネオールなど）、バレポトリエイト、アルカロイド

作用
精神安定、鎮痙、去痰、利尿、血圧降下、駆風、穏やかな鎮痛

使用方法

冷浸剤
バレリアンの根は煎剤よりも冷浸剤として抽出した方がより良い効果が得られる。冷浸剤は、細かく刻んだ根（新鮮なものが望ましい）25gを、冷水600mlに8〜10時間浸してつくる。カップ1杯を、1日3回を限度に服用すると、ストレスからくる不安感、神経の緊張、高血圧に効果的。

カプセル
粉末にした根をカプセルに封入して使用可能（市販されている製品もある）。

ティンクチャー
神経系の不調には、1〜5ml（20滴〜小さじ1杯）を、1日3回を上限に服用する。適量は個人差がかなりあり、摂取量が多いと頭痛を引き起こす人もいるので、最初は低用量から始めるとよい。

湿布
カップ1杯の冷浸剤または薄めたティンクチャーにガーゼを浸し、痙攣した筋肉にあてたり、月経痛や疝痛には腹部に適用したりする。

入手方法

栽培
湿り気がある日なたや半日陰の場所を好み、ウッドランドガーデン（木々と山野草の自然に近い庭）に適する。春に冷床に種をまいてポットに移し替え、移植可能な大きさに育ったら定植させるか、春または秋に根分けをして殖やすこともできる。

採取
林地の端や湿り気のある草地に分布していることが多い。ガーデン用植物として人気のあるレッドバレリアン（アメリカンバレリアン、*Centranthus ruber*）と間違えやすい。

収穫
根と根茎は、2年目以降のものを秋に掘り出す。

> **注意**
> 睡眠作用を強める働きがあるため、睡眠薬と一緒に服用するのは避けること。

マレイン （ビロウドモウズイカ） *Verbascum thapsus*

ヨーロッパから中国の西部にかけて分布しているマレインは、昔から魔除けとして使用されていました。かつては悪霊がもたらすと信じられていた結核などの消耗性疾患に対して用いられ、マレインを持ち歩いたり、お守りのなかに入れたりするだけで十分に効果があると思われていました。現在は、主に咳のレメディとして、あるいは呼吸器系の不調のために利用されています。

使用部位
花、葉、地上部

主成分
粘液質、サポニン、精油、苦味質、フラボノイド（ルチンなど）、イリドイド配糖体（アウクビン）

作用
去痰、刺激緩和、穏やかな利尿、鎮静、癒傷、収れん、抗炎症

使用方法

シロップ
フレッシュフラワーの浸剤600mlとハチミツまたは糖蜜450gを火にかけ、沸騰したら、穏やかに弱火で10～15分間煮詰めてシロップをつくる。必要に応じて1回5ml（小さじ1杯）を服用する。

浸出油
フレッシュフラワーをサンフラワーオイルに2週間浸けておき、濾した浸出油を耳の感染症による痛みの緩和に適用する（カット綿に2滴垂らし、耳の入り口に詰める）。また、創傷、皮膚の潰瘍、痔、湿疹、霜やけ、まぶたの炎症などの痛みの緩和に適用したり、呼吸器系の不調に胸部に擦り込んだりして使用する。

浸剤
ドライリーフまたは地上部30gを600mlの熱湯に浸して浸剤をつくり、慢性的な咳、喉の炎症、あるいは激しい咳を伴う発熱時の悪寒などに適用する。

ティンクチャー
慢性的な呼吸器系の不調には、葉または地上部のティンクチャー5～10ml（小さじ1～2杯）を1日3回服用する。

入手方法

栽培
日当り良好で水はけの良い乾燥した土壌を好む。秋または春に冷床に種をまき、苗が移植できる大きさになったら7cmのポットに移す。株が十分に生長したら、最終的に育てたい場所に植え替える。理想的な生育条件下では、自然に種がこぼれて旺盛に繁殖する。

採取
生け垣や道路沿い、あるいは開墾されていない土地に分布する。優雅な花穂をもつ姿は容易に目に付く。収穫したら、それぞれの部位に分けて乾燥させた方が有効に活用できる。

収穫
満開時に黄色い花を1つずつ摘み取る。開花期に地上部を刈り取り、葉を別に集めておく。

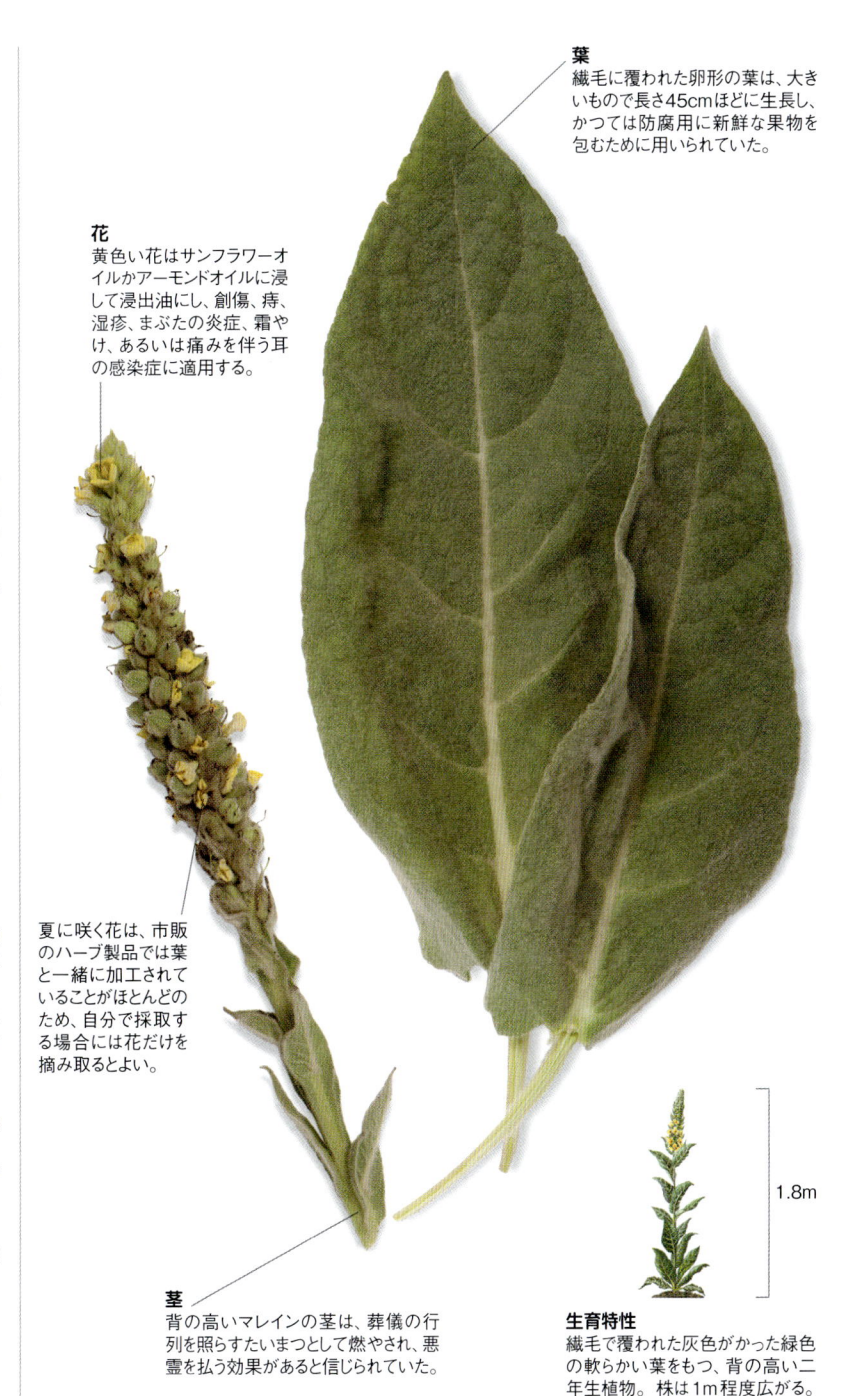

葉
繊毛に覆われた卵形の葉は、大きいもので長さ45cmほどに生長し、かつては防腐用に新鮮な果物を包むために用いられていた。

花
黄色い花はサンフラワーオイルかアーモンドオイルに浸して浸出油にし、創傷、痔、湿疹、まぶたの炎症、霜やけ、あるいは痛みを伴う耳の感染症に適用する。

夏に咲く花は、市販のハーブ製品では葉と一緒に加工されていることがほとんどのため、自分で採取する場合には花だけを摘み取るとよい。

茎
背の高いマレインの茎は、葬儀の行列を照らすたいまつとして燃やされ、悪霊を払う効果があると信じられていた。

生育特性
繊毛で覆われた灰色がかった緑色の軟らかい葉をもつ、背の高い二年生植物。株は1m程度広がる。

1.8m

バーベイン（クマツヅラ、バベンソウ） Verbena officinalis

ヨーロッパ、アジア、北アフリカのほぼ一帯に生息しているバーベインは、かつては万能薬と信じられ、古代ギリシャ人やローマ人、あるいは古代ケルトで信仰されていたドルイド教の僧の間では神聖な植物とみなされていました。また、多くの民話に登場し、占いに利用されていたこともあります。現在では消化促進用に「食後のハーブティー」として愛飲される他、頭痛や神経の緊張、気分の落ち込みの緩和にも利用されています。

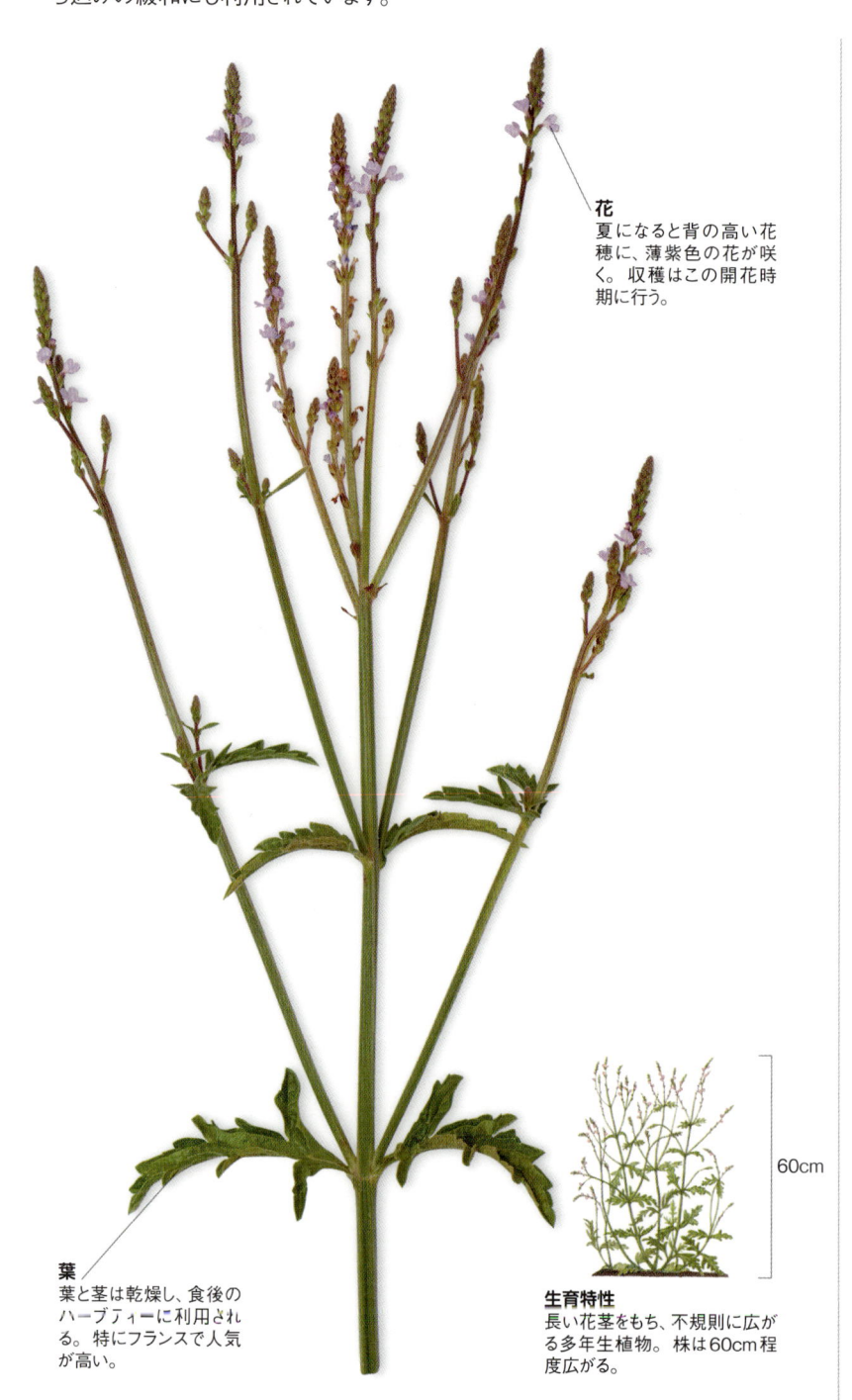

花
夏になると背の高い花穂に、薄紫色の花が咲く。収穫はこの開花時期に行う。

葉
葉と茎は乾燥し、食後のハーブティーに利用される。特にフランスで人気が高い。

生育特性
長い花茎をもち、不規則に広がる多年生植物。株は60cm程度広がる。

60cm

使用部位
地上部

主成分
精油（シトラールなど）、イリドイド配糖体（ベルベニン、ベルベナリンなどの苦味質）、アルカロイド、タンニン

作用
弛緩、乳汁分泌促進、発汗、鎮静（神経系を含む）、鎮痙、強肝、緩下、分娩促進、胆汁分泌促進

使用方法

ティンクチャー
2〜4ml（40〜80滴）を1日3回服用すると、神経衰弱、ストレス、不安感、気分の落ち込みに効果的。また消化不良、中毒症状や毒素がたまっている状態、黄疸のときに肝臓の強壮としても有効。結石や過剰な尿酸には、他の泌尿器系に効くハーブと一緒に用いる。

浸剤
消化促進には地上部の浸剤（p.342）カップ1杯を1日3回服用する。発熱症状にも有効。不眠症にはカップ1杯を、夜に服用する。

クリーム／軟膏
湿疹、創傷、膿傷や、神経痛などの痛みの緩和に適用する。

フラワーエッセンス
2滴を水10ml（小さじ2杯）に薄めた液をスポイト瓶に入れ、精神的なストレスや極度の疲労が原因の不眠や気分をリラックスできない状態に、必要に応じて数滴適用する。

入手方法

栽培
日なたで水はけの良い土壌を好むが、それ以外の生育条件でも耐性がある。春または秋に苗床に種をまき、移植可能な大きさに育ったら株間を60cm空けて植え付ける。あるいは、春の終わりに株分けして殖やすこともできる。生育条件が合えば、自然に種がこぼれて自生する。

採取
原産地やそれ以外でも広い範囲に、主に生け垣や乾燥した草地などに野生種が分布しているが、目立たない植物なので見つけにくい。夏の開花期に地上部を採取する。

収穫
昔から習慣的に、花が咲いている時期に地上部を収穫している。

注意
妊娠中の使用は避けること。過剰に摂取すると嘔吐の原因となる。

クランプバーク（ヨウシュカンボク）　*Viburnum opulus*

他の多くの植物と同じように、このハーブの一般名（クランプ＝痙攣）もその特性を的確に表しています。クランプバークは筋肉（平滑筋と骨格筋）の痙攣や突発的な収縮を伴う痛みの手当てに効果があります。例えば、脚のこむら返りや、お腹のずきずきする痛みなどに有効です。ヨーロッパ、北アジア、北アメリカを原産とするこの低木の植物は、その魅力的な樹姿からガーデン植物としても人気があります。

使用部位
樹皮

主成分
苦味質（ビブルニン）、バレリアン酸、タンニン、クマリン、サポニン

作用
鎮痙、鎮静、収れん、筋弛緩、強心、抗炎症

使用方法

ティンクチャー
神経や筋肉の緊張の弛緩、あるいは消化管や泌尿器系の疝痛に、5ml（小さじ1杯）を1日3回服用する。また、過敏性腸症候群には、1ml（20滴）を取り入れたり、便秘にはルバーブの根をあわせて適用したりすることもできる。

煎剤
月経痛や疝痛には、煎剤（p.342）カップ1/2〜1杯を3〜4時間おきに服用する。更年期障害からくる月経過多には、他の治療方法と併用することもできる。

クリーム／ローション
就寝中の脚のこむら返りなどの筋肉の痙攣や、肩こりに定期的に適用する。

マッサージオイル
筋肉の痙攣に伴う鈍痛または激しい痛みの緩和には、浸出油をマッサージオイルのベースとして使用し、擦り込む。浸出油5mlに、ラベンダー、タイム、あるいはローズマリー、いずれかの精油を10滴加えて適用するとよい。

入手方法

栽培
湿り気はあるが水はけの良い土壌を好み、日なたやまだらな日陰で育てる。生け垣やウッドランドガーデン（木々や山野草の自然に近い庭）に加えるのもよい。夏に軟らかい若枝を挿し木するか、種子が熟したらすぐに種をまき、冷床または加熱しない温室で冬越しさせる。

採取
ヨーロッパや北アメリカの林地に分布している可能性がある。樹皮を採取する際には、木を傷つけないように細心の注意を払う。複数の木から少量ずつ集めるようにすること。

収穫
枝から樹皮を収穫するのは、春から夏にかけての開花期に行う。

> **注意**
> 専門家の指示がない限り、妊娠中の使用は避けること。

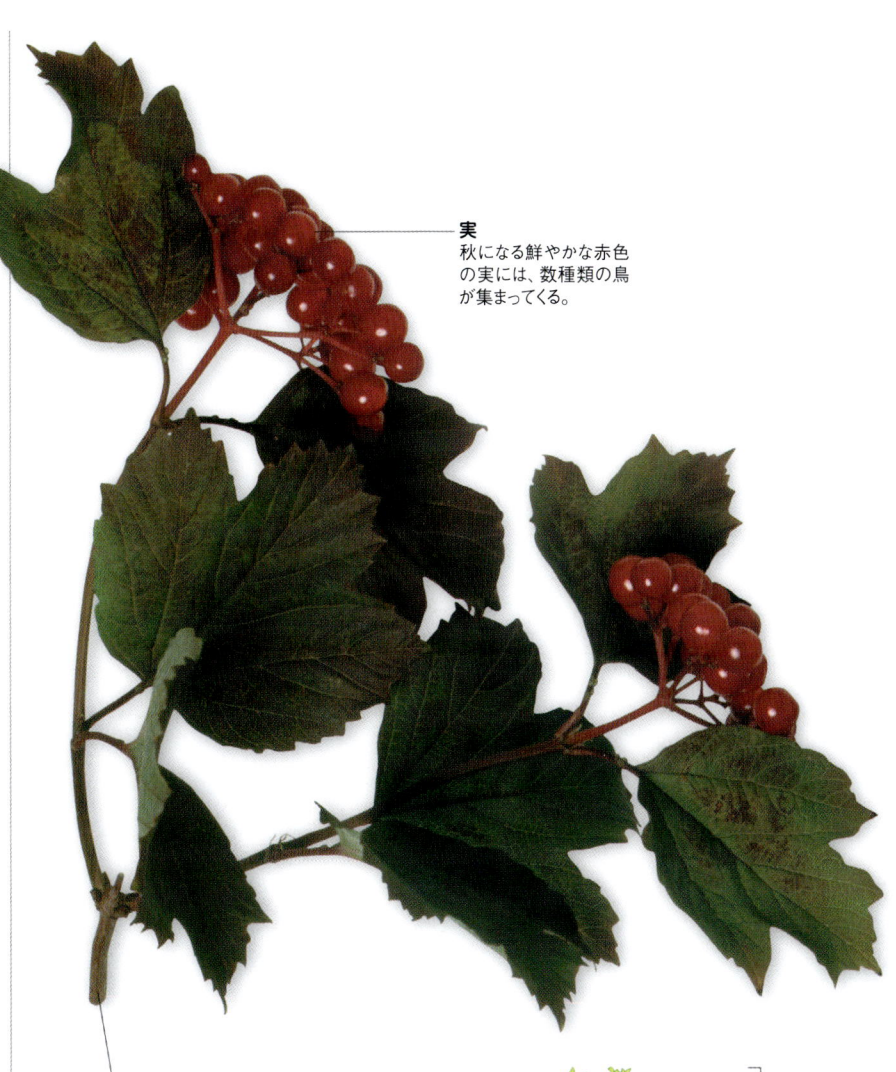

実
秋になる鮮やかな赤色の実には、数種類の鳥が集まってくる。

樹皮
春から夏にかけて収穫する樹皮は、筋肉の痙攣を身体の内側と外側両方から和らげるのに利用することができる。

生育特性
春にレースで覆われたような白い花が咲く、旺盛に密生する低木。株は4m程度広がる。
5m

ハートシーズ（サンシキスミレ） *Viola tricolor*

「ハートシーズ」という名前は、中世に恋の媚薬として使用されていたことに由来するという説が有力で、かつては心臓の不調に使われたこともあります。「ワイルドパンジー」の名でも知られるこのハーブは、ヨーロッパ、北アフリカ、およびアジアの温帯が原産地です。現在では主に皮膚疾患や咳のため、あるいは、料理に彩りを添えるのにも使われます。

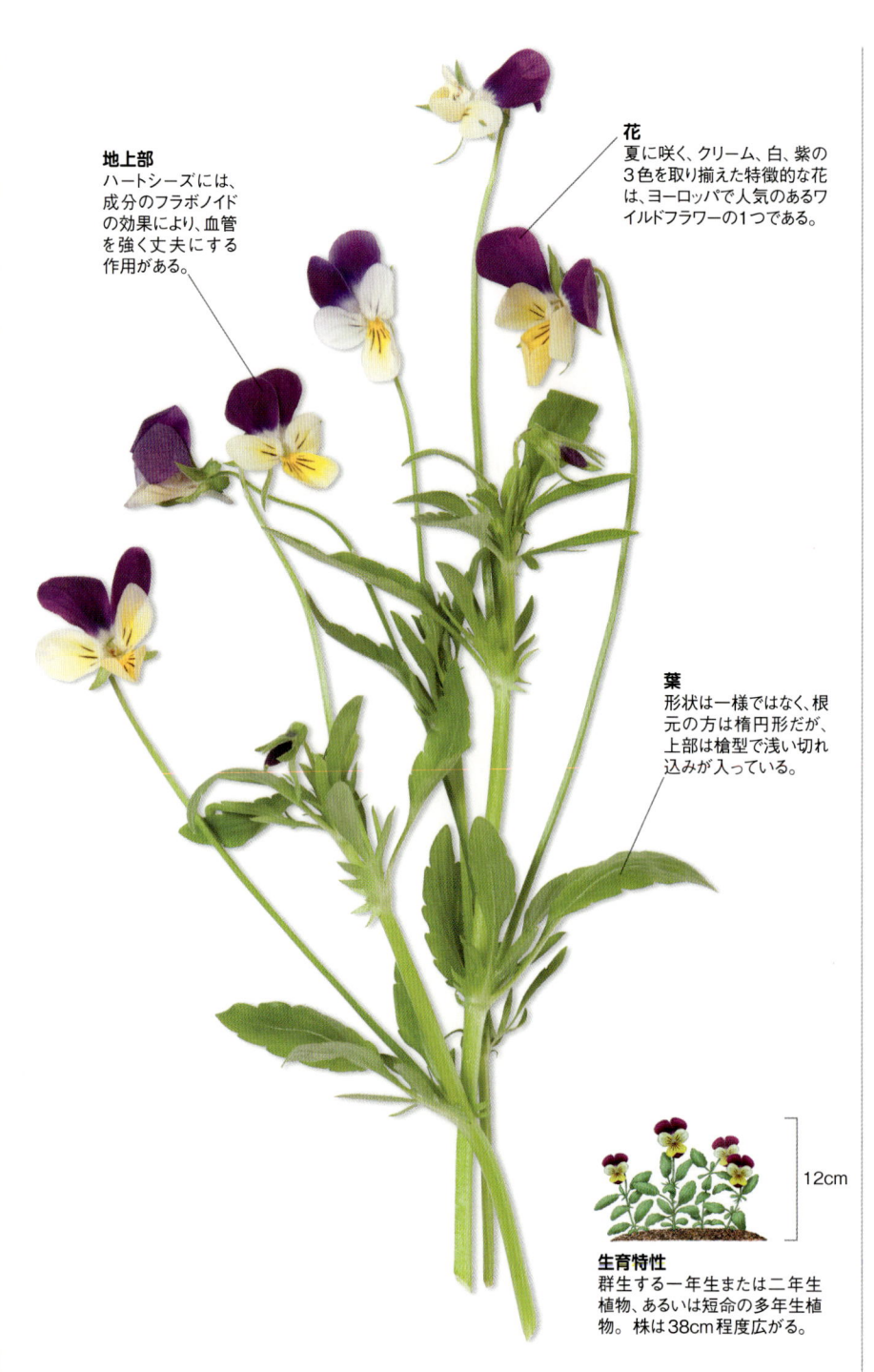

地上部
ハートシーズには、成分のフラボノイドの効果により、血管を強く丈夫にする作用がある。

花
夏に咲く、クリーム、白、紫の3色を取り揃えた特徴的な花は、ヨーロッパで人気のあるワイルドフラワーの1つである。

葉
形状は一様ではなく、根元の方は楕円形だが、上部は槍型で浅い切れ込みが入っている。

生育特性
群生する一年生または二年生植物、あるいは短命の多年生植物。株は38cm程度広がる。

12cm

使用部位
地上部

主成分
サポニン、サリチル酸、フラボノイド（ルチンなど）、精油、粘液質

作用
去痰、抗炎症、利尿、抗リウマチ、緩下、毛細血管膜の安定化

使用方法

クリーム／軟膏
皮膚の炎症、湿疹、おむつかぶれ、新生児頭部皮膚炎などに、定期的に塗布する。

浸剤
浸剤（p.342）カップ1杯を1日3回服用すると、中毒症状など毒素によって引き起こされる状態へのクレンジング効果がある。またリウマチ障害、慢性皮膚炎、尿路感染症、慢性感染症などに対して循環器系や免疫系を穏やかに活性化させる。

洗浄剤
よく濾した浸剤（p.342）カップ1杯で、おむつかぶれ、新生児頭部皮膚炎、湿潤性皮膚炎、静脈瘤性潰瘍、出血を伴う虫刺されなどの患部を洗浄する。

シロップ
濾した浸剤600mlにハチミツまたは砂糖450gを加え、火にかけて沸騰したら5〜10分ほど、穏やかにとろ火で煮てシロップをつくる。気管支炎やぜんそくの症状を和らげるのに1回5ml（小さじ1杯）を服用する。

ティンクチャー
5ml（小さじ1杯）を少量の水で薄め、1日3回服用すると、毛細血管脆弱症、排尿障害、皮膚疾患に効果的。

入手方法

栽培
湿り気はあるが水はけの良い土壌を好み、日なたや半日陰で育てる。春または夏に種子が成熟したら、冷床にまいて、移植できる大きさに生長したら最終的に育てたい場所に植え付ける。また春に丈夫な若茎を挿し木したり、秋に大きく生長した株を株分けしたりして殖やすこともできる。

採取
牧草地や荒れ地などの草の茂った土地に分布していることが多い。採取は、夏の開花期に行う。花は食用可能で、サラダに加えたり、パスタの飾り付けとして添えたりする。

収穫
夏、地上部全体を収穫する。

> **注意**
> サポニンを含有するため、多量に摂取すると吐き気の原因となることがある。

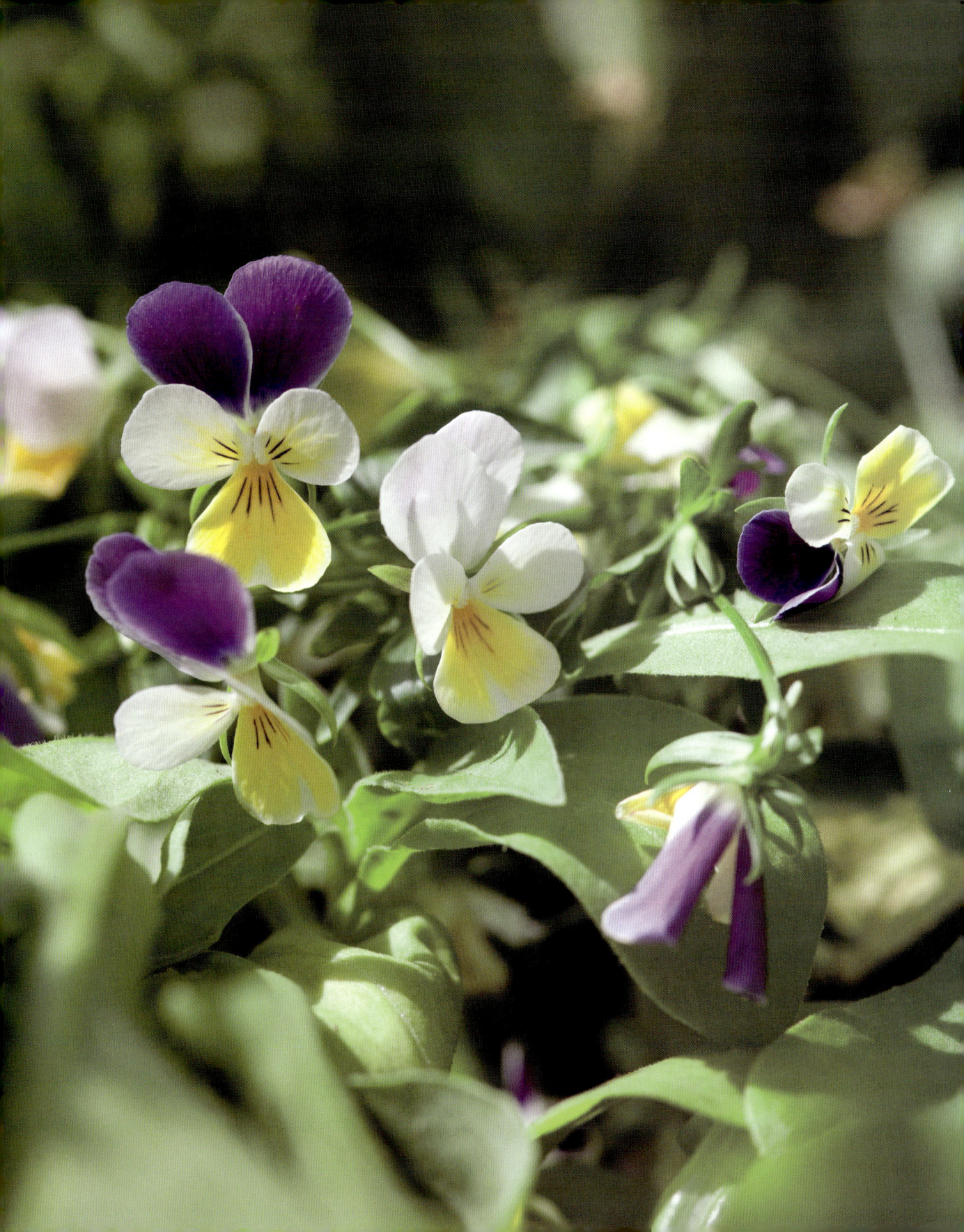

ミスルトゥ（西洋ヤドリギ）　*Viscum album*

豊作祈願の儀式に伝統的に使用されてきたミスルトゥは、北欧神話ではノルウェーの神バルドーに死をもたらすことのできる唯一の植物として登場し、重要な役割を果たしています。ドルイド僧の時代から癌の治療に使われ、近年の科学的研究からも、その作用があることが確認されていますが、一般的には高血圧に対して、最もよく使用されています。原産地はヨーロッパと北アジアです。

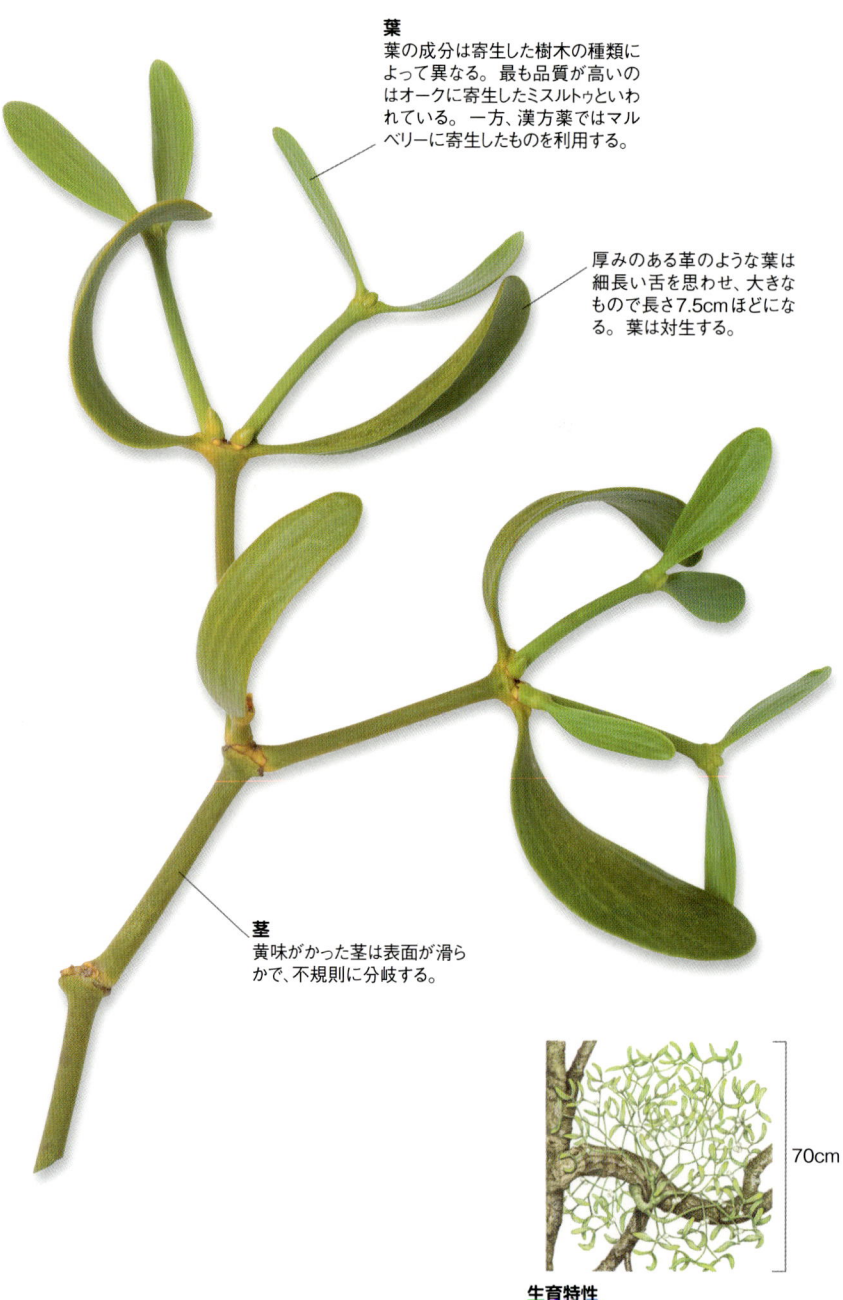

葉
葉の成分は寄生した樹木の種類によって異なる。最も品質が高いのはオークに寄生したミスルトゥといわれている。一方、漢方薬ではマルベリーに寄生したものを利用する。

厚みのある革のような葉は細長い舌を思わせ、大きなもので長さ7.5cmほどになる。葉は対生する。

茎
黄味がかった茎は表面が滑らかで、不規則に分岐する。

70cm

生育特性
さまざまな木に寄生して自由に枝を分岐させ、こんもりとした形状に生長する。花は春に咲き、実は冬になる。

使用部位
葉、枝、実

主成分
アルカロイド、糖タンパク質、ビスコトキシン、フラボノイド、アセチルコリン、多糖類（実）

作用
血圧降下、鎮静、抗炎症、利尿、免疫賦活

使用方法

注意：必ず医師の管理下で使用すること。

浸剤
葉の浸剤（p.342）カップ1/2〜1杯を1日3回服用すると、高血圧やてんかんの小発作に効果的。あるいはベンゾジアゼピン系薬依存症からの離脱をサポートする作用もある。神経系の不調にはスカルキャップ、バレリアン、あるいはウッドベトニー（*Stachys officinalis*）をブレンドする。パニック発作や頭痛には、半分に薄めた浸剤カップ1/2杯を1日3回服用する。

ティンクチャー
生の植物からつくるのが最善。10滴を1日3回服用すると血圧を下げる効果がある。

ハーブ濃縮液
癌の手術後や放射線治療中に、免疫系を強化するためにミスルトゥを服用する場合には、専門家に用量を相談すること。

果実のエキス
ルドルフ・シュタイナーの考えを基盤としたアントロポゾフィー医学では、癌の治療に利用されている。

入手方法

栽培
ミスルトゥは庭木に寄生させて育てるとよい。庭木の樹皮に小さな切り込みを入れ、摘み取ったばかりの熟した実をつぶしながら、その切り込みに押し込む。実が熟すのは冬の終わりから春先にかけて。栽培する樹木は同じ種類の樹木に寄生する株から採取した実を使用すること（オークに寄生するミスルトゥの実は、同種のオークでしか育たないことがある）。種が定着すると、鳥が種を運び、同じ株の別の枝に広がっていく。

採取
落葉樹の高いところに生育していることが多く、葉が落ちる冬場に見つけやすい。秋に枝を切り落とす際には、延長ポールの付いた剪定ばさみなどを利用する。

収穫
葉と枝は秋の終わりに、熟した実は冬の終わりに摘み取る。

> **注意**
> 妊娠中の使用は避けること。毒性をもつ可能性があるため（特に実）、必ず医師の管理下で使用すること。

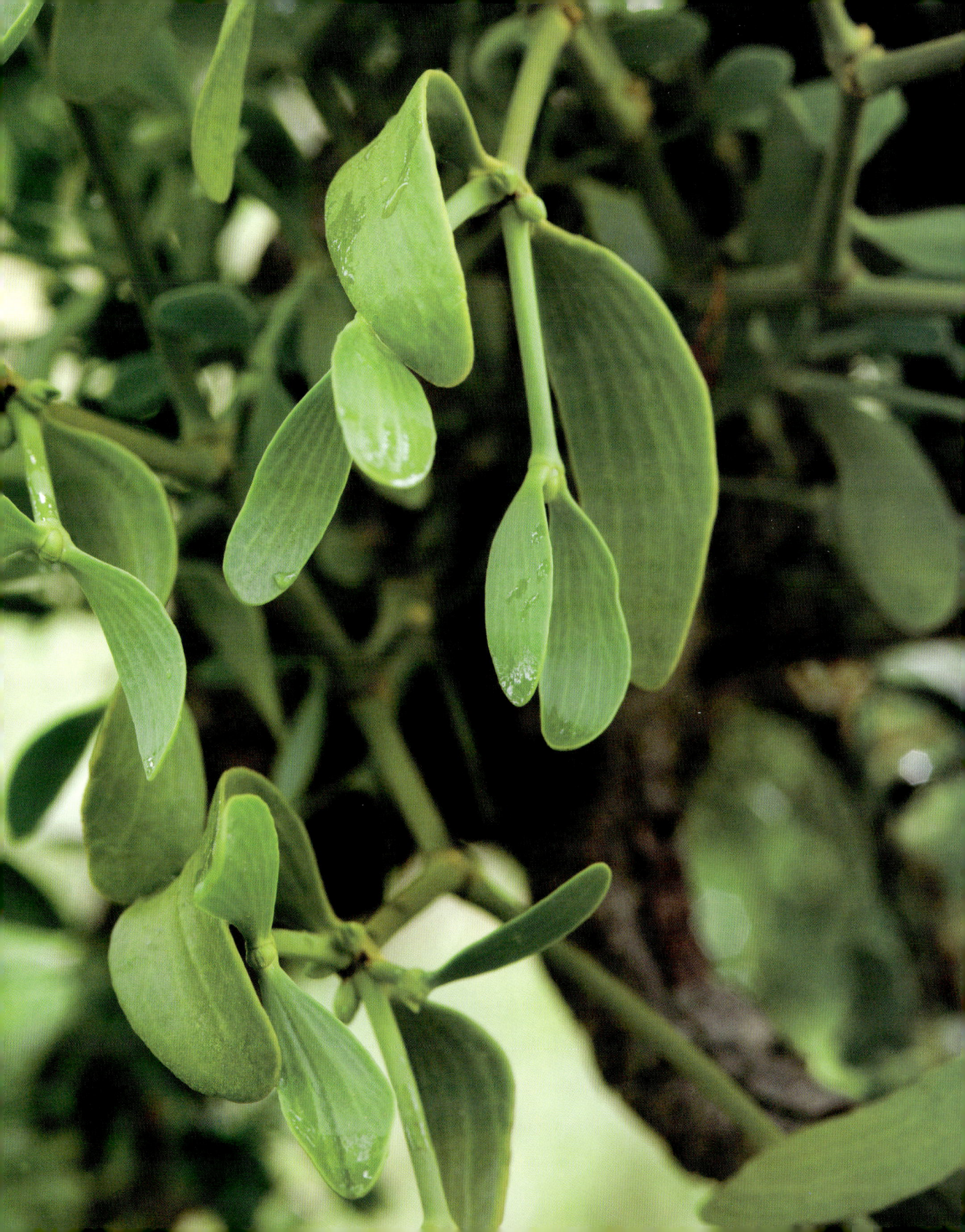

アグナスカスタス（イタリアニンジンボク）　*Vitex agnus-castus*

地中海地域原産のアグナスカスタスは、「チェストツリー（処女の木）」の名で知られています。その実は「モンクスペパー（修道士のコショウ）」と呼ばれ、中世には修道僧の性欲を抑えるための制淫剤として利用されていました。このハーブは女性に対しては正反対の作用をもたらし、女性ホルモンの分泌を促進することから、広範囲の婦人科疾患の治療に利用されています。

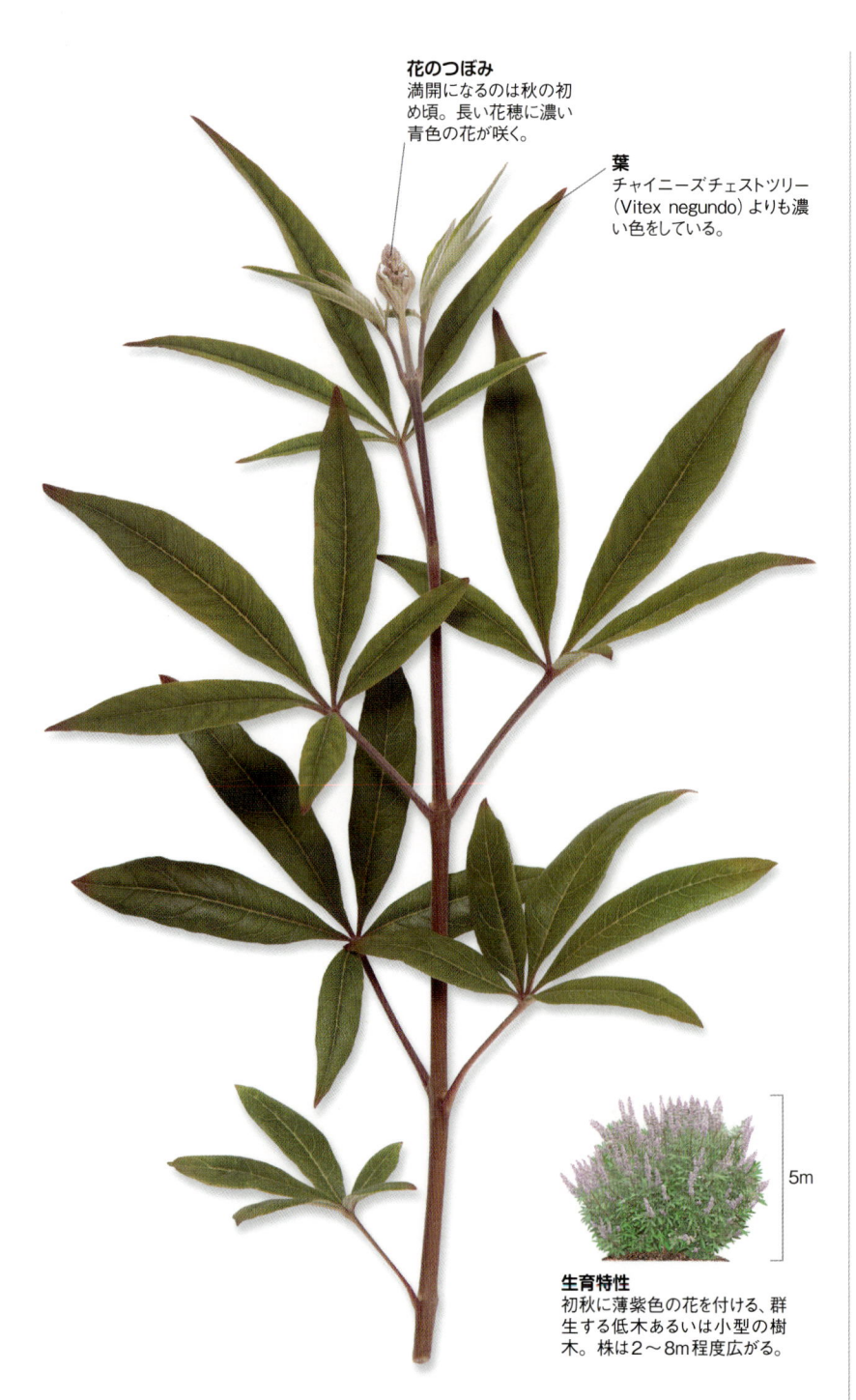

花のつぼみ
満開になるのは秋の初め頃。長い花穂に濃い青色の花が咲く。

葉
チャイニーズチェストツリー（Vitex negundo）よりも濃い色をしている。

生育特性
初秋に薄紫色の花を付ける、群生する低木あるいは小型の樹木。株は2～8m程度広がる。

5m

使用部位
果実

主成分
イリドイド配糖体（アウクビン、アグヌシドなど）、精油（シネオールなど）、フラボノイド、アルカロイド（ビチシンなど）、苦味質、脂肪酸

作用
ホルモン調整、プロゲステロン様作用※、乳汁分泌促進

使用方法

ティンクチャー
ホルモン分泌を刺激して、不規則な月経周期やPMSの症状を改善するには、月経周期の後半に、朝目覚めたらすぐに2ml（40滴）を上限に服用する。過剰に服用しやすいため、最初は少ない用量から始め、副作用（注意を参照）がなければ徐々に量を増やす。また、月経不順からくる偏頭痛やニキビを緩和する作用もある。

錠剤／カプセル
市販薬が一般に販売されている。PMSの症状緩和には、パッケージに記載されている用量に従って利用する。

入手方法

栽培
日当り良好な暖かい場所と水はけの良い土壌を好む。秋または春に冷床に種をまき、移植できる大きさになったら10cmのポットに植え替える。または夏に成熟する前の若枝を挿し木する。苗が十分に成長したら、最終的に育てたい場所に定植させる。冷たく乾いた風や厳しい冬の寒さに当たらないように注意し、春になったら、まだ休眠期のうちに枝を剪定する。

採取
一般的に見られるものは栽培種だが、南ヨーロッパでは野生種が分布していることもある。亜熱帯地域には帰化種も見られる。インド、台湾、中国原産で、葉や花がより薄い色をしているチャイニーズチェストツリー（*Vitex negundo*）と混同しやすい。気候の涼しいところでは、常に結実するとは限らない。

収穫
秋に熟した実を集める。

> **注意**
> 多量に摂取すると蟻走感（アリが皮膚の上を這い回るような感覚）を招くことがある。プロゲステロン作用薬を服用中には使用してはならない。医師の指示がない限り、妊娠中の使用は控えること。

アシュワガンダ　*Withania somnifera*

「インドニンジン」の名で知られるアシュワガンダは、インドや中東の乾燥した地域に生息しています。アシュワガンダとは「ウマの臭いを放つもの」という意味で、昔から種馬の強壮や精力増強に利用されていました。伝統的に強壮剤として利用されてきましたが、近年の研究から強力な抗癌作用があることが判明しました。

使用部位
根、葉

主成分
アルカロイド（アナフェリン、イソペレチエリンなど）、ステロイドラクトン（ウィタノライド、ウィサフェリンなど）、サポニン、鉄

作用
強壮、鎮静（神経系を含む）、アダプトゲン（適応素）※、抗炎症、抗癌

使用方法

粉末／カプセル
根の粉末250mg〜1g、または同量が封入されたカプセルを1日3回服用すると、強壮剤として過労や疲労、睡眠障害、あるいは慢性疾患による衰弱からの体力回復に効果的。常用すると、関節炎などの変性疾患に有効なことがある。

ハーブ濃縮液
2〜4ml（40〜80滴）を水に薄めた液を1日3回服用すると、活力を高めたり、不眠の状態を緩和したり、貧血時の血液への栄養補給になったり、ストレスや衰弱状態を改善する効果がある。

煎剤
ストレスや疲労を感じるときは、乾燥した根小さじ1杯を120mlの水またはミルクに加え、15分ほど煮出した煎剤カップ1/2〜1杯を服用する。

入手方法

栽培
日当り良好で、砂利の混じった乾燥土を好む。春にトレイに種をまき、移植できる大きさに生長したら7cmのポットに植え替える。春の終わりに若枝を挿し木して殖やす方法もある。欧米で栽培種を見ることはほとんどない。

採取
原産地以外で野生種が生息していることはほとんどないと思われる。

収穫
葉は春に収穫し、根は秋に掘り出す。

注意
妊娠中の使用は避けること。

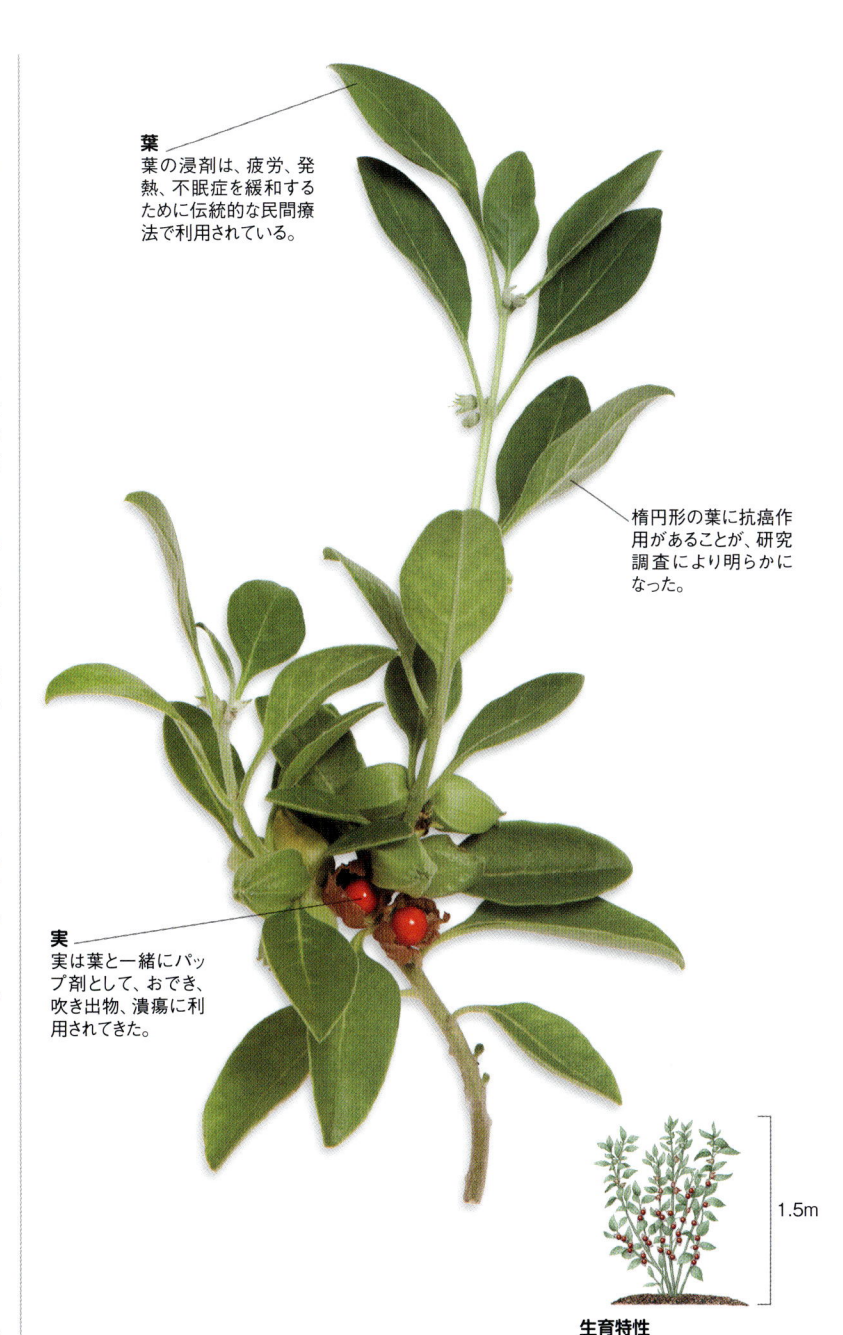

葉
葉の浸剤は、疲労、発熱、不眠症を緩和するために伝統的な民間療法で利用されている。

楕円形の葉に抗癌作用があることが、研究調査により明らかになった。

実
実は葉と一緒にパップ剤として、おでき、吹き出物、潰瘍に利用されてきた。

1.5m

生育特性
あまり目立たない黄色の花を付ける直立性の常緑低木。株は1m程度広がる。

コーンシルク （トウモロコシ） *Zea mays*

トウモロコシは、穀物および家畜用の飼料として4,000年もの間、栽培されてきた長い歴史をもちます。トウモロコシはもともとアズテック族やマヤ人に育てられていましたが、現在では南米大陸で最も広く栽培されている穀物です。薬用で使われるのはコーンシルクと呼ばれる、トウモロコシの花柱の茶色のひげのような部分と穂軸の先端に見られる柱頭です。主に泌尿器系の不調に使われています。

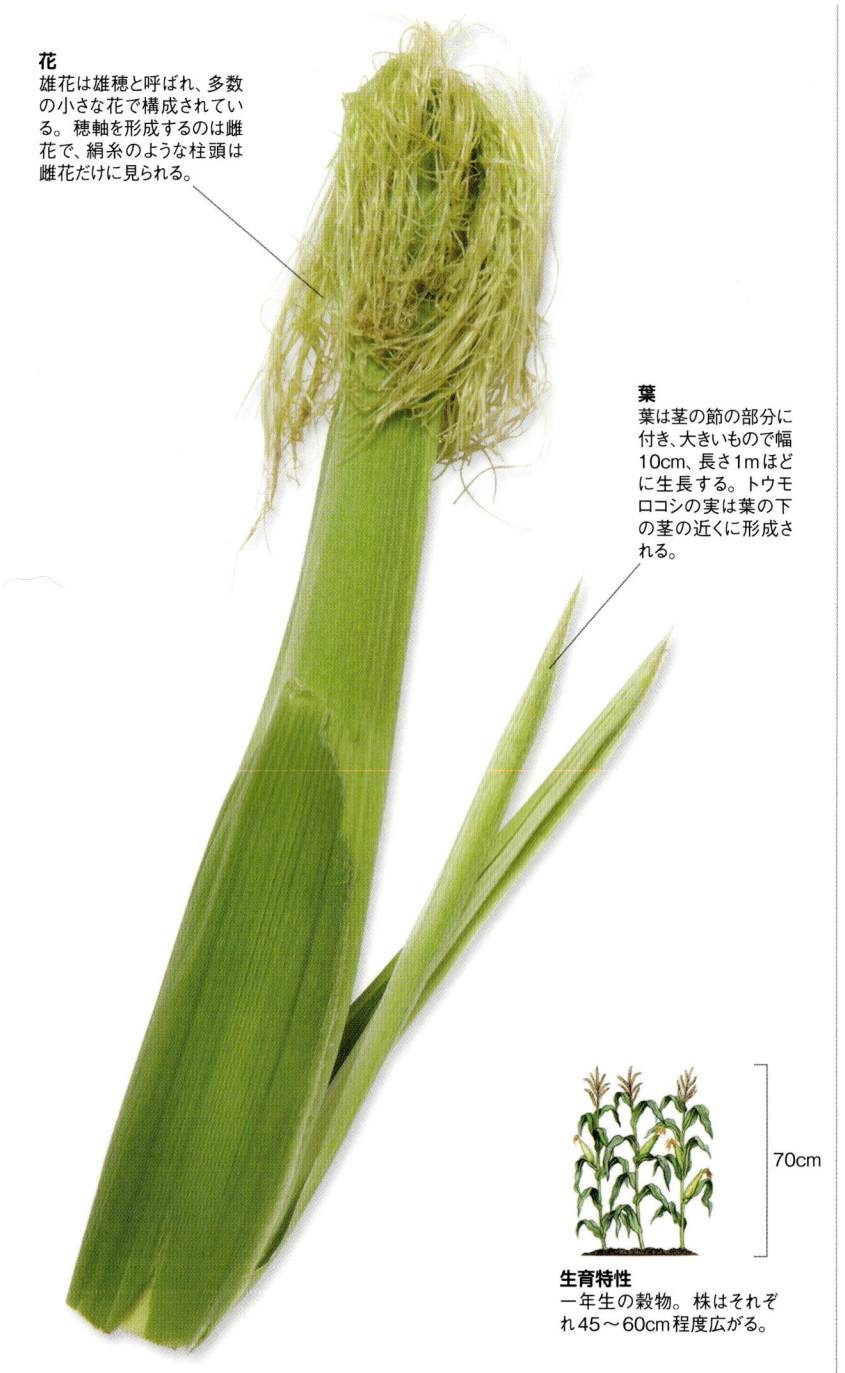

花
雄花は雄穂と呼ばれ、多数の小さな花で構成されている。穂軸を形成するのは雌花で、絹糸のような柱頭は雌花だけに見られる。

葉
葉は茎の節の部分に付き、大きいもので幅10cm、長さ1mほどに生長する。トウモロコシの実は葉の下の茎の近くに形成される。

生育特性
一年生の穀物。株はそれぞれ45〜60cm程度広がる。

70cm

使用部位
花柱および柱頭（コーンシルク）、トウモロコシ粉

主成分
アラントイン、サポニン、フラボノイド、粘液質、精油、ビタミンC・K、カリウム

作用
利尿、泌尿器系の緩和、穏やかな強壮

使用方法

浸剤
一般にはティンクチャーよりも有効とみなされている。浸剤（p.342）カップ1杯を1日6回服用すると、膀胱炎、尿道炎、良性前立腺肥大、尿閉、尿砂などに効果的。

ハーブティー
子供の夜尿には、ドライコーンシルクとアグリモニーそれぞれ小さじ1杯に熱湯を注いで15分間浸出し、濾したお茶を与える。用量は専門家に相談のこと。

ティンクチャー
5〜10ml（小さじ1〜2杯）を1日3回服用すると、急性または慢性の泌尿器系の炎症に有効。

パップ剤
小さじ2杯のトウモロコシ粉を少量の水でペースト状に練り、これをガーゼに塗り広げて、潰瘍やおできに適用する。

入手方法

栽培
日当り良好で湿り気があり、水はけの良い土壌を好む。春、地面が適度に湿っているときに種を直まきする。成熟した穂軸の食用する実の部分を使って、家庭菜園や市民農園で栽培することもできる。

採取
トウモロコシは世界各地で広く栽培されている。農園所有者の許可があれば、収穫直前に枝に付いたままのトウモロコシの穂軸からコーンシルクだけを採取することもできる。花柱と柱頭（茶色のひげの部分）は、ハサミで切り取る。

収穫
夏、コーンシルクは成熟した穂軸と一緒に収穫し、その後分けて乾燥させる。

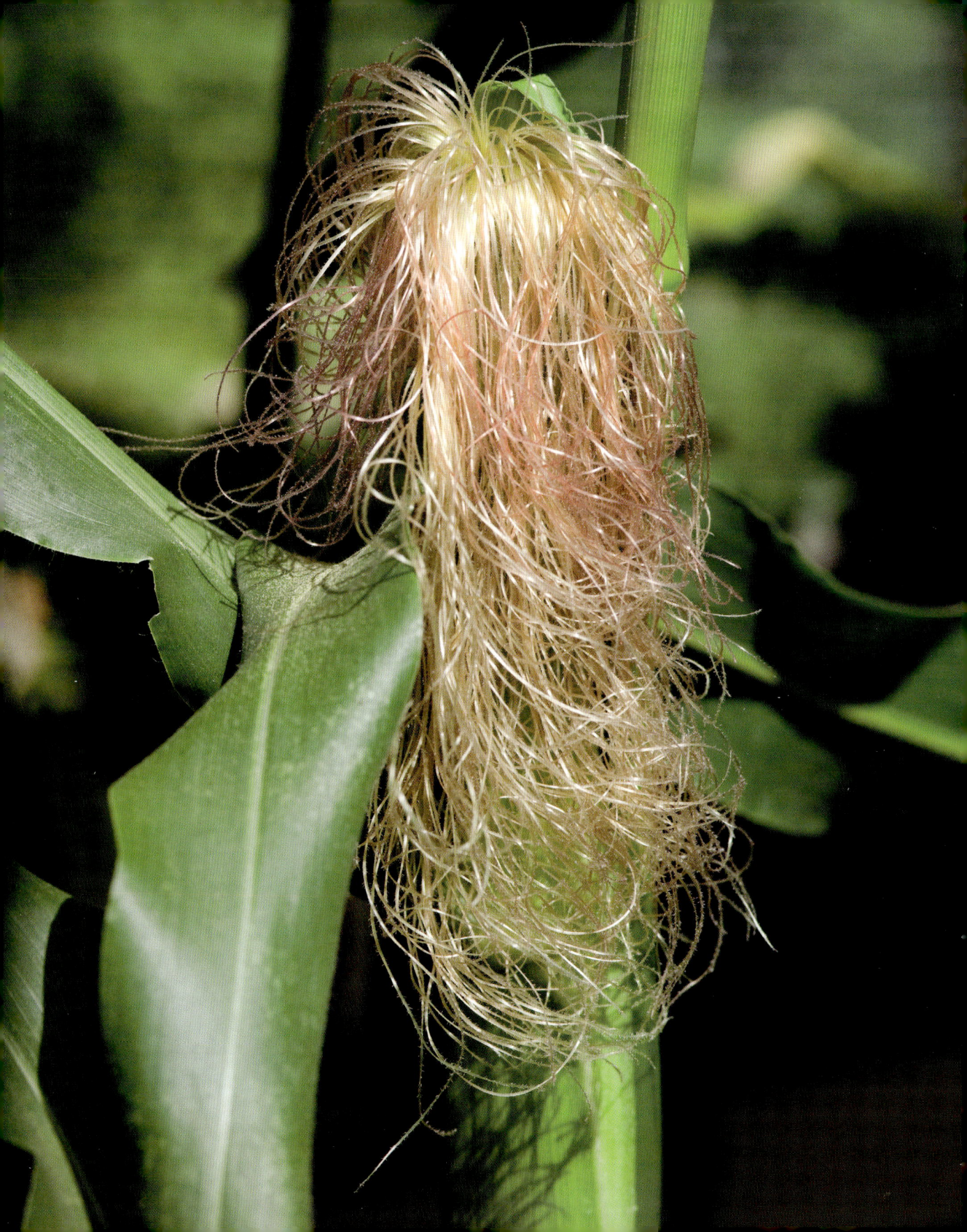

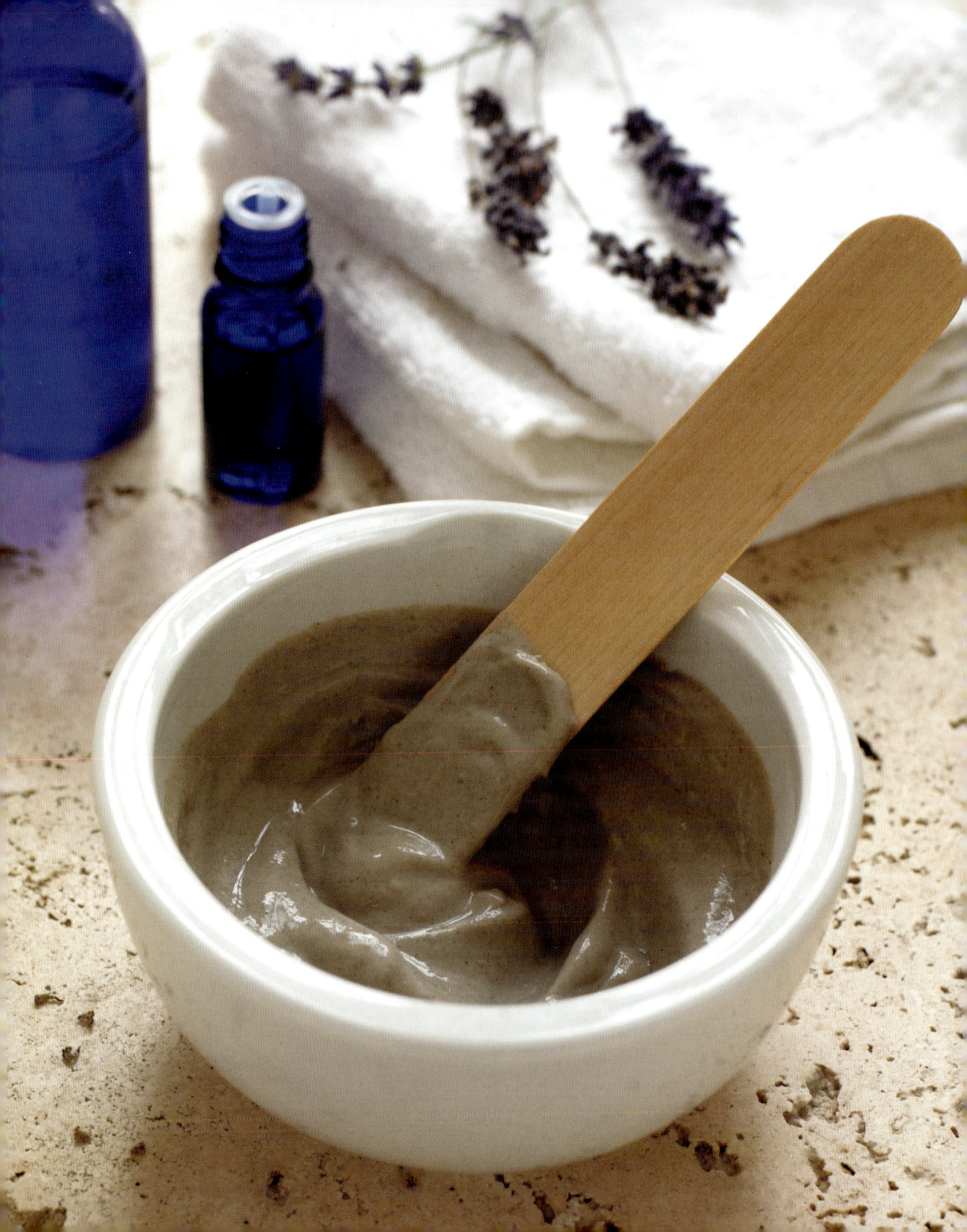

ハーブを使う

健康についてのよくあるトラブルを10項目に分類し、それぞれの症状に効果のあるハーブを紹介します。さらに、家庭で実践できるハーブレシピも多数掲載。今すぐ試したくなる150以上ものレシピが、身体の内側と外側からあなたを癒してくれます。

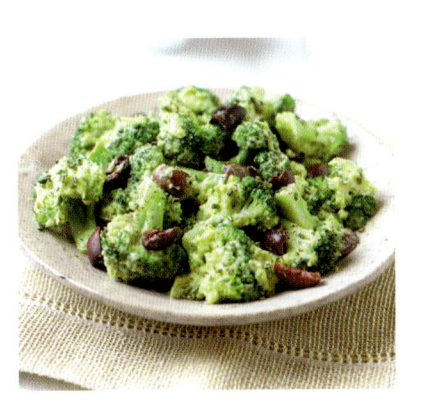

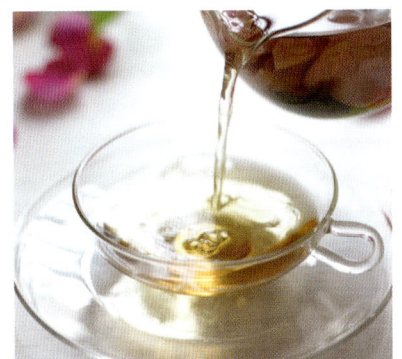

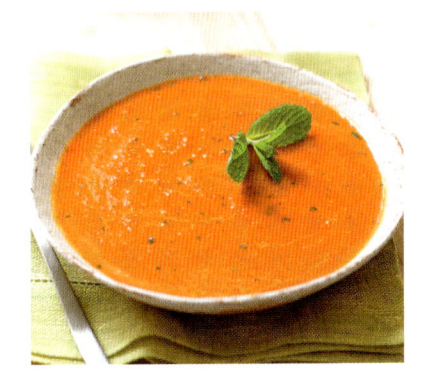

🖐 肌と髪の健康

私たちの肌は、外界から身体を守る強力なバリアとして働く一方、体内の健康状態を映し出す鏡でもあります。適切なクレンジングとケアを実践することで、肌と髪の健康はある程度身体の外側から維持できます。しかし、湿疹や吹き出物、かゆみなどの肌トラブルの多くを効果的に治癒改善するには、身体の内側と外側の両方からケアすることが大切です。肌の健康に良いハーブのなかから、代表的なものを紹介しましょう。

ハーブ名	作用
カレンデュラ *Calendula officinalis* (p.36)	鎮静効果に加え、肌の治癒を促進する作用もある。浸剤またはティンクチャーの希釈液を擦り傷、創傷、潰瘍に適用する。マウスウォッシュとしても使用できる。湿疹や発疹、皮膚のただれの緩和には、クリームまたは浸出油を適用する。
オーツ *Avena sativa* (p.33)	クレンジング・鎮静効果があるオーツは、特に敏感な肌向けのソープや洗剤として使用するのに適している。細かく挽いたオーツの粉末を入浴剤として、または少量の水かオイルに混ぜて鎮静マスクやクレンジング剤として使用する。
ジャーマンカモミール *Matricaria recutita* (p.80)	鎮静・抗炎症作用をもつ。冷ましたカモミールティーを、炎症を起こして熱を帯びた肌（日焼け、じんましん、発疹など）の鎮静化にローションとして適用する。カモミールティーの鎮静・抗アレルギー作用は、湿疹や発疹などの緩和にも有効。
チックウィード *Stellaria media* (p.111)	肌に優れた冷却・鎮静作用を与えるチックウィードは、湿疹、乾癬、じんましん、潰瘍などあらゆる炎症を和らげる。すりつぶした生の全草を少量の熱湯で溶いたものをガーゼで包み、冷めたらパップ剤として肌に適用する。
バードックの根 *Arctium lappa* (p.28)	クレンジング効果が特に高いハーブ。乾癬、湿疹、ニキビ、治りにくいおでき、潰瘍などの慢性的な肌トラブルに内服して使用する。ダンデリオンと組み合わせ、根の煎剤をつくったり、ティンクチャーとして摂取したりする。
ラベンダー *Lavandula angustifolia* (p.74)	鎮静、抗炎症、静菌作用をもつラベンダーは、幅広い用途に利用されている。発疹、発赤、湿疹、日焼け、がこう瘡などの症状の鎮静には、ラベンダーの精油、または冷ました浸剤を適用する。
ダンデリオンの葉 *Taraxacum officinale* (p.114)	クレンジングハーブとして最も有名なダンデリオンの葉。ニキビ、湿疹、乾癬などのトラブル肌を改善するためには、バードックやレッドクローバーをブレンドしてつくった浸剤を、1日3回、数週間継続して使用するとよい。
ネトル *Urtica dioica* (p.124)	ネトルの浸剤を内服すると、炎症緩和や抗アレルギー作用が期待できる。皮膚の掻痒（じんましん）やかゆみを伴う発疹には、カモミールをブレンドする。フケや頭皮の乾癬には、冷ました浸剤を仕上げ用のリンスとして使用すると効果的。
コモンタイム *Thymus vulgaris* (p.116)	静菌・抗菌に有効なハーブ。精油をベースオイルに希釈し、白癬、がこう瘡、水虫などの真菌感染症に適用する。創傷や潰瘍、歯周病などの感染予防には、強めに抽出した浸剤をつくり、ローションとして使用する。
レッドクローバー *Trifolium pretense* (p.119)	皮膚のヒーリング効果を促進するクレンジングハーブ。ダンデリオンやバードックとブレンドし、浸剤やティンクチャーとして内服すると、湿疹や乾癬、反復性のおでき、または慢性的な皮膚トラブルに効果的。

レシピ

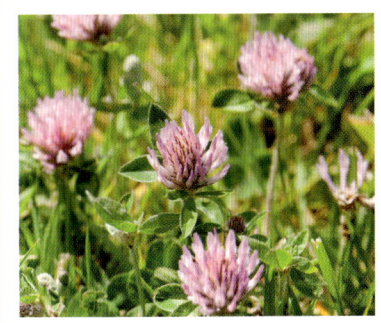

肌と髪の健康 141

レッドクローバー *Trifolium pratense*

身体の内側からのケア

- ゴジベリーとパインナッツのスムージー
 (p.164)
- アーモンドとローズのスムージー
 (p.165)
- ジンジャーとフェンネルのジュース
 (p.171)
- ダンデリオンとバードックのハーブティー
 (p.180)
- レッドクローバーとクリーバーズの
 ティンクチャー
 (p.205)
- ゴジベリーとミントのスープ
 (p.216)
- ネトルとサツマイモのスープ
 (p.218)
- コリアンダーと松の実ペーストを添えた
 スパゲティ風ズッキーニのサラダ
 (p.228)

身体の外側からのケア

- 爽快ミントのフットクリーム
 (p.254)
- スティミュレイティングボディオイル
 (p.266)
- ラベンダーとベルガモットの
 スージングスキンオイル
 (p.265)
- デトックスボディオイル
 (p.267)
- ゼラニウムとオレンジのボディオイル
 (p.266)
- ローズマリーのソープ
 (p.283)
- カレンデュラとカモミールのソープ
 (p.284)
- ニームのクレンジングソープ
 (p.285)
- リラクセーションソープ
 (p.286)
- エキゾティックソープ
 (p.287)
- ラベンダークレンザー
 (p.289)
- スパイシーな香りのウィッチヘーゼルの
 デオドラントスプレー
 (p.271)
- ベルガモットとミントの
 デオドラントスプレー
 (p.272)
- ブラックカラントとセージのフットパウダー
 (p.280)
- アロエとエルダーフラワーのボディスクラブ
 (p.259)
- ハニーとアボカドのボディスクラブ
 (p.260)
- ラベンダーのソルトスクラブ
 (p.260)
- カレンデュラとオーツ麦のボディスクラブ
 (p.261)
- ハニーとオレンジのボディスクラブ
 (p.261)

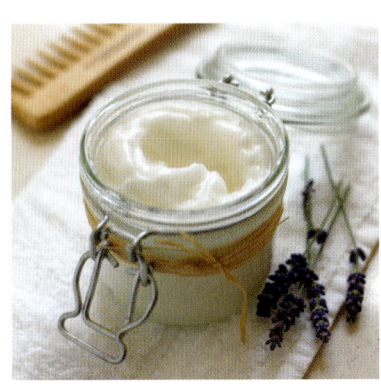

ラベンダーとローズマリーのヘアコンディショナー
光沢を失った髪に活力を与える(p.324)。

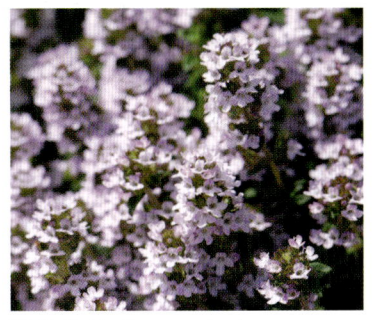

コモンタイム *Thymus vulgaris*

- カモミールのハンドクレンジングスクラブ
 (p.262)
- マンダリンとミルラのフットスクラブ
 (p.263)
- ハチミツとローズペタルのフェイススクラブ
 (p.290)
- エルダーフラワーとアロエベラの
 フェイシャルポリッシュ
 (p.291)
- あらゆる髪質に合うローズマリーの
 ヘアコンディショナー
 (p.321)
- 髪質を高めるココナッツの
 ヘアコンディショナー
 (p.323)
- ラベンダーとローズマリーの
 ヘアコンディショナー
 (p.324)
- スティミュレイティング
 オイルトリートメント
 (p.326)
- カレンデュラとバナナのヘアトリートメント
 (p.327)
- フケ防止用のネトルのシャンプー
 (p.320)
- タイムとリンゴ酢のヘアリンス
 (p.322)
- 乾燥・ダメージヘア用の
 栄養補給ヘアコンディショナー
 (p.321)
- 髪をつややかにするホーステールの
 シャンプー
 (p.320)

消化器系の健康

不健康な食生活や薬の乱用、情緒不安やストレスなどは、さまざまな体調不良の原因となります。そのため、消化機能を正常に保つことは、健全で健康な生活を送る上で欠かせないものです。症状が改善しない、または悪化する場合には、より深刻な病気が潜んでいることが考えられますので、必ず専門家に相談してください。消化器系の健康に良いハーブのなかから、代表的なものを紹介しましょう。

ハーブ名	作用
フェンネル *Foeniculum vulgare* (p.57)	デリケートな胃に適した、穏やかな消化器系の強壮ハーブ。鼓腸、キリキリ痛、疝痛には、種子を数粒噛んだり、浸剤をつくって服用したりすると効果的。
ペパーミント *Mentha x piperita* (p.84)	消化器系の不調に幅広く利用できるハーブ。消化不良、鼓腸、乗り物酔い、疝痛、吐き気、嘔吐などの症状には浸剤として服用する。過敏性腸症候群(IBS)の治療には、精油入りのカプセルが使用されている。
ジャーマンカモミール *Matricaria recutita* (p.80)	消化器系のトラブルを穏やかに緩和する作用がある。消化不良、胃腸管痙攣、神経性の腹痛には、浸剤を飲用するか、ティンクチャーを利用する。カモミールは、乳幼児や子供の症状緩和にも適している。
メドウスイート *Filipendula ulmaria* (p.56)	天然の制酸薬であるこのハーブは、鼓腸や胃酸過多などを伴うさまざまな胃腸トラブルに有効。鼓腸、消化性潰瘍、胃酸の逆流、軽い下痢、胃炎には、浸剤を飲用する。
レモンバーム *Melissa officinalis* (p.83)	鎮静効果に優れ、消化器官の緊張を穏やかに解きほぐすレモンバームは、大人と子供のどちらにも使用できる。疝痛、鼓腸、胃痙攣、ストレスからくる胃腸のあらゆる不調に浸剤を飲用する。
リコリス *Glycyrrhiza glabra* (p.62)	消化管を落ち着かせ、穏やかな緩下作用をもたらす。消化不良、胃酸過多、胃炎にはジャーマンカモミールやメドウスイートを組み合わせて浸剤として服用する。また便秘には、センナを組み合わせる。
マーシュマロウ *Althaea officinalis* (p.23)	消化管全体の炎症の鎮静化に有効。胃酸の出過ぎなどの症状や、口内、胃、十二指腸などの炎症による不快感には、カモミールと合わせて浸剤として服用すると効果がある。
スリッペリーエルム *Ulmus rubra* (p.123)	消化管を保護・治癒する膜をつくる作用がある。ハーブパウダーを少量の水に溶いてペースト状にしたものを服用すると、胃酸の出過ぎや逆流、胃炎、胃腸炎、下痢に有効。
ジンジャー *Zingiber officinale*	鎮痙・制吐作用がある。鼓腸、疝痛、吐き気、過敏性腸症候群、しゃっくり、嘔吐などの症状緩和に利用する。抗炎症・静菌作用もあるため、胃腸の感染症にも有効に働く。
センナ *Senna alexandrina* (p.109)	慢性ではない便秘に緩下剤として働く。浸剤を就寝前に飲むと、翌朝、腸の働きを活発化し排便を促す。リコリスまたはジンジャーの粉末を少量加えると、キリキリする痛みを緩和する作用がある。

消化器系の健康 | 143

レシピ

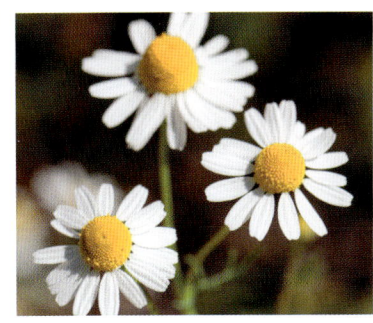

ジャーマンカモミール *Matricaria recutita*

身体の内側からのケア

- プラムとフェンネルのスムージー
  (p.167)
- ガーデン野菜のグリーンジュース
  (p.170)
- レッドペッパーとスプラウトのジュース
  (p.170)
- ジンジャーとフェンネルのジュース
  (p.171)
- フェンネルとブロッコリースプラウトのジュース
  (p.171)
- トマトサルサのジュース
  (p.172)
- アーティチョークの葉とフェンネルのジュース
  (p.173)
- サンフラワーグリーンとウィートグラスのジュース
  (p.173)
- カモミールとフェンネルのハーブティー
  (p.178)
- ダンデリオンとバードックのハーブティー
  (p.180)
- ブラックベリーとワイルドストロベリーのハーブティー
  (p.181)
- ネトルとクリーバーズのハーブティー
  (p.184)
- ペパーミントとタイムのティンクチャー
  (p.198)
- ダンデリオンとバードックのティンクチャー
  (p.208)

- カボチャとショウガのスープ
  (p.213)
- インゲンマメとコリアンダーのスープ
  (p.214)
- バードックルートとニンジンのスープ
  (p.215)
- ネトルとサツマイモのスープ
  (p.218)
- 朝鮮人参とアストラガルスの長寿スープ
  (p.219)
- レンズ豆のスプラウトとターメリックのスープ
  (p.223)
- ナスタチウムとアルファルファのサラダ
  (p.226)
- コリアンダーと松の実ペーストを添えたスパゲティ風ズッキーニのサラダ
  (p.228)
- ダンデリオンとプリムローズの葉のサラダ
  (p.230)
- ブロッコリーとローズマリーのサラダ
  (p.232)

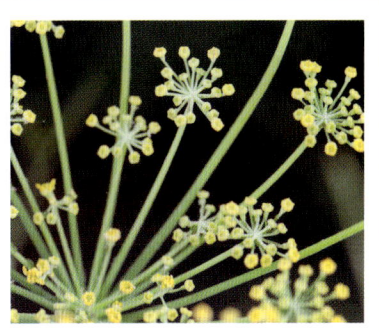

フェンネル *Foeniculum vulgare*

- ザワークラウトとアボカドのサラダ
  (p.234)
- 海苔ロール
  (p.235)
- カシューナッツクリームをあえたミントとキュウリのサイドサラダ
  (p.236)
- カイエンペッパーで炒めたアーモンドとケールのサラダ
  (p.237)
- リンシードとチリのクラッカー
  (p.241)

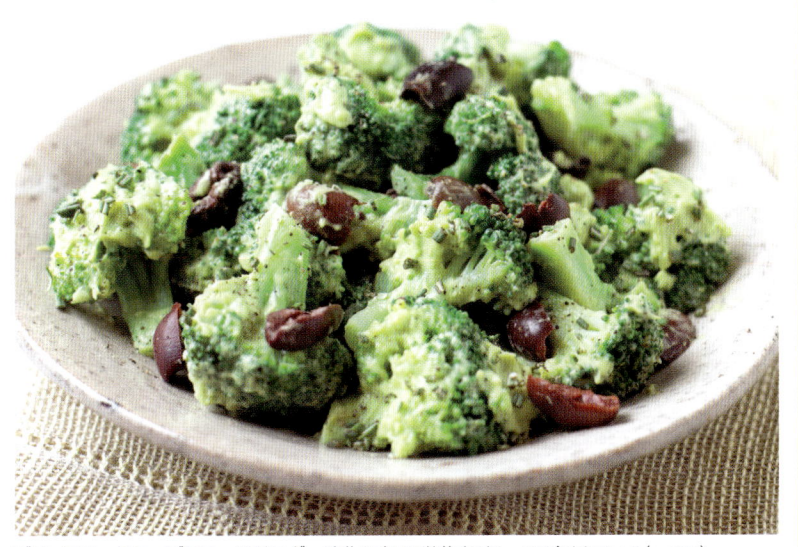

ブロッコリーとローズマリーのサラダ　消化を助ける栄養素がたっぷり含まれている(p.232)。

循環器系の健康

心血管疾患の原因は、運動不足、肥満、飽和脂肪酸の多い食生活、喫煙、過度のストレスなどです。リスクを低減するには、もちろん食生活の改善や適度な運動が必要ですが、手軽なハーブ療法でもコレステロール値の降下やストレスの軽減が期待できます。服用中の薬がある方は、最初に必ず医師に相談してください。循環器系に有効なハーブのなかから、代表的なものを紹介しましょう。

ハーブ名	作用
ネトル *Urtica dioica* (p.124)	鉄分が含まれるネトルのお茶は、貧血の治療に特に優れている。ホーソンやリンデンと組み合わせると血圧降下に有効。また静脈瘤には、昔からマザーワートおよびメリロートと組み合わせて利用されている。
ジンジャー *Zingiber officinale*	ジンジャーには優れた循環器系強壮・血管拡張作用があり、コレステロール値を下げるのに効果的。お湯にジンジャーの粉末を溶かしたホットドリンクやティンクチャー、またはカプセルを服用すると、手足の冷えの緩和やアテローム性動脈硬化症の治療をサポートする。
ホーソン *Crataegus laevigata* (p.44)	心臓と循環器系器官の機能回復薬として昔から利用されているホーソンは、心拍や血圧の正常化に役立つ。浸剤、ティンクチャー、またはカプセルとして摂取する。
ヤロウ *Achillea millefolium* (p.12)	リンデンやホーソンと組み合わせてお茶またはティンクチャーとして服用すると、高血圧や動脈硬化に有効。鼻血を止めるには、希釈したティンクチャーまたは冷ましたお茶をカット綿に含ませて使用する。
リンデン（ライム） *Tilia cordata* (p.118)	高血圧を伴うストレス、緊張、頭痛の緩和、動脈硬化の治療に利用されている。ホーソンを合わせることが多く、浸剤またはティンクチャーとして服用する。
ガーリック *Allium sativum* (p.19)	コレステロールの形成を予防し、血液の凝固を阻止する作用があるため、血栓症や動脈硬化に有効。生のまま食べたり、ジュースやカプセルで摂取したりする。
ローズマリー *Rosmarinus officinalis* (p.98)	循環器系の強壮ハーブとして古くから利用され、強心、静脈瘤の改善、動脈硬化の予防に役立つ。高血圧からくる頭痛の軽減には、リンデンをブレンドした浸剤を服用する。
ギンコ *Ginkgo biloba* (p.61)	循環器系強壮・末梢血管拡張作用がある。冠動脈疾患にはホーソンと、静脈瘤にはヤロウと組み合わせる。また、手足の冷え、間欠性跛行、霜やけにはジンジャーと組み合わせるとよい。
ゴジ *Lycium barbarum* (p.79)	長寿の秘訣とも信じられてきた伝統的な中国の強壮ハーブ。現在欧米で「スーパーフード」とみなされているゴジベリーは、循環器系と血液に強壮作用があり、めまいや耳鳴りを改善する作用がある。根には、動脈筋を弛緩し、血圧を降下させる作用がある。
ウィッチヘーゼル *Hamamelis virginiana* (p.63)	静脈瘤、痔、静脈炎、霜やけによるほてりや炎症、かゆみの緩和には、ウィッチヘーゼルの希釈液をカット綿に含ませて局所にあてる。

循環器系の健康

レシピ

身体の内側からのケア
- ブラックカラントのモーニングスムージー (p.164)
- ピスタチオとアボカドのスムージー (p.166)
- ミックスベリーのパワーアップスムージー (p.167)
- レッドペッパーとスプラウトのジュース (p.170)
- バックウィートグリーンと豆苗のジュース (p.172)
- ホーソンフラワーとラベンダーのハーブティー (p.184)
- 4種のフルーツの活力アップバー (p.239)
- ライムの花とホーソンベリーのティンクチャー (p.201)
- ヤロウとカレンデュラのハーブティー (p.180)

身体の外側からのケア
- デトックスボディオイル (p.267)
- デトックスのための入浴剤 (p.313)
- ショウガとジュニパーのフットバス (p.314)

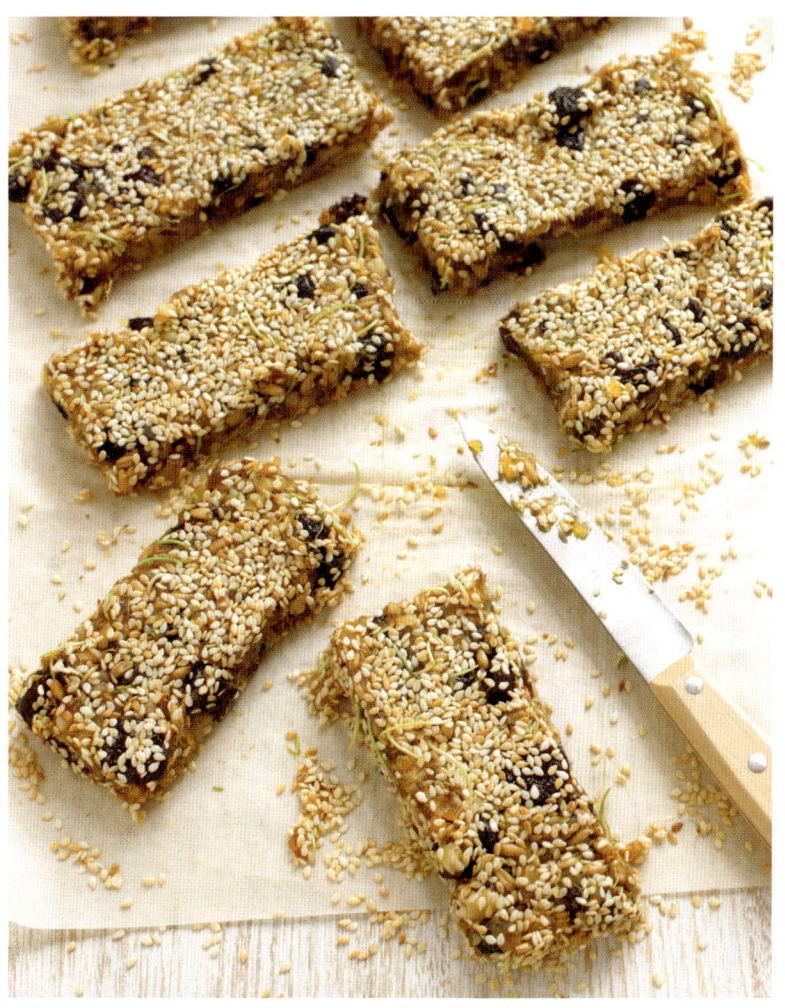

4種のフルーツの活力アップバー 飽和脂肪酸は低く、栄養価が高いので軽食にぴったり(p.239)。

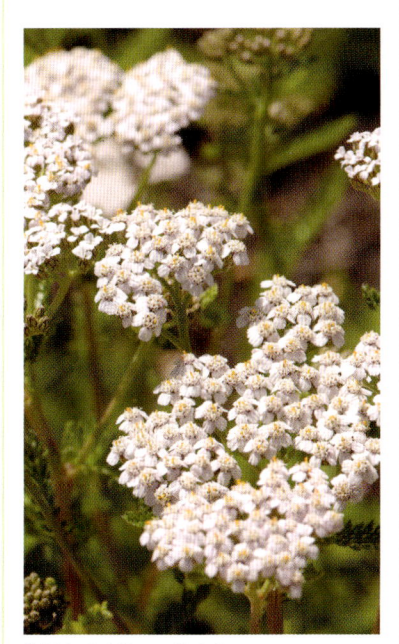

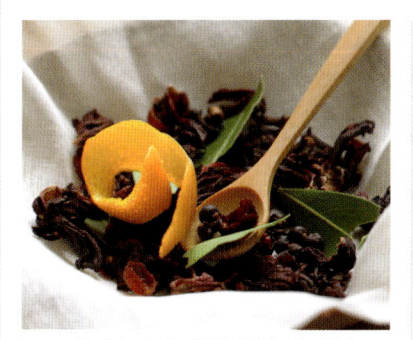

ヤロウ *Achillea millefolium*

ショウガとジュニパーのフットバス (p.314)

女性の健康

ハーブは、女性特有の症状である月経痛や月経過多、月経前症候群、膣感染症、更年期障害の緩和、あるいは受胎力の向上などを幅広くサポートすることができます。症状が長引く場合には、経験豊富なハーブ専門家に相談しましょう。女性の健康に役立つハーブのなかから、代表的なものを紹介します。ただし、妊娠中には禁忌のものあるため、ハーブの特性を必ずご確認ください。

ハーブ名	作用
レディースマントル *Alchemilla xanthochlora* (p.18)	収れん作用があり、月経調整に有効なハーブ。月経過多や月経痛の緩和には、シェパードパースとラズベリーの葉をブレンドした浸剤を1日3回飲用する。また、膣の感染症、カンジダ症、掻痒症には冷ました浸剤で膣を洗浄する。
ジャーマンカモミール *Matricaria recutita* (p.80)	鎮静・鎮痙作用があり、幅広い症状に適用できる。浸剤またはティンクチャーを服用すると、月経痛やストレスの緩和に役立つ。膣のかゆみや炎症には、冷ました浸剤、もしくは薄めた精油で患部を洗浄することもできる。
ラズベリーの葉 *Rubus idaeus* (p.99)	収れん・強壮作用があり、子宮との相性に特に優れたハーブ。月経過多や月経痛の緩和には、浸剤として飲用する。
アグナスカスタス *Vitex agnus-castus* (p.134)	ホルモン分泌を調節し、月経周期の乱れや月経前症候群、または更年期の症状の緩和に効果的。多嚢胞性卵巣症候群(PCOS)の治療に利用されることも多い。主にティンクチャーとして使用する。
セントジョンズワート *Hypericum perforatum* (p.68)	落ち込んだ気分の改善に効果があり、軽〜中程度のうつ症状の緩和に有効なことが証明されている。不安感やストレスの緩和にも優れ、月経前症候群や更年期に起こる情緒不安に効果を発揮する。
ダマスクローズ *Rosa damascena* (p.96)	メディシナルハーブでも、アロマセラピー(精油)でも、鎮静・高揚・バランス調整に効果を発揮。月経前症候群や更年期障害からくるストレスや頭痛には、マザーワートを組み合わせた浸剤を服用する。膣の乾燥や炎症の鎮静には、冷ました浸剤や精油を適用する。
チャイニーズアンジェリカ *Angelica sinensis*	漢方には欠かせない女性向けの強壮ハーブであるチャイニーズアンジェリカは、活力と性欲を高め、不妊や月経不順、失血による貧血の改善に利用されている。ティンクチャーまたはスープに加えて摂取する。
シサンドラ *Schisandra chinensis* (p.107)	強壮や機能回復に優れた漢方のハーブ。寝汗に効果があり、更年期の女性の身体をサポートする強壮剤として有効。スタミナ増強、疲労または身体的ストレスの軽減にも効果がある。ティンクチャーとして摂取すると効果が高い。
ブラックコホシュ *Actaea racemosa* (p.14)	婦人科系の不調に古くから利用されてきた北アメリカ原産のハーブ。痛みの緩和に効果があり、月経痛、または月経前症候群からくる鼓腸や不快症状を和らげるのに利用される。更年期障害の症状緩和にはセージと組み合わせるとよい。
バーベイン *Verbena officinalis* (p.128)	鎮痙作用があり、痛み、ストレス、緊張の緩和に役立つハーブ。月経時や更年期、あるいは月経前症候群、月経過少、神経衰弱時などに起こる頭痛に効果的。浸剤またはティンクチャーにして摂取すると効果が高い。

女性の健康

レシピ

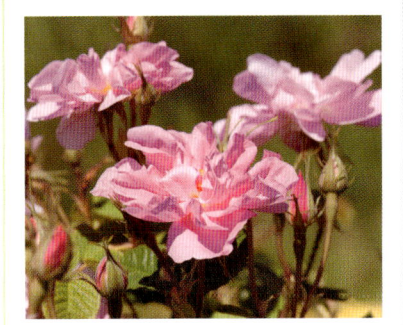

ダマスクローズ *Rosa damascena*

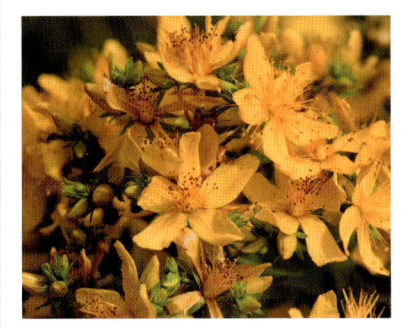

セントジョンズワート *Hypericum perforatum*

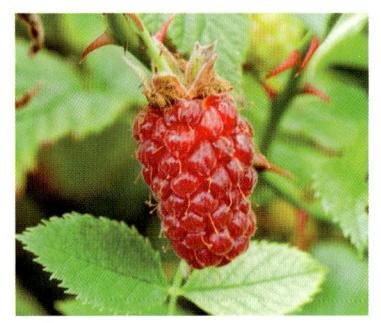

ラズベリー *Rubus idaeus*

身体の内側からのケア

- ゴジベリーとパインナッツのスムージー（p.164）
- ジャスミンとレモングラスのハーブティー（p.176）
- ゴジベリーとダミアナのハーブティー（p.176）
- ヤロウとカレンデュラのハーブティー（p.180）
- ペパーミントとカレンデュラのハーブティー（p.183）
- ホーステールとコーンシルクのハーブティー（p.185）
- ローズペタルのシロップ（p.194）
- チェストベリーとドンクアイのティンクチャー（p.203）
- ブラックコホシュとセージのティンクチャー（p.210）
- バーチの葉とネトルの根のティンクチャー（p.211）
- ズッキーニと海藻の緑のスープ（p.222）
- レッドクローバーのスプラウトとレモンバームのサラダ（p.229）

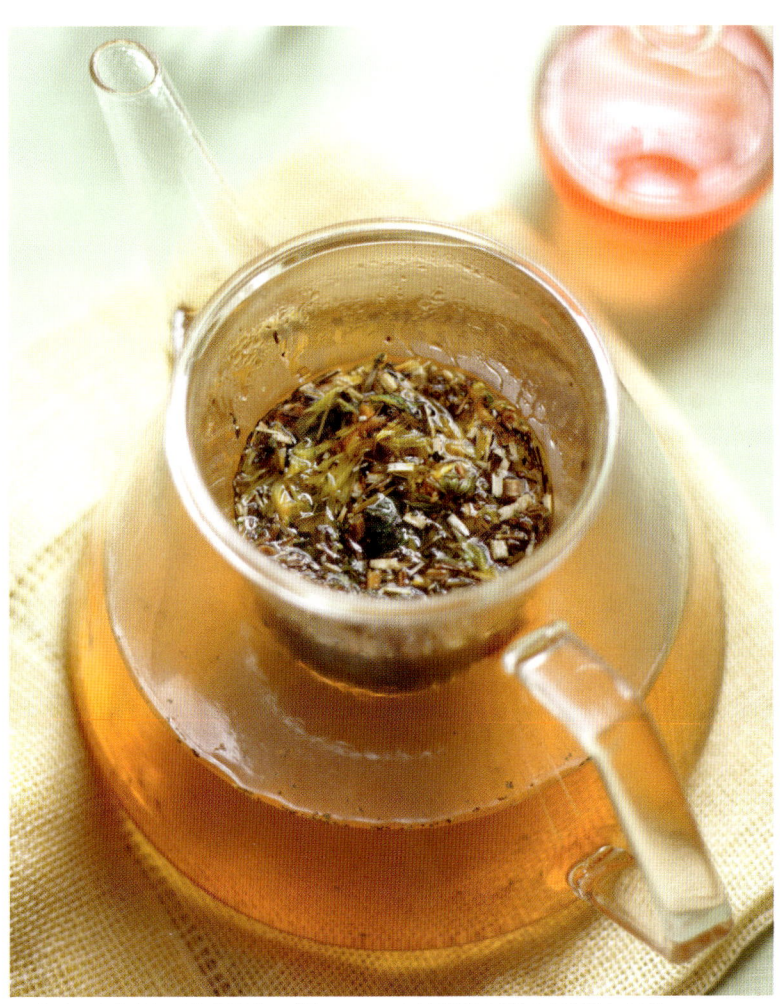

ペパーミントとカレンデュラのハーブティー　PMSや月経痛の緩和に効果的（p.183）。

男性の健康

東洋と西洋ではハーブに対する考え方が伝統的に異なり、漢方薬では活力強壮効果に価値を置いているのに対し、欧米では特定の症状の治療に利用する傾向があります。最新の研究により、ある種のハーブには前立腺の健康、不妊、勃起不全、ストレスに効果があることが明らかになり、ハーブ療法の有効性が認められてきました。症状が改善しない、または悪化する場合には、必ず専門家に相談してください。男性の健康に良いハーブのなかから、代表的なものを紹介しましょう。

ハーブ名	作用
ソーパルメット *Serenoa repens*	テストステロン分泌を抑制することにより、前立腺肥大症の改善効果があることが証明されている。膀胱炎や尿道炎の治療では、泌尿器の消毒作用もある。昔から男性用の催淫剤として使われ、不妊治療にも役立てられてきた。ティンクチャーまたはカプセルとして摂取すると効果が高い。
ギンコ *Ginkgo biloba* (p.61)	末梢循環への刺激作用があることが証明されている。陰茎の動脈と静脈の血流に直接影響を与えるため、勃起不全やインポテンツの治療に用いられる。浸剤にシナモンを加えるとよい。またはティンクチャーを数ヵ月間定期的に飲用する。
ダミアナ *Turnera diffusa*	抗うつ・活力強壮作用があり、慢性疲労や不安感の軽減に効果的。また早漏やインポテンツ、セックスへの無関心などの改善にも用いられる。適切な効能をもつ他のハーブと組み合わせ、浸剤またはティンクチャーとして摂取する。
アシュワガンダ *Withania somnifera* (p.135)	アーユルヴェーダの伝統的な活力強壮薬であるこのハーブは、ストレスの緩和や催淫剤として利用されている。慢性的なストレス、貧血、インポテンツ、不妊の治療にも有効。ティンクチャーまたはカプセルとして摂取する。
ジャパニーズジンセン *Panax japonicus* (p.88)	漢方において「気（万物のエネルギー）」をもたらす活力強壮剤のなかで最も有名なジンセンは、催淫剤として古くから使われ、スタミナの増強、自然免疫力とストレスへの抵抗力の向上に役立てられてきた。ティンクチャーまたはカプセルで摂取するか、スープに入れてもよい。
ゴジ *Lycium barbarum* (p.79)	欧米では「スーパーフード」として定評のあるゴジベリーは、漢方では血液強壮剤や長寿薬として利用されている。実をそのまま食すか、ティンクチャーであればダミアナと組み合わせ、活力強壮剤や催淫剤として使う。
シサンドラ *Schisandra chinensis* (p.107)	肝臓を保護するためによく使われる強壮ハーブ。性機能増強剤や催淫剤として利用されることも多い。集中力の改善にはギンコと、ストレス、勃起不全、セックスへの無関心にはダミアナと組み合わせる。ティンクチャーとして摂取すると効果が高い。
ゴツコラ *Centella asiatica* (p.40)	アーユルヴェーダで古くから身体機能の活性化に利用されてきた強壮ハーブ。記憶力や集中力、または勃起不全の改善にはギンコを組み合わせる。また、他の催淫作用のあるハーブと合わせると、性欲増進や全身の活力向上に効果的。浸剤またはティンクチャーとして服用する。
ネトルの根 *Urtica dioica* (p.124)	用途の広いハーブであるネトルの根は、良性前立腺肥大症の緩和に効果があることが複数の研究で証明されている。ソーパルメットと組み合わせ、煎剤またはティンクチャーとして摂取する。
パンプキンシード *Cucurbita spp.*	パンプキンシードは、リプロダクティブヘルス（性と生殖に関する健康）や、特に前立腺と膀胱の健康に欠かせない亜鉛を豊富に含んでいる。毎日2～3粒食べると効果がある。オメガ脂肪酸が多量に含まれる、コールドプレス製法のシードオイルを摂取してもよい。

男性の健康

レシピ

身体の内側からのケア
- ストロベリーとマカダミアナッツの
  スムージー
  (p.163)
- ゴジベリーとパインナッツのスムージー
  (p.164)
- ジャスミンとレモングラスのハーブティー
  (p.176)
- ゴジベリーとダミアナのハーブティー
  (p.176)
- ホーステールとコーンシルクの
  ハーブティー
  (p.185)
- バーチの葉とネトルの根のティンクチャー
  (p.211)
- ズッキーニと海藻の緑のスープ
  (p.222)

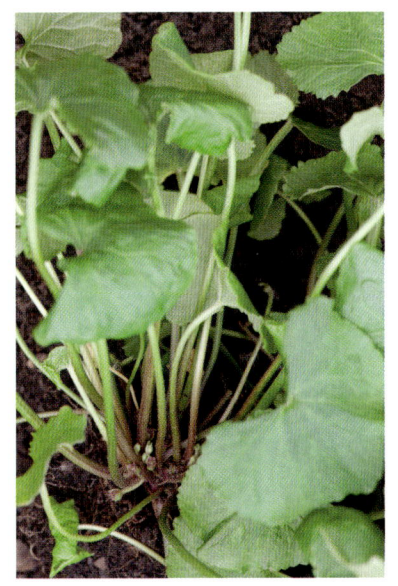

ゴツコラ *Centella asiatica*

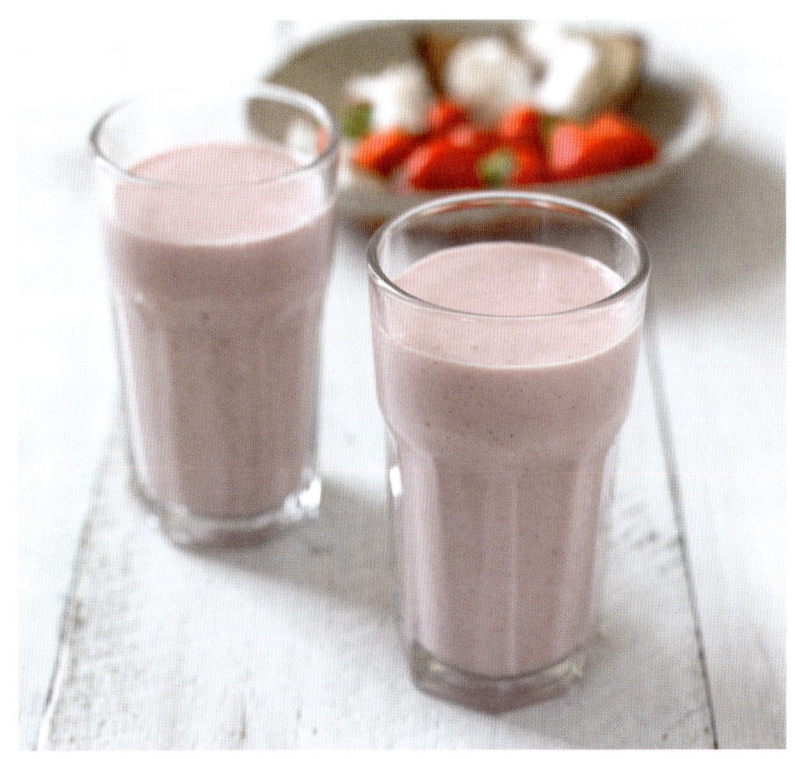

ストロベリーとマカダミアナッツのスムージー
身体の冷却作用だけでなく、男性の生殖能力の強壮作用もある(p.163)。

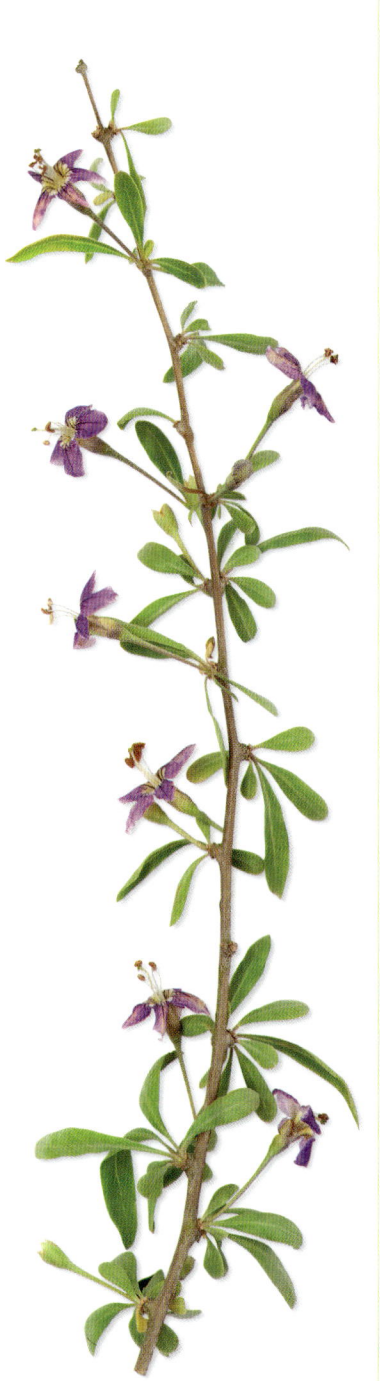

ゴジ *Lycium barbarum*

咳と風邪の緩和

咳や風邪、インフルエンザは、早め早めに対処をすることが重症化や合併症を防ぐカギです。解熱、カタル症状や炎症の軽減、自然免疫力の改善に有効なハーブのなかから、代表的なものを紹介します。ハーブの効力は、十分な休養を取り、ストレスの少ない生活を送ることで高まります。2～3日経っても症状が改善しない、または悪化する場合には、必ず医師に相談してください。

ハーブ名	作　用
ガーリック Allium sativum (p.19)	呼吸器系の静菌・抗カタル作用に優れたハーブ。あらゆるタイプの肺感染症、気管支炎、風邪、インフルエンザ、耳感染症、重いカタル症状に適用する。料理の食材やカプセルとして、または咳止めシロップをつくって摂取する。
マレイン Verbascum thapsus (p.127)	痰を穏やかに鎮める作用があり、刺激性の咳、気管炎、気管支炎に有効。重度のカタル症状の改善にも役立つ。コルツフットを組み合わせ、浸剤として服用する。耳の痛みには昔から浸出油が利用され、カット綿に含ませて耳の入り口に詰めるとよい。
ヤロウ Achillea millefolium (p.12)	発汗を促し、風邪やインフルエンザの熱を下げる。また、自然免疫力を高める作用もある。昔から風邪やインフルエンザの時には、エルダーフラワーとペパーミントを組み合わせたお茶がつくられてきた（1日3回服用）。妊娠中の服用は避けること。
エキナセア Echinacea purpurea (p.50)	免疫力を高める天然の抗菌剤であるエキナセアには、風邪やインフルエンザの発病期間を短くする効果があることが証明されている。ティンクチャーにして摂取すると最も効果が高く、エルダーベリーとの相性も良い。咳、風邪、インフルエンザ、耳や喉の痛み、ウイルスなどの感染症に適用する。
ユーカリ Eucalyptus globulus (p.53)	抗菌、鼻炎緩和、免疫力向上作用で有名な、オーストラリア原産の樹木。風邪、インフルエンザ、カタル症状、副鼻腔炎、咳、気管支炎、ぜんそく、喉の感染症には、葉または精油を入れた熱湯の蒸気を吸入したり、サルブを胸に擦り込んだりして使用する。
エレカンペーン Inula helenium (p.71)	胸部の不調に役立つ代表的なハーブ。胸部の粘液排出、加温、肺の強壮などの作用がある。また、抗菌作用が肺感染症に優れた効果を発揮する。あらゆる肺感染症、気管支炎、ぜんそく、慢性咳に適用する。煎剤またはティンクチャーとして服用する。
リコリス Glycyrrhiza glabra (p.62)	抗炎症と去痰作用に優れたリコリスは、漢方でも西洋医学でも好まれて利用されている。咳、カタル症状、呼吸器感染、気管支炎には、リコリスの粉末またはティンクチャーを適切な他のハーブと組み合わせて使用する。
コモンタイム Thymus vulgaris (p.116)	呼吸器系の静菌・去痰作用に優れ、咳を伴う感染症に有効。喉や胸部の感染症、気管支炎、胸膜炎、百日咳の症状緩和に適用する。浸剤として服用するか、ティンクチャーを他の適切なハーブと組み合わせて使用する。
セージ Salvia officinalis (p.102)	喉の痛みの緩和に効果的な収れん・強壮ハーブ。喉の痛み、扁桃炎、咽頭炎、または口内炎や歯肉炎には、浸剤またはティンクチャーを内服するか、うがい薬として利用する。妊娠中の使用は避けること。
エルダーベリー Sambucus nigra (p.104)	風邪、咳、喉の痛みの予防と治療に、子供と大人のどちらにも昔から適用されているハーブ。抗ウイルス・免疫力強化作用があり、風邪とインフルエンザの発病期間を短くする効果が証明されている。煎剤、シロップ、ティンクチャーとして服用する。

咳と風邪の緩和

レシピ

身体の内側からのケア

- 英国気分で秋を楽しむ2種の
  ベリースムージー
  (p.168)
- クリサンセマムとエルダーフラワーの
  ハーブティー
  (p.177)
- マレインとマーシュマロウのハーブティー
  (p.185)
- ブラックベリーとライムのコーディアル
  (p.186)
- エルダーベリーとエルダーフラワーの
  コーディアル
  (p.188)
- スイートバイオレットとショウガの
  ハーブハニー
  (p.189)
- マレインとアニシードのシロップ
  (p.193)
- エキナセアとタイムのシロップ
  (p.197)
- エルダーベリーとリコリスのティンクチャー
  (p.200)
- 冬を健康に過ごすためのエキナセアと
  エルダーベリーのティンクチャー
  (p.206)
- 生のニンジンとアーモンドのスープ
  (p.221)

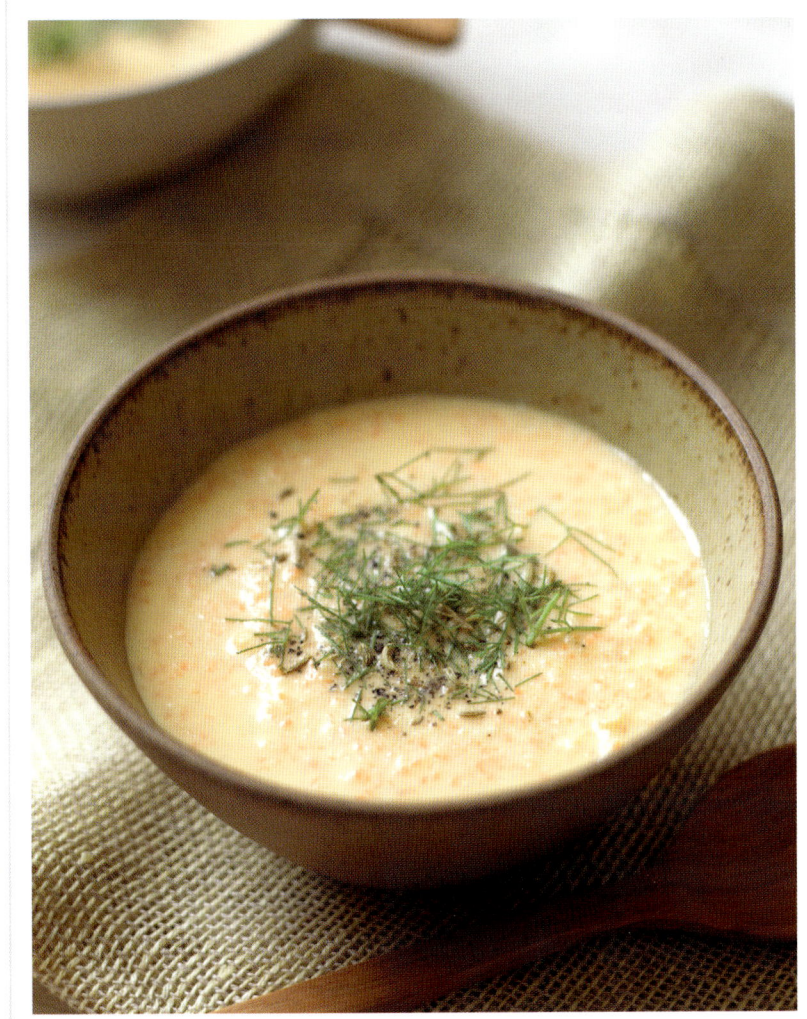

生のニンジンとアーモンドのスープ　機能回復効果の高いスープで肺を強化し、風邪やインフルエンザなど冬にかかりやすい病気への抵抗力を高める(p.221)。

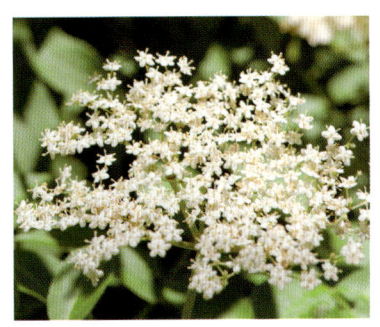

エルダー *Sambucus nigra*

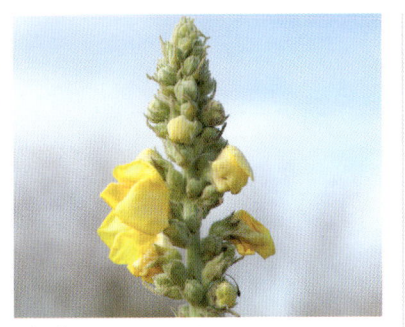

マレイン *Verbascum thapsus*

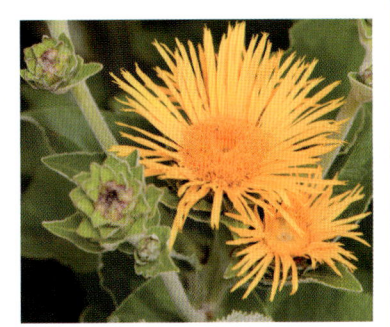

エレカンペーン *Inula helenium*

応急処置

家庭で常備している救急セットのなかに、シンプルなハーブ治療薬もいくつか揃えておくことをおすすめします。ちょっとした事故による怪我、虫刺され、トゲ、擦り傷、やけどなどの応急処置が必要な場面において、ハーブ療法の利点を生かせるケースは少なくありません。ただし、気になる点があれば、必ず救急医に相談することが大切です。応急処置に有効なハーブのなかから、代表的なものを紹介します。

ハーブ名	作用
アロエベラ Aloe vera (p.20)	きわめて有効な鎮静・冷却作用をもつハーブ。生育中の株から葉を折り、葉の中身を切り開いて出したゲルを、発疹、軽度のやけど、日焼けに適用する。市販のアロエベラの液汁を利用することもできる。
カレンデュラ Calendula officinalis (p.36)	静菌・癒傷作用のあるハーブ。ティンクチャーにセントジョンズワートを組み合わせて吹き出物に軽くあてたり、ティンクチャー小さじ1杯を熱湯1/2カップに薄めたローションを、擦り傷の殺菌・洗浄剤として適用したりする。癒傷クリームとしても使用できる。
ジャーマンカモミール Matricaria recutita (p.80)	鎮静・静穏ハーブ。発熱、不眠症、吐き気の症状にはハーブティーを少しずつ飲む。また精神的な動揺にはハチミツを加えて甘みを付けるとよい。冷ましたハーブティーは、炎症を起こした皮膚や発疹の冷却・鎮静ローションとして適用する。
コンフリー Symphytum officinale (p.112)	骨を結合する作用があることから、昔から「骨接ぎ」の薬草として有名。生の葉をたたいてドロドロの状態にし、パップ剤としてねんざ、打撲、潰瘍に適用する。また、浸出油やクリームを塗布してもよい。
エキナセア Echinacea purpurea (p.50)	「天然の抗菌剤」として有名なエキナセアは、感染予防が必要な場面で使用するのに適している。創傷、虫刺され、動物による咬傷、トゲには、ティンクチャーの希釈液をローションとして適用する。免疫力アップには内服する。
ガーリック Allium sativum (p.19)	刺激は強いが、殺菌・抗カタル作用に優れたキッチンハーブ。1日2回、生のガーリックを1片食べると、うっ血の緩和と感染症の予防に有効。また生のまま感染した吹き出物やおできに擦り込んでも効果がある。
ラベンダー Lavandula angustifolia (p.74)	ラベンダーの精油は、治癒・静穏・抗炎症作用などに幅広く利用できる。虫刺され、日焼け、軽度のやけどの症状緩和には、患部に軽く塗るとよい。精神的な動揺の緩和には、精油入りの蒸気を吸入するとよい。頭痛や不眠症には、少量の精油をこめかみに軽く塗る。
リブワートプランテーン Plantago lanceolata (p.90)	天然の抗ヒスタミン作用がある鎮静ハーブ。発疹、虫刺され、トゲなどの刺激緩和には、生の葉をすりつぶして使う。カレンデュラを組み合わせたティンクチャーを、口内のトラブル治癒にマウスウォッシュとして利用したり、切り傷・擦り傷に適用したりする。
スリッペリーエルム Ulmus rubra (p.123)	消化不良、胃炎や胃がもたれるときに、空っぽの胃の内側に膜をつくり、炎症を緩和する効果がある。少量の水でペースト状に練ってパップ剤をつくり、トゲなどの異物摘出、またはおできや膿傷に適用する。
ウィッチヘーゼル Hamamelis virginiana (p.63)	冷却・鎮静作用の即効性で有名なハーブ。ウィッチヘーゼルの希釈液をたっぷりとカット綿に含ませ、虫刺され、打撲、軽度のやけど、日焼け、痔の患部に適用すると、不快感を軽減する効果がある。

応急処置 | 153

レシピ

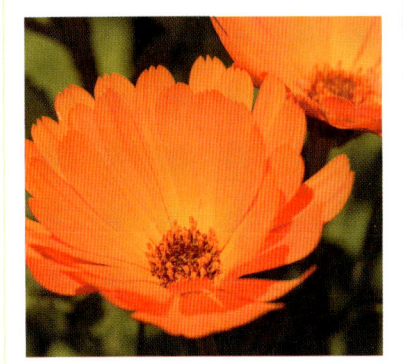

カレンデュラ *Calendula officinalis*

身体の内側からのケア
- クランプバークとバレリアンの
  ティンクチャー
  (p.209)

身体の外側からのケア
- ヒーリングハーバルバーム
  (p.251)
- シトロネラの虫除けスプレー
  (p.274)
- 虫刺され後のハーバルスプレー
  (p.274)
- カレンデュラとセントジョンズワートの
  スージングオイル
  (p.267)
- ティーツリーとタイムのフットバーム
  (p.305)
- ショウガとジュニパーのフットバス
  (p.314)

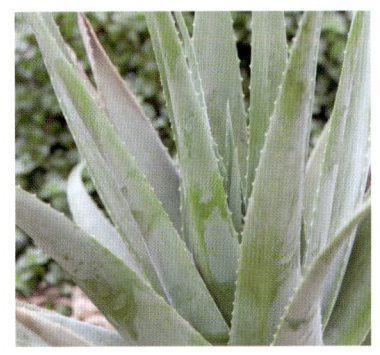

アロエベラ *Aloe vera*

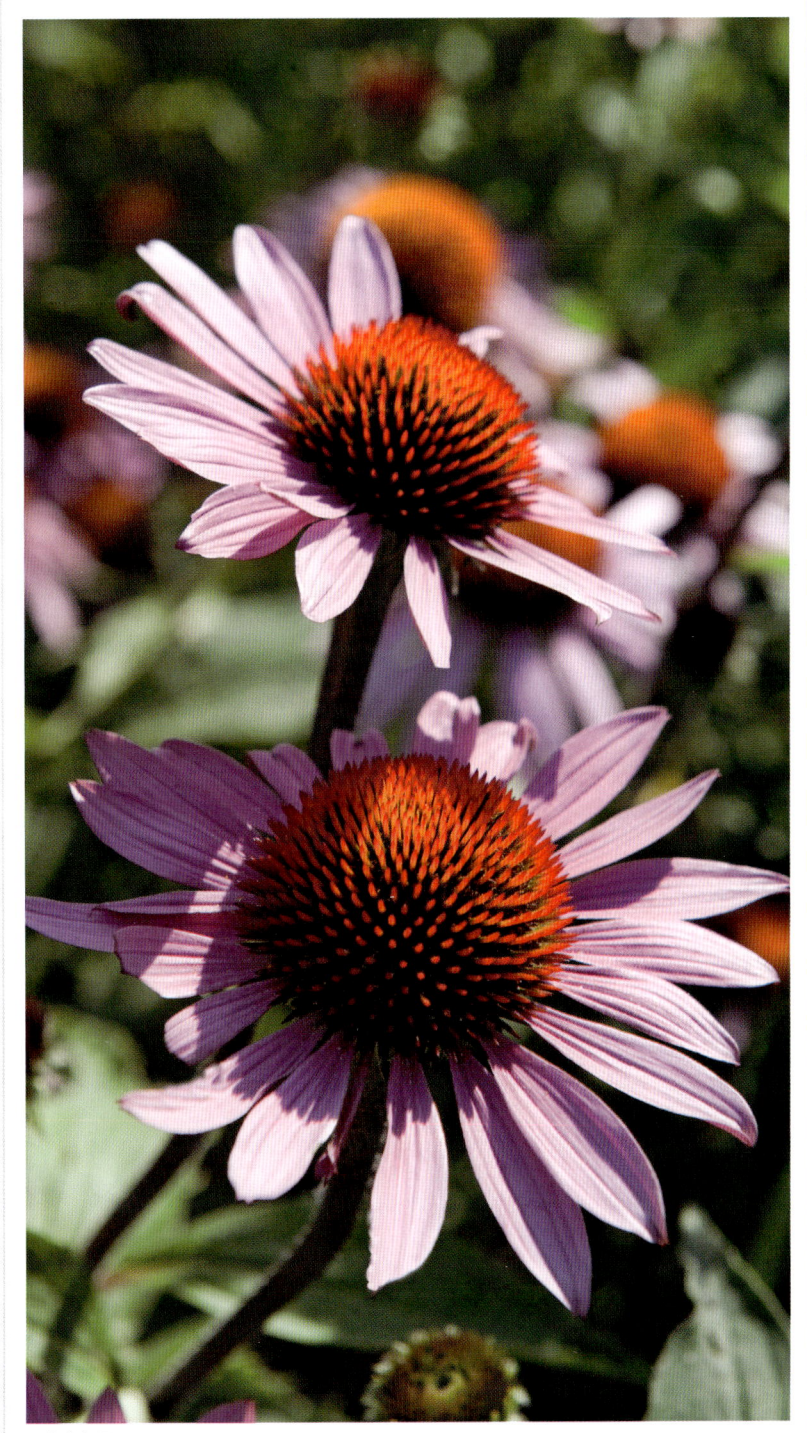

エキナセア *Echinacea purpurea*

筋肉と関節の健康

筋肉と関節の健康を維持する秘訣は、しっかりした筋骨格と柔軟性のバランスを保つことですが、これは年齢を重ねるほど難しくなってきます。長期的な筋肉や関節のトラブルには、マニピュレーション、ダイエット、生活習慣の改善、解毒や炎症緩和作用のあるハーブ療法などの方法をいくつか組み合わせると効果的です。痛みや炎症を抑えるのに有効なハーブのなかから、代表的なものを紹介します。

ハーブ名	作用
アルニカ Arnica montana	打撲やねんざ、筋挫傷など、筋肉や関節を損傷したときに真っ先に思い浮かべてほしいハーブ。また腰痛、関節炎やリウマチの痛みの緩和にも効果的。クリーム、浸出油、あるいは軟膏を患部に適用する。
コンフリー Symphytum officinale (p.112)	驚異的な治癒効果から伝統的に「骨接ぎ」の薬草として有名。生の葉を粉砕してパップ剤をつくり、ねんざ、筋挫傷、関節炎などの鈍痛または激痛のある患部に適用する。クリームや浸出油を使うこともできる。
ワイルドセロリ Apium graveolens (p.26)	解毒・抗炎症作用のあるセロリシードは、痛風、リウマチ、関節痛の治療に重要な役割を果たす。ホワイトウィロウと組み合わせ、煎剤またはティンクチャーとして、1日3回数週間服用する。
メドウスイート Filipendula ulmaria (p.56)	抗炎症・抗リウマチ作用のあるメドウスイートは、リウマチと関節痛の痛みや炎症を軽減するのに役立つ。浸剤またはティンクチャーとして、1日3回服用する。
ローズマリー Rosmarinus officinalis (p.98)	血行を促進し、痛みのある筋肉や関節を温めて不快感を取り除く作用をもたらす。ベースオイルに薄めたローズマリーの精油で、痛みのある患部をマッサージする。肉離れなどのスポーツによる損傷に特に効果が高い。運動の前後に筋肉に擦り込むとよい。
セントジョンズワート Hypericum perforatum (p.68)	鎮痛・抗炎症作用のあるセントジョンズワートは、神経が密集する部位の治療に特に適している。腰痛、座骨神経痛などの神経痛に、痛みのある部位の皮膚を浸出油でマッサージする。
ジュニパー Juniperus communis (p.73)	精油には利尿・解毒・抗リウマチ作用がある。痛風の緩和には、精油でつくった湿布を適用する。ジンジャーの精油と一緒に植物性のベースオイルに混ぜたものを擦り込み、筋肉の鈍痛や激痛を緩和する。
クランプバーク Viburnum opulus (p.129)	鎮痛・鎮静ハーブ。腰痛（ホワイトウィロウとブレンドする）や筋痙攣の緩和に効果的。ティンクチャーとして摂取すると最も効果が高い。デビルズクロウ（Harpagophytum procumbens）と組み合わせると、関節の腫れや関節炎に有効。
デビルズクロウ Harpagophytum procumbens	抗炎症効果が高く、関節の腫れや関節痛の治療に役立つ。ティンクチャーまたはカプセルとして摂取する。クランプバークやホワイトウィロウと組み合わせると効果が高まる。
ホワイトウィロウ Salix alba (p.101)	鎮痛・抗炎症作用のあるホワイトウィロウは、アスピリンと同じような働きで痛みを軽減する。関節や筋肉の痛み、関節炎、座骨神経痛などの神経痛に有効。他の適切なハーブと組み合わせ、煎剤またはティンクチャーとして摂取する。

筋肉と関節の健康

レシピ

身体の外側からのケア

- バスボム-シトラス
  (p.307)
- バスボム-エキゾティック
  (p.308)
- 陽だまりの香りのバスボム
  (p.309)
- ローズとカレンデュラの入浴剤
  (p.310)
- ラベンダーとアロエベラの入浴剤
  (p.312)
- レモングラスとローズマリーの入浴剤
  (p.312)
- 海藻とアルニカの入浴剤
  (p.313)
- デトックスのための入浴剤
  (p.313)
- リラックスと元気回復のハーバルバス
  (p.316)

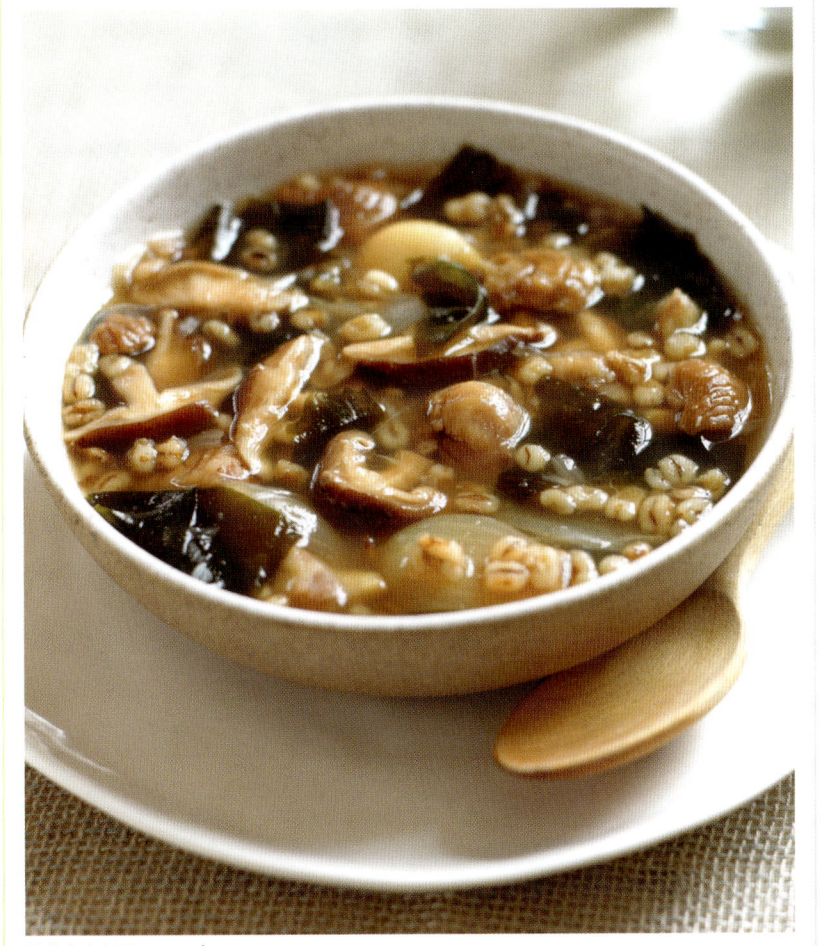

焙煎大麦と栗のスープ
滋養強壮効果が高く、腰痛でお悩みの人は週1回食べるとよい(p.224)。

身体の内側からのケア

- フェンネルとブロッコリースプラウトのジュース
  (p.171)
- ローズヒップのシロップ
  (p.192)
- サワーチェリーのシロップ
  (p.196)
- レンズ豆のスプラウトとターメリックのスープ
  (p.223)
- 焙煎大麦と栗のスープ
  (p.224)

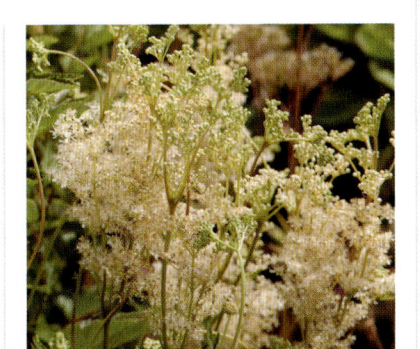

メドウスイート *Filipendula ulmaria*

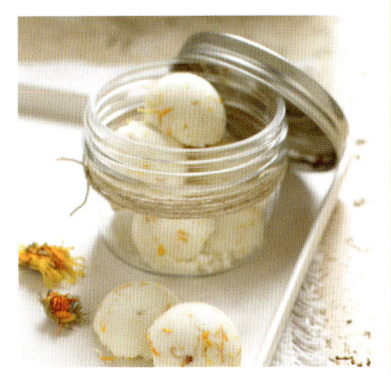

バスボム-シトラス
シュワシュワとはじけるこのバスボムには、気分を明るくするグレープフルーツ、レモン、ライムの精油、ローズマリーのフレッシュハーブが含まれる。

精神と感情の健康

ストレスに満ちた現代社会において、ハーブは気分の落ち込みや疲労、緊張などの症状を軽減し、ストレスにうまく対応する手助けをすることができます。しかし、良好な状態を維持するには「まずは自分自身の生活環境を見直し、新たなライフスタイルを確立するまでの間だけハーブ療法を利用する」という心構えが大切です。症状が深刻、あるいは長期化する場合には、医師や専門家に必ず相談してください。精神と感情の健康に有効なハーブのなかから、代表的なものを紹介します。

ハーブ名	作用
オーツ *Avena sativa* (p.33)	神経系に優れた強壮作用をもたらすオーツは、神経過敏、疲労、不安の改善やストレス軽減に有効。ポリッジ(英国式のお粥)として毎朝食べたり、他の適切なハーブと組み合わせてティンクチャーとして利用したりする。
セントジョンズワート *Hypericum perforatum* (p.68)	軽〜中程度のうつ症状を緩和する作用が証明されている。またSAD(社会不安障害・社交不安障害)、不安、疲労の改善も助ける。浸剤、ティンクチャー、またはカプセルとして摂取する。医師の指示がない限りは、他の薬と併用しないこと。
レモンバーム *Melissa officinalis* (p.83)	気持ちを明るくする穏やかな抗うつ作用があり、気分を高揚させ、不安、神経過敏、パニック発作を落ち着かせるのに効果的。また不眠症や頭痛にも有効。安全性が高くて味も良いため、誰でも利用できる。浸剤またはティンクチャーとして摂取するのがおすすめ。
バーベイン *Verbena officinalis* (p.128)	神経系を強化するこの強壮ハーブは、緊張、頭痛、気分の落ち込み、疲労、ストレスの緩和に効果がある。レモンバームやスカルキャップと組み合わせると有効。浸剤またはティンクチャーとして摂取する。
バージニアンスカルキャップ *Scutellaria lateriflora* (p.108)	鎮痙作用のある代表的な神経強壮ハーブで、穏やかな鎮静作用をもつ。ストレス、不安、過労、偏頭痛の緩和や、精神的に動揺した後に使用すると効果がある。レモンバームやカモミールと組み合わせると有効。浸剤またはティンクチャーとして使用する。
ラベンダー *Lavandula angustifolia* (p.74)	静穏・鎮静作用があるラベンダーは、精神的な不穏や動揺、ストレスの治療に役立つ。レモンバームと組み合わせて浸剤として飲用すると、緊張性の頭痛の緩和に有効。不眠症の改善には精油を使う。
パッションフラワー *Passiflora incarnata* (p.89)	不眠や不安に優れた効果のある穏やかな鎮静ハーブ。不眠症の緩和には、カモミールと組み合わせて浸剤をつくると効果が高まる。
アシュワガンダ *Withania somnifera* (p.135)	アーユルヴェーダで伝統的に使われ、アダプトゲン(適応素)※として知られるハーブ。長期的なストレスの影響に対抗できる身体づくりに役立つ。疲労を感じる心身にエネルギーと活力を回復させる作用があり、ティンクチャーまたはパウダーで摂取すると効果が高い。
ダミアナ *Turnera diffusa*	意欲的で活力のある生活を取り戻すのに役立つ、抗うつ効果の高いハーブ。不安や気分の落ち込みの緩和に有効。レモンバームなどの他の適切なハーブと組み合わせ、浸剤またはティンクチャーとして摂取する。
ボリジ *Borago officinalis* (p.34)	「勇気を与えるボリジ」という言葉通り、ボリジは長期的なストレスによって疲弊した身体の副腎を強化するのに利用されている。ストレス、気分の落ち込み、疲労などに適用できるが、必ずハーブの専門家の指示に基づき、短期間だけ使用すること。

レシピ

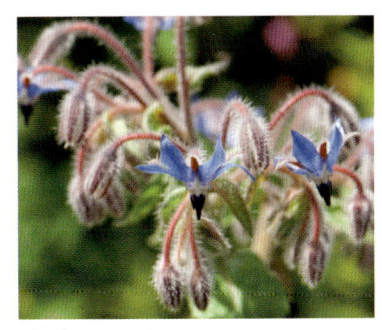

ボリジ Borago officinalis

身体の内側からのケア

- アーモンドとローズのスムージー (p.165)
- マカとマンゴーのスムージー (p.166)
- ピスタチオとアボカドのスムージー (p.166)
- ミックスベリーのパワーアップスムージー (p.167)
- トマトサルサのジュース (p.172)
- アーティチョークの葉とフェンネルのジュース (p.173)
- サンフラワーグリーンとウィートグラスのジュース (p.173)
- レモンバームとローズのハーブティー (p. 175)
- ジャスミンとレモングラスのハーブティー (p.176)
- ヤロウとカレンデュラのハーブティー (p.180)
- スカルキャップとオレンジフラワーのハーブティー (p.181)
- ペパーミントとカレンデュラのハーブティー (p.182)
- ホーソンフラワーとラベンダーのハーブティー (p.184)
- ブラックベリーとライムのコーディアル (p.186)
- レモンバームとハチミツのピューレ (p.190)
- ローズペタルのシロップ (p.194)
- サワーチェリーのシロップ (p.196)
- ライムの花とホーソンベリーのティンクチャー (p.201)
- パッションフラワーとカモミールのティンクチャー (p.202)
- ゴジベリーとシベリアニンジンのティンクチャー (p.204)
- 朝鮮人参とアストラガルスの長寿スープ (p.219)
- 焙煎大麦と栗のスープ (p.224)
- エディブルフラワーのサラダ (p.231)
- クランベリーとアプリコットの活力アップバー (p.240)
- ブラックカラントとクルミのバー (p.242)

身体の外側からのケア

- 爽快ミントのフットクリーム (p.254)
- ラベンダーとベルガモットのスージングスキンオイル (p.265)
- スティミュレイティングボディオイル (p.266)
- ゼラニウムとオレンジのボディオイル (p.266)
- ベビーマッサージオイル (p.269)
- ベビーバスオイル (p.269)
- ゼラニウムとオレンジのボディスプレー (p.273)
- ローズのボディスプレー (p.275)
- フランキンセンスのボディスプレー (p.275)
- ローズマリーのソープ (p.283)
- リラクセーションソープ (p.286)
- エキゾティックソープ (p.287)
- リフレッシングフェイシャルスプリッツァー (p.295)
- バスボム−シトラス (p.307)
- バスボム−エキゾティック (p.308)
- 陽だまりの香りのバスボム (p.309)
- ローズとカレンデュラの入浴剤 (p.311)
- ラベンダーとアロエベラの入浴剤 (p.312)
- レモングラスとローズマリーの入浴剤 (p.312)
- 海藻とアルニカの入浴剤 (p.313)
- リラックスと元気回復のハーバルバス (p.316)

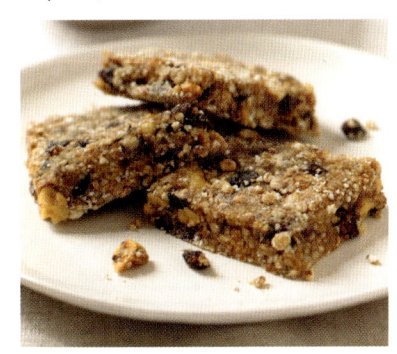

ブラックカラントとクルミのバー
エネルギー補給のための軽食として有効(p.242)。

妊娠・出産時の健康

毎日食べても安全といわれているハーブでも、妊娠初期や授乳期は、専門家の指示がない限り、薬として利用することは控えるべきです。しかし、食用ハーブや身体の外側から使うローションには、妊娠中に起こりやすいつわりや静脈瘤などの症状の緩和や、出産後の母体ケアに効果のあるものがいくつかあります。出産前後の母体の健康に有効なハーブのなかから、代表的なものを紹介します。

ハーブ名	作用
ジンジャー *Zingiber officinale*	制吐作用に優れ、吐き気やつわりなどの症状緩和に役立つ。スライスしたジンジャーの根(根ショウガ)2枚をカップ1杯の熱湯に入れ、症状のあるときに少しずつ口に含む。
ジャーマンカモミール *Matricaria recutita* (p.80)	作用が穏やかなため、幅広い用途に毎日利用できるハーブ。神経系と消化器系に静穏・鎮静作用がある。つわり、ストレス、緊張感の緩和や入眠前のリラックス、消化促進などには、浸剤カップ1杯を飲用する。
ウィッチヘーゼル *Hamamelis virginiana* (p.63)	静脈に有効な冷却・収れん作用のあるハーブ。ウィッチヘーゼルの希釈液に浸したカット綿を痛みのある脚、静脈瘤、痔に適用する。
ラベンダー *Lavandula angustifolia* (p.74)	精油には静穏・抗炎症作用があり、出産後の治癒を促進する。ラベンダーの精油をバスタブに4～5滴垂らして使う。乳腺炎には、精油3～4滴を垂らしたぬるま湯に清潔なタオルを浸し、患部に湿布する。
リンシード *Linum usitassimum*	穏やかな緩下剤や腸の潤滑剤として働くハーブ。また、特に妊娠中に不可欠なオメガ脂肪酸をきわめて豊富に含む。朝食のシリアルに大さじ1杯を加えると、体内の食物の流れを改善し、便秘予防になる。
カレンデュラ *Calendula officinalis* (p.36)	肌への栄養補給と治癒効果に優れたハーブ。セントジョンズワートをブレンドしたティンクチャーを薄めてローションをつくり、出産時の裂傷や縫合傷を洗浄する。妊娠線の予防には、妊娠中の腹部の皮膚を浸出油でマッサージするとよい。
セントジョンズワート *Hypericum perforatum* (p.68)	優れた静菌・鎮痛作用をもつ。カレンデュラをブレンドしたティンクチャーを薄めてローションをつくり、出産時の裂傷や縫合傷をすすぐ。また乳頭の亀裂にも適用できるが、授乳前には清潔な水でハーブの成分をすすぐ必要がある。
ラズベリーの葉 *Rubus idaeus* (p.99)	出産に向けて母体を準備するのに効果的な子宮強壮ハーブ。妊娠後期の3ヵ月間に毎日浸剤を飲用する(妊娠初期には適さない)。出産の2～3週間後にも、筋肉の収縮を助け、母乳の分泌を良くするために継続して飲用するとよい。
ディル *Anethum graveolens*	ディルには乳汁分泌を促進する作用と、乳児の疝痛や鼓腸を緩和する働きがあるため、ディルシードを抽出した浸剤を授乳期に飲むときわめて効果が高い。フェンネルシードをブレンドすることもある。
ジャスミン *Jasminum officinale* (p.72)	気分を明るくさせる香りをもつ精油は、リラックス効果と心を穏やかにして自信を高める作用があることから、昔から分娩時に用いられている。ベースオイルに希釈した精油を腰部に塗り、パートナーにマッサージしてもらうとよい。

妊娠・出産時の健康

妊娠中に使用を控えるハーブ

下記のハーブは、薬用植物の適切な利用方法に関する知識と資格を有するハーブ専門家の指示がない限り、妊娠期間中に内服すべきではありません。また、下記は妊娠禁忌ハーブの一部であり、すべてを網羅していないことにご注意ください。＊印の付いたハーブは、料理用に少量使うことはできますが、治療目的で多量に摂取するのは控えるべきです。

- ヤロウ　*Achillea millefolium*
- ブラックコホシュ　*Actaea racemosa*
- パープルジャイアントヒソップ＊　*Agastache rugosa*
- アロエベラ　*Aloe vera*
- アンジェリカルート　*Angelica archangelica*
- セロリシード　*Apium graveolens*
- アメリカンスパイクナード　*Aralia racemosa*
- ベアベリー　*Arctostaphylos uva-ursi*
- ワームウッド　*Artemisia absinthium*
- ボリジ　*Borago officinalis*
- カレンデュラ　*Calendula officinalis*
- ターメリック＊　*Curcuma longa*
- レモングラス＊　*Cymbopogon citratus*
- ヘンプアグリモニー　*Eupatorium cannabinum*
- グラベルルート　*Eupatorium purpureum*
- メドウスイート　*Filipendula ulmaria*
- リコリスルート＊　*Glycyrrhiza glabra*
- ゴールデンシール　*Hydrastis canadensis*

- セントジョンズワート　*Hypericum perforatum*
- ヒソップ　*Hyssopus officinalis*
- エレカンペーン　*Inula helenium*
- ジュニパー　*Juniperus communis*
- マザーワート　*Leonurus cardiaca*
- ラビッジ　*Levisticum officinale*
- ゴジ＊　*Lycium barbarum*
- キャットニップ　*Nepeta cataria*
- ジャパニーズジンセン　*Panax japonicus*
- ダマスクローズ　*Rosa damascena*
- ローズマリー＊　*Rosmarinus officinalis*
- イエロードック　*Rumex crispus*
- ホワイトウィロウ　*Salix alba*
- コモンセージ　*Salvia officinalis*
- コスタス　*Saussurea costus*
- シサンドラ　*Schisandra chinensis*
- センナ　*Senna alexandrina*
- コンフリー　*Symphytum officinale*
- フィーバーフュー　*Tanacetum parthenium*
- タイム＊　*Thymus vulgaris*

- レッドクローバー　*Trifolium pratense*
- コルツフット　*Tussilago farfara*
- バーベイン　*Verbena officinalis*
- クランプバーク　*Viburnum opulus*
- ミスルトゥ　*Viscum album*
- アグナスカスタス／チェストベリー　*Vitex agnus castus*
- アシュワガンダ　*Withania somnifera*

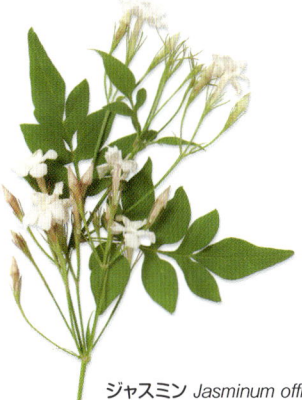

ジャスミン *Jasminum officinale*
分娩時には、ジャスミンの精油を数滴加えたオイルで母体をマッサージすると痛みの緩和に効果がある。

レシピ

身体の外側からのケア

- ベビーマッサージオイル（p.269）
- ベビーバスオイル（p.269）
- ベビーパウダー（p.281）
- 妊娠中のボディケアバーム（p.304）
- 出産後の腰湯用ハーバルバス（p.317）

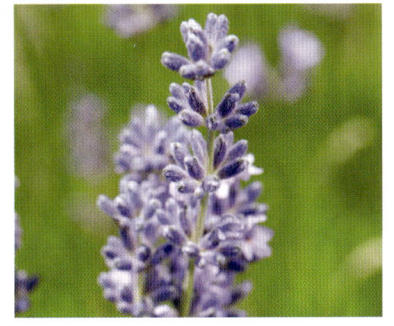

ラベンダー　*Lavandula angustifolia*

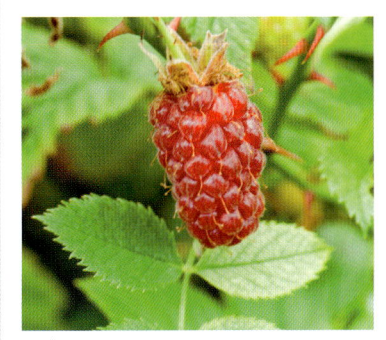

ラズベリー　*Rubus idaeus*

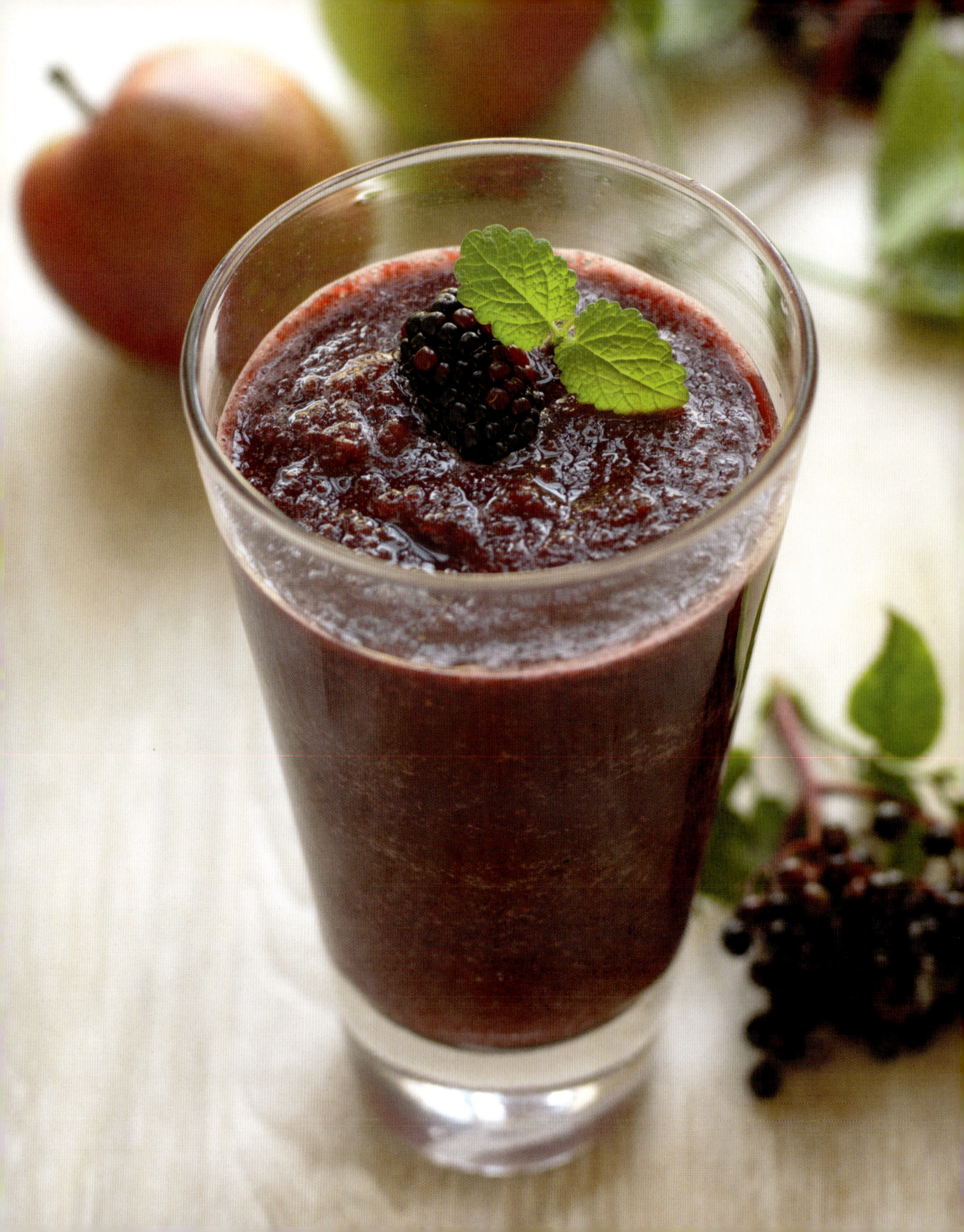

身体の内側からのケア
Heal from the inside

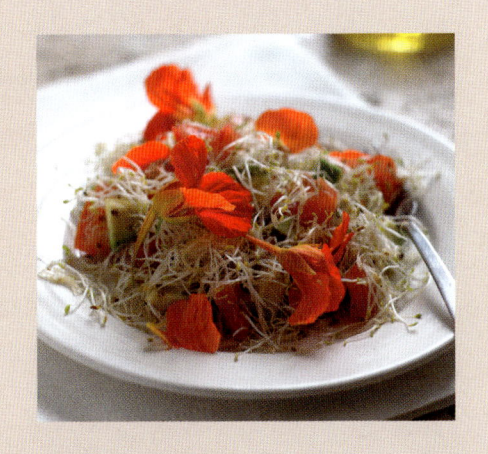

ドリンク、ティンクチャー、スープ、サラダ
Drinks, tinctures, soups, and salads

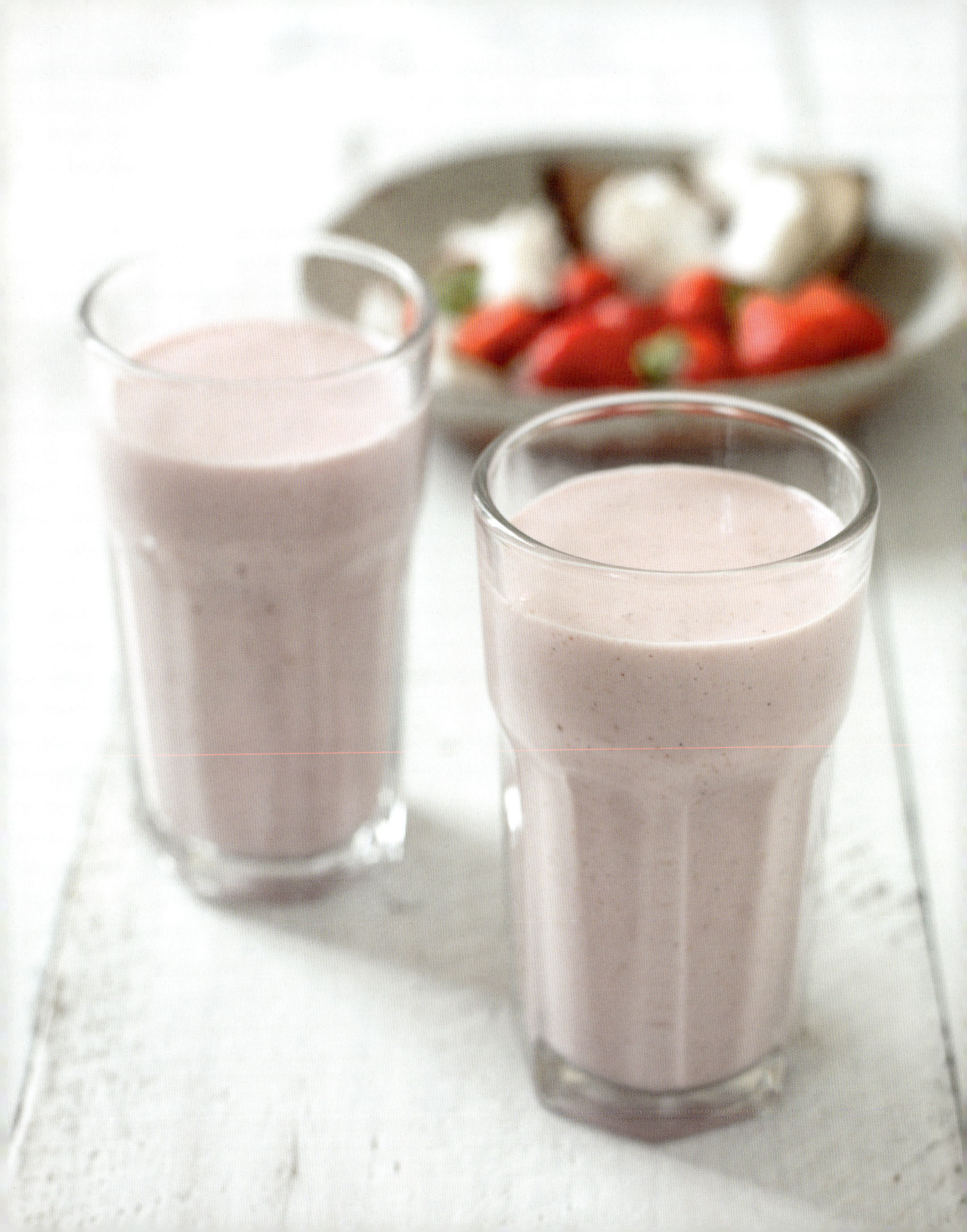

ジュースとスムージーのレシピ

デトックスと疲労回復に効果的なジュースとスムージーのレシピを紹介します。フルーツ、種子、穀物、ナッツ類をブレンドしたスムージーは、ただおいしいだけではありません。フルーツからはビタミン、ミネラル、植物性栄養素を、種子からは必須脂肪酸とプロテインを摂取できる、簡単でヘルシーな栄養ドリンクなのです。

ストロベリーとマカダミアナッツのスムージー

男性向け強壮作用

材料（4人分）

- バニラビーンズ…1/2本
- 生マカダミアナッツ…50g
- 中サイズのヤングココナッツの果肉…1個分
- フレッシュストロベリー…250g
- ココナッツジュース…少量（お好みで）

レシピのポイント

このレシピでは、生クリームの代わりにココナッツの果肉とマカダミアナッツを使うことで、いつものストロベリードリンクをヘルシーでエキゾティックに仕上げます。マカダミアナッツオイルには、コレステロール低下に定評のある単価不飽和脂肪酸が豊富に含まれています。また、ココナッツの果肉は夏の暑さでほてった身体を冷まして喉の渇きを癒す働きや、男性機能の強壮作用もあります。

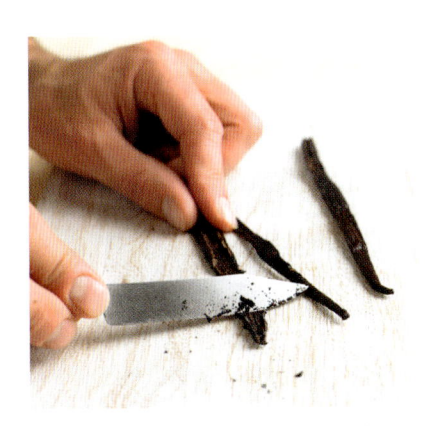

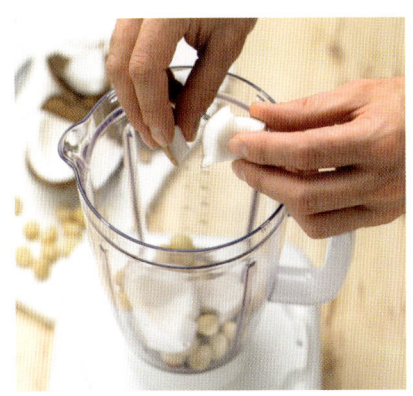

1. バニラビーンズをナイフで切り開き、種をこそぎ出す。
2. マカダミアナッツとココナッツの果肉を、ブレンダー用の容器またはフードプロセッサーに入れる。
3. ストロベリーとバニラの種を加える。すべての材料がなめらかになるまでミキシングする。濃厚すぎるようならば、ココナッツジュースを加えて濃さを調整する。4つのグラスに注いで完成。

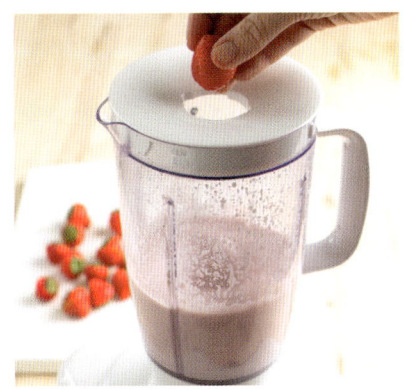

ゴジベリーとパインナッツのスムージー

🖐 肌の浄化　　　🚹 泌尿器系のサポート　　　🚺 泌尿器系のサポート

レシピのポイント

ゴジベリーはアミノ酸と、抗癌作用が期待されるゲルマニウムなどの微量ミネラルが多く含まれており、「スーパーフルーツ」として注目されています。また、視力回復効果のあるゼアキサンチンや、ビタミンC・B複合体・Eなどのカロチノイド色素の供給源としても優れた食材です。

材料（2人分）

- アーモンド…50g
- ゴジベリー（フレッシュまたはドライ）…50g
- パインナッツ（松の実）…20g
- リンシードオイル…小さじ1杯
- ペパーミントのフレッシュリーフ…2〜3枚
- ミネラルウォーター…350〜400ml
 （お好みで濃さを調節）

つくり方

1. アーモンドの皮を剥くために、30分ほど冷水に浸し、ザルに入れて流水でよく洗う。これを大きめのボウルに移し、かぶるぐらいの水で浸して一晩置く。翌日、アーモンドの皮を剥いて清潔なボウルに入れ、ミネラルウォーターを注ぎ入れる。冷蔵庫に入れて冷やし、24時間以内に取り出して水を切っておく。
2. ゴジベリーを洗い、ドライの場合にはミネラルウォーターを入れたボウルに2〜3時間浸ける（水分を吸ってかさが増えることを考慮し、大きめのボウルを使用する。水は150ml程度あれば、ゴジベリーが完全に水に浸る）。その後、水を切っておく。
3. ブレンダー用の容器またはフードプロセッサーに材料をすべて入れ、ミネラルウォーターを加えて、なめらかになるまでミキシングする。濃厚すぎるようなら、水を少し加えてさらにミキシングする。

ブラックカラントのモーニングスムージー

🟢 炎症緩和　　　🔵 脳の保護

レシピのポイント

ブラックカラントは、ビタミンCやルチンなどのフラボノイドが豊富なハーブです。必須脂肪酸を多量に含むことから、炎症性疾患の治療、痛みの緩和、循環系の正常化、免疫系の強化への有効性が期待されています。温かいライスミルクを使い、焙煎大麦とナッツ類を加えた栄養満点なスムージーは、寒い冬の朝食にぴったりです。

材料（2人分）

- フレッシュブラックカラント…50g
 （ドライを使用する場合はあらかじめ水で戻しておく）
- 焙煎大麦（p.224）…50g
- アガベシロップ…小さじ4杯
- ココナッツオイル…小さじ4杯
- ライスミルク（無糖）…250ml
- ミネラルウォーター…少量

つくり方

ミネラルウォーター以外の材料をブレンダー用の容器またはフードプロセッサーにすべて入れ、なめらかになるまでミキシングする。ここにミネラルウォーターを加え、飲みやすい濃さになるように調整する。

サワーチェリーとココアのスムージー

🌙 睡眠サイクルの正常化

レシピのポイント

サワーチェリーの抗炎症作用が筋肉の回復と痛みの緩和に迅速に働くため、このスムージーは運動の前後や長距離ランナーに理想的なドリンクです。また免疫機能を調節する強力な抗酸化作用をもつ天然のメラトニンを含むことから、サワーチェリーを定期的に食べると、身体の自然な睡眠サイクルを取り戻すのにも役立ちます。

材料（2人分）

- サワーチェリー（フレッシュまたはドライ、フレッシュの場合は種を取る）…50g
- ライスミルクまたはアーモンドミルク…300ml
- ココアパウダー（純ココアまたは調整ココア）…小さじ4杯
- ヘンプシード（殻なし）…小さじ4杯
- フラックスシードオイル（亜麻仁油）…小さじ4杯

つくり方

1. ドライサワーチェリーを使用する場合は、150mlのミネラルウォーターに2〜3時間浸しておく。
2. ライスミルクまたはアーモンドミルクの半量と、その他の材料をブレンダー用の容器またはフードプロセッサーにすべて入れて混ぜ合わせ、なめらかになるまでミキシングする。残りのミルクを加え、お好みの濃さになるように調節する。

アーモンドとローズのスムージー

🌙 感情の調和　　✋ 肌の保湿

レシピのポイント

アーモンドは、心臓と血管の強化に特に有効な食材です。抗酸化物質※として知られるビタミンEをはじめ、マグネシウム、カリウム、銅、セレン、マンガンなどの栄養素を含み、コレステロール値を下げる効果も報告されています。また、このレシピに含まれるローズが、気分を明るくリラックスさせてくれることでしょう。

材料（2人分）

- アーモンド…50g
- ミネラルウォーター（濾過処理済みまたはボトル入りのもの）…300〜400ml
- ローズシロップ…大さじ2と1/2杯
- アーモンドオイル…小さじ4杯
- ローズアターのエッセンシャルオイル…1滴（お好みで）
- ダマスクローズの花びら…8枚（お好みで）

つくり方

1. アーモンドの皮を剥くために、30分ほど冷水に浸し、ザルに入れて流水でよく洗う。これを大きめのボウルに移し、かぶるくらいの水に浸して一晩置く。翌日、アーモンドの皮を剥いて清潔なボウルに入れ、ミネラルウォーターを注ぎ入れる。冷蔵庫に入れて冷やし、24時間以内に取り出して水を切っておく。浸しておいた水は捨てる。
2. ミネラルウォーターの半量と、その他の材料をブレンダー用の容器またはフードプロセッサーにすべて入れて混ぜ合わせ、なめらかになるまでミキシングする。残りのミネラルウォーターを加えお好みの濃さになるように調節する。

ピスタチオとアボカドのスムージー

- オメガオイルの豊富な供給源
- 体内活性化

レシピのポイント
ピスタチオがもつ全身の強壮作用は古くから知られ、アーユルベーダや中東地域で重用されてきました。漢方においても、肝臓や特に腎臓に高い効果があると信じられています。これにアボカド、ヘンプシードオイル、リンシードオイルを加え、オメガオイル(不飽和脂肪酸を含む健康に良いとされるオイル)をさまざまな食材から豊富に吸収できるスムージーに仕上げました。

材料(2人分)
- ピスタチオ…50g
  (飾り付け用に2〜3個余分に用意する)
- 小さめのアボカド(皮を剥いて種を取り、4つ切りにする)…1個
- ヘンプシードオイル…小さじ1杯
- リンシードオイル…小さじ2杯
- レモン果汁…1/2個分
- フレッシュセロリの絞り汁…6茎分
- 挽き立ての黒コショウ…適宜
- 塩…ひとつまみ
- バジルのフレッシュリーフ…3〜4枚
- ミネラルウォーター…少量

つくり方
1. ミネラルウォーター以外の材料をブレンダー用の容器またはフードプロセッサーにすべて入れて混ぜ合わせ、なめらかになるまでミキシングする。ミネラルウォーターを加え、お好みの濃さになるように調節する。
2. グラスに注ぎ入れ、上から細かく砕いたピスタチオを散らして完成。

マカとマンゴーのスムージー

- 体内活性化

レシピのポイント
原産地のペルーで「スーパーフード」と称されているマカ(*Lepidium meyenii*)は、身体に活力を与え、性的なスタミナを向上させることで評判のハーブです。マカの根はお世辞にもおいしいとは言えませんが、新鮮な完熟マンゴーで味にコクと風味を与え、さらにココナッツオイル、ヘンプシードをブレンドして体内では合成できない必須脂肪酸が摂取できるレシピに仕上げました。

材料(2人分)
- 大きめの完熟マンゴー…2個
- マカの根のパウダー…小さじ2杯
- ヘンプシード(殻なし)…小さじ2杯
- ココナッツオイル…小さじ2杯
- レモン果汁…1個分
- ペパーミントのフレッシュリーフ…4枚
- ミネラルウォーター…少量(お好みで)

つくり方
すべての材料をブレンダー用の容器またはフードプロセッサーに入れて混ぜ合わせ、なめらかになるまでミキシングする。濃い場合は、ミネラルウォーターを加えて、お好みの濃さになるように薄める。

プラムとフェンネルのスムージー

🗾 デトックス

レシピのポイント
このスムージーの食材は自然なお通じによく効くものばかりですが、便秘解消のためばかりではなく、デトックス療法の一環として、幅広く服用することをおすすめします。つぶつぶ感のないなめらかな舌触りがお好みなら、水で戻したリンシードやヘンプシードの代わりに、それぞれのオイルを小さじ1杯ずつ加えるとよいでしょう。

材料（2人分）
- 大きめのダークブルー色のプラム（皮を剥く）…9～10個
- フェンネルシード…小さじ1/2杯
- リンシード（水で戻す）…大さじ2杯
- ヘンプシード（水で戻す）…大さじ2杯

つくり方
1. 最初にプラムを煮込む。鍋にミネラルウォーター250mlを入れ、プラムとフェンネルシードを加えて火にかける。沸騰したら蓋をして、弱火で10～12分間煮込む。冷めるまでそのままにしておく。
2. 中身をブレンダー用の容器またはフードプロセッサーに移し、残りのシード類（またはシードオイル）を加え、なめらかになるまでミキシングする。

ミックスベリーのパワーアップスムージー

🔵 血液への栄養補給　　🔵 若返り、元気回復

レシピのポイント
甘い香りとほのかな酸味が魅力のフレッシュベリーは、抗酸化作用、抗微生物性、抗発癌性も兼ね備えた、植物性栄養素の宝庫です。ベリー類のシードオイルには、ビタミンE・Aとオメガ3・6系脂肪酸が驚くほど豊富に含まれ、心臓を保護し、肝臓に滋養を与える効果もあります。

材料（2人分）
- フレッシュラズベリー…大さじ2杯
- フレッシュブラックベリー…大さじ2杯
- フレッシュブルーベリー…大さじ2杯
- フレッシュブラックカラント…大さじ2杯
- アサイベリーパウダー…小さじ1杯
- 冷やしたレモングラスの浸出液（p.342）…800ml
- ミネラルウォーター…少量
- メープルシロップまたはステビアパウダー…少量（お好みで）

つくり方
1. ベリー類とアサイベリーのパウダーを、ブレンダー用の容器またはフードプロセッサーに入れる。ここにレモングラスの浸出液を注ぎ入れ、なめらかになるまでミキシングする。
2. 濃い場合はミネラルウォーターを少量加えて、お好みの濃さになるように調整する。ベリーの種子からオイルが抽出されるように、種子が細かくすりつぶされた状態になっていることが重要。甘みがほしい場合には、メープルシロップかステビアパウダーを加える。

英国気分で秋を楽しむ2種のベリースムージー

🌡 風邪・インフルエンザへの抵抗力アップ

レシピのポイント

摘みたてのエルダーベリーとブラックベリーを生かす最高のレシピです。これらのベリー類には抗酸化物質が多く含まれ、フリーラジカルによるダメージへの抵抗力強化や免疫系の向上に効果を発揮します。ブラックベリーは健康増進、抗ウイルス性、抗菌性に優れていることで知られるフェノール成分の含有量がきわめて多く、またエルダーベリーにはカリウムとビタミンC・Eが含まれています。

材料（2人分）
- リンゴ（皮を剥いて芯を取り、大きめに刻む）…3と1/2個
- 西洋ナシ（皮を剥いて芯を取り、大きめに刻む）…1/3個
- 熟したエルダーベリー（果柄をすべて取り除いて洗う）…12粒
- 熟したブラックベリー（洗う）…20粒

つくり方
1. すべての材料をブレンダー用の容器またはフードプロセッサーに入れて混ぜ合わせ、なめらかになるまでミキシングする。
2. 2つのグラスに注ぎ入れ、スムージーの抗ウイルス作用を高めるために「エルダーベリーとエルダーフラワーのコーディアル（p.188）」を上にかける。

注意
完熟していない生のエルダーベリーとその樹皮は食用に適さないため、スムージーで使用する際は、完熟していることを確認してから果柄を取り除くこと。

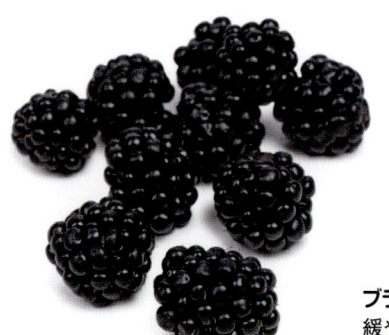

ブラックベリー（*Rubus fruticosus*） は、収れん、強壮、緩やかな利尿に効くハーブ。生け垣などに野生種が自生していることもある。

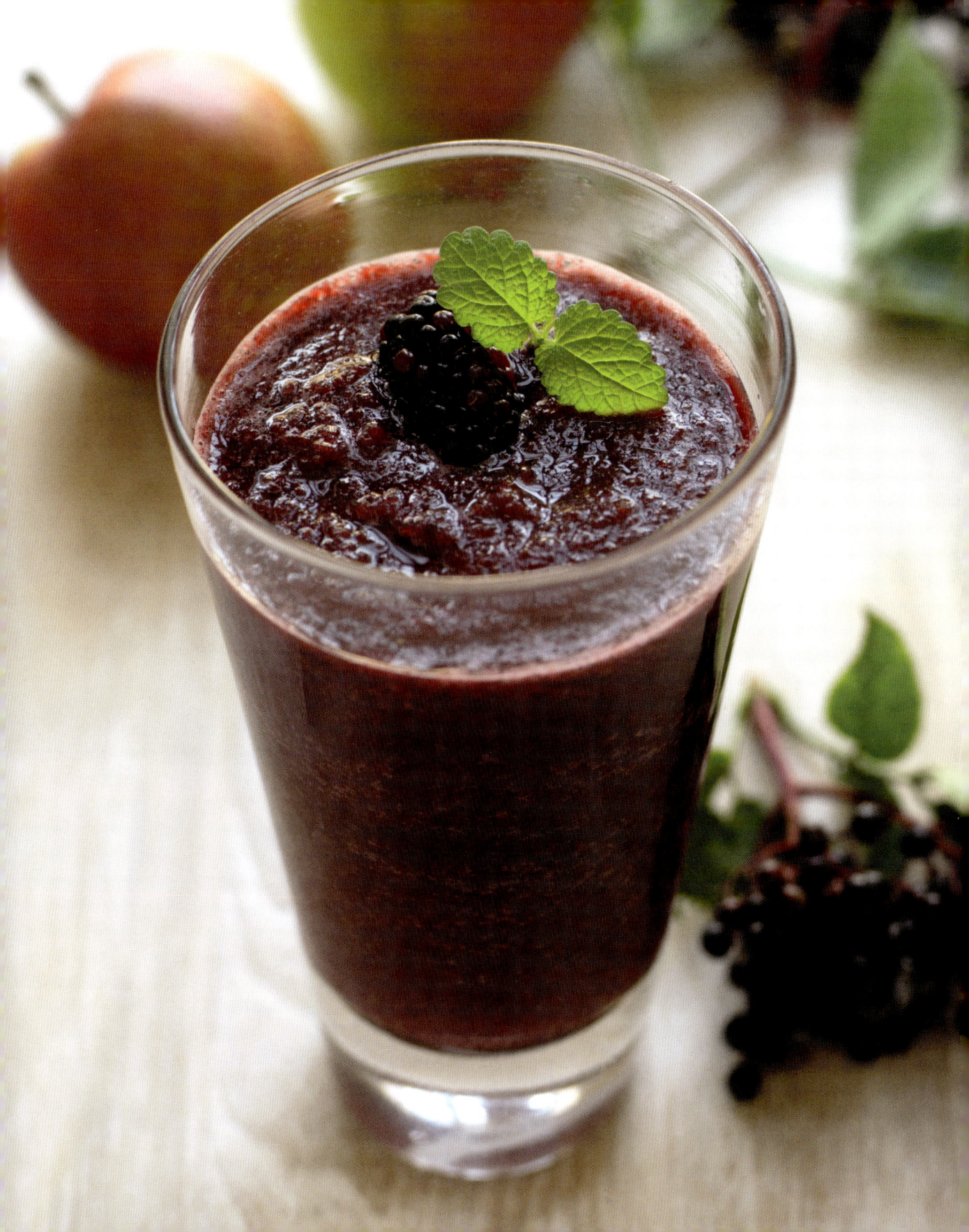

ガーデン野菜のグリーンジュース

🌿 デトックス

レシピのポイント
菜園で野菜を育てている方におすすめのレシピです。つくり過ぎた野菜を使い切るのに、デトックス効果のあるさっぱりした野菜ジュースをつくってみてはいかがでしょう。味をマイルドにする決め手はズッキーニ、キュウリ、そしてセロリの茎。これらのベース野菜に、香りの良いキャベツの葉、スイスチャード、ホウレン草をブレンドします。ここにマジョラムを加えることで、消化を促進し、腹部の膨満感やガス排出を和らげます。

材料（2人分）
- ケールの葉…両手1盛り
- スイスチャードの葉…2枚
- ホウレン草…多めの片手1盛り
- キュウリ…1/2本
- 小さめの緑色のズッキーニ…1本
- セロリ…3茎分
- 大きめのダンデリオンの葉…2枚
- フレッシュマジョラム…2茎分
- レモン果汁…少量（お好みで）

つくり方
すべての野菜とハーブを洗い、搾り出した汁をよく混ぜ合わせる。お好みでレモン果汁を滴下して味を整える。レモン風味をもっと強く出したい場合には、レモン（オーガニックが望ましい）1/8個分を加え、均一になるまでしっかりと混ぜ合わせる。

レッドペッパーとスプラウトのジュース

🌿 消化促進　　⭕ 血液循環促進

レシピのポイント
この香り高い、スパイシーなジュースは1日の始まりにぴったりです。レッドチリは全身に刺激を与えますが、特に血液循環の促進と消化系の強化に効き目があります。また、身体を活性化させる働きがあるため、冬には身体を暖め、夏の暑い時期には発汗して熱を下げる作用もあります。

材料（2人分）
- レッドペッパー（種を取り、4つ切にする）…1本
- アルファルファのスプラウト…20g
- レッドクローバーのスプラウト…20g
- ブロッコリーのスプラウト…10g
- キュウリ…1/2本
- ミントのフレッシュリーフ…2～3枚
- 小さめのレッドチリ（種を取る）…1/2本

つくり方
すべての材料から汁を搾り出し、よく混ぜ合わせる。

ジンジャーとフェンネルのジュース

皮膚炎症の鎮静化　　消化改善

レシピのポイント
フェンネルの茎の根元、セロリ、キュウリ、ズッキーニには身体の冷却作用と抗炎症作用があるため、胃、肺、喉、皮膚、膣の炎症に効果を発揮します。また、利尿作用、肌の浄化、肺の湿潤作用もあります。ジンジャーとバジルを加えることで香りを高め、腹部の膨満感の緩和や消化改善効果も期待できます。

材料（2人分）
- 大きめのフェンネルの茎の根元部分…1株
- 新鮮な根ショウガ（皮を剥く）…1cm角程度
- セロリ…2茎分
- 小さめのキュウリ…1/2本
- 小さめの緑色のズッキーニ…1/2本
- バジルのフレッシュリーフ…1茎分

つくり方
すべての材料から汁を絞り出し、よく混ぜ合わせる。すぐに飲み切ること。

フェンネルとブロッコリースプラウトのジュース

pHバランスの回復　　消化改善

レシピのポイント
このレシピの目的は、尿量を増加し、腐敗菌を除去して腸をきれいにする食材を取り入れることで、体内老廃物を排出することです。またブロッコリースプラウトは炎症性の眼疾患に効果的。さらにニンジン、フェンネル、アルファルファは血液をアルカリ性にし、酸性に傾いたpHバランスを修復する働きがあるため、リウマチの人におすすめのジュースです。

材料（2人分）
- 大きめのフェンネルの茎の根元部分…1株
- ブロッコリーのスプラウト…45g
- アルファルファのスプラウト…45g
- 大きめのニンジン…1本
- セロリ…2茎分
- ミントのフレッシュリーフ…2〜3枚
- レモン果汁…少量

つくり方
すべての材料から汁を搾り出す。レモン果汁を加えて味を整え、よく混ぜ合わせる。

バックウィートグリーンと豆苗のジュース

🟢 血管の強化

レシピのポイント
豆苗とバックウィートグリーン(ソバの新芽)は、酵素、ビタミン、クロロフィルの優れた供給源です。また、バックウィートは毛細血管を強化するルチン(ルチンは植物性化合物で、フリーラジカルに対抗する強力な抗酸化作用をもつバイオフラボノイドと呼ばれるグループに属する)を4〜6％含有し、静脈瘤や痔に効き目があります。

材料(2人分)
- バックウィートグリーン(みじん切りにする)…大さじ2杯
- 新鮮な豆苗…大さじ4杯
- ズッキーニ…1本
- キュウリ…1本
- マジョラムのフレッシュリーフ…大さじ2杯
- レモン果汁…少量
- ミネラルウォーター…200ml

つくり方
すべての材料から汁を搾り出す。ミネラルウォーターとレモン果汁を加えて味を整え、よく混ぜ合わせる。

トマトサルサのジュース

🟢 消化改善　　🔵 幸福感と自信を高める

レシピのポイント
このジュースは「栄養満点でおいしいものを食べたいけれども、料理をする時間がない」というときにおすすめです。バジルは、気力回復、脳の活性化、心理面の強壮に効き目のあるハーブとして定評があります。また、消化機能の強化、呼吸器のうっ血や痰の除去、憂うつな気分の解消にも効果的です。

材料(2人分)
- 完熟トマト…5個
- キュウリ…1/2本
- 小さめのガーリック…1片
- フレッシュレッドチリ(種を取る)…1/2本
- バジルのフレッシュリーフ…1茎分
- セロリ…2茎分
- バージンオリーブオイル…小さじ1杯
- 塩…適宜
- レッドペッパー(種を取る)…1本

つくり方
すべての野菜とハーブから汁を搾り出す。オリーブオイルと、お好みで塩を加えて味を整え、よく混ぜ合わせる。ジュースの色をさらに赤くしたい場合には、種を取ったレッドペッパー1本を野菜とハーブに加えて搾る。

アーティチョークの葉とフェンネルのジュース

🗒 デトックス　　💭 マイナス思考の改善

レシピのポイント

肝臓が体内の老廃物をスムーズに取り除くために、ときおり後押しが必要です（胆汁の生成を助ける、肝臓に負担をかけずに腎機能をサポートするなど）。強烈な苦味のあるアーティチョークの葉には、シナリンと呼ばれる化合物が含まれ、肝臓を刺激して毒性物質を排出し、肝機能を向上させる役目を果たします。また、フェンネル、ダンデリオンの葉、セロリの茎、ズッキーニは腎臓からの老廃物排出機能を高めるのに有効です。

材料（2人分）
- グローブアーティチョークの葉（みじん切りにする）…小さじ1杯
- 中サイズのフェンネルの根元部分…1株
- ダンデリオンのフレッシュリーフ…4枚
- セロリ…4茎分
- キュウリ…1/2本

つくり方
すべての材料から汁を搾り出し、よく混ぜ合わせる。味見をして苦味が強すぎるようならば、ミネラルウォーターで薄めて適度な苦味に調整する。

サンフラワーグリーンとウィートグラスのジュース

🗒 デトックス　　💭 若返り、元気回復

レシピのポイント

サンフラワーグリーン（ヒマワリの新芽）とウィートグラス（麦の若葉）のジュースは、優れた天然健康飲料として、退行性疾患の治療、細胞劣化の遅延化や炎症の緩和に効果を発揮します。また、クロロフィル含有量が高いことから、肝臓の解毒作用があり、身体の浄化と活性化にも有効です。

材料（2人分）
- サンフラワーグリーン…100g
- ウィートグラス…100g
- 調整用のミネラルウォーター…300ml以上

つくり方
サンフラワーグリーンとウィートグラスから汁を搾り出し、よく混ぜ合わせる。ミネラルウォーターで薄め、お好みの味や濃さに調整する。

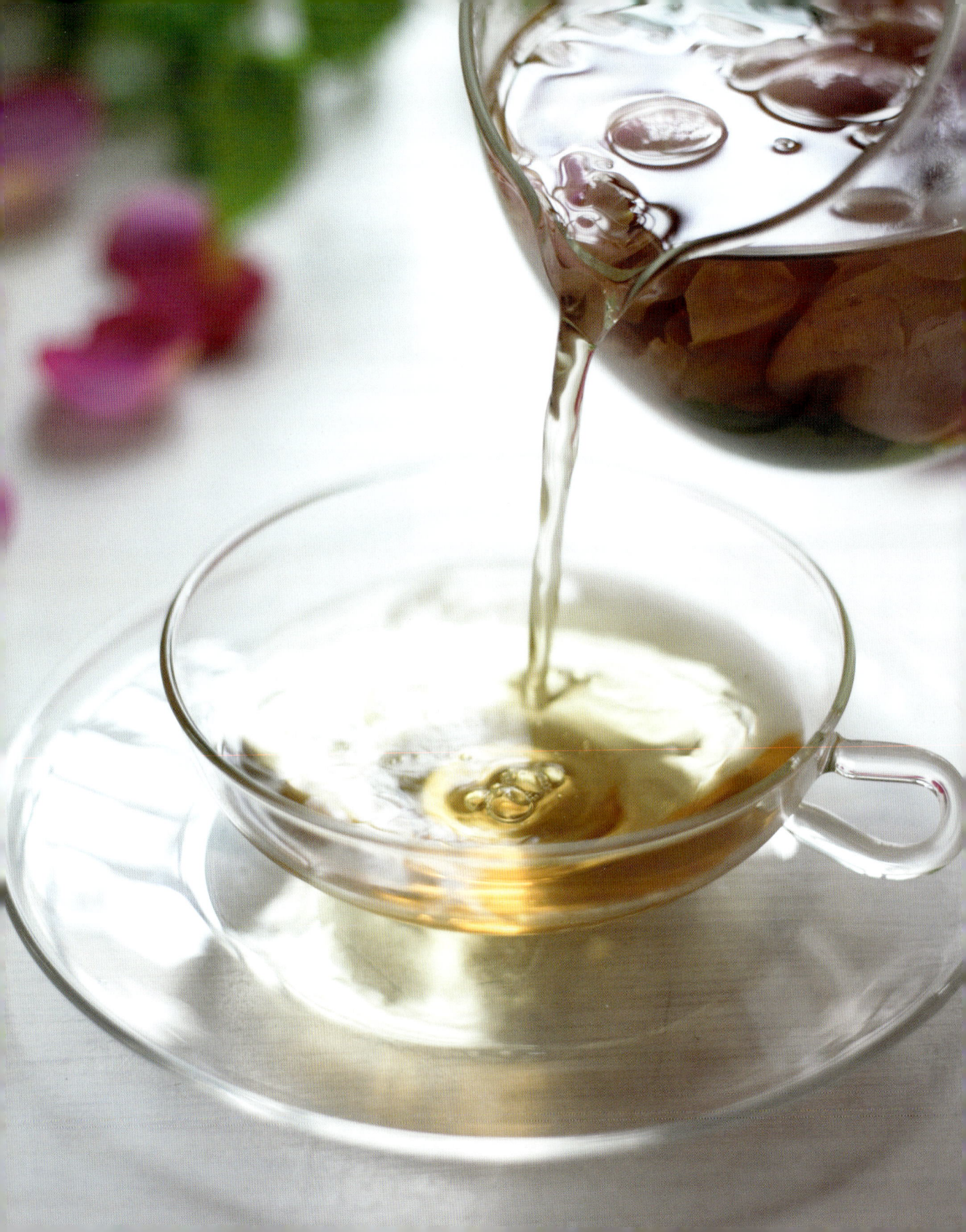

ハーブティーのレシピ

カップのなかから立ちのぼる魅力的な香りが心を癒すばかりでなく、身体に良い栄養素も補給してくれる、そんなブレンドティーをご紹介します。このレシピでは、フレッシュとドライのどちらのハーブを使っても、おいしいお茶を淹れることができます。きっと、ご自分で育てたハーブで、お茶を淹れてみたくなるでしょう。

レモンバームとローズのハーブティー

気分を高める

レシピのポイント

心を明るくし、気分をリラックスさせるレモンバームと、官能的な気分を高めるローズの花びらを組み合わせた、清涼感溢れる夏に最適なハーブティーです。ホットでもアイスでも楽しめるこのお茶は、かすかに苦味を感じるくらいの浸出加減がベスト。このハーブティーを最高に堪能したいなら、摘み立てのレモンバームのフレッシュリーフと、芳香豊かなダマスクローズ(*Rosa damascena*)、またはフレンチローズ(*Rosa gallica*)の花びらを使います。

材料(2〜3杯分)

- レモンバーム
  フレッシュリーフ(軟らかい花の先端部分も使用できる)…16枚
  または、ドライリーフ…大さじ1杯
- ローズ
  フレッシュローズの花弁…ローズヘッド2つ分
  ドライローズの花弁…大さじ2杯

つくり方

1. フレッシュハーブを使用する場合は、大きめのティーポットを使用する。ドライハーブの場合は、通常の大きさのティーポットに、それぞれの分量のレモンバームとローズをスプーンで入れる。
2. 一度沸騰させたお湯を5分間置いて少し冷ましてから、ティーポットに注ぎ入れる。5分間浸してから、カップに注ぐ。後からお湯を注ぎ足して、二番茶を楽しむこともできる。

ジャスミンとレモングラスのハーブティー

🔵 不安の軽減　　🔷 官能的な気分を高める　　🔴 官能的な気分を高める

レシピのポイント
「東洋の恋の媚薬」として知られるこのハーブティーは、アジアンフードによく合います。ジャスミンの花とレモングラスはどちらも心のリラックス、不安の軽減、コミュニケーション力の向上、情熱的な感情の再燃に効果的。最高の風味を味わうには、エスニック食材の店やスーパーマーケットで新鮮なレモングラスを入手しましょう。

材料（2杯分）
- レモングラス（刻んだもの）…1茎分
- ジャスミンの花…大さじ1杯
- ライム果汁…少量

つくり方
1. 刻んだレモングラスとジャスミンの花をティーポットに入れる。
2. 沸騰したお湯200mlと冷水100mlを混ぜ合わせ、お湯の温度を70℃程度にする。
3. このお湯をティーポットに注ぎ入れ、香りが立ちのぼってきたらカップに注ぐ。暑い季節には、冷たくしてアイスティーにしてもおいしい。

ゴジベリーとダミアナのハーブティー

🔷 性的魅力の向上　　🔴 性的魅力の向上

レシピのポイント
ダミアナは独特の香りと風味をもち、抗うつ、不安の軽減、疲労の緩和、生殖機能の向上に役立つハーブです。ゴジベリーは、受胎率の向上、心臓強壮、病気への抵抗力アップ、更年期症状の緩和に効果的。また、リコリスも強壮薬として知られ、副腎機能の回復と疲労緩和に作用します。

材料（2杯分）
- ゴジベリー（フレッシュまたはドライ）…大さじ1杯
- ダミアナ（*Turnera diffusa*）…小さじ1杯
- リコリスの根のパウダー…小さじ1/2杯

つくり方
すべての材料をティーポットに入れ、沸騰したお湯300mlを加える。10〜15分間置いてから、カップに注ぐ。このハーブティーは、そのまま冷まし、アイスティーにしてもおいしい。

注意
妊娠中はこのハーブティーの飲用を避けること。

ローズヒップとビルベリーのハーブティー

🟦 若返り

レシピのポイント
ローズヒップは肌のコラーゲンを健康な状態に保ち、ビルベリーは血の流れを改善して、肌をふっくらとした美しいバラ色に見せるのに効果的です。また、抗炎症作用のあるビルベリーとゴジベリーは、強力な抗酸化物質が含まれることでも有名です。一方、オレンジの外皮は、消化器官の調和と栄養素の吸収力改善を助けます。冷たくしてもおいしいハーブティーです。

材料（2杯分）
- ローズヒップ（フレッシュまたはドライ）…大さじ1杯
- ビルベリー（フレッシュまたはドライ）…大さじ1杯
- オレンジピール…小さじ1杯
- ゴジベリー（フレッシュまたはドライ）…小さじ1杯

つくり方
すべての材料をティーポットに入れ、沸騰したお湯300mlを加える。10〜15分間浸して成分を抽出させ、ストレーナーで濾してからカップに注ぐ。取り除いたハーブはすべて、ポリッジ（英国式の粥）に添えて食べられる。

クリサンセマムとエルダーフラワーのハーブティー

🟦 花粉症、風邪、インフルエンザ対策

レシピのポイント
このハーブティーは、花粉症の症状緩和や風邪やインフルエンザの予防に最適です。というのも、発汗量の減少、病原因子からの保護、抗アレルギー作用、アレルギー反応（特に花粉とダスト）の緩和に効果的なハーブばかりを集めているからです。また、クリサンセマムは身体のクールダウン、毒素の中和、眼の疲労回復やかすみの解消、肝臓障害にも効き目があります。

材料（2杯分）
- クリサンセマムの花…大さじ1/2杯
- エルダーフラワー…大さじ1/2杯
- ペパーミント…大さじ1/2杯
- ネトルの葉…大さじ1/2杯

つくり方
すべての材料をティーポットに入れ、沸騰したお湯を300ml加える。ハーブ成分が浸出するのを待ってから、カップに注ぐ。花粉症の季節には、1日カップ3〜4杯飲むと効果的。

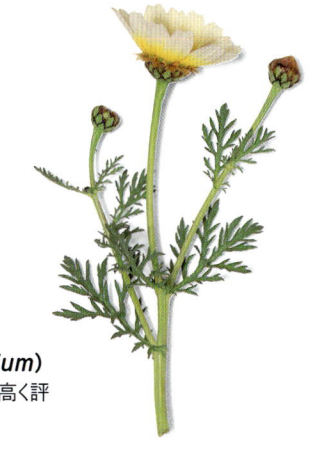

クリサンセマム (*Chrysanthemum coronarium*)
花には抗菌作用があり、体内の感染症治療薬として高く評価されている。

カモミールとフェンネルのハーブティー

消化機能促進

レシピのポイント
膨満や酸化などの消化器官の不調に特に効果の高いことで有名な数種のハーブをブレンドした、鎮静・抗炎症作用が期待できるハーブティーです。消化吸収や整腸作用、過剰な酸化状態の改善に効果的です。

材料（3杯分）
- カモミールの花…小さじ1杯
- フェンネルの種子…小さじ1杯
- メドウスイート…小さじ1杯
- マーシュマロウの根（細かく刻む）…小さじ1杯
- ヤロウ…小さじ1杯

つくり方
1. 大きめのティーポットにすべてのハーブを入れる。
2. 沸騰したお湯500mlを、ティーポットに注ぎ入れる。5分間ほど浸して成分を抽出させてから、カップに注ぐ。1日2〜3回、マグカップ1杯を飲む。

注意
妊娠中はこのハーブティーの飲用を避けること。

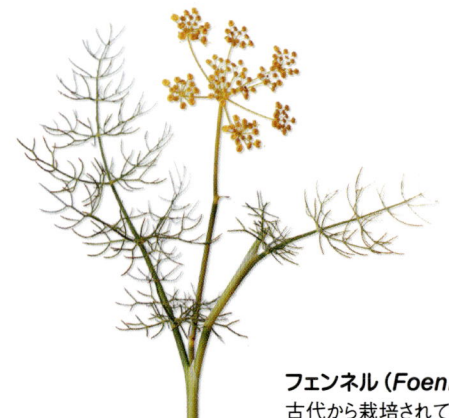

フェンネル (*Foeniculum vulgare*)
古代から栽培されていた芳香性の高いハーブ (p.57)。
アニシードに似た香りや風味をもつ。

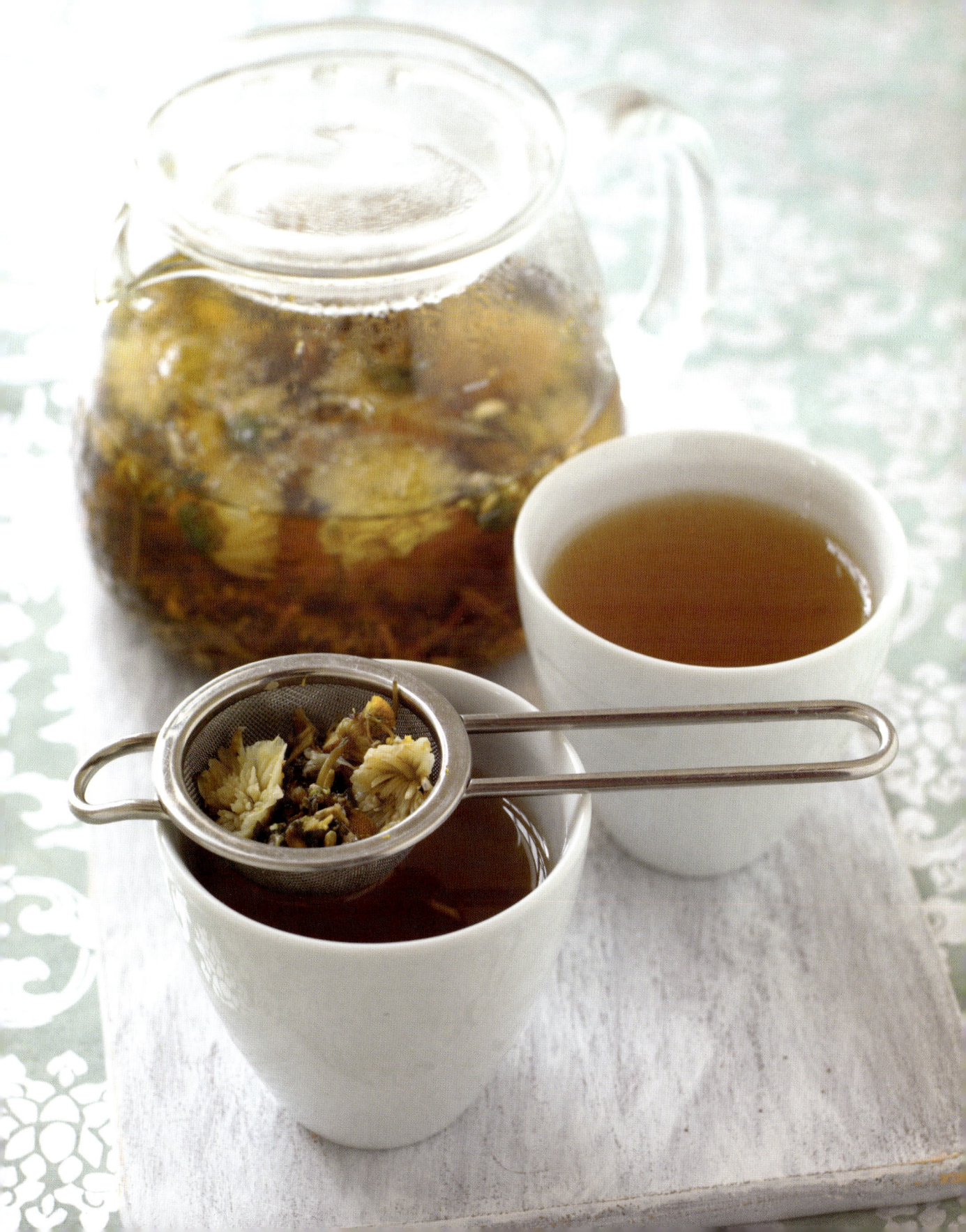

ダンデリオンとバードックのハーブティー

- 皮膚炎の鎮静
- 肝機能と腎機能の強壮

レシピのポイント
古くから親しまれてきたこのブレンドティーは、肌のシミを薄くするのに効果的。肝臓や腎臓を穏やかに活性化して蓄積した老廃物を除去することで、湿疹やニキビにも効きます。また、抗炎症作用が頭部や首、上半身にできた皮膚発疹に働き、症状の改善に役立ちます。さらに、デトックス作用も期待できます。

材料（3〜4杯分）
- ダンデリオンの葉…小さじ1杯
- バードックの葉…小さじ1杯
- クリーバーズ…小さじ1杯
- レッドクローバーの花…小さじ1杯

つくり方
すべての材料をティーポットに入れ、沸騰したお湯500mlを加える。10〜15分間ほど浸して成分を抽出させてから、カップに注ぐ。このお茶はアイスでもホットでも、昼夜を問わず飲むことができる。

注意
妊娠中はこのハーブティーの飲用を避けること。

ヤロウとカレンデュラのハーブティー

- 月経前症候群（PMS）の緩和
- 感情の調和
- 血行促進

レシピのポイント
このハーブティーで使うハーブは、女性の身体に役立つものばかりです。ヤロウとカレンデュラは、腹部の血と気の停滞を緩和し、子宮の血行を促進します。バーベインは肝臓強壮、緊張緩和、心のリラックスに効果的。収れん作用のあるレディースマントルは、排尿によってうっ血状態を解消し、ラズベリーの葉は月経痛の緩和に役立ちます。

材料（3〜4杯分）
- ヤロウ…小さじ1杯
- カレンデュラ（マリーゴールド）の花…小さじ1杯
- レディースマントル…小さじ1杯
- バーベイン…小さじ1杯
- ラズベリーの葉…小さじ1杯

つくり方
すべての材料をティーポットに入れ、沸騰したお湯500mlを加える。10〜15分間程浸して成分を抽出させてから、カップに注ぐ。このお茶はアイスでもホットでも、昼夜を問わず飲用できる。月経痛が始まったら、1日にカップ2〜4杯摂取する。痛みが継続する場合には、医師に相談すること。

注意
妊娠中はこのハーブティーの飲用を避けること。

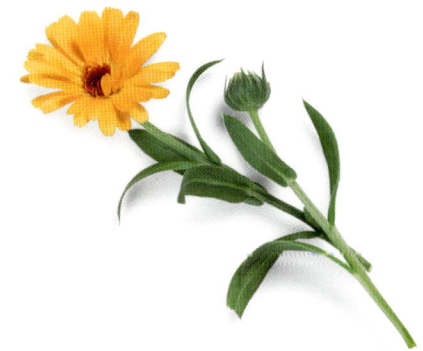

カレンデュラ (*Calendula officinalis*)
収れん性と抗炎症性をもつハーブ（p.36）。花には抗酸化物質が豊富に含まれる。

スカルキャップとオレンジフラワーのハーブティー

抗うつ

レシピのポイント
このハーブティーには、心をリラックスさせて物事を客観的に考えさせる作用があるため、特に気分の落ち込みに悩んでいる人に向いています。スカルキャップ、セントジョンズワート、ウッドベトニー、レモンバーム、そしてオレンジの花はどれも、緊張緩和や心と身体のリラックス、気分の高揚に効果があるハーブとして名の知られたものばかりです。

材料（3〜4杯分）
- スカルキャップ…小さじ1杯
- オレンジの花…小さじ1杯
- セントジョンズワート…小さじ1杯
- ウッドベトニー…小さじ1杯
- レモンバーム…小さじ1杯

つくり方
すべての材料をティーポットに入れ、沸騰したお湯500mlを加える。10〜15分間浸して成分を抽出させてから、カップに注ぐ。このお茶はアイスでもホットでも、昼夜を問わず飲用できる。

注意
妊娠中はこのハーブティーの飲用を避けること。

ブラックベリーとワイルドストロベリーのハーブティー

デトックス

レシピのポイント
このレシピで使用する果実の葉は、治癒効果ばかりでなく、元気回復と若返りの作用があることでもよく知られています。特に、冬の間に溜め込んだ体内の余分なものを一掃する働きに優れています。このハーブティーは、春にはフレッシュリーフを使って淹れますが、それ以外の季節は、春に収穫して乾燥させたドライリーフを使います。

材料（3〜4杯分）
- ブラックベリーの葉…小さじ2杯
- ワイルドストロベリーの葉…小さじ1杯
- ラズベリーの葉…小さじ1杯
- ブラックカラントの葉…小さじ1杯

つくり方
すべての材料をティーポットに入れ、沸騰したお湯500mlを加える。10〜15分間浸して成分を抽出させてから、カップに注ぐ。このお茶はアイスでもホットでも、昼夜を問わず飲用できる。

注意
妊娠中はこのハーブティーの飲用を避けること。

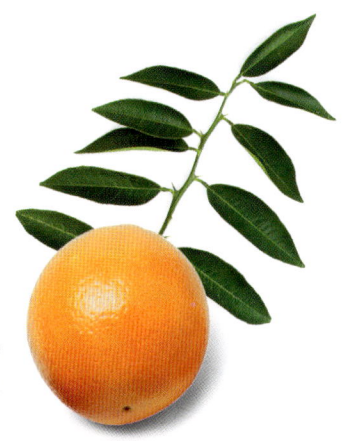

オレンジ（*Citrus aurantium*） セビリアオレンジは葉、茎、花、完熟果実などの、樹に育つすべての部位を余すところなくハーブ療法で利用できる。

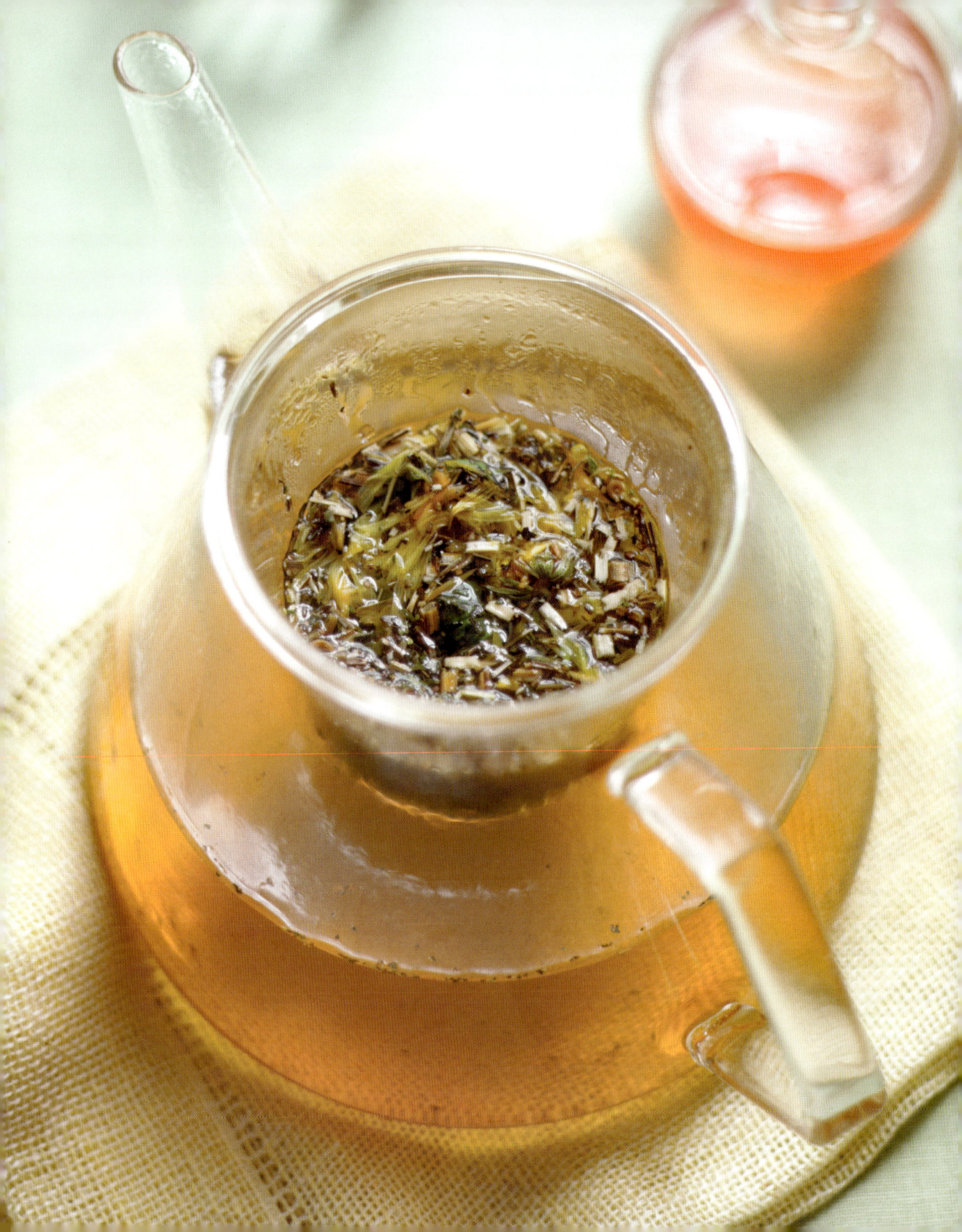

ペパーミントとカレンデュラのハーブティー

🟠 月経調整　　🔵 リラックス

レシピのポイント
この薬用ハーブティーは、月経前症候群や月経痛に効果を発揮します。ペパーミントは緊張感の緩和と鎮静作用があり、マザーワートとバーベインは、月経調整、神経系のリラックス、緊張や痛みの緩和に働きます。カレンデュラは子宮に作用する他のハーブを助け、ローズは癒し効果を与えます。

材料（4杯分）
- ペパーミントの葉…小さじ1杯
- カレンデュラの花…小さじ1杯
- マザーワート…小さじ1杯
- バーベイン…小さじ1杯
- ローズペタル（花びら）のシロップ（p.194、甘みが欲しいときに）

つくり方
1. すべての材料を、大きめのティーポットに入れる。
2. 沸騰したお湯600mlを、ハーブの上から注ぎ入れる。20分間浸して成分を抽出させ、ストレーナーで濾しながら、液体を清潔なポットに移す。1日2〜3回、マグカップ1杯分を服飲する。ホットでも、室温に冷まして飲んでもよい。

注意
妊娠中はこのハーブティーの飲用を避けること。

"This blend of herbs works well whether it is made from fresh plant material or from dry, and is best drunk slightly bitter"

―このブレンドティーは、摘み立てのフレッシュハーブばかりではなく、ドライハーブでも優れた効果を発揮します。かすかに苦味を感じるぐらいの浸出加減がベスト。

ホーソンフラワーとラベンダーのハーブティー

🟢 心機能強壮・血管弛緩　　🔵 失意から立ち直る

レシピのポイント

押しつぶされそうな感情や喪失感、自尊心の欠如など、心の痛みはさまざまですが、柔らかく心に染み渡るようなソフトな花の香りを嗅ぐだけで、気持ちを和らげることができます。ホーソンには心を軽くする効果、ラベンダーには気分をリラックスさせる効果があります。ローズは心の傷を癒し、オレンジの花とジャスミンは「状況を改善したい」、「新たな一歩を踏み出したい」という気持ちを強めます。

材料（3〜4杯分）
- ホーソンの花…小さじ1杯
- ラベンダー…小さじ1杯
- バラのつぼみ…小さじ1杯
- オレンジの花…小さじ1杯
- ジャスミン…小さじ1杯

つくり方
すべての材料をティーポットに入れ、沸騰したお湯500mlを加える。10〜15分間浸して成分を抽出させてから、カップに注ぐ。このお茶はアイスでもホットでも、昼夜を問わず飲用できる。

ネトルとクリーバーズのハーブティー

🟢 デトックス

レシピのポイント

この穏やかなクレンジング作用をもたらすハーブティーは、一年中いつでも味わえます。春には、新鮮なネトルとクリーバーズをそのまま搾ってジュースにすると、体内の洗浄と栄養補給に特に有効です。クリーバーズは肌の体液滞留（浮腫）、目の下の腫れぼったさ、顔色の悪さを改善するのに効果的。ネトルには血液の滋養作用と、尿量を増やし体内を洗浄する作用があります。

材料（2杯分）
- ネトルの葉…小さじ2杯
- クリーバーズ…小さじ2杯

つくり方
材料をティーポットに入れ、沸騰したお湯300mlを加える。10〜15分間浸して成分を抽出させてから、カップに注ぐ。このお茶はアイスでもホットでも、昼夜を問わず服飲できる。

マレインとマーシュマロウのハーブティー

♂ 乾いた咳の緩和

レシピのポイント

マレインの葉と花、マーシュマロウの葉と花と根は、いずれも粘り気のある液体を含み、呼吸器系や泌尿器系を保護する抗炎症作用があります。また乾いた咳、神経性咳嗽(がいそう)、肺の乾燥、気管支炎にも効果を発揮。マーシュマロウの葉とプランテーン(オオバコ)の葉は、尿路炎症を鎮めます。

材料 (2杯分)
- マレインの葉…小さじ1杯
- マーシュマロウの葉…小さじ1杯
- リブワートプランテーン(ヘラオオバコ)…小さじ1杯

つくり方
材料をティーポットに入れ、沸騰したお湯300mlを加える。10～15分間浸して成分を抽出させてから、カップに注ぐ。このお茶はアイスでもホットでも、昼夜を問わず飲用できる。

ホーステールとコーンシルクのハーブティー

♂ 利尿作用　　♀ 利尿作用

レシピのポイント

このリフレッシュとクレンジング効果の高いハーブティーは、膀胱炎などの不特異微生物によってときおり引き起こされる、泌尿器系の炎症を緩和するのに特に効き目があります。これらのハーブにはカリウムが含まれ、尿量を増やすだけでなく、泌尿器系の痛みや炎症を抑える働きもあります。

材料 (5～6杯分)
- ホーステール…小さじ2杯
- コーンシルク…小さじ2杯
- ダンデリオンハーブ…小さじ2杯
- クリーバーズ…小さじ2杯
- リブワートプランテーン(ヘラオオバコ)の葉
　…小さじ2杯

つくり方
すべての材料をティーポットに入れ、沸騰したお湯600mlを加える。10～15分間浸して成分を抽出させてから、カップに注ぐ。このお茶はアイスでもホットでも、昼夜を問わず飲用できる。

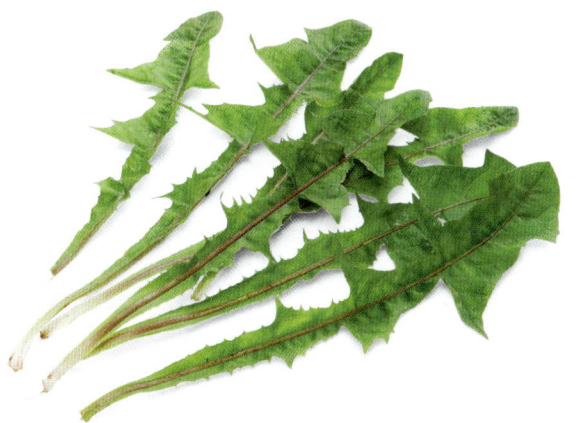

ダンデリオン (*Taraxacum officinale*)
葉にはビタミンとミネラル、さらにカルシウムがきわめて豊富に含まれている(p.114)。

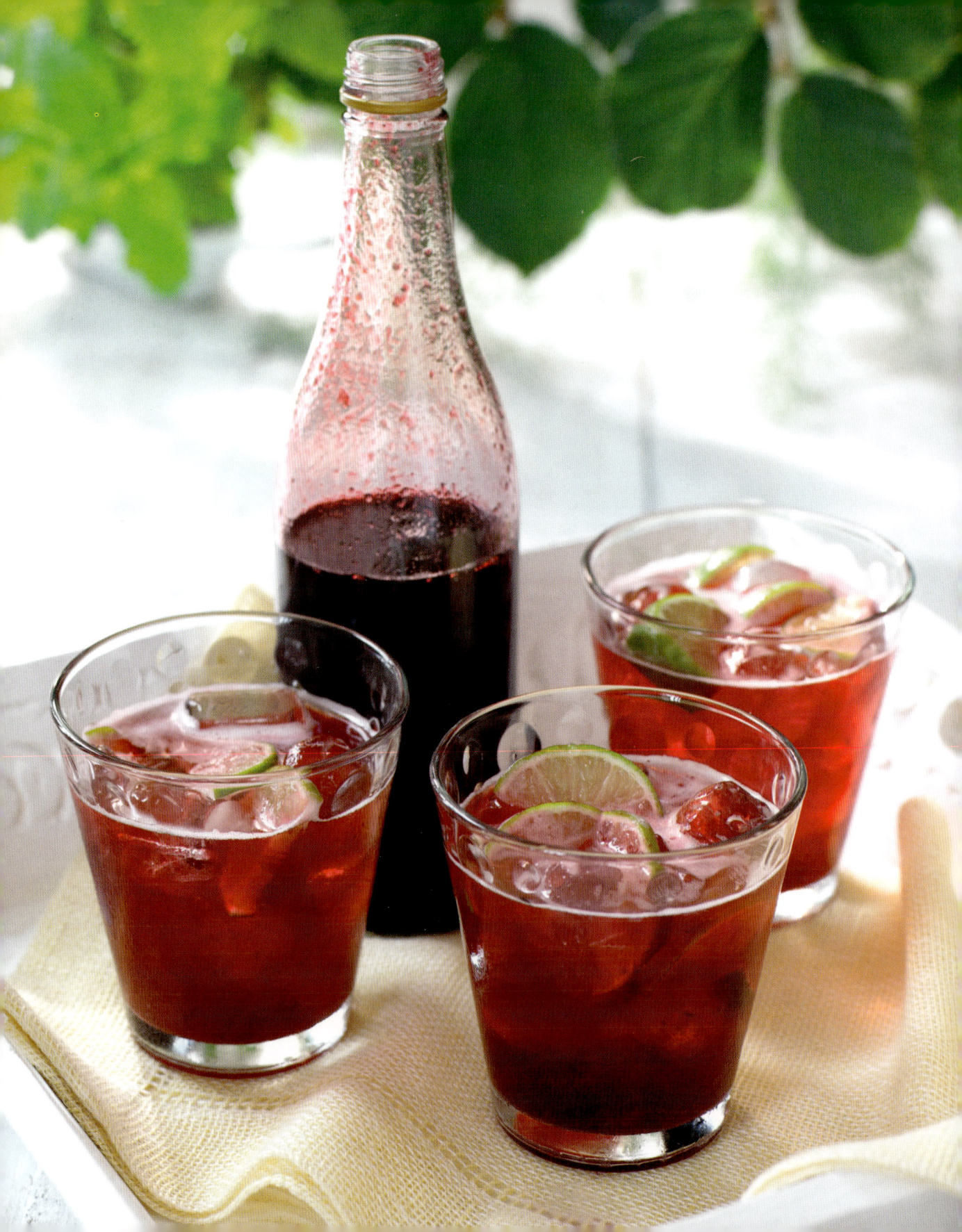

コーディアルとシロップのレシピ

果実を使ったコーディアルとシロップは、エネルギーレベルの向上や、身体への栄養補給に役立ちます。植物の有効成分をそのまま凝縮してコーディアルやシロップに加工するには、砂糖やハチミツが欠かせません。これらは、乾いた咳や喉の痛みなどの、一般的な呼吸器系の炎症に効き目があります。

ブラックベリーとライムのコーディアル

喉の痛みの緩和　　若返り

材料（500ml分）
- フレッシュブラックベリー…1kg
- ライム果汁…4個分
- 上白砂糖…350g

レシピのポイント
ブラックベリーは抗酸化物質を豊富に含み、風邪や喉の痛みの民間療法として昔から多くのレシピで使われています。このコーディアルに、ライムの殺菌効果とフレッシュな味わいを加えることで、デトックスと身体を冷やす効果も期待できます。

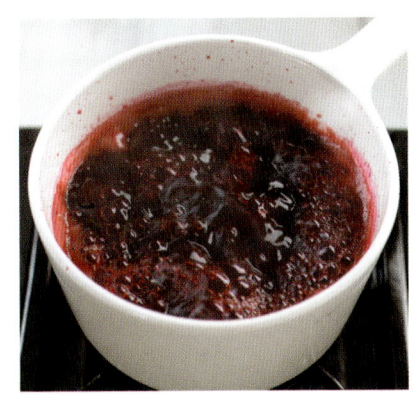

1. 鍋に600mlの水とブラックベリー、ライム果汁を入れ、およそ15分間弱火で煮詰める。

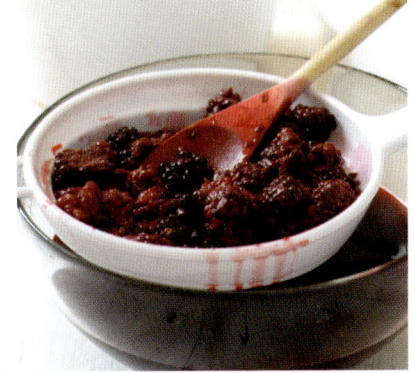

2. 火から下ろしてあら熱を取り、10分ほど経ったら、裏漉し器の上から果肉を押しつぶして、果肉の粒や小さな種を取り除く。濾したジュースのみを別のきれいな鍋に移し、砂糖を加える。弱火にかけ、砂糖が溶けるまでかき混ぜたら、さらに約5分間、シロップ状になるまで弱火で煮詰める。

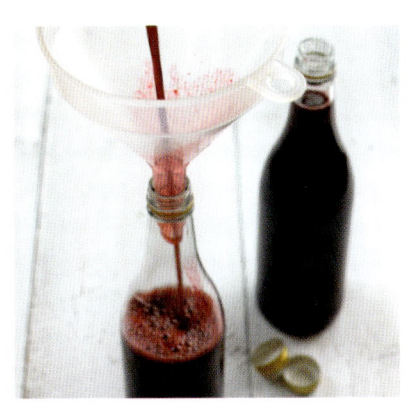

3. 殺菌したガラス瓶（p.194）に注ぎ入れ、蓋をして冷蔵庫で保存し、2〜3日以内に飲み切る。炭酸水やミネラルウォーターで薄め、フレッシュミントやスライスしたライムを添えると、リフレッシュドリンクとしても楽しめる。

エルダーベリーとエルダーフラワーのコーディアル

🥄 冬向きの強壮剤

レシピのポイント

寒い冬を元気に過ごすのに最適なレシピです。エルダーフラワーとエルダーベリー、新鮮なショウガは季節性の風邪やインフルエンザへの抵抗力を高め、アニシードは肺の洗浄作用、ショウガとシナモンは身体を温める作用をもたらします。また、砂糖には気道を潤す効果があり、暖房による室内乾燥で起こりがちな乾いた咳を鎮めます。

材料（500ml分）

- エルダーフラワー（フレッシュまたはドライ）…50g
- エルダーベリー（ドライを使う場合はあらかじめ水で戻しておく）…100g
- 小さめのシナモンスティック…1本
- アニシード…小さじ1杯
- 根ショウガ（フレッシュをすりおろす）…大さじ1杯
- 砂糖…400g
- レモン果汁…1/2個分

つくり方

1. 砂糖とレモン果汁以外の材料を鍋に入れ、水1Lを加える。蓋をして弱火で25〜30分間煮る。
2. 液体を濾しながら、計量容器に入れる。この上澄み液600mlを鍋に移し、砂糖を加える（余った液体はお茶として飲用できる）。
3. やさしくかき混ぜながら弱火にかけ、砂糖が溶けたらレモン果汁を加え、さらに10〜15分間、蓋をせずに煮る。液体が沸騰してから、さらに2〜3分加熱し、火を止める。
4. 液体を殺菌した容量600mlのガラス瓶（p.194）に注ぎ入れ、まだ温かいうちに蓋をする。すべての材料と作成日を書いたラベルを貼る。冷蔵庫で保管し、3〜4週間以内に飲み切る。
5. コーディアルは、大さじ1杯を冷水またはお湯カップ1杯に薄めて飲むか、パンケーキや朝食のシリアルにかけて食べる。

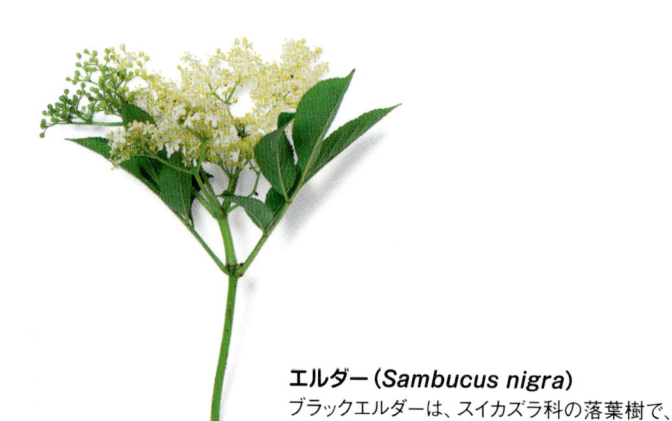

エルダー（*Sambucus nigra*）
ブラックエルダーは、スイカズラ科の落葉樹で、薬用ハーブとして長い歴史がある（p.104）。

スイートバイオレットとショウガのハーブハニー

🔧 炎症の緩和

レシピのポイント

春のガーデンから収穫したばかりのバイオレット、ショウガ、プランテーン（オオバコ）、ドクダミを使ってハーブハチミツをつくりましょう。バイオレット、プランテーン（オオバコ）、ドクダミは強い抗酸化作用をもち、去痰薬として働きます。ショウガには発汗作用があり、ドクダミのオレンジ風味がショウガの味を引き立てます。

材料（400〜500ml分）

- バイオレットの葉と花（ビオラやパンジーで代用可能）…20g
- 根ショウガ…30g
- プランテーン（オオバコ）の葉…20g
- ドクダミの葉…30g
  （以上すべてフレッシュハーブ）
- ハチミツ（粘性の低いもの）…500g

つくり方

1. 材料となるハーブの葉や花をていねいに収穫し、水洗いした後、自然乾燥させる。
2. 細かく刻み、清潔な容器に入れる。ハーブの上からハチミツを加え、よくかき混ぜる。ハーブが完全にハチミツのなかに浸るようにするため、ハチミツの量が足りなければ追加する。
3. 棚の上など風通しの良い温かい場所に5日間置いておく。その後、ガーゼなどの清潔な薄手の布でハチミツを濾しながら、殺菌したガラス容器（p.194）に移す。ガーゼに残ったハーブは取り除く。
4. 容器に蓋をし、すべての材料と作成日を書いたラベルを貼る。
5. ハーブハニーは、冷水とお湯のどちらで薄めてもおいしく飲める。保存期間は2〜3週間。

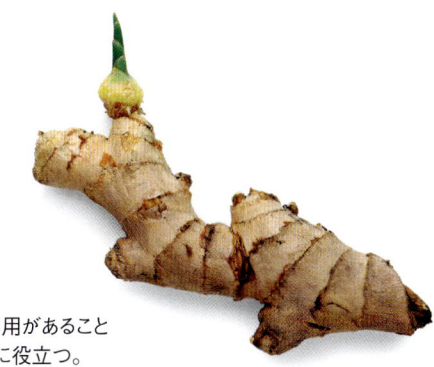

ショウガ（*Zingiber officinale*）
加温効果のあるショウガは抗炎症作用があることでも知られ、筋肉痛や関節痛の緩和に役立つ。

レモンバームとハチミツのピューレ

🔵 リラックス

レシピのポイント

レモンバームを使ったこのピューレは、植物が木質化して葉の水分が少なくなる前の、春の終わりにつくるのがベスト。瑞々しい若草の風味が楽しめます。小さじ1～2杯をお湯または冷水に溶かし、ホットドリンクとしてもコールドドリンクとしても楽しめます。また、さまざまな種類のハーブティーや夏向きのカクテルの甘味料として加えることもできます。

材料 (125g分)

- レモンバームのフレッシュリーフ…20g
- ハチミツ（粘性の低いもの）…100g
- レモン果汁…1/2個分

つくり方

1. レモンバームの葉をブレンダー用の容器またはフードプロセッサーに入れる。ハチミツとレモン果汁を加え、緑色のなめらかなピューレ状になるまでミキシングする。
2. 飲むときに、冷水またはお湯で薄める。冷蔵すれば、およそ1～2週間保存できる。

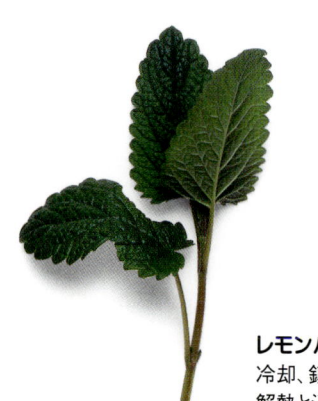

レモンバーム (*Melissa officinalis*)
冷却、鎮静、気分高揚に効果のあるハーブ（p.83）。
解熱と消化促進作用もある。

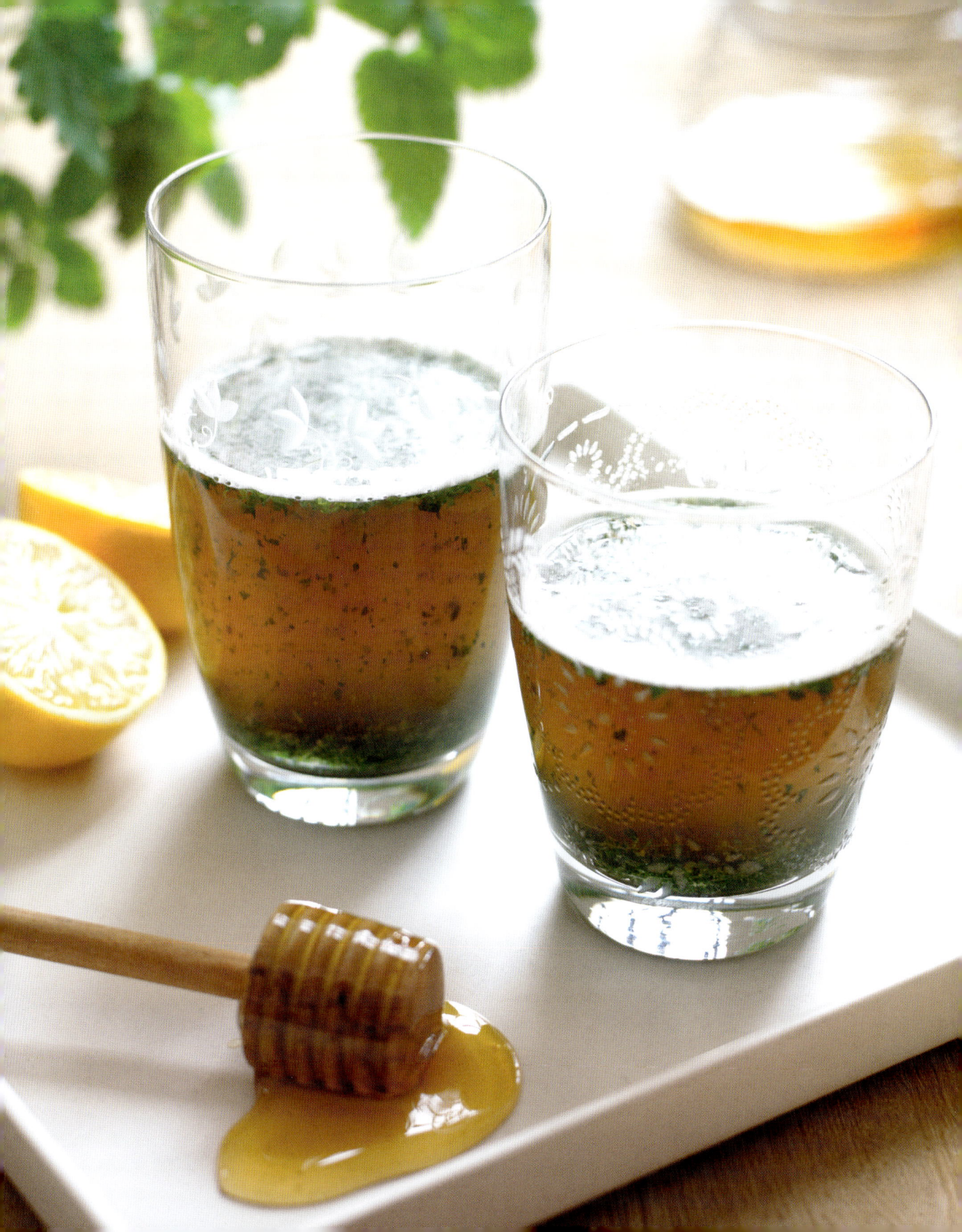

身体の内側からのケア

ローズヒップのシロップ

⚡ 関節の健康促進　　🤲 肌への栄養補給

レシピのポイント

このシロップは関節の健康と美肌に効果を発揮します。ローズヒップにはビタミンA・B_1・B_2・Cが含まれますが、特にビタミンCの含有量がきわめて多いのが特徴です。また、ローズヒップの抗炎症作用は、筋肉と関節の硬直や痛みを緩和することでも知られており、抗壊血病、止血、利尿、皮膚再生作用や、コラーゲンの健全な生成機能の維持にも役立ちます。

材料 (700ml分)

- フレッシュローズヒップ…500g
- 砂糖…400g

つくり方

1. ローズヒップは、秋霜が2、3度降りた後に最盛期を迎えるため、収穫はこの頃に行うのがよい。
2. 実を半分に切って種を小さなスプーンでえぐり出し、うぶ毛をこそげ落とす（ローズヒップの種は全体がうぶ毛で覆われているため、肌に刺激を感じることがある。グローブをつけて作業するとよい）。半分に切った実を流水で洗い、うぶ毛をしっかりと落とす。
3. 鍋にローズヒップを入れ、水600mlを加える。蓋をせずに弱火で20〜30分間、果実が軟らかくなり、水分が若干減る程度まで煮詰める。
4. 中身を濾しながら、また別のきれいな鍋に濾した液体だけを移し、果肉は取り除く。濾した液体に砂糖を加え、常にかき混ぜながら弱火で溶かす。
5. 砂糖が完全に溶けたら、火を強め、2〜3分間沸騰させる。出来上がったシロップを殺菌したガラス容器に移す（p.194）。蓋をして、すべての材料と作成日を書いたラベルを貼る。冷蔵庫で保管し、6週間以内に使い切る。

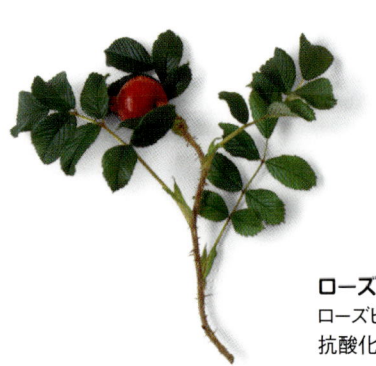

ローズヒップ (*Rosa canina*)
ローズヒップは、ビタミンCを豊富に含むばかりでなく、抗酸化フラボノイドも多量に含有している（p.95）。

マレインとアニシードのシロップ

🥄 去痰

レシピのポイント
このシロップはマレイン、マーシュマロウの根、タイム、アニシードのティンクチャーを使い、冬の咳を和らげる穏やかな去痰剤として作用します。さらに、抗炎症作用をもつプランテーン（オオバコ）とリコリスをブレンドし、炎症緩和と咳止め効果もプラス。マヌカハニーは炎症を起こした気道を潤して痛みを抑え、ティンクチャーの口当たりを良くします。また、このレシピは手早くシロップがつくれるということも特徴です。

材料（200ml分）
- マレインの葉…小さじ4杯
- マーシュマロウの根…小さじ4杯
- アニシード…大さじ1杯
- タイム…大さじ1杯
- プランテーン（オオバコ）…小さじ4杯
- リコリスの根…小さじ2杯
  （以上すべてティンクチャー）
- マヌカハニー…100ml

つくり方
すべてのティンクチャーとマヌカハニーをよく混ぜ合わせ、殺菌した250mlの遮光ガラス瓶（p.194）に注ぎ入れる。蓋をして、すべての材料と作成日を書いたラベルを貼る。保存期間は3〜4ヵ月。

注意
このシロップは妊娠中には飲用しないこと。咳が持続する場合には、必ず医師の診察を受けること。

ローズペタルのシロップ

🔵 リラックス　　🌸 月経痛の緩和

レシピのポイント

この香り豊かなシロップは、ハーブティーに甘みを加えたり、パンケーキやアイスクリームにかけたり、または水で薄めてハーブコーディアルとしても利用できます。このレシピには、香りが強く花色の濃いダマスクローズ（*Rosa damascena*）、またはフレンチローズ（*Rosa gallica*）を使うのがベスト。低温でじっくり煮詰めるのが、上手くつくるコツです。

材料（500ml分）

- グラニュー糖…225g
- レモン果汁（濾しておく）…1個分
- オレンジ果汁（濾しておく）…1個分
- ドライローズの花弁…100g
  またはフレッシュローズヘッド…10個分

つくり方

1. 鍋に水300mlと砂糖を入れ、弱火にかけて砂糖を溶かす。沸騰させるとシロップが濁るため、火加減に注意すること。濾したレモン果汁とオレンジ果汁を加え、さらに火を弱めて5分間煮詰める。
2. 次に15分かけてローズペタル（花びら）を加える。このとき、一度に小さじ1杯分を入れてよく混ぜ合わせてから、次の分量を足すようにする。火から下ろし、熱を冷ましてからローズペタルを濾す。殺菌したガラス瓶に注ぎ入れ、蓋をして、すべての材料と作成日を書いたラベルを貼る。冷蔵庫で保管し、6週間以内に使い切る。

メモ

ガラス容器やガラス瓶の殺菌は、お湯で容器と蓋をよく洗い、逆さにして水気を切った後、低温（140℃）のオーブンで15分間加温して行う。

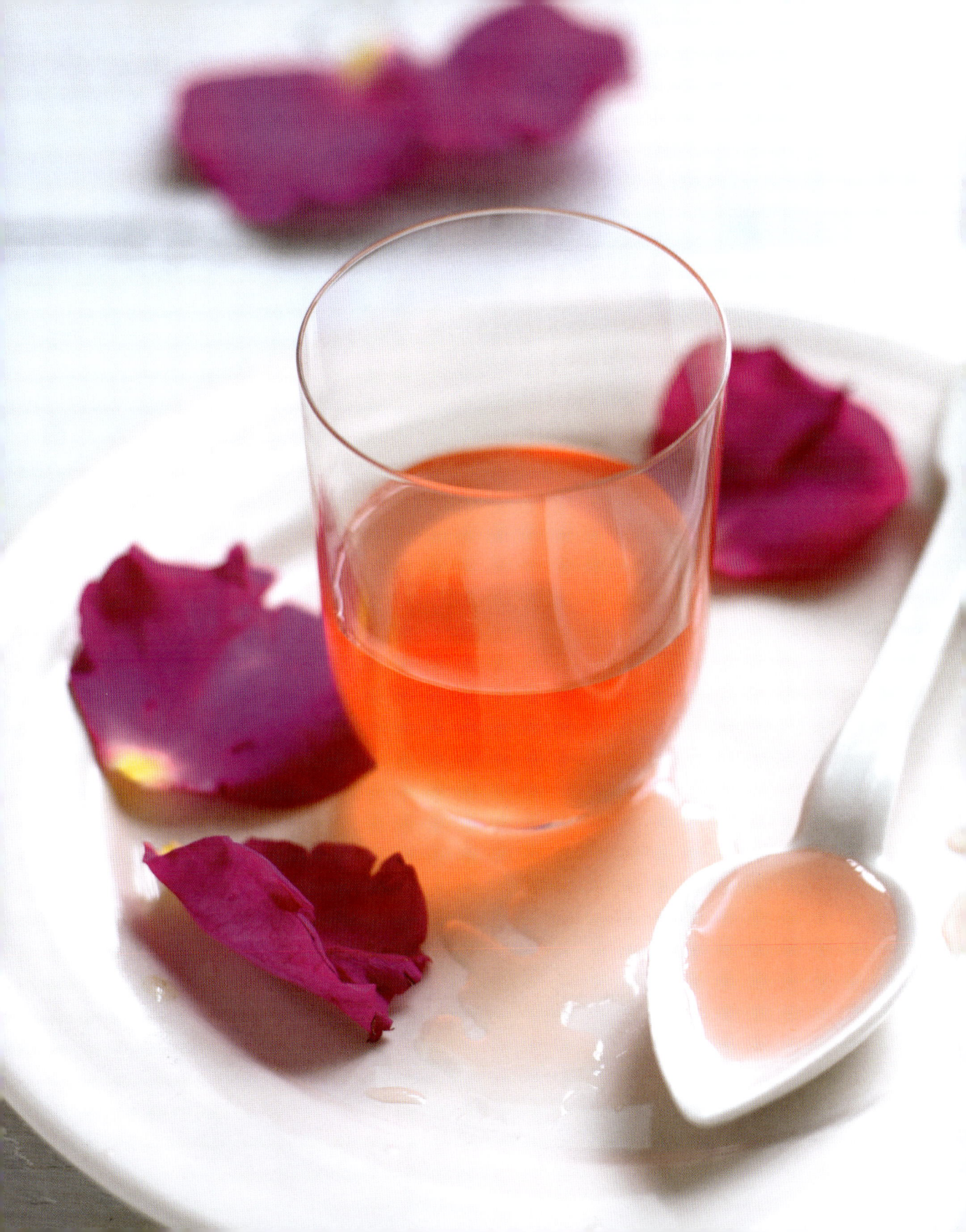

身体の内側からのケア

サワーチェリーのシロップ

- 筋肉疲労の回復促進
- 睡眠サイクルの調整

レシピのポイント

マラソン選手は、運動の前後に濃縮したチェリーの果汁を摂取しているそうですが、これはチェリーの抗炎症作用が筋肉疲労の回復と筋肉痛の緩和に迅速に働くためです。また、サワーチェリーは外見の若々しさの維持、肝機能の強壮、睡眠サイクルの調整にも効果的。チェリーの果汁400mlを搾り出すには、およそ200粒（660g）のチェリーを使います。

材料（約600ml分）

- サワーチェリーの果汁
（新鮮なチェリーを圧搾したもの）…400ml
- 砂糖…250g

つくり方

1. 鍋に果汁と砂糖を入れ弱火にかける。常にかき混ぜながら砂糖を溶かし、砂糖が溶けたら20分間弱火で煮詰める。
2. 液体を濾しながら、殺菌したガラス瓶（p.194）に注ぎ入れる。蓋がしっかりと締まる容器を選ぶこと。冷蔵庫で保管し、2〜3週間以内に使い切る。
3. ミネラルウォーターで薄め、冷やしても温めてもおいしく飲める。

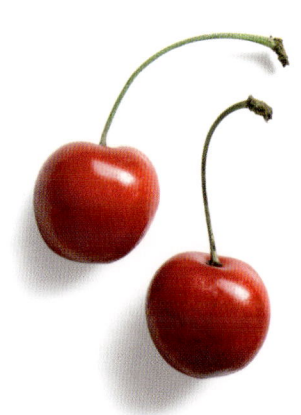

サワーチェリー（*Prunus cerasus*）
チェリーには、抗酸化作用のあるアントシアニン、ベータカロチン、ビタミン、カリウムが豊富に含まれ、これらすべての化合物が健康増進に役立つ。

エキナセアとタイムのシロップ

🌿 自然治癒力の強化

レシピのポイント

このシロップには強壮効果があるため、季節を問わず定期的に飲み続けると、ウイルスやその他の病原体への抵抗力を高めることができます。また、風邪の引き始めに服用すると、身体を暖めて保護する作用も。このシロップは、リブワートとタイムの生長が旺盛で、エキナセアとエレカンペーンの収穫が可能な春の終わりにつくります。

材料（500ml分）

- タイム…20g
- リブワートプランテーンの葉…20g
- エキナセアの根、茎、若葉…20g
- 根ショウガ（すりおろす）…10g
- ガーリック（皮をむいてつぶす）…10g
- エレカンペーンの根…10g
- レッドチリ（細かく刻む）…1本
  （以上すべてフレッシュハーブ）
- 上質のウォッカ…400ml
- マヌカハニー…100g

つくり方

1. 材料のハーブすべてを収穫したら、よく水洗いする。乾燥させた後、細かく刻む。
2. マヌカハニーとウォッカ以外のすべての材料を、蓋の付いた大きめのガラス容器に入れる。ウォッカを加え、しっかりと蓋をして2～3度振り混ぜる。すべての材料と作成日を書いたラベルを貼る。カップボードなどの暗いところで3週間保管する（その間、少なくとも1日1回振り混ぜる）。
3. 容器のなかの液体（ティンクチャー）を、薄手のガーゼで濾しながら計量付きの水差しに移す。ボウルにマヌカハニーを入れ、ティンクチャーをゆっくりと加えたら、十分に混ざり合うまで泡立て器でひたすら撹拌する。出来上がったシロップを500mlの蓋付きの遮光ガラス瓶に移し、すべての材料と当初の作成日を書いたラベルを貼る。通常は1日2～3回小さじ1杯を目安に、風邪の引き始めには1日小さじ6杯を上限に服用する。保存期間は9ヵ月。

注意
このシロップは妊娠中には飲用しないこと。

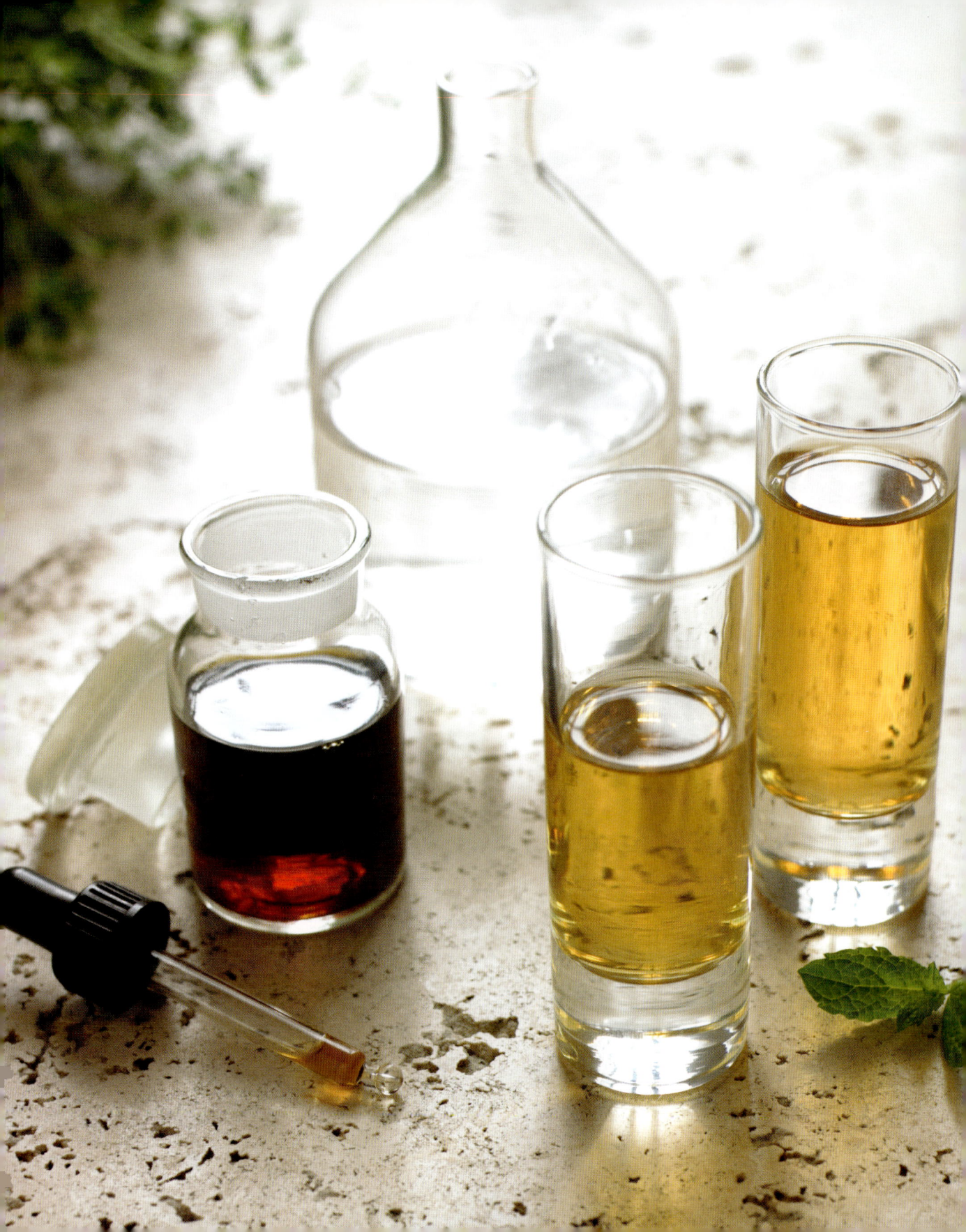

ティンクチャーのレシピ

ティンクチャーとは、植物の成分をアルコールに抽出させたハーブ液のこと。ハーブティーよりも長期保存が可能で、成分が凝縮されているためコンパクトに保管し、容易に持ち運べるのが特徴です。このレシピでは、簡単なつくり方とハーブのさらなる魅力をご紹介します。

ペパーミントとタイムのティンクチャー

神経性胃腸炎の鎮静化

材料（500ml分）
- ペパーミント…25g
- タイム…15g
- カモミール…25g
- ヤロウ…20g
- リコリスの根…15g
- 上質のウォッカ…500ml

レシピのポイント
このティンクチャーは風味が良く、アペリティフ（食前酒）としても十分楽しめます。消化促進や大腸機能の活発化、駆風、神経性胃炎の鎮静に効果的。6ヵ月以内に使い切ります。

注意
このティンクチャーは妊娠中には飲用しないこと。

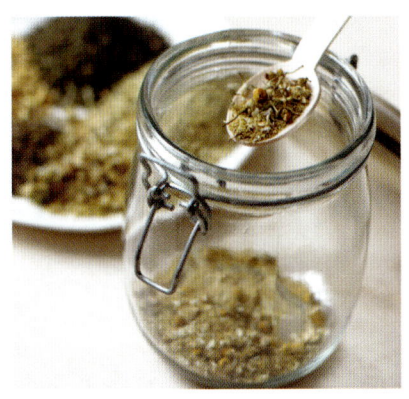

1. ウォッカ以外の材料を大きめの容器に入れる。

2. 上からウォッカを注ぎ入れてかき回す。材料が完全にウォッカに浸っていることを確認する。容器の蓋をしっかりと閉め、カップボードなどの暗いところに保管する。3週間、毎日2～3回よく振り混ぜる。

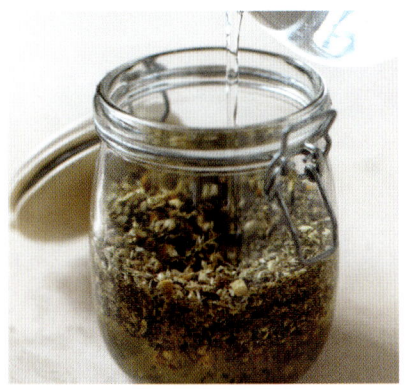

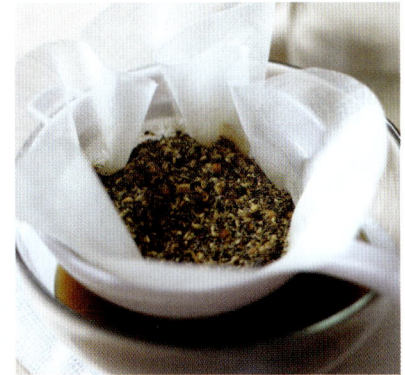

3. 容器の蓋を開け、薄手のガーゼを敷いたふるいで濾しながら、中身をボウルに空ける。ガーゼに残った材料はすべて取り除き、液体（ティンクチャー）のみを遮光ガラス瓶に移す。すべての材料と作成日を書いたラベルを瓶に貼る。このティンクチャー小さじ1杯をお湯または冷水で薄め、食前または食後に飲む。

エルダーベリーとリコリスのティンクチャー

🧪 **冬向きの強壮剤**

レシピのポイント

秋から春先にかけての寒い季節には、抵抗力を高めて大気中にまん延する病原菌と戦う力を付ける必要があります。このレシピで使用するハーブは、風邪やインフルエンザウイルスへの抵抗力強化、血行促進、加温、体力アップに効き目があると定評のあるものばかりです。また、風邪やインフルエンザの治癒期間を短縮する効果も期待できます。

材料（300〜350ml分）

- エルダーベリー…25g
- エキナセアの根…25g
- リコリスの根…10g
- 根ショウガ（すりおろす）…10g
- シナモンスティック（細かく砕く）…10g
- ペパーミント…20g
- 上質のウォッカ…400ml

つくり方

1. すべてのドライハーブを、粉末にならない程度に細かく刻む。
2. ウォッカ以外の材料を、しっかりと蓋の閉まる大きめのガラス容器に入れる。ウォッカを注ぎ入れて容器の蓋をきつく閉めたら、2〜3回振り混ぜる。
3. すべての材料と作成日を書いたラベルを容器に貼る。食器棚などの暗いところに保管し、3週間、毎日少なくとも1回はよく振り混ぜる。
4. 容器の中身を、薄手のガーゼで濾しながら計量付きの水差しに空ける。液体（ティンクチャー）のみを350〜400ml容量の殺菌した遮光ガラス瓶（p.194）に移し、蓋をしっかりと閉める。
5. すべての材料と当初の作成日を書いたラベルを瓶に貼る。最初は毎日2〜3滴ずつから始めて徐々に量を増やし、最終的には小さじ1杯を1日2〜3回服用するようにする。6ヵ月以内に使い切ること。

注意
このティンクチャーは妊娠中には飲用しないこと。

ペパーミント (*Mentha x piperita*)
ペパーミントのメントール成分は、すっきりとした味わいで冷却と肺の洗浄を助ける作用もある(p.84)。

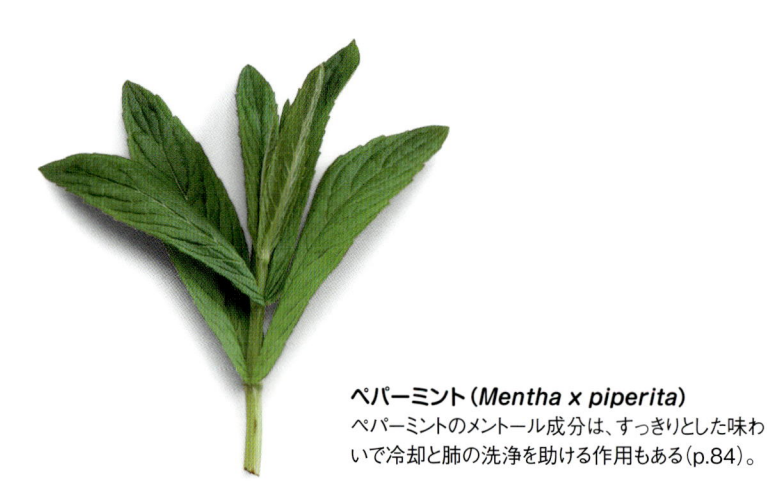

ライムの花とホーソンベリーのティンクチャー

🔵 ストレス症状の緩和　　🟢 強心

レシピのポイント

このティンクチャーは強心効果があり、ストレスや不安感からくる神経性の動悸や不快症状の緩和に適しています。ホーソンベリーとレモンバームは心臓の強化や機能促進、ライムの花とレモンバームは鎮静と睡眠パターンの調整に働きます。そしてヤロウとクランプの血管弛緩作用が、心臓への血液供給をスムースにし、血圧を下げる効果をもたらします。

材料（300〜350ml分）

- ライムの花（リンデン）…20g
- ホーソンベリー…20g
- ヤロウ…20g
- レモンバーム…20g
- クランプバーク…20g
- 上質のウォッカ…400ml

つくり方

1. すべてのドライハーブを、粉末にならない程度に細かく刻む。
2. ウォッカ以外の材料を、しっかりと蓋の閉まる大きめのガラス容器に入れる。ウォッカを注ぎ入れて容器の蓋をきつく閉めたら、2〜3回振り混ぜる。
3. すべての材料と作成日を書いたラベルを容器に貼る。食器棚などの暗いところに保管し、3週間、毎日少なくとも1回はよく振り混ぜる。
4. 容器の中身を、薄手のガーゼで濾しながら計量付きの水差しに空ける。液体（ティンクチャー）のみを350〜400ml容量の殺菌した遮光ガラス瓶（p.194）に移し、蓋をしっかりと閉める。
5. すべての材料と当初の作成日を書いたラベルを瓶に貼る。最初は毎日2〜3滴ずつから始めて徐々に量を増やし、最終的には小さじ1杯を1日2〜3回服用するようにする。6ヵ月以内に使い切ること。

注意

このティンクチャーは妊娠中、または他の処方薬の投薬中には飲用しないこと。

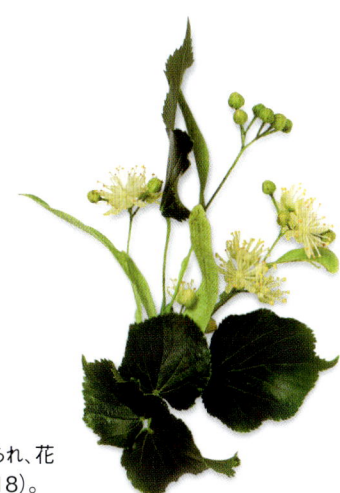

ライム（*Tilia cordata*）
シナノキは、「リンデン」や「ライム」の名称で広く知られ、花は穏やかな鎮静剤として利用されることもある（p.118）。

パッションフラワーとカモミールのティンクチャー

🔵 不眠症の解消

レシピのポイント

睡眠調整に効き目のあるハーブだけを集めたこのティンクチャーは、それぞれの異なる作用が補完し合い、相乗効果を生み出します。バレリアンは鎮静効果、サワーチェリーは身体の自然な睡眠パターンを調整し、良質な眠りをもたらす効果があるといわれています。

材料（300〜350ml分）

- パッションフラワー（トケイソウ）…20g
- カモミール…20g
- バレリアンの根…20g
- サワーチェリー（フレッシュまたはドライ）…30g
- 上質のウォッカ…400ml

つくり方

1. すべてのドライハーブを、粉末にならない程度に細かく刻む。
2. ウォッカ以外の材料を、しっかりと蓋の閉まる大きめのガラス容器に入れる。ウォッカを注ぎ入れて容器の蓋をきつく閉めたら、2〜3回振り混ぜる。
3. すべての材料と作成日を書いたラベルを容器に貼る。食器棚などの暗いところに保管し、3週間、毎日少なくとも1回はよく振り混ぜる。
4. 容器の中身を、薄手のガーゼで濾しながら計量付きの水差しに空ける。液体（ティンクチャー）のみを350〜400ml容量の殺菌した遮光ガラス瓶（p.194）に移し、蓋をしっかりと閉める。
5. すべての材料と当初の作成日を書いたラベルを瓶に貼る。最初は毎日2〜3滴ずつから始め、最終的には、夕方と寝る前にそれぞれ小さじ1杯を服用するようにする。6ヵ月以内に使い切ること。

注意
このティンクチャーを最も上手に利用するには、少量でも効果があることを理解し、その量をきちんと守ることです。量を増やしたからといって効果が上がるわけではなく、要は、原料同士の親和が効き目に関わるのです。

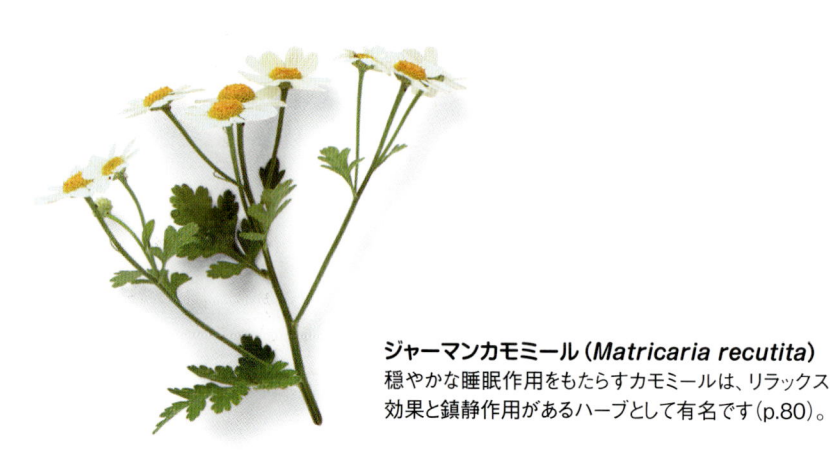

ジャーマンカモミール (*Matricaria recutita*)
穏やかな睡眠作用をもたらすカモミールは、リラックス効果と鎮静作用があるハーブとして有名です (p.80)。

チェストベリーとドンクアイのティンクチャー

🟢 月経痛の緩和　　🔵 感情の調和

レシピのポイント

このレシピでは、月経前症候群と月経痛緩和に効くハーブをブレンドしました。血行促進を促すドンクアイにチェストベリーを組み合わせ、ホルモンバランスを調整します。これらのハーブは骨盤部の血液の流れを改善して痛みを緩和し、心臓や精神、感情の調和を図ります。また、ホルモンの変化に起因する不安感、イライラ感、軽いうつ症状を緩和します。

材料（300〜350ml分）

- チェストベリー（別名アグナスカスタス）…20g
- ドンクアイ（別名チャイニーズアンジェリカ、当帰）…20g
- マザーワート…20g
- ブラックホーの根皮…20g
- カモミール…20g
- 上質のウォッカ…400ml

つくり方

1. すべてのドライハーブを、粉末にならない程度に細かく刻む。
2. ウォッカ以外の材料を、しっかりと蓋の閉まる大きめのガラス容器に入れる。ウォッカを注ぎ入れて容器の蓋をきつく閉めたら、2〜3回振り混ぜる。
3. すべての材料と作成日を書いたラベルを容器に貼る。食器棚などの暗いところに保管し、3週間、毎日少なくとも1回はよく振り混ぜる。
4. 容器の中身を、薄手のガーゼで濾しながら計量付きの水差しに空ける。液体（ティンクチャー）のみを350〜400ml容量の殺菌した遮光ガラス瓶（p.194）に移し、蓋をしっかりと閉める。
5. すべての材料と当初の作成日を書いたラベルを瓶に貼る。最初は毎日2〜3滴ずつから始めて徐々に量を増やし、最終的には小さじ1杯を1日2〜3回服用するようにする。6ヵ月以内に使い切ること。

注意
このティンクチャーは妊娠中には飲用しないこと。

ゴジベリーとシベリアニンジンのティンクチャー

体内活性化

レシピのポイント

このティンクチャーは、肝臓や神経系、ホルモン系、免疫系などの体内器官を活性化することにより、身体本来の免疫力を向上し、精神集中、身体持久力、幸福感を高めます。新鮮なオーツ麦の穂先（先端約20cm）が手に入らない場合には、食料品店やスーパーマーケットで販売されている乾燥オーツ麦で代用します。

材料（300～350ml分）

- ゴジベリー…25g
- シベリアニンジン（エゾウコギ）…25g
- オーツ麦の先端、または乾燥オーツ麦…25g
- シサンドラベリー…20g
- リコリスの根…5g
- 上質のウォッカ…400ml

つくり方

1. すべてのドライハーブを、粉末にならない程度に細かく刻む。
2. ウォッカ以外の材料を、しっかりと蓋の閉まる大きめのガラス容器に入れる。ウォッカを注ぎ入れて容器の蓋をきつく閉めたら、2～3回振り混ぜる。
3. すべての材料と作成日を書いたラベルを容器に貼る。食器棚などの暗いところに保管し、3週間、毎日少なくとも1回はよく振り混ぜる。
4. 容器の中身を、薄手のガーゼで濾しながら計量付きの水差しに空ける。液体（ティンクチャー）のみを350～400ml容量の殺菌した遮光ガラス瓶（p.194）に移し、蓋をしっかりと閉める。
5. すべての材料と当初の作成日を書いたラベルを貼る。最初は毎日2～3滴ずつから始めて徐々に量を増やし、最終的には小さじ1杯を1日2～3回服用するようにする。6ヵ月以内に使い切ること。

注意
このティンクチャーは妊娠中には飲用しないこと。

レッドクローバーとクリーバーズのティンクチャー

皮膚炎の鎮静化

レシピのポイント

このレシピで使うハーブは、ニキビ、湿疹、乾癬などの急性または慢性皮膚炎に有効なものばかりです。また、排尿を促して体内の毒や老廃物を押し出し、便通を改善する作用や、胆のうや肝臓を活性化する働きもあります。ただし、皮膚炎の症状が重い場合には、必ず専門家に相談して下さい。

材料（300〜350ml分）

- レッドクローバー…15g
- クリーバーズ…15g
- ビオラ（ハーツイーズ）…20g
- バイオレットの葉…20g
- マホニアの根（細かく砕く）…20g
- ゴツコラ…20g
- 上質のウォッカ…400ml

つくり方

1. すべてのドライハーブを、粉末にならない程度に細かく刻む。
2. ウォッカ以外の材料を、しっかりと蓋の閉まる大きめのガラス容器に入れる。ウォッカを注ぎ入れて容器の蓋をきつく閉めたら、2〜3回振り混ぜる。
3. すべての材料と作成日を書いたラベルを容器に貼る。食器棚などの暗いところに保管し、3週間、毎日少なくとも1回はよく振り混ぜる。
4. 容器の中身を、薄手のガーゼで濾しながら計量付きの水差しに空ける。液体（ティンクチャー）のみを350〜400ml容量の殺菌した遮光ガラス瓶（p.194）に移し、蓋をしっかりと閉める。
5. すべての材料と当初の作成日を書いたラベルを瓶に貼る。最初は毎日2〜3滴ずつから始めて徐々に量を増やし、最終的には小さじ1杯を1日2〜3回服用するようにする。6ヵ月以内に使い切ること。

注意
このティンクチャーは妊娠中には服用しないこと。

冬を健康に過ごすための
エキナセアとエルダーベリーのティンクチャー

🖌 **風邪やインフルエンザへの抵抗力強化**

レシピのポイント

冬に多い病気に対する免疫力を高め、しかもおいしく味わえるティンクチャーをご紹介します。新鮮な根ショウガは加温と抗菌作用を、タイム、ガーリック、チリは抗菌と発汗作用をもたらします。またエキナセアの根は、風邪やインフルエンザにかかりにくくする効果があることでよく知られています。これらのハーブの成分が、身体を温めて寒気を追い出し、自然免疫力を強化するのです。

材料（1ヵ月分）

- 新鮮な根ショウガ…20g
- エキナセアの根（フレッシュまたはドライ）…80g
- タイムの葉（フレッシュまたはドライ）…20g
- ガーリックのりん片…2片（お好みで）
- 新鮮な種付きのチリ…1本（お好みで）
- エルダーベリー（フレッシュまたはドライ）…80g
- 上質のウォッカ…500ml

つくり方

1. 新鮮な根ショウガとエキナセアの根を薄くスライスし、タイムの葉は茎から摘み取っておく。ガーリックやチリを加える場合には、みじん切りにしておく。
2. エルダーベリーをやさしく搾る。すべての材料を、しっかりと蓋の閉まる大きめの容器に入れる。上からウォッカを注ぎ、よく混ぜ合わせる。すべての材料が完全にウォッカに浸っていることを確認する。
3. 蓋をしっかりと閉め、食器棚などの暗いところに保管し、毎日確認し、その折2〜3回振り混ぜる。3週間経ったら、容器の中身を薄手のガーゼに空けて濾し、液体（ティンクチャー）のみを殺菌した遮光ガラス瓶（p.194）に移す。すべての材料と作成日を書いたラベルを瓶に貼る。このティンクチャー5mlを1日2〜3回、お湯または冷水で薄めてカップ1杯服用する。このティンクチャーは、秋冬から春先にかけて飲み続けるとよい。

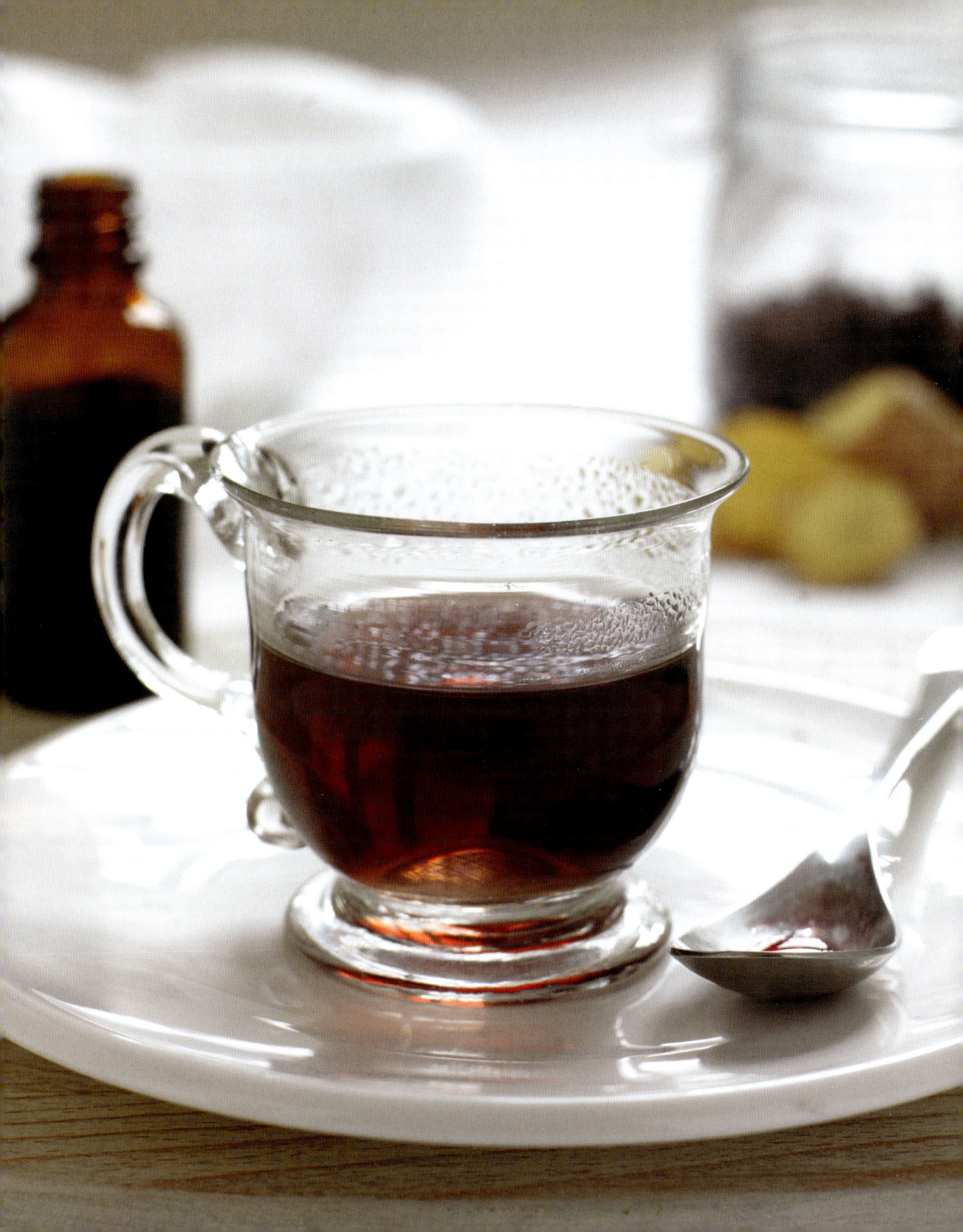

ダンデリオンとバードックのティンクチャー

🌿 デトックス

レシピのポイント

現在、人が暮らす環境には有毒な物質が溢れています。これらの有毒物質は肝臓に大きな負担をかけるため、肝臓の健康を守ることはとても重要です。ハーブの苦味成分を抽出したこのティンクチャーは、肝臓を刺激して残留している有毒物資を排出し、肝臓以外の消化器官にも働きかけます。また、血行を改善することで、イライラ感を解消して気持ちを穏やかにする効果もあります。

材料 (300〜350ml分)

- ダンデリオンの根…20g
- バードックの根…20g
- シサンドラベリー…20g
- アーティチョークの葉…10g
- ミルクシスル…20g
- ゲンチアナの根…10g
- 上質のウォッカ…400ml

つくり方

1. すべてのドライハーブを、粉末にならない程度に細かく刻む。
2. ウォッカ以外の材料を、しっかりと蓋の閉まる大きめのガラス容器に入れる。ウォッカを注ぎ入れて容器の蓋をきつく閉めたら、2〜3回振り混ぜる。
3. すべての材料と作成日を書いたラベルを容器に貼る。食器棚などの暗いところに保管し、3週間、毎日少なくとも1回はよく振り混ぜる。
4. 容器の中身を、薄手のガーゼで濾しながら計量付きの水差しに空ける。液体（ティンクチャー）のみを350〜400ml容量の殺菌した遮光ガラス瓶(p.194)に移し、蓋をしっかりと閉める。
5. すべての材料と当初の作成日を書いたラベルを貼る。最初は毎日2〜3滴ずつから始めて徐々に量を増やし、最終的には小さじ1杯を1日2〜3回服用するようにする。6ヵ月以内に使い切ること。

注意
このティンクチャーは妊娠中には飲用しないこと。

クランプバークとバレリアンのティンクチャー

- 軽い痛みの緩和
- 月経痛の緩和

レシピのポイント

このティンクチャーは、過敏症や睡眠障害、神経性消化不良に付随する不快感など、ストレス性の痙れん痛の緩和に幅広く働きます。クランプバークは平滑筋の鎮痙、バレリアンとパッションフラワーは穏やかな鎮静作用と過敏症の緩和、カモミールは抗炎症と鎮痙効果をもたらします。

材料（300〜350ml分）

- クランプバーク…25g
- バレリアンの根…25g
- パッションフラワー（トケイソウ）…20g
- カモミール…20g
- 上質のウォッカ…400ml

つくり方

1. すべてのドライハーブを、粉末にならない程度に細かく刻む。
2. ウォッカ以外の材料を、しっかりと蓋の閉まる大きめのガラス容器に入れる。ウォッカを注ぎ入れて容器の蓋をきつく閉めたら、2〜3回振り混ぜる。
3. すべての材料と作成日を書いたラベルを容器に貼る。食器棚などの暗いところに保管し、3週間、毎日少なくとも1回はよく振り混ぜる。
4. 容器の中身を、薄手のガーゼで濾しながら計量付きの水差しに空ける。液体（ティンクチャー）のみを350〜400ml容量の殺菌した遮光ガラス瓶（p.194）に移し、蓋をしっかりと閉める。
5. すべての材料と当初の作成日を書いたラベルを貼る。最初は毎日2〜3滴ずつから始めて徐々に量を増やし、最終的には小さじ1杯を1日2〜3回服用するようにする。6ヵ月以内に使い切ること。

注意

このティンクチャーは妊娠中には飲用しないこと。

身体の内側からのケア

ブラックコホシュとセージのティンクチャー

🌸 更年期症状の緩和

レシピのポイント

ハーブは閉経期や更年期の女性の強い味方です。チェストベリーはホルモンレベルの調整、ブラックコホシュは子宮の強壮と弛緩、セージとシサンドラベリーは制汗に効果的。弛緩作用があるスカルキャップは、マザーワートとブレンドすると、気分を高揚させる作用があります。またマザーワートは、顔面の紅潮（ホットフラッシュ）を伴うことがある心臓の動悸を軽減させる働きもあります。

材料（300〜350ml分）

- ブラックコホシュの根…20g
- チェストベリー（別名アグナスカスタス）…15g
- セージ…10g
- シサンドラベリー…20g
- マザーワート…15g
- スカルキャップ…20g
- 上質のウォッカ…400ml

つくり方

1. すべてのドライハーブを、粉末にならない程度に細かく刻む。
2. ウォッカ以外の材料を、しっかりと蓋の閉まる大きめのガラス容器に入れる。ウォッカを注ぎ入れて容器の蓋をきつく閉めたら、2〜3回振り混ぜる。
3. すべての材料と作成日を書いたラベルを容器に貼る。食器棚などの暗いところに保管し、3週間、毎日少なくとも1回はよく振り混ぜる。
4. 容器の中身を、薄手のガーゼで濾しながら計量付きの水差しに空ける。液体（ティンクチャー）のみを350〜400ml容量の殺菌した遮光ガラス瓶（p.194）に移し、蓋をしっかりと閉める。
5. すべての材料と当初の作成日を書いたラベルを瓶に貼る。最初は毎日2〜3滴ずつから始めて徐々に量を増やし、最終的には小さじ1杯を1日2〜3回服用するようにする。6ヵ月以内に使い切ること。

注意
このティンクチャーは妊娠中には飲用しないこと。

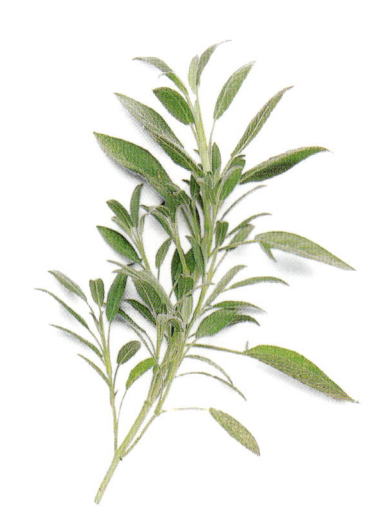

セージ（*Salvia officinalis*）
セージは神経系統の強さ、活力を向上させる作用があり、また記憶力の改善に効果があるともいわれている（p.102）。

バーチの葉とネトルの根のティンクチャー

♂ 尿路感染症の緩和　　♀ 尿路感染症の緩和

レシピのポイント

このティンクチャーは、泌尿器機能障害、水分停滞、体液滞留（浮腫）、尿酸蓄積の治癒を目的とし、老廃物の排出、尿の流れの改善、膀胱の活性化、尿路の強化などに効果を発揮します。ただし、尿道に結石がある場合には、必ず医師に相談し、その指示に従って適用して下さい。

材料（300～350ml分）

- ネトルの根…25g
- バーチの葉…15g
- ペリトリーオブザウォール…25g
- ブラックカラントの葉…15g
- ホワイトポプラ、またはポプラの樹皮…20g
- 上質のウォッカ…400ml

つくり方

1. すべてのドライハーブを、粉末にならない程度に細かく刻む。
2. ウォッカ以外の材料を、しっかりと蓋の閉まる大きめのガラス容器に入れる。ウォッカを注ぎ入れて容器の蓋をきつく閉めたら、2～3回振り混ぜる。
3. すべての材料と作成日を書いたラベルを容器に貼る。食器棚などの暗いところに保管し、3週間、毎日少なくとも1回はよく振り混ぜる。
4. 容器の中身を、薄手のガーゼで濾しながら計量付きの水差しに空ける。液体（ティンクチャー）のみを350～400ml容量の殺菌した遮光ガラス瓶（p.194）に移し、蓋をしっかりと閉める。
5. すべての材料と当初の作成日を書いたラベルを貼る。最初は毎日2～3滴ずつから始めて徐々に量を増やし、最終的には小さじ1杯を1日2～3回服用するようにする。6ヵ月以内に使い切ること。

注意

症状が重い場合、あるいは使用により症状が悪化した場合には、必ず医師に相談する。このティンクチャーは妊娠中には飲用しないこと。

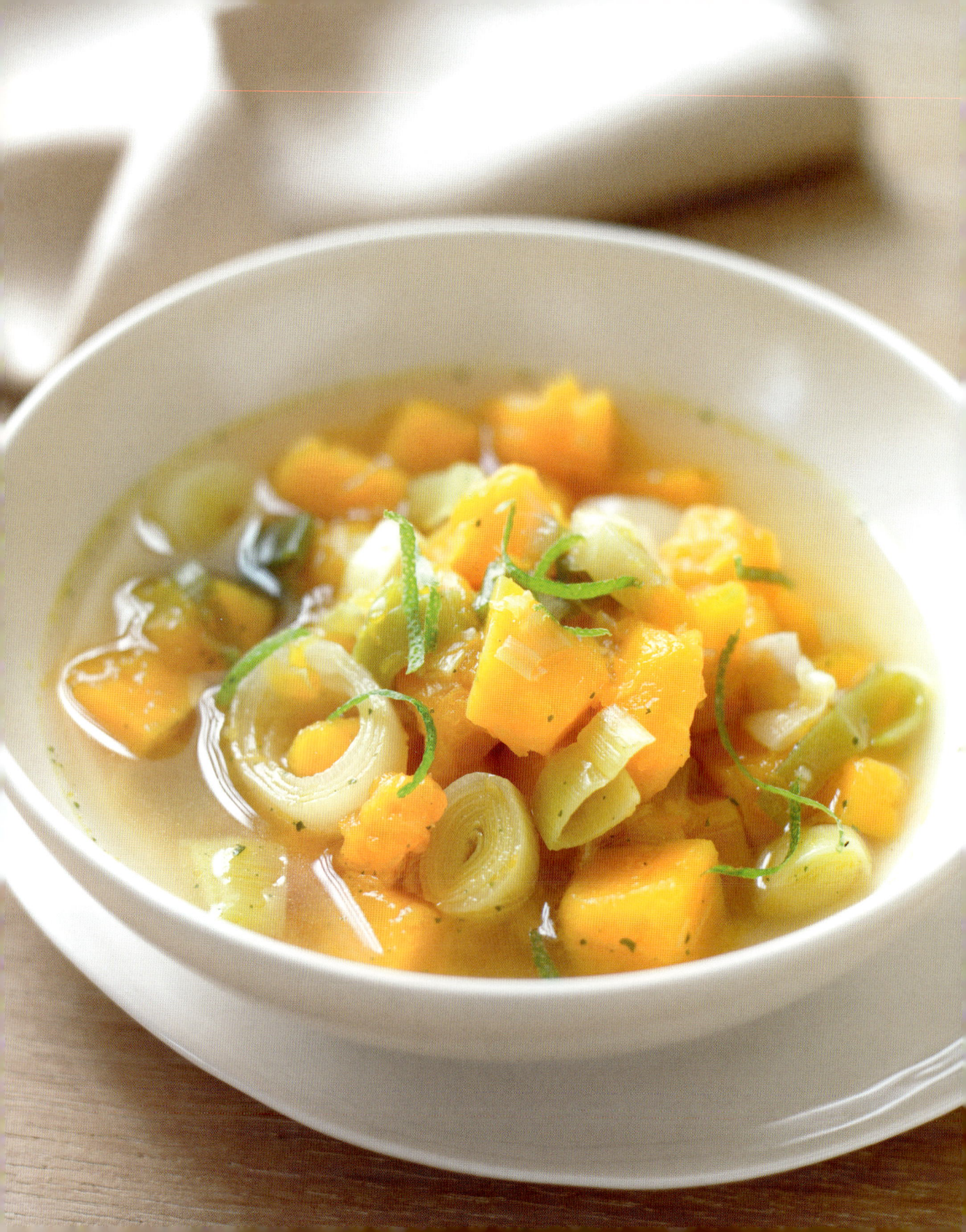

スープのレシピ

スープの歴史は古く、特に病後の身体を癒し、回復を助ける料理として利用されてきました。ここでご紹介するレシピの特徴は、人間の身体に欠かすことのできない植物成分を含むハーブを使い、活力を生み出すスープに仕上げたこと。健康に良いだけでなく、おいしさにも自信があるスープばかりです。

カボチャとショウガのスープ

加温と栄養補給

レシピのポイント

アジア諸国の料理にヒントを得た、冬にぴったりの身体を温めるスープです。治癒効果が高いことで有名なショウガは、冬の病気の予防にも昔から利用されてきました。発汗作用が身体を温めて風邪に感染するのを防ぎ、また、消化促進と栄養素の消化吸収を改善する作用もあります。

材料（4〜6人分）

- オリーブオイル…大さじ2杯
- スクウォッシュ（カボチャ、皮を剥き種を取って角切り）…1kg
- 西洋ネギ（リーキ、中サイズ、小口切り）…1本
- ガーリック（つぶす）…4片
- 新鮮な根ショウガ（すりおろす）…大さじ2杯
- 野菜ブイヨン…1.5L
- ライムの果汁と皮…適宜
- 塩、黒コショウ（挽き立て）…適宜

つくり方

1. 鍋にオリーブオイルを熱し、カボチャ、葱を入れてさっと2〜3分炒める。ここにガーリックとショウガを入れ、さらに野菜ブイヨンを少量加えて、リーキがしんなりするまで、材料をさらに炒める。残りの野菜ブイヨンを注ぎ、沸騰したら弱火にしてじっくり煮込む。カボチャが煮崩れない程度に約10分間しっかりと火を通す。
2. 火を止め、ライムの果汁と皮を加え、調味料で味を整える。スープはそのままでも、なめらかになるまでミキシングしてピューレ状にしてもおいしい。

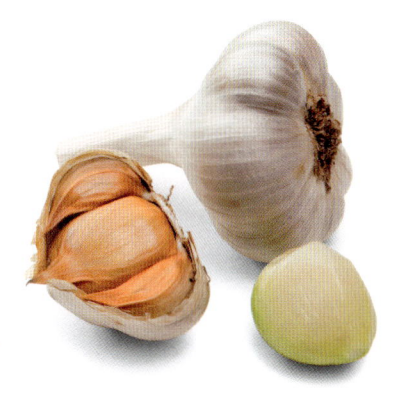

ガーリック (*Allium sativum*)
細菌感染を予防する食用ハーブとして人気が高い（p.19）。火を通すと食欲をそそる香りが漂う。

インゲンマメとコリアンダーのスープ

🌿 体内の浄化

レシピのポイント
このスープは血糖値の調整に効果的です。豆類のさやに含まれるアルギニンという成分が、体内の血糖値を調整するインスリンのような働きをすることが研究によって明らかになっています。効果の程度は穏やかですが、長時間にわたってゆっくりと作用するのが特徴です。また、さやには利尿作用もあります。

材料（4人分）
- 大きめのジャガイモ（皮を剥いてさいの目切り）…2個
- オリーブオイル…大さじ2杯
- タマネギ（みじん切り）…1個
- ニンジン（よく洗って薄切り）…2本
- インゲンマメ（黄色インゲンがよい、両端を切り落として小口切り）…1kg
- ガーリックのりん片（刻む）…3片
- チリペッパー（種を取って細かく刻む）…1本
- ピメントンピカンテ（スモークパプリカの辛口パウダー）…小さじ1〜2杯
- 塩、黒コショウ（挽き立て）…適宜
- コリアンダーのフレッシュリーフ（細かく刻む）…大さじ4杯
- 低脂肪生クリーム（仕上げ用）…大さじ4杯

つくり方
1. 深鍋にジャガイモと、かぶるぐらいの水を入れ、火にかけて沸騰させる。
2. 1. と同時に、フライパンにオリーブオイルを熱してタマネギを入れ、しんなりするまで炒める。ニンジンを加え、混ぜながらさらに2〜3分炒める。インゲンマメを加えて混ぜ合わせたら、蓋をして火を弱め、水分を出させる。次に、刻んだガーリック、チリペッパー、スモークパプリカを加える。
3. 野菜から出る水分で蒸し煮するので、フライパンの底が焦げないように、野菜から十分に水分が出ていることを確認する。必要に応じて小さじ1〜2杯程度の差し水をするとよい。
4. インゲンマメが、歯応えが残る程度の柔らかさになったら、フライパンに茹でたジャガイモを入れ、少量の水分を加える。
5. すべての野菜が混ざった状態でさらに数分間煮て、全体をなじませる。調味料で味を整える。
6. スープを器に入れ、仕上げに生クリーム小さじ1杯をまわしかけ、コリアンダーのフレッシュリーフを添える。

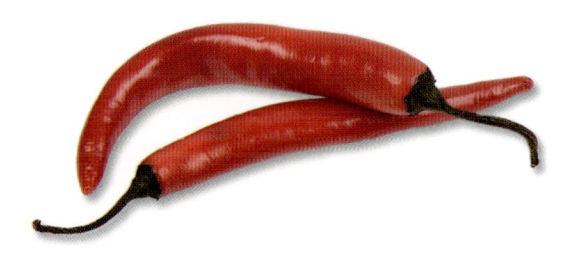

チリ／カイエンペッパー (*Capsicum frutescens*)
加温効果のあるレッドチリや乾燥カイエンペッパーは、血行と消化を促進する働きがある(p.38)。

バードックルートとニンジンのスープ

体内浄化

レシピのポイント
このスープは全身を穏やかにきれいにする効果があります。バードックの根は湿疹などの皮膚疾患やリウマチ痛の治療に利用される他、血液浄化作用があることも広く知られています。アジアでは根菜（特に日本ではゴボウ）として青果店などで一般的に市販されています。

材料（4人分）
- エシャロット（細かく刻む）…3本
- バードックの根（フレッシュ、よく洗って細かく刻む）…100g
- 大きめのニンジン（よく洗って細かく刻む）…3本
- 小さめのガーリック（細かく刻む）…2片
- 塩、黒コショウ（挽き立て）…適宜
- ラビッジのフレッシュリーフ（飾り用、千切り）…大さじ1杯
- パンプキンシードオイル…適宜

つくり方
1. 水大さじ2杯を入れた片手鍋にエシャロットを入れ、ときおりかき混ぜながら1〜2分ほど炒める。エシャロットがしんなりしてきたら、バードックの根とニンジンを加えてよく炒める。鍋の蓋をして火を弱め、それぞれの野菜から出た水分で、じっくり蒸らす。
2. 2〜3分ごとに蓋を開けて野菜をかき混ぜ、必要に応じて水を少量加える。すべての野菜に火が通ったらガーリックを加え、さらに数分加熱する。ここに熱湯500mlを注ぎ、5分間じっくり煮込む。
3. 2. をブレンダー用の容器またはフードプロセッサーにすべて入れ、なめらかになるまでミキシングする。塩コショウで味を整え、それぞれの器に取り分ける。千切りにしたラビッジの葉を散らし、パンプキンシードオイルを少量垂らす。

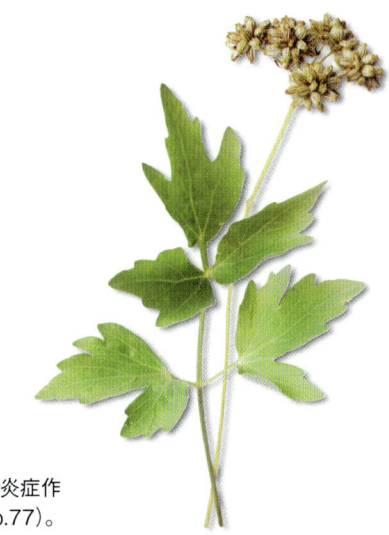

ラビッジ (*Levisticum officinale*)
フラボノイドの1種であるケセルチンという成分を含み、抗炎症作用などの健康上の利点が非常に多いことで定評がある(p.77)。

ゴジベリーとミントのスープ

肌の若返り

レシピのポイント

ゴジベリーは早期老化から身体を守る食品として、何世紀にもわたり人々の関心を集めてきました。現在では抗酸化物質を豊富に含む「スーパーフード」として、また、不安感やストレス緩和、気分の高揚、睡眠改善、活力と体力改善などに効果が高い強壮ハーブとして認められています。

材料（4人分）

- 乾燥ゴジベリー…100g
- オリーブオイル…大さじ1杯
- エシャロット（皮を剥いて細かく刻む）…3本
- 大型品種のトマト（皮を剥いて細かく刻む）…2個
- 野菜ブイヨン…600ml
- ミントのフレッシュリーフ
  　煮込み用（刻む）…大さじ1杯
  　飾り用（葉のまま）…適宜

つくり方

1. 乾燥ゴジベリーを洗い、数分間水に浸して戻す。片手鍋にオリーブオイルを熱し、エシャロットを入れて2〜3分ほど炒める。ここにトマトとゴジベリーを加え、数分間混ぜ合わせたら、野菜ブイヨンを注ぐ。かき回しながら、さらに20分間じっくり煮込む。
2. ミントの葉を加えたら、火から下ろす。スープをブレンダー用の容器またはフードプロセッサーにすべて移し、なめらかになるまでミキシングする。器に盛り、飾り用のミントの葉を添える。

メモ

トマトの皮を剥くには、ヘタの反対側に十字の切れ込みを入れ、耐熱ボウルに入れる。上からかぶるくらいの熱湯を注ぎ、2〜3分そのまま置いてから取り出すと、簡単に皮が剥ける。

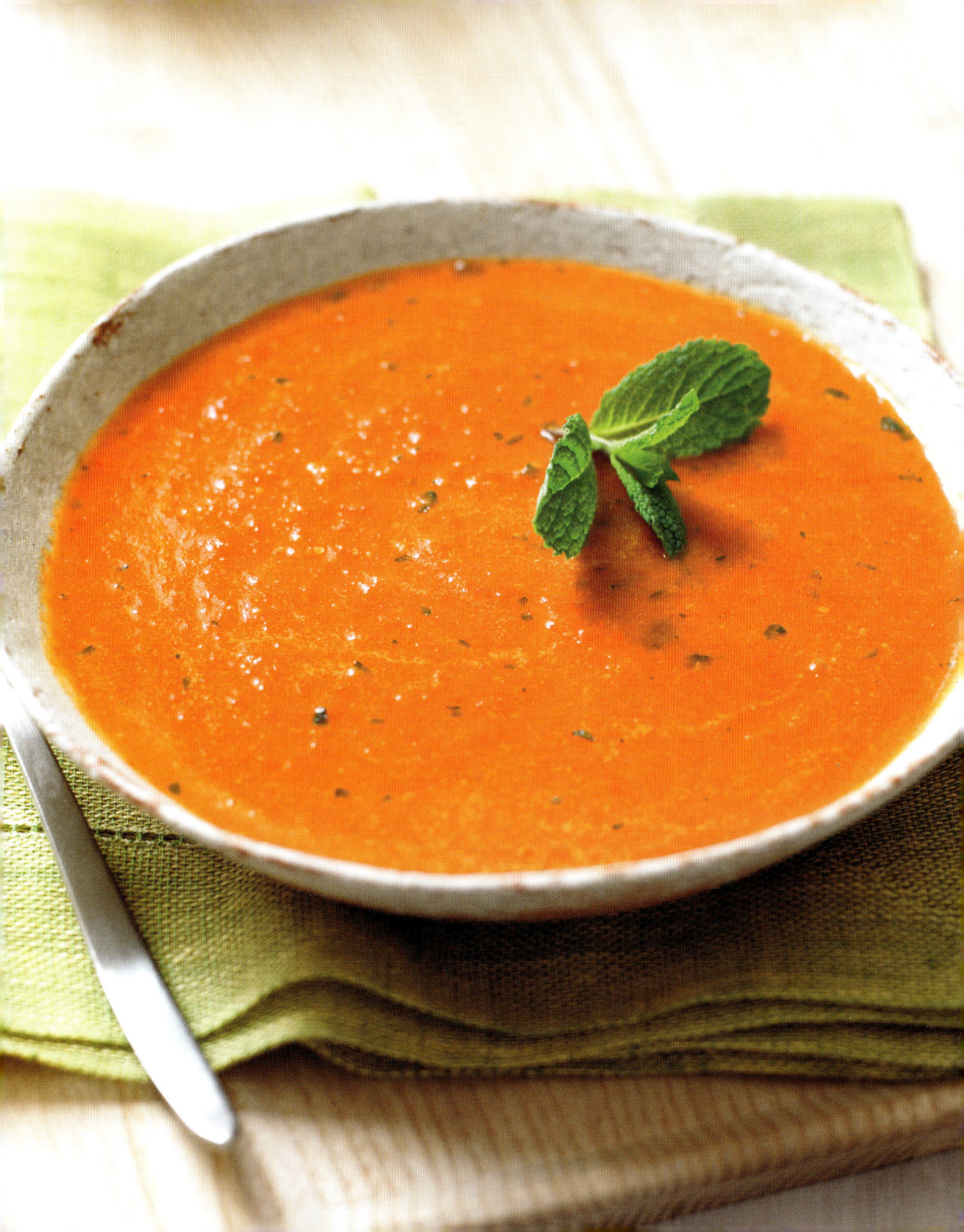

ネトルとサツマイモのスープ

- 肌の浄化
- 春向きの強壮剤

レシピのポイント

ネトルのスープは、ヨーロッパでは定番の春のデトックスにふさわしいメニューとして、何世代にもわたって親しまれてきました。ネトルにはビタミンとミネラルが豊富に含まれ、血液浄化、解毒、血圧降下作用の他に、肌や髪をより美しくする効果もあります。また、ビタミンAが豊富に含まれるサツマイモは、消化促進、毒素の体外排出、炎症や乾燥状態の緩和を助けます。

材料（4人分）

- オリーブオイル…大さじ1杯
- 中サイズのタマネギ（刻む）…1個
  またはエシャロット（刻む）…4本
- 中サイズのサツマイモ（細かく刻む）…1本
- ガーリック（つぶす）…2片
- 野菜ブイヨン…1L
- ネトルの若葉（よく洗って刻む）…250g
- 塩、黒コショウ（挽き立て）…適宜
- 大麦の味噌…大さじ2～3杯
- 低脂肪生クリーム…小さじ4杯
  または無糖ヨーグルト…小さじ4杯

つくり方

1. 片手鍋にオリーブオイルを熱し、タマネギ（またはエシャロット）とサツマイモを2～3分ほど炒めてから、ガーリックと野菜ブイヨンを加える。いったん沸騰させてから、20分ほどことこと煮込み、ネトルを加えて火を止める。
2. 1. をブレンダー用の容器またはフードプロセッサーにすべて移し、なめらかになるまでミキシングする。
3. 塩、コショウ、味噌で味を整える。器に盛り、それぞれ小さじ1杯分の生クリーム（またはヨーグルト）を仕上げにかける。

朝鮮人参とアストラガルスの長寿スープ

活力アップ　　**健胃**

レシピのポイント

活力を高める食材がたくさん含まれているスープです。朝鮮人参は活力レベルの向上や長期療養後の体力回復、アストラガルスの根は免疫系に効果があることでよく知られています。キクラゲはアミノ酸、リン、鉄、カルシウムが豊富。このスープは、肺機能の強化、風邪の予防、息切れにも効果的でしょう。

材料（4人分）

- キクラゲ…15g
- アストラガルスの根（フレッシュまたはドライ）…15g
- 朝鮮人参の根（フレッシュまたはドライ）…15g
- エシャロット（皮を残したまま両端を切り落とす）…6本
- ガーリック（皮を残したまま両端を切り落とす）…3片
- 大きめのニンジン（よく洗う）…1本
- 新鮮な根ショウガ（薄切り）…1片（2.5cm程度）
- 生シイタケ…150g
- 生ヒラタケ…150g
- 大きめの生ワカメ（小さく切る）…1本　または乾燥ワカメ…大さじ1杯
- ゴジベリー（ドライの場合には水で戻しておく）…15g
- そば麺…200g
- 大麦の味噌…大さじ2～3杯
- イタリアンパセリ（刻む）…少量
- 黒コショウ（挽き立て）…適宜

つくり方

1. 大きめの片手鍋にキクラゲ、アストラガルスの根、朝鮮人参の根、エシャロット、ガーリック、ニンジン、ショウガを入れ、1.5Lの水を注ぐ。火にかけて沸騰させる。しっかりと蓋を閉め、ごく弱火で30分間煮込む。
2. 片手鍋を火から下ろし、中身を水切りボウルかザルで濾して、スープのみを片手鍋に戻す。濾したハーブのなかから、ガーリックとエシャロットは皮の外側から中身を押し出し、キクラゲは薄切り、ニンジンは小さく切ってそれぞれスープに戻す。アストラガルスと朝鮮人参の根は取り除く。スープにシイタケ、ヒラタケ、ワカメを加えて火にかけ、沸騰させる。ゴジベリーを加え10分ほど煮たら、そばを入れて、ちょうどよい硬さになるまで5～7分煮る（麺の種類に応じてゆで時間を加減する）。
3. 器に盛り、お好みでスープに味噌を溶かして黒コショウを振りかけ、イタリアンパセリを散らす。

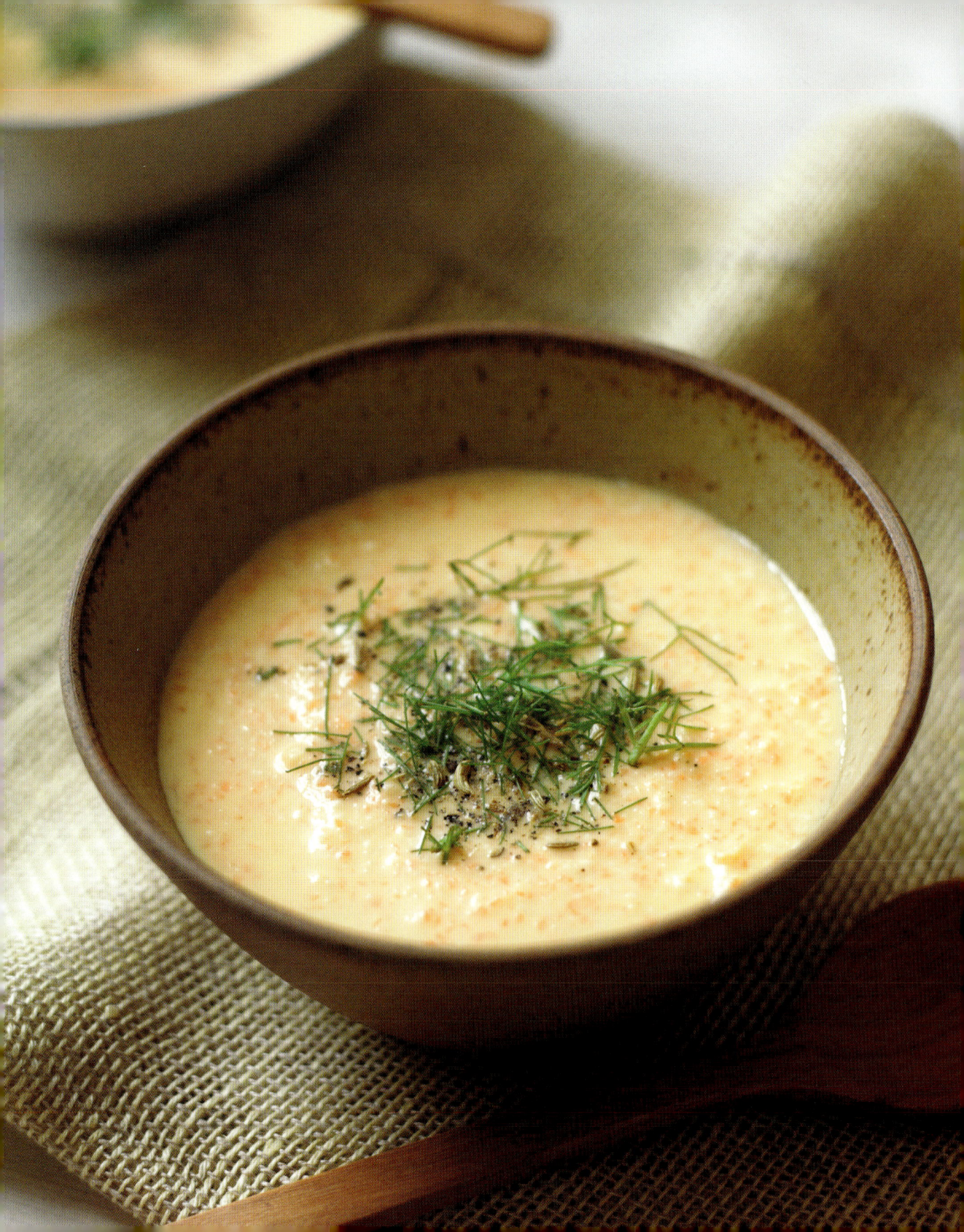

生のニンジンとアーモンドのスープ

🥄 肺機能の強壮

レシピのポイント

身体を冷やすこのスープは、夏の暑い日のランチにぴったりです。フェンネルは冷却とクレンジング効果の他にも、鎮痙、駆風、穏やかな消化促進や腎臓活性化、眼のかすみの解消などに効果があります。さらに加温作用を備え滋養効果のきわめて高いアーモンドを加え、バランスの良いスープに仕上げました。

材料（4人分）

- 粒のままのアーモンド…200g
- ニンジン（皮を剥いて刻む）…150g
- ガーリック…2片
- ミネラルウォーター…500ml
- フェンネルシード…小さじ1/2杯
- コショウの実…小さじ1/2杯
- シーソルト…ひとつかみ
- フェンネルのフレッシュリーフ（細かく刻む）…大さじ1杯

つくり方

1. アーモンドを発芽させるため、30分ほど冷水に浸しザルに入れて流水でよく洗う。これを大きめのボウルに移し、かぶるぐらいの水に浸して一晩置く。翌日、アーモンドの皮を剥いて清潔なボウルに入れ、濾過水またはミネラルウォーターを注ぎ入れる。冷蔵庫に入れて冷やし、24時間以内に取り出して水を切っておく。
2. ボウルの中身を濾してアーモンドを取り出す。アーモンドを浸しておいたミネラルウォーター（アーモンド水）も残しておく。ブレンダー用の容器またはフードプロセッサーに、ニンジン、ガーリック、アーモンド、アーモンド水小さじ1杯を入れ、少量ずつアーモンド水を足しながら、なめらかになるまでミキシングする。このスープを冷蔵庫に入れ、冷たくなるまで2〜3時間冷やす。
3. すり鉢に、フェンネルシード、コショウの実、シーソルトを入れ、粉末状になるまで、すりこぎですりつぶす。このスパイスミックスに、シダ状のフェンネルの葉を加える。スープを器に盛り、上からスパイスミックスを振りかける。

ズッキーニと海藻の緑のスープ

🔵 体重管理のサポート　　🔴 体重管理のサポート

レシピのポイント

ヘルシーなのに栄養満点な身体に嬉しいスープをつくりました。冷却作用をもつズッキーニは、体液をつくり出して乾燥を防ぐのに効果的です。ミネラルの宝庫として有名な海藻は、その他にも有毒な老廃物の排出、腎臓機能の向上、血液のアルカリ化、体重管理、コレステロール値の低下など、健康に良いさまざま機能をもっています。

材料（4人分）

- 乾燥ワカメ、またはダルスなどのソフトで色鮮やかな海藻…少々
- エシャロット（刻む）…4本
- 中サイズのフェンネルの茎の根元部分（刻む）…1株
- 中サイズのズッキーニ（薄切り）…5本
- フレッシュパセリ（細かく刻む）…大さじ1杯
- 塩、黒コショウ（挽き立て）…適宜
- パンプキンシードオイル…適宜

つくり方

1. 海藻をボウルに入れ、600ml以上の清潔な水に浸して戻す。
2. 片手鍋に小さじ1杯の水を入れて加熱する。刻んだエシャロットを入れ、蓋をして弱火にかける。ときどき蓋を開けてかき混ぜる。
3. エシャロットがしんなりしてきたら、フェンネルとズッキーニを加える。もう一度蓋をし、野菜に火が通るまで調理する。
4. 海藻の水気を切っておく。ブレンダー用の容器またはフードプロセッサーに3.と、刻んだパセリ、500〜600mlの水を入れ、なめらかになるまでミキシングする。塩コショウで味を整える。
5. 海藻を4つに分ける。器にスープを盛り、それぞれに4等分した海藻をのせる。フレッシュパセリとパンプキンシードを上から散らす。

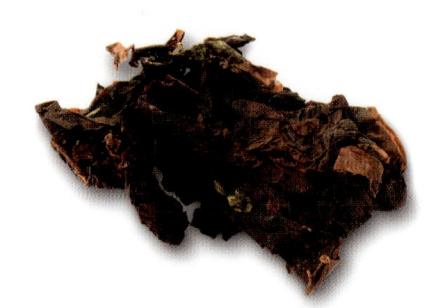

ダルス (Palmaria palmata)
ダルスはミネラル成分が豊富な海藻。大西洋と太平洋の北部の海岸に分布している。

レンズ豆のスプラウトとターメリックのスープ

消化促進　　組織修復力アップ

レシピのポイント
レンズ豆は、乾燥したものよりもスプラウトの方が消化しやすく、栄養価も高いことが知られています。ターメリックは、消化器官と肝臓の機能を助ける働きがあり、黄疸などの症状に効果的です。また、このスープには抗炎症作用があり、リウマチ痛や関節痛などの腫れや痛みを軽減し、寒くなり始めた秋の身体を温めます。

材料（4人分）
- オリーブオイル…大さじ1杯
- エシャロット（刻む）…4本
- ターメリックパウダー…小さじ1杯
- ガーリック…2片
- 生シイタケ（薄切り）…100g
- レンズ豆（ピュイレンティル）のスプラウト…200g
- 自家製の野菜ブイヨン、または冷水…1L
- レモン果汁…1/2個分
- 塩、黒コショウ（挽き立て）…適宜
- コリアンダーの葉（刻む）…大さじ1杯

つくり方
1. 片手鍋にオリーブオイルを熱し、刻んだエシャロットを入れて1分ほどさっと炒める。ここにターメリック、ガーリック、シイタケを加えて混ぜ合わせる。レンズ豆を入れ、野菜ブイヨンまたは水を注いで沸騰させる。10分間ほど弱火で煮込む。
2. 火を止め、レモン果汁と塩コショウで味を整える。スープを器に盛り、刻んだコリアンダーの葉を散らす。

メモ
レンズ豆（ピュイレンティルという緑色の小粒品種を使用）を発芽させる。まず大きめのガラス容器に乾燥レンズ豆150gを入れる（発芽すると容積が増えるので、豆の容積の3倍ほどの容器を用意する）。レンズ豆を水で浸し、ガーゼなどの薄手の布で容器の口を覆ってしっかりと留め、一晩置く。翌朝、レンズ豆と容器をすすぐために、容器のなかの古い水を捨て、きれいな水ですすぎ再度水を捨てる。レンズ豆の入っている容器は、薄手の布から自然に水分が落ちるように、口を下にして置く。夜、もう一度レンズ豆をきれいな水ですすぎ、容器の口を下にして一晩置く。このすすぎ作業は1日2回、発芽するまで繰り返す（2〜4日）。新芽の長さがレンズ豆よりも大きくなったら、料理に利用できる。

ターメリック (*Curcuma longa*)
アジアや中東地域では、料理やアーユルベーダの材料として欠かすことのできないターメリックは、ショウガ科の植物である(p.45)。

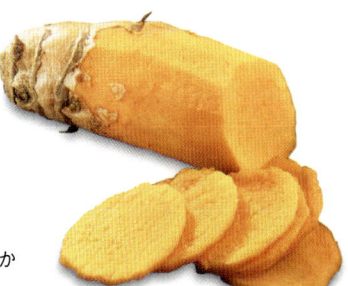

焙煎大麦と栗のスープ

🔸 下肢の強化　　🔹 体内活性化

レシピのポイント

寒い冬の日のランチに最適なスープを紹介します。この強壮効果と栄養価の高いスープは、特に腎臓の活性化に効果があります。全身のあらゆる器官を温める作用があるため、寒さで身体の痛みが悪化したと感じる人には特におすすめです。寒い季節には、週に1度食べるとよいでしょう。

材料（4人分）

- エシャロット（皮を残したまま両端を切り落とす）…6本
- ガーリック（皮を残しておく）…4片
- 大きめのニンジン（よく洗う）…2本
- 根用セロリ（皮を剥いて角切り）…200g
- 新鮮な根ショウガ（よく洗う）…1片（2.5cm程度）
- 食用栗（生または下ごしらえ済みのもの）…150g
- 生シイタケ（軸を取って薄切り）…200g
- 長めの生ワカメ（小さく切る）…2本
  または乾燥ワカメ…大さじ2杯
- 焙煎大麦（メモ1参照）…100g
- 大麦の味噌…大さじ1杯
- イタリアンパセリ（飾り用）…適宜（お好みで）

つくり方

1. 生の栗を使う場合には、最初にオーブンで焼いておく（メモ2参照）。
2. 大きめの片手鍋に、エシャロット丸ごと、ガーリック、ニンジン、根用セロリ、ショウガを入れ、水500mlを注ぎ、弱火で沸騰させる。蓋をして、弱火で1時間以上煮込み、必要に応じて水を注ぎ足す。
3. 片手鍋を火から下ろし、中身を水切りボウルで濾して、スープのみをきれいに洗った片手鍋に戻す。濾した野菜のなかから、ガーリックとエシャロットを取り出し、皮の外側から中身を押し出してそのままスープに戻す。
4. スープに栗の実を加え、再び沸騰させる。シイタケ、ワカメ、焙煎大麦も加え、15～20分間弱火で煮る。大麦の味噌をスープに溶かす。火から下ろして、器に盛り、お好みでパセリを飾る。

メモ1

大麦を焙煎する。まずぬるま湯に浸して一晩置き、翌日、水を切ってトレイに並べ、清潔な布をかけて乾かしておく。大麦がまだ湿っている状態のまま、大きめのフライパンを強火で熱し、中火にしてから大麦の1/4の量をフライパンに入れ、よく炒める。大麦がキツネ色に変わり、パチパチと音がしてきたら、フライパンから皿に移して完全に熱を冷ます。残り3/4の大麦を3回に分け、同じ作業を繰り返す。スープを2、3日後につくる場合には、焙煎した大麦を密閉できる容器に入れて保存しておく。

メモ2

生の栗の実を焼く。まず栗の一番上の部分をナイフで切り落とす。オーブン皿に並べ、180℃で20～25分間加熱する。オーブンから取り出し、栗を1つずつ布で包んで両側から強く押すと、堅い殻が剥きやすくなる。

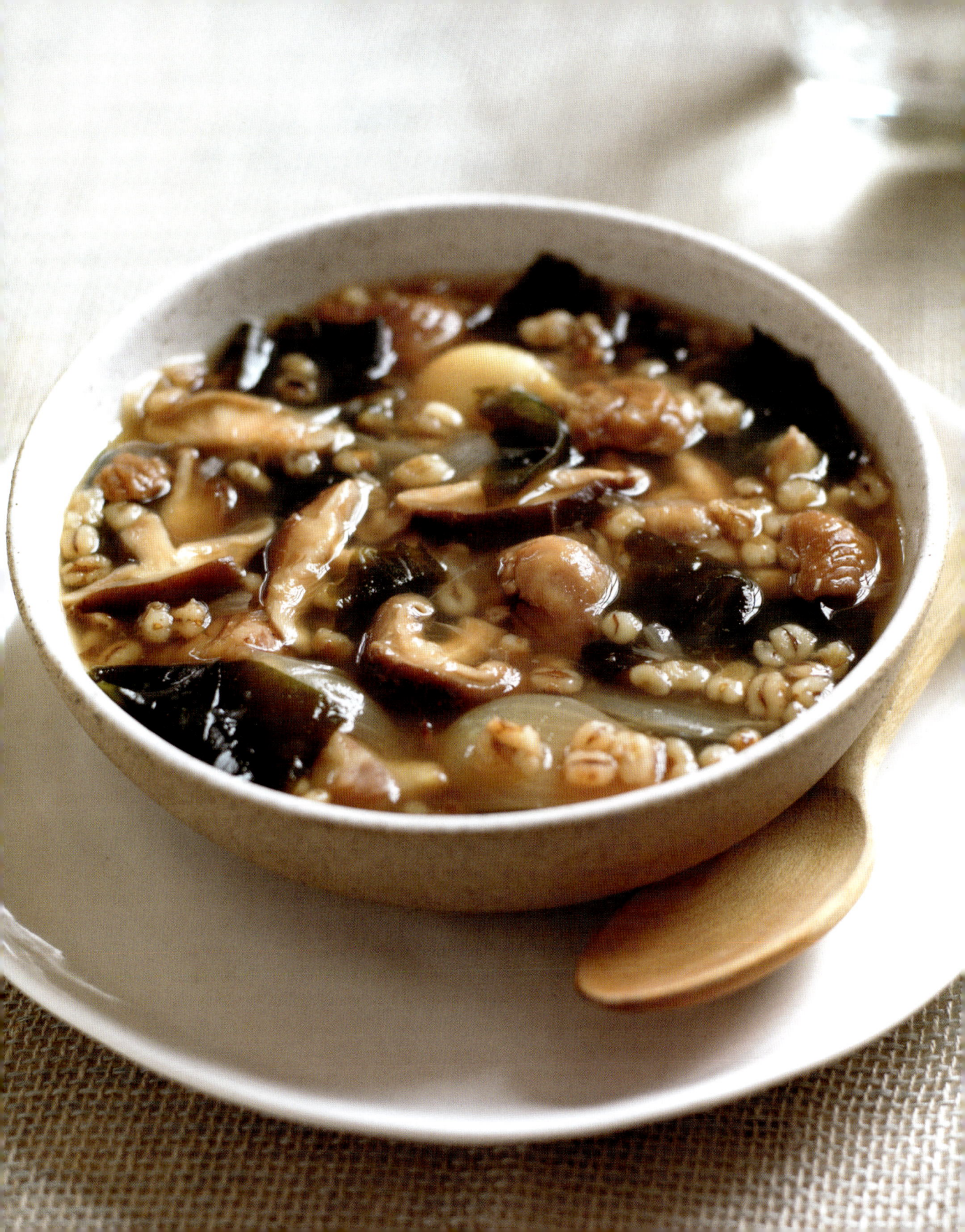

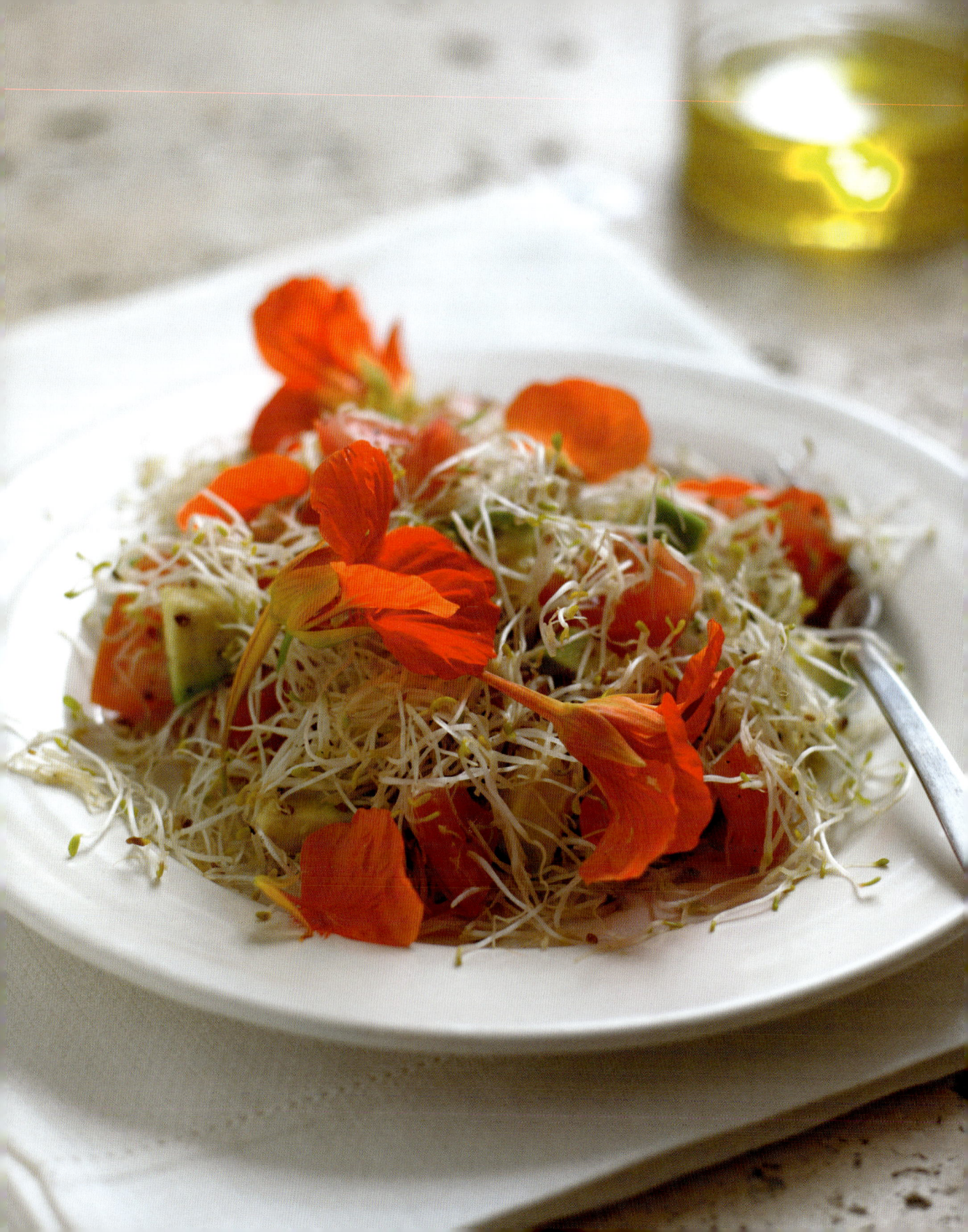

サラダのレシピ

生の野菜やハーブを食べることは栄養摂取の源であり、栄養分、水分、繊維質の補給と老廃物の排出を助ける作用があります。ここで紹介するサラダは、新鮮な野菜の治癒効果とハーブのもつ植物性栄養素を組み合わせたものです。食生活を見直して健康への意識を高めましょう。

ナスタチウムとアルファルファのサラダ

デトックス

レシピのポイント

発芽種子(スプラウト)には新鮮な栄養素が豊富に含まれています。特にミネラル分が多く、利尿や整腸作用を促すことから、デトックス療法には欠かせない食材です。一方、薬用ハーブとして肺・腎機能の強化に有効なナスタチウムの花は、ピリッとした刺激をもち、このサラダに上品な風味をもたらします。

材料(2人分)

- アルファルファ…75g
- アボカド(刻む)…1個
- 大きめのトマト(刻む)…1個
- ナスタチウムの花…8輪

ドレッシング用

- オリーブオイル…大さじ1杯
- レモン果汁…1/2個分
- マスタード…小さじ1/4杯
- 塩、黒コショウ(挽き立て)…適宜

つくり方

1. アルファルファをザルにあけ、流水でしっかりと洗う。その後、サラダスピナーか清潔な布巾で水気をしっかりと取る。
2. ドレッシングの材料すべてを、なめらかになるまでしっかりと混ぜ合わせ、フレンチドレッシングをつくる。
3. サラダボウルにアルファルファをのせ、アボカドとトマトを加える。上からドレッシングをかけて、よく混ぜ合わせる。仕上げにナスタチウムの花を散らして完成。

コリアンダーと松の実ペーストを添えた
スパゲティ風ズッキーニのサラダ

🖐 肌の浄化　　　📛 便秘の解消

レシピのポイント

ズッキーニの千切りをスパゲティに見立てた、夏のランチにぴったりのレシピです。ズッキーニには穏やかな緩下作用があり、ヘンプオイルやパンプキンシードオイルに含まれる必須脂肪酸と組み合わせると、栄養補給と肌の不純物除去に役立ちます。プロテイン豊富な松の実を加えることで、軽い味わいとは対照的な、栄養満点なサラダに仕上げました。

材料（2人分）

- ズッキーニ（入手できれば緑と黄色1本ずつ）
  …2本
- コリアンダーのフレッシュリーフ（細かく刻む）
  …大さじ2杯
- 松の実（粗く挽く）…50g
- ヘンプオイル…小さじ2杯
- パンプキンシードオイル…小さじ2杯
- レモン果汁…1/2個分
- 塩、黒コショウ（挽き立て）…適宜

つくり方

1. 野菜スライサーを使い、ズッキーニをスパゲティ状の細長い千切りにする。スライサーがない場合には、ズッキーニを縦にできるだけ細長いスティック状になるように切る。
2. ボウルにコリアンダーの葉、松の実、ヘンプオイル、パンプキンシードオイルを入れ、ペースト状になるまでしっかり混ぜ合わせる。
3. サラダボウルにズッキーニをのせ、コリアンダーのペーストをかける。レモン果汁と塩コショウで味を整える。

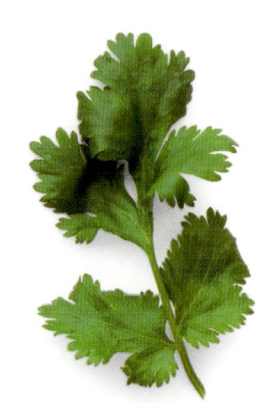

コリアンダー（*Coriandrum sativum*）
パセリやニンジンと同じセリ科のコリアンダーは、軟らかい茎をもち、淡いピンク色の小さな花を咲かせる。

レッドクローバーのスプラウトとレモンバームのサラダ

🌸 更年期症状の緩和

レシピのポイント

レッドクローバーは、月経前症候群の治療に使われることが多いハーブです。またその花も、更年期の女性が抱えるホットフラッシュ（ほてり、のぼせ）、骨密度の減少、ホルモンバランスの乱れなどの症状を緩和する製品によく用いられています。このレシピで使用するスプラウトにも、栄養豊富な花と同等の治癒効果が期待できます。

材料（2人分）

- 大きめのニンジン（よく洗う）…1本
- レッドクローバーのスプラウト…100g
- ブロッコリーのスプラウト…50g
- マンゴー…1/2個
- ガーリック（皮を剥く）…1片
- オリーブオイル…大さじ3杯
- ライム果汁…1個分
- 塩、黒コショウ（挽き立て）…適宜
- レモンバームのフレッシュリーフ（飾り用、細かく刻む）…8枚

つくり方

1. 野菜スライサーを使い、ニンジンをスパゲティ状の細長い千切りにする。スライサーがない場合には、ピーラーを利用するなどして、できるだけ細長いスティック状になるように切る。スプラウトとニンジンを大きめのサラダボウルに入れる。
2. 次にドレッシングをつくる。マンゴーを半分に切って種を取り、果肉をすくい出したら、ブレンダー用の容器またはフードプロセッサーに入れる。ガーリック、オリーブオイル、ライム果汁を加え、なめらかになるまでミキシングする。塩コショウで味を整えたら、このドレッシングを野菜にかけ、よく混ぜ合わせる。レモンバームの葉を散らして完成。

メモ

レッドクローバーやブロッコリーのスプラウトは、自分で育てることができる。まず、大きめの水差しのようなガラス容器に種を大さじ2杯入れ、ミネラルウォーターまたは濾過水で浸し、ガーゼなどの薄手の布で容器の口を覆ってしっかりと留め、蓋をして一晩置く。翌朝、種をすすぐために、容器のなかの古い水を捨て、いったんきれいな水に入れ替えて再度水を捨てる。種の入っているガラス容器は、薄手の布から自然に水分が落ちるように、口を下にして45度ほど傾けて置いておく。種をすすぐ作業は、発芽して食べられる大きさに生長するまで毎日朝と夜に繰り返す（小さな緑の葉が出るまでには4〜5日かかる）。種が発芽したら、密閉できるガラス容器に移して冷蔵庫で保管し、2日以内に食べること。

ダンデリオンとプリムローズの葉のサラダ

🍃 デトックス

レシピのポイント

初春に摂りたいデトックスサラダです。ダンデリオンとチコリは、肝臓と膀胱に穏やかな強壮作用をもたらします。家庭菜園で育てたハーブや、ちょっとした林のなかに自生している新鮮なハーブを利用しますが、ロケットやチャイブ、チコリなどは買い求める必要があるかもしれません。ロケットなどは、種から栽培できるので挑戦してみてはいかがですか。

材料（2人分）

- ダンデリオンの葉…30g
- ワイルドチャイブ…小さじ1杯
- デイジーの葉…10g
- ヤロウの葉…10g
- プリムローズの葉…20g
- ロケットの葉…10g
- チコリの葉球…1個
- リンシードオイル…大さじ1と1/2杯
- レモン果汁…大さじ1と1/2杯
- コショウ…適宜
- ゴマ塩…適宜（メモ参照）

つくり方

1. すべての食材をよく洗い、サラダスピナーで水気を切っておく。
2. 次にドレッシングをつくる。小さめのボウルにリンシードオイル、レモン果汁、コショウ、ゴマ塩を入れ、よく混ぜ合わせる。1.が乾いたら、サラダボウルに盛り、ゴマ塩を全体にあえてからドレッシングをかける。

メモ

ゴマ塩をつくる。金ゴマまたは皮剥きゴマ大さじ1杯と黒ゴマ大さじ1杯をボウルに入れて水で浸し、一晩置く。翌日、水を捨て、薄手のガーゼでつくった袋のなかにすべてのゴマを入れ、水気を下に落として自然乾燥させる。ゴマが乾いたら、フライパンで軽く炒り、お好みに応じてシーソルト3つまみ程度をゴマと混ぜ合わせる。すり鉢、もしくはフードプロセッサーでゴマをすり、密閉できる容器に保存しておく。

注意

妊娠中の人がこのサラダを食べる場合、ヤロウの葉は入れないこと。

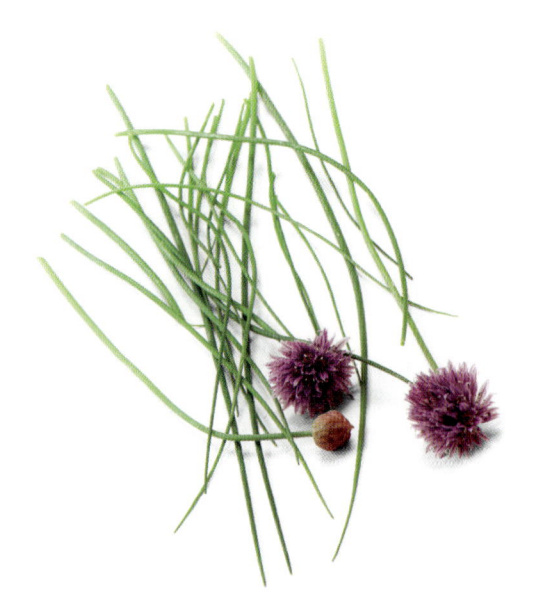

チャイブ（*Allium schoenoprasum*）
葉は円筒形でなかが空洞になっている。かすかにオニオンの風味が漂い、仕上げに添えると料理のおいしさが一層引き立つ。

エディブルフラワーのサラダ

🔵 五感の刺激

レシピのポイント

夏に咲くエディブルフラワー（食用花のこと）を集めたこのサラダは、鮮やかな色彩と未体験の味わいで五感を刺激します。カレンデュラ、ナスタチウム、ビオラ、ローズのフレッシュフラワーは、それぞれにユニークな異なる風味をもつため、すべてを一緒にして口に入れてしまう前に、1つ1つの味の違いを楽しんでみることをおすすめします。

材料（4人分）

- サンフラワーの新芽…50g
- バックウィート（ソバ）の新芽…50g
- ブロッコリーのスプラウト(p.229)…50g
- 黄色のパプリカ(スティック状に切る)…1個
- 赤色のパプリカ(スティック状に切る)…1個
- 小さめのキュウリ(薄い輪切り)…1本
- 完熟トマト(くし形切り)…2個
- カレンデュラの花弁…大さじ1杯
- ナスタチウムの花(花軸は取り除く)…12輪
- ビオラの花(花軸は取り除く)…大さじ1杯
- 香りの良いローズの花弁…大さじ1杯

ドレッシング用

- バジルのフレッシュリーフ…大さじ2杯
- ゴマ油…大さじ2杯
- ガーリック(皮を剥く)…1/2片
- みりん…大さじ1杯
- レモンまたはライム果汁…大さじ1杯
- 塩、黒コショウ(挽き立て)…適宜

つくり方

1. 採取したサンフラワーとバックウィートの新芽をきれいな水でよくすすぎ、サラダスピナーで水気を切っておく。ブロッコリーのスプラウトも流水でよくすすぎ水気を切る。これらをサラダボウルに入れ、ここにパプリカ、キュウリ、トマトを加える。
2. すべての花と花弁を飾り用に少し取り分け、残りをすべてサラダボウルに加える。
3. ドレッシングの材料すべてを、ブレンダー用の容器またはフードプロセッサーに入れてよくミキシングする。出来上がったドレッシングをサラダの上からかけて、やさしく混ぜ合わせる。食べる直前に、飾り用の花を上から散らして完成。

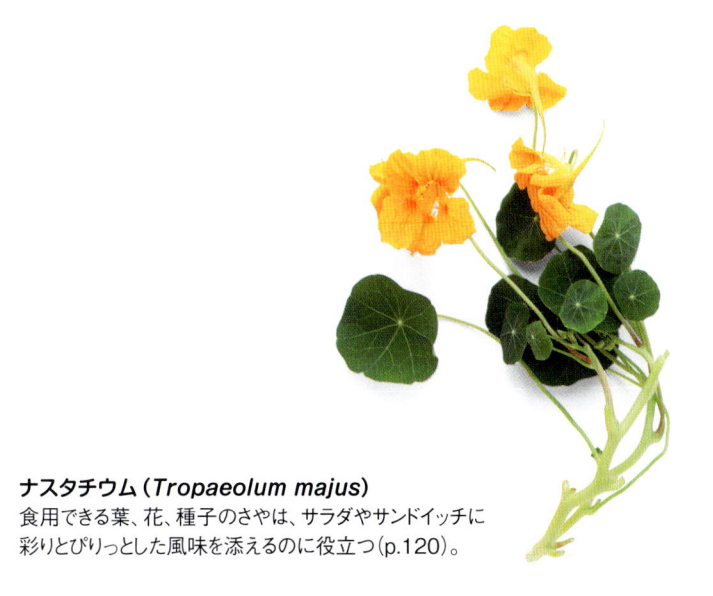

ナスタチウム (*Tropaeolum majus*)
食用できる葉、花、種子のさやは、サラダやサンドイッチに彩りとぴりっとした風味を添えるのに役立つ(p.120)。

ブロッコリーとローズマリーのサラダ

🌿 消化促進

レシピのポイント

ブロッコリーは硫黄、鉄、ビタミンB類の優れた供給源です。また、重要な抗酸化物質であるスルフォラファンを含むことから、さまざまな病気に対する身体の抵抗力を高める効果も評価されています。健康に良いクロロフィルを壊さないようにするには、加熱し過ぎないことがポイント。またローズマリーは、血行促進、消化不良による腹部の不快感の緩和、記憶力の向上に効きます。

材料（2人分）

- 大きめのブロッコリー（小房に分ける）…1株
- 小さめのアボカド（皮を剥いて種を取る）…1個
- ガーリック（皮を剥く）…2片
- レモン果汁…1/2個分
- 塩、黒コショウ（挽き立て）…適宜
- 新鮮なローズマリーの小枝
  （ちぎり取った葉を細かく刻む）…1本
  またはローズマリーのドライハーブ…小さじ1杯
- オリーブの実（種を取る）…16個

つくり方

1. ブロッコリーの小房を同じぐらいの大きさに切り分け、蒸し器に入れる。芯まで火を通し、適度な硬さと緑色が失われないうちに蒸し器から取り出す。
2. アボカドの果肉、ガーリック、レモン果汁、塩コショウをブレンダー用の容器またはフードプロセッサーに入れ、なめらかになるまでよくミキシングする。このソースがブロッコリー全体に絡むように、しっかりとあえる。
3. 器に移し、刻んだローズマリーを上から散らし、オリーブの実を飾る。

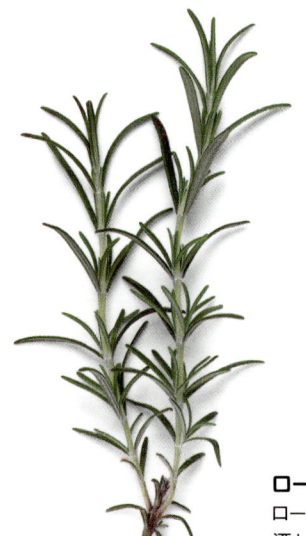

ローズマリー（*Rosmarinus officinalis*）
ローズマリーは、針のような葉と樹脂のような甘い香りを漂わせる、芳香性ハーブの代表格である（p.98）。

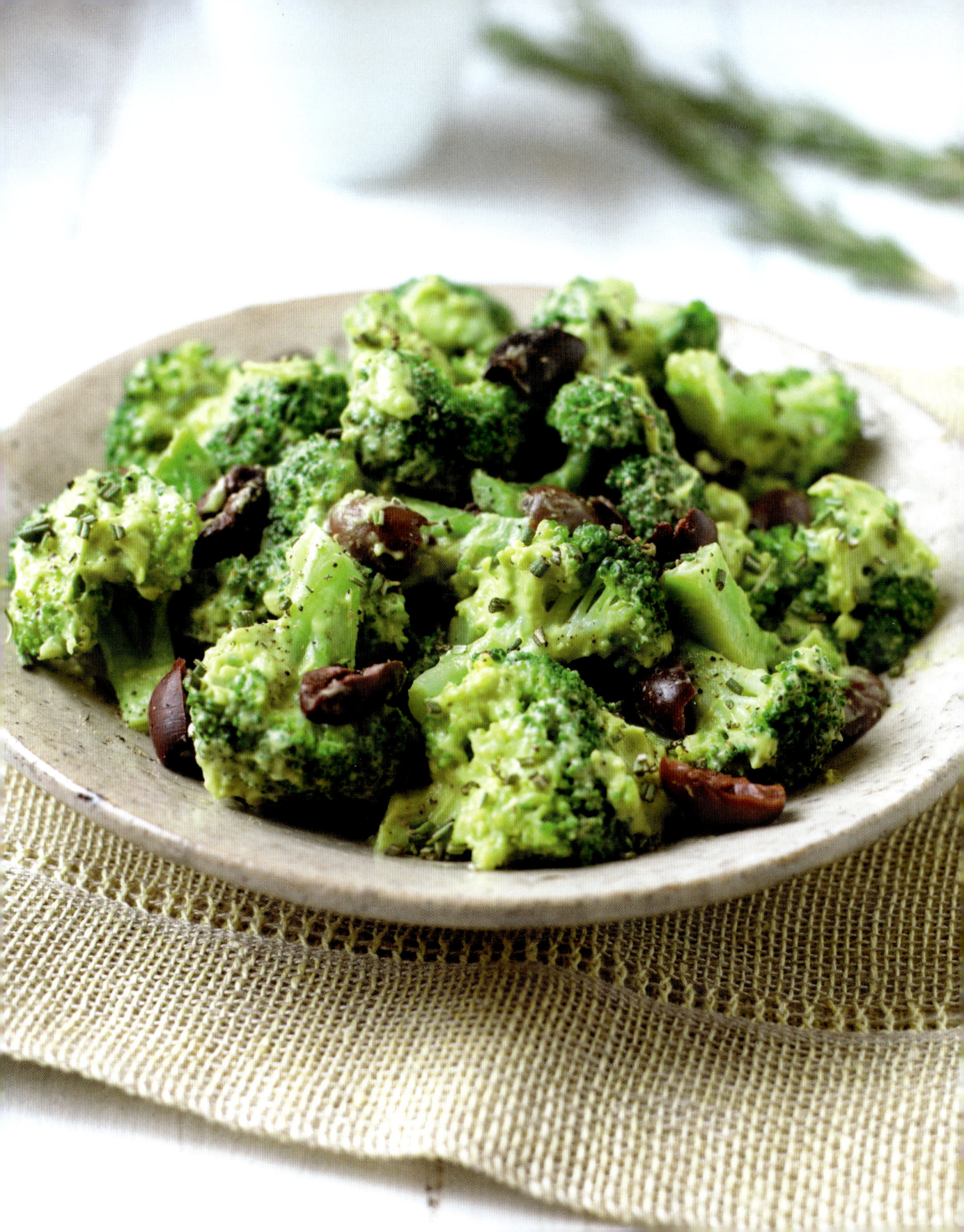

ザワークラウトとアボカドのサラダ

🌿 腸内細菌の活性化

レシピのポイント

ザワークラウトなどの発酵食品は、腸内の健康増進におおいに貢献することで知られていますが、これは栄養の吸収を活発化する有機体の生長を促進させるからです。また、キャベツには結腸と胸部の健康をサポートする化合物が含まれ、抗酸化、抗菌、抗ウイルス作用もあります。実際に、ザワークラウトとして加工したキャベツには、生のキャベツよりも多くのビタミンCが含まれています。

材料（2人分）

ザワークラウト用
- 中サイズのキャベツ…2個
- 塩…大さじ2杯

サラダ用
- アルファルファ（よく洗う）…50g
- アボカド（皮を剥き種を取って薄切り）…1個
- パンプキンオイル…大さじ1杯
- 黒コショウ（挽き立て）…適宜

つくり方

1. ザワークラウトをつくる。キャベツをフードプロセッサーに入れ、細かく刻む。これをボウルに移し、塩を振りかけて全体をよく混ぜ合わせ、30分ほど置く。
2. 麺棒の端でキャベツを上からたたき、キャベツの水分を押し出す。殺菌したガラス容器（p.194）に、塩もみしたキャベツをひとつかみずつ移し、そのたびに麺棒の端でしっかりとキャベツをたたき、キャベツの層の間に空気が残らないようにする（徹底的にたたくのがポイント）。キャベツを上からしっかりと押さえつけた時に、容器の上部にある程度の余裕がないと、キャベツが発酵して膨らんだ時に、キャベツそのものや水分が溢れ出ることがある。
3. ガラス容器を皿の上に置き、容器の口と同じサイズの小皿で覆う。風通しは良いが寒くない場所に容器を保管する（メモ参照）。定期的に容器を確認し、発酵の際に生じる浮きかすが現れたらすくい出す。およそ1週間で十分に発酵し、食べ頃になる。保存期間は冷蔵庫で2週間ほど。
4. 次にサラダをつくる。ザワークラウト125gとサラダ用の材料をすべてサラダボウルに入れて混ぜ合わせ、調味料で味を整えて完成。

メモ

市販のザワークラウトで代用することもできるが、これらには防腐処理が施されていることも多く、自家製のものの方が、格段に味が良い。発酵に最適な温度は20〜22℃。24℃以上、または13℃以下では発酵が止まり、キャベツが腐る可能性がある。発酵中に表面がピンク色っぽく変化したら、暗い場所に移動する。また、キャベツが煮崩れたように軟らかくなってきたら、発酵が正常に行われていないと考えられるため、食べることはできない。

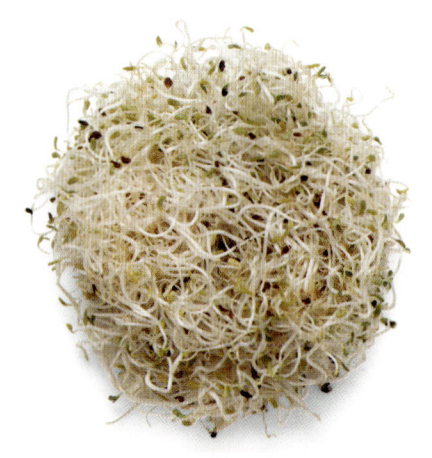

アルファルファ (*Medicago sativa*)
豆科の顕花植物であるアルファルファはもともと中東地域で栽培されていたが、現在では世界中で育てられている。

海苔ロール

🌿 デトックス

レシピのポイント

海苔をシート状に加工してあぶった「焼き海苔」は、ヘルシーなスナックに利用されていることも多く、具材を包んで食べるための食材としても最適です。デトックス効果のある野菜を生のまま使い、忙しくても手軽に食せるこの海苔ロールは、まさにローフードサンドウィッチ。サラダ感覚でドレッシングをかけていただきます。

材料（3〜4人分）

- ゴマ…大さじ山盛り2杯
- 焼き海苔（全形）…5枚
- 小さめのパパイヤ（皮を剥いて種を取り、細切り）…1個
  または大きめのパパイヤ…1/2個
- 赤いパプリカ（種を取って細切り）…1個
- チリ（種を取って細切り）…1本
- 西洋ネギ（リーキ）の内側の白い部分（縦方向に薄く切る）…10cm
- アボカド（皮を剥いて種を取り、細切り）…1個

ドレッシング用

- ライム果汁…1個分
- ガーリック（つぶす）…1片
- 新鮮な根ショウガ（すりおろす）…小さじ1/2杯
- コリアンダーのフレッシュリーフ（細かく刻む）…大さじ1杯
- 大麦の味噌…小さじ1杯弱
- ライムの皮…小さじ1/2杯
- メープルシロップ…小さじ1杯
- ミネラルウォーター…大さじ3杯

つくり方

1. 最初にゴマを煎る。小さめのフライパンを弱火にかけ、ゴマを入れてこまめにかき混ぜる。ほんのりキツネ色に変わり、香ばしい香りが上がってくるまで3〜4分煎る。
2. 次にドレッシングをつくる。ドレッシング用の材料を、ブレンダー用の容器またはフードプロセッサーに入れ、ここに煎ったゴマのうち、小さじ1杯分を加え、なめらかになるまでミキシングする。
3. 小さめのボウルに水を入れておく。巻きす、または海苔よりも全体的に少し大きめのクッキングシートの上に、海苔をのせる。
4. 海苔の手前を2〜3cmほど空けて、海苔に巻く具材をそれぞれ1/5量ずつのせ、順番に重ねていく。
5. 野菜の上からドレッシングを全体に軽くかけ、煎ったゴマを少量散らす。
6. 巻きす（またはクッキングシート）の手前の端を持ち上げ、具材を巻き込みながら海苔を巻く。ボウルに入れた水で指先を濡らし、海苔の端に水を付けてしっかりと巻き止める。残りの海苔、具材、ドレッシングを使い、同様に海苔ロールをつくる。
7. 海苔ロールを3つに切り分け、切り口を上にして器に並べる。煎ったゴマをそれぞれの海苔ロールに振りかけ、ドレッシングが残っていれば、ディップとして添える。

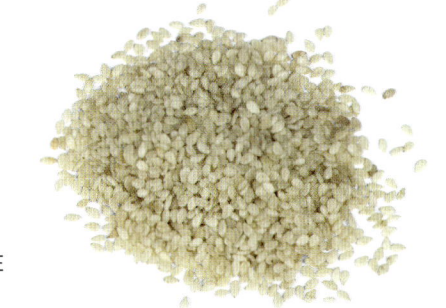

ゴマ (*Sesamum indicum*)
ゴマの種子には、鉄、カルシウム、マグネシウム、ビタミンB_1・Eなどの栄養成分やビタミンがきわめて豊富に含まれている。

カシューナッツクリームをあえた
ミントとキュウリのサイドサラダ

🌿 消化器系の冷却

レシピのポイント

このサラダはインド風ヨーグルトサラダ「ライタ」のような風味がありますが、乳成分を含まないため、乳製品が苦手な人でも食べられます。ミントの味わいが爽やかなこのサラダは、キュウリの冷却作用も加わって夏のメニューに最適。冬につくる場合は、細かく刻んだチリを加えるとよいでしょう。キュウリは、種の小さい若いものを選びますが、成熟したキュウリを使う場合には、大きな種をスプーンですくい出してから使います。

材料(4人分)

- 中サイズのキュウリ(皮を剥く)…1本
- ミントのフレッシュリーフ(飾り用、細かく刻む)
  …2〜3枚

カシューナッツクリーム用

- 生のカシューナッツ(水に浸しておく)…75g
- ガーリック(つぶす)…2片
- 白味噌…小さじ2杯
- 搾りたてのレモン果汁…大さじ2杯
- ミントのフレッシュリーフ(細かく刻む)…大さじ1杯
- コリアンダーのフレッシュリーフ(細かく刻む)
  …大さじ1杯

つくり方

1. キュウリを縦長に半分に切り、大きな種があればスプーンですくい出す。キュウリをさいの目に切り、サラダボウルに入れる。
2. カシューナッツクリームの材料すべてを、ブレンダー用の容器またはフードプロセッサーに入れ、よくミキシングする。クリームの濃度を調節するために水を150ml加え、必要に応じて注ぎ足す。
3. カシューナッツクリームをキュウリにかけて、よくあえる。細かく刻んだミントの葉を全体に散らして完成。

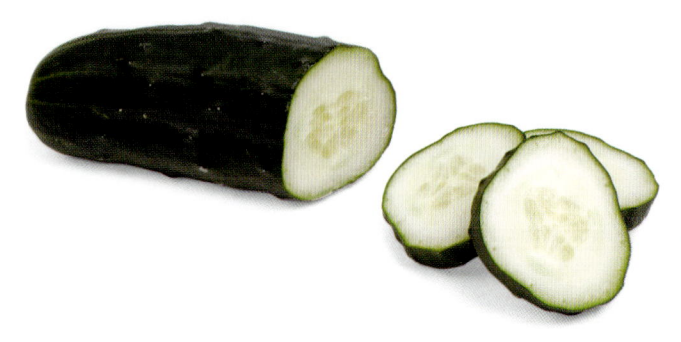

キュウリ (*Cucumis sativas*)
野菜と思われがちだが、種が実のなかに包含されていることや花から生長することなどから、実際は果実の仲間である。

カイエンペッパーで炒めたアーモンドとケールのサラダ

消化促進

レシピのポイント

冬の緑黄野菜であるケールは硫黄分を含み、その搾り汁は昔から胃潰瘍や十二指腸潰瘍の薬として使用されてきました。このレシピでは、冬の冷えきった身体を温めるためにカイエンペッパーを使用していますが、潰瘍などの症状がある場合には、カイエンペッパーを抜いて調理することをおすすめします。

材料（3〜4人分）
- アーモンド（刻む）…大さじ2杯
- カイエンペッパーのパウダー…ひとつまみ
- スイートパプリカのパウダー…小さじ1/2杯
- 塩…ひとつまみ
- レモン果汁…少量
- ケール（よく洗って千切り）…250g
- オリーブオイル…大さじ2杯

つくり方

1. 最初にアーモンドを炒める。底の厚いフライパンを中火で温め、アーモンドを加えて2分ほど炒める。ここにカイエンペッパー、パプリカ、塩を加え、アーモンドによく絡ませる。レモン果汁を全体に振りかけ、レモン果汁が沸騰する前にフライパンを火からおろして脇に置く。
2. 片手鍋を中火で温め、水を大さじ2杯入れる。水が沸騰したらケールを加え、しっかりと蓋をする。火を弱め、ケールから水分が出てくるまで2〜3分加熱するが、完全に火を通さずにしんなりしてきたら火を止める。
3. 器にケールをのせ、オリーブオイルとレモン果汁をかけて混ぜ合わせ、スパイシーに味付けしたアーモンドを散らす。

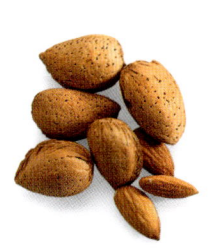

アーモンド（*Prunus dulcis*）
アーモンドにはビタミンEと、コレステロール値降下に有効な一価不飽和脂肪が豊富に含まれている。

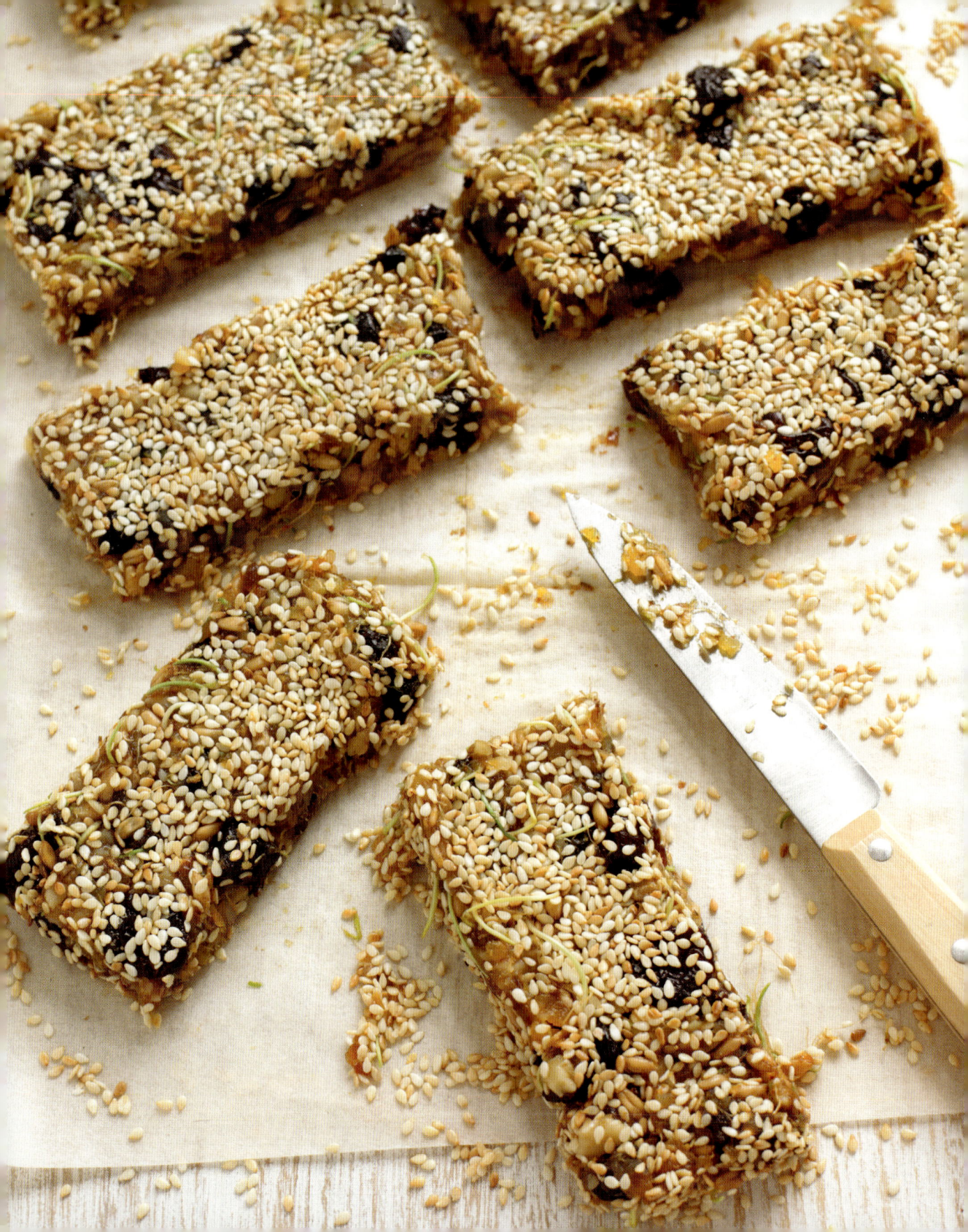

フルーツバーのレシピ

毎日の食生活に自然の恵みをもっとたくさん取り入れたい！　そんな時にこのレシピが役に立ちます。基本材料をアレンジすれば、無限にレシピを広げることができますが、まずは下準備が必要な穀物を決定し、それに合わせてドライフルーツ、ナッツ、種子を選んでみるとよいでしょう。

4種のフルーツの活力アップバー

◎ 血液への栄養補給

材料（16本分）

- 小麦粒…150g
- アプリコット（ドライ）…150g
- レーズン…50g
- ブラックカラント…50g
- サワーチェリー…50g
- クルミ（4時間水に浸してから乾燥させて軽くフライパンで煎る）…50g
- ゴマ（軽くフライパンで煎る）…50g

レシピのポイント

サワーチェリーの爽快な酸味で元気になれるバーです。レシピの材料の他にも、お好みのドライベリー、フルーツ、ナッツを加えると、サワーチェリーの風味がさらに引き立ちます。このバーはつくったその日のうちに食べ切りましょう。味ばかりでなく、発芽穀物の栄養価も時間とともに低下してしまいます。

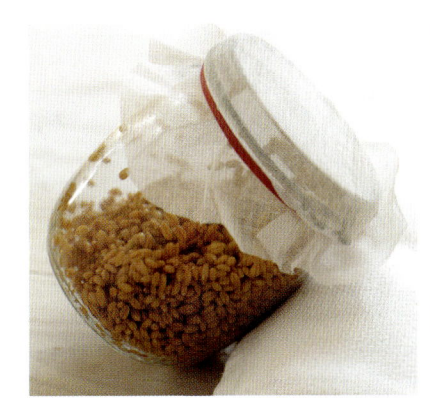

1. 小麦粒を発芽させる。12時間または一晩水に浸しておく。小麦をよく洗い、大きめのガラス容器に入れる（水分を吸うと、小麦が約2～3倍に膨らむことを考慮する）。ガーゼなどの薄手の布で容器の口を覆い、ひもまたはゴムバンドでしっかりと留める。直射日光の当たらない明るい場所に、45度ほど傾けて容器を置く。毎日朝と夜に、ガーゼのカバーをしたまま新鮮な水を入れてなかの小麦をよくすすぎ、水を空ける。

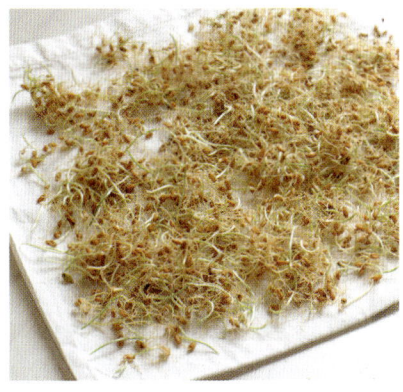

2. 新芽が0.5～1cmほどの長さに生長したら、食べ頃になったサイン。発芽した小麦を容器から取り出してきれいな水でよくすすぎ、水気を切ったら、清潔な布巾の上に広げて乾燥させる。手で触ってみて乾いていれば、調理に取りかかる。アプリコットとレーズンをブレンダーでペースト状にし、ここに発芽小麦の半量とブラックカラントを加え、ブレンダーで細かく刻む。ピューレ状にならないように注意する。

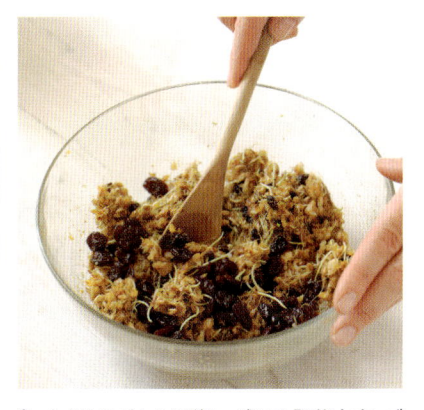

3. 大きめのボウルに移し、残りの発芽小麦、ブラックカラント、サワーチェリーを加え、木製のスプーンでよく混ぜる。さらに、細かく刻んだクルミを加える。平らな作業台の上にゴマを広げ、その上にバーの生地をのせる。麺棒で延ばすか、清潔な手で生地を押し広げ、厚さ1cmの長方形にする。延ばした生地をナイフで16等分の長方形に切り分ける。この生地を網の上などに置いて、2～3時間ほど水分を飛ばして完成。

クランベリーとアプリコットの活力アップバー

🔵 活力アップ

レシピのポイント

大麦は古くから栄養価の高い穀物として評価され、古代ギリシャの競技選手にも食されていました。また、ローマの剣闘士は「*hordearii*」、つまり「大麦を食べる人」と呼ばれていたそうです。ここに抗酸化物質が豊富なクランベリーと鉄分の供給源として優れたアプリコットを加え、栄養補給と活力アップに役立つ軽食に仕上げました。

材料（12〜16本分）

- 大麦（軽く煎って粉末にする）…150g
- ドライクランベリー（水で戻してから布巾の上で水気を切る）…100g
- ドライアプリコット（よく洗ってから布巾の上で水気を切る）…200g
- ピスタチオ（粗く刻んだもの）…60g
- ピスタチオ（粉末にしたもの）…40g

つくり方

1. 最初に大麦の下準備をしておく（メモ参照）。ドライフルーツと粗く刻んだピスタチオをブレンダー用の容器またはフードプロセッサーに入れて、濃厚なピューレ状になるまでミキシングする。ここに、生地が成形しやすい程度の硬さになるように量を加減しながら、大麦を加える。
2. 平らな作業台の上に、粉末にしたピスタチオの半量を広げ、その上にフルーツ入りの生地をのせる。麺棒で厚さ6〜8mmの長方形に延ばす。残り半量のピスタチオの粉末を上から散らし、手で軽くおさえて生地になじませる。
3. 3×10cmぐらいの長方形に切り分け、オーブン皿にのせる。50℃に予熱しておいたオーブンで約2〜3時間、生地が完全に乾燥するまで焼く。
4. バーが崩れないように注意しながらオーブン皿から取り出し、網の上で冷ます。冷めたら1つずつラップかクッキングシートでくるんでおく。缶に入れて涼しいところに保管すれば、1週間は保存できる。

メモ

大麦を焙煎する。まずぬるま湯に浸して一晩置き、翌日水を切ってトレイに並べ、清潔な布をかけて乾かしておく。大麦がまだ湿っている状態のまま、大きめのフライパンを強火で熱して温め、中火にしてから大麦の1/4の量をフライパンに入れ、よく煎る。大麦がキツネ色に変わり、パチパチと音がしてきたら、フライパンから皿に移して熱を冷ます。残り3/4の大麦を3回に分け、同じ作業を繰り返す。完全に冷めたら、焙煎した大麦を密閉できる容器に入れて保存しておく。この焙煎した大麦をすり鉢に入れ、すりこぎですりつぶして粉末状にする。

リンシードとチリのクラッカー

オメガ3系脂肪酸の供給

レシピのポイント

誰もが楽しめるヘルシーでおいしいクラッカーはいかがですか？ リンシードはバランスの取れた食事に欠かせない食材です。その理由は免疫力の強化と血管の健康維持に重要な働きをするオメガ3系脂肪酸を豊富に含んでいるからです。海藻、チリ、フレッシュパセリを加え、ついつい手が伸びる味わいに仕上げました。

材料（12枚分）
- リンシード…250g
- 中位のニンジンの搾り汁…5本分
- セロリの茎の搾り汁…2本分
- 小または中位のチリ（辛さに応じて量を加減して刻む）…1本
- フレッシュパセリ（細かく刻む）…大さじ4杯
- ダルスまたはワカメ（ドライ）…大さじ4杯
- 塩…適宜
- チリパウダー（お好みで）…適宜

つくり方

1. 搾りたてのニンジンとセロリのジュースにリンシードを加え、さらにチリ、パセリ、海藻を加えてかき混ぜ、塩で味を整える。お好みでチリペッパーを加える。そのまま2時間ほど置き、リンシードがジュースを吸い上げるのを待つ。
2. オーブン皿の上にクッキングシートを敷き、その上にジュースを吸わせたリンシードを薄い層状になるように広げる。ごく低温（50℃）で3〜4時間焼く。
3. 焼き上がったら、ナイフで四角く切り分ける。厚みのある部分は、パンの代わりにスープと一緒に食べてもよい。

ブラックカラントとクルミのバー

🔵 活力アップ

レシピのポイント

大麦をぬるま湯に浸してから調理すると、粒のなかにゆっくりと火が通るため、栄養分をほとんど逃しません。焙煎した大麦は歯応えの良さが特徴ですが、少し砕いておく場合には、バーの表面にトッピングする前に、木製のまな板の上に大麦を薄く広げ、上から麺棒でつぶすように転がすとよいでしょう。保存期間は1～2日以内です。

材料（多めの8本分）

- 大麦粒…250g
- クルミ（砕いたもの）…50g
- ナツメヤシ（種を抜いたもの）…100g
- ドライブラックカラント（またはブルーベリー）…100g

つくり方

1. 大麦を洗い、ぬるま湯に入れて一晩浸す。翌朝、大麦をザルに空け、2～3分ほどザルのなかで水気を切る。このうちの150gを焙煎用に取り分け、残りは生地用として、乾いた清潔な布巾の上に薄く広げ、翌日まで乾燥させる。
2. 焙煎用の大麦は、水が垂れない程度に湿っている状態で調理するとよい。大きめのフライパンをいったん強火で温めてから火を弱め、何回かに分けて煎る。一度に加える量は、すべての粒の煎り具合が均一になるようにフライパンの大きさを考慮し、フライパンに余裕が残る程度に加減する。手を休めずにかき混ぜ、大麦がキツネ色に変わり、パチパチと音がしてきたら、火を止める。
3. 完全に熱が冷めたら、焙煎した大麦を少量ずつすり鉢に移し、すりこぎで軽くすりつぶす。
4. クルミも大麦と同じように、ナッツの香りが漂い、キツネ色になるまで軽く煎る。
5. 焙煎大麦とクルミの下準備ができたら、生地用の大麦とナツメヤシを、ブレンダー用の容器またはフードプロセッサーに入れ、ペースト状になるまでミキシングする。中身を大きめのボウルに移し、ブラックカラントとクルミを加えてよく混ぜ合わせる。平らな作業台の上に焙煎した大麦を広げ、その上に材料をミックスした生地をのせ、麺棒で延ばすか、または清潔な手で押し広げながら長方形に形を整える。縦長の棒状に切り分け、網の上などに置いて乾燥させて完成。

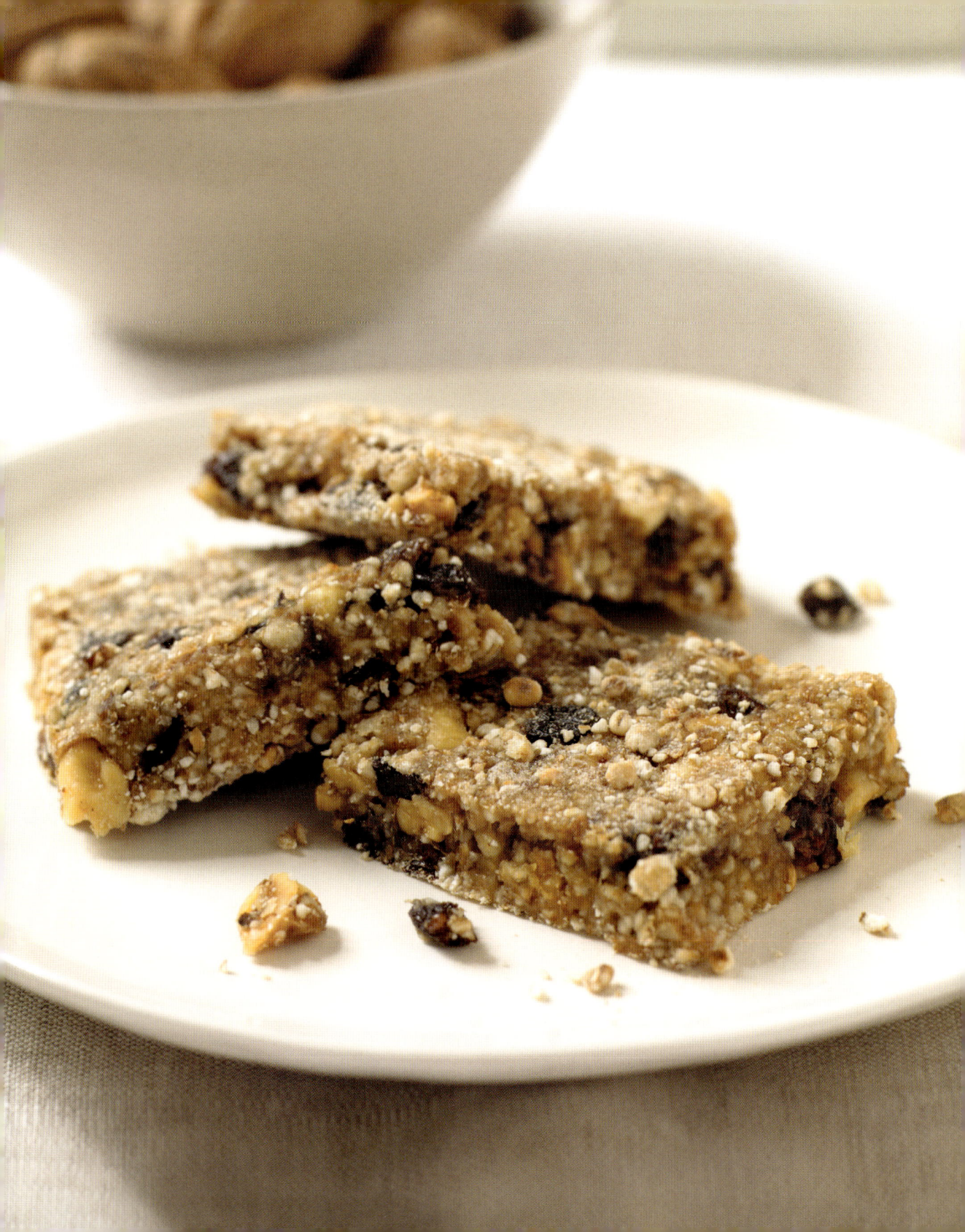

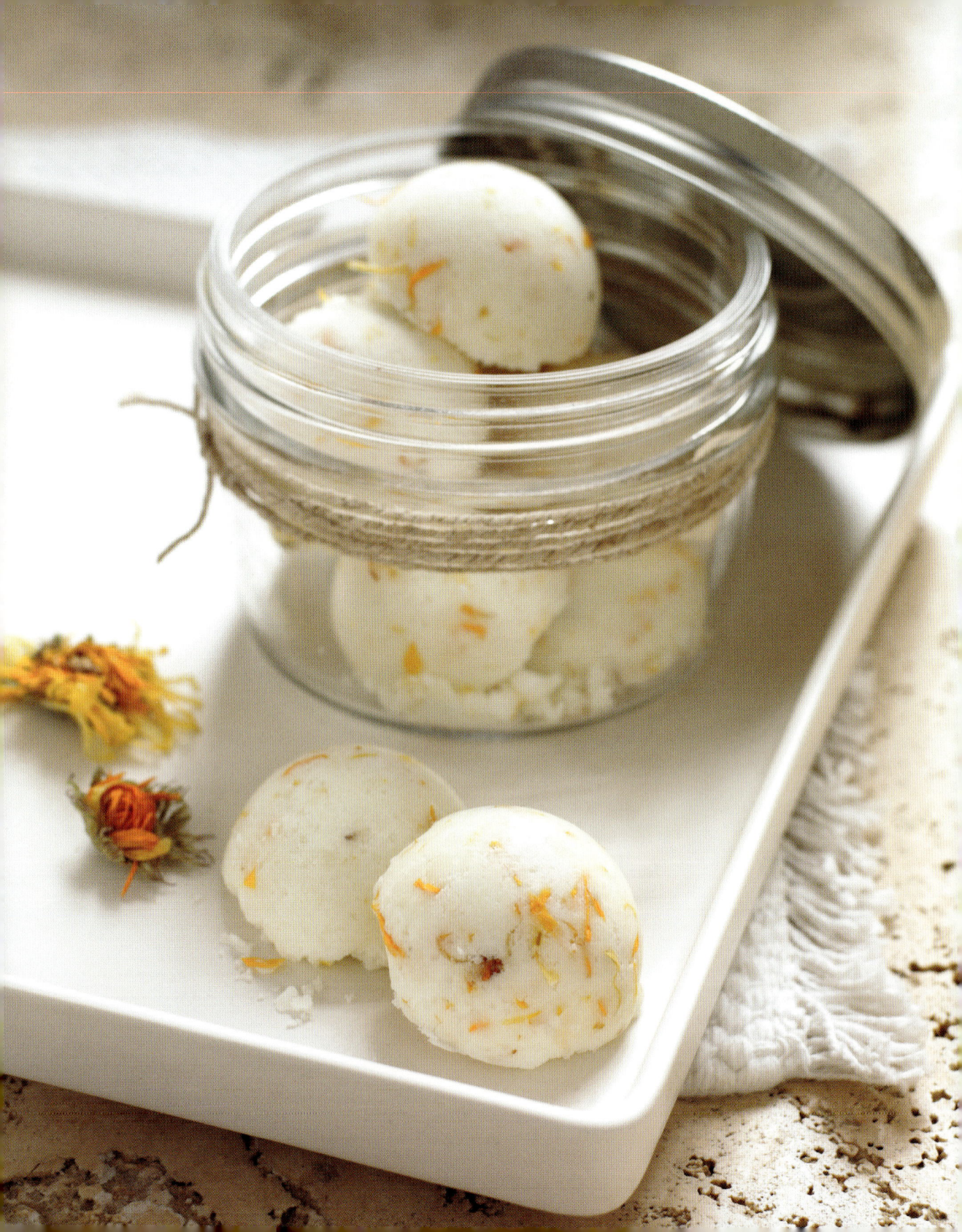

身体の外側からのケア
Heal from the outside

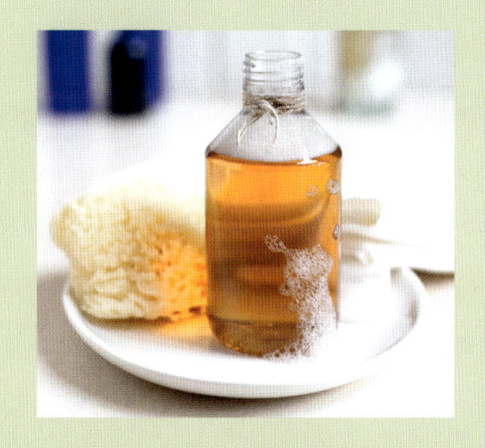

クリーム、ソープ、入浴剤、ヘアトリートメント
Creams, soaps, bath soaks, and hair treatments

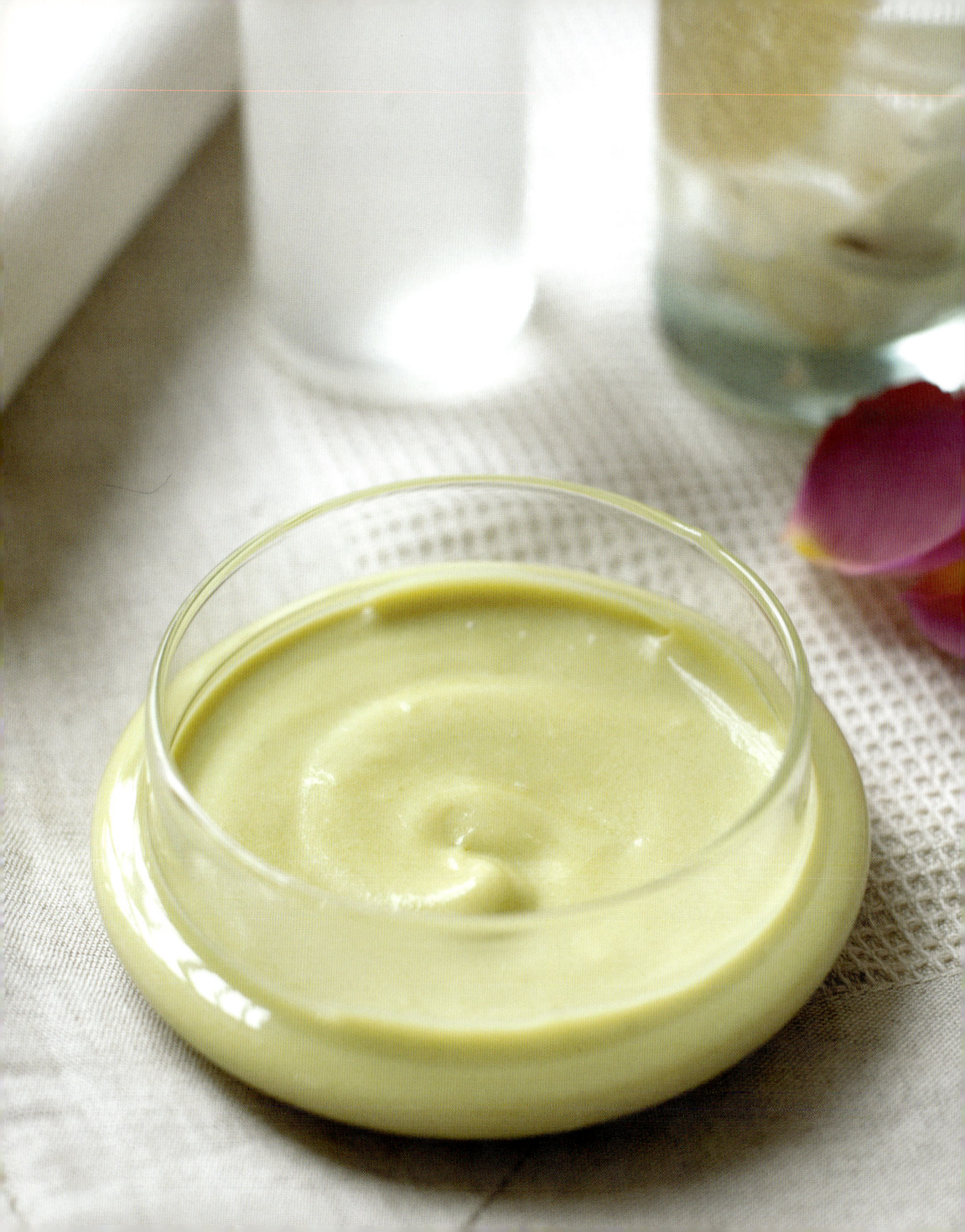

フェイスクリームとボディクリームのレシピ

ほとんどの女性が、毎日の肌のケアに保湿剤を使っていることでしょう。自分の肌タイプにぴったり合った植物性のオイルとエキスを選べば、理想の肌を手に入れることも夢ではありません。敏感肌の方は、まずは肌に少量つけてみて異常がないことを確かめてからお使いください。

ローズとアボカドのボディ保湿クリーム

肌の保湿

材料（40g分）
- ココアバター&シアナッツバターミックス
  …小さじ1/2杯（なければ1：1で合わせる）
- アボカドオイル…小さじ1杯
- ローズペタルの浸剤…大さじ2杯
- 乳化ワックス…大さじ2杯
- ローズの精油…2滴
- ゼラニウムの精油…2滴

レシピのポイント
保湿効果の高いココアバターとシアナッツバターにビタミン豊富なアボカドオイルをブレンドしたボディクリームです。栄養分をたっぷりと補給して、肌にしなやかさとベルベッドのような滑らかさを与え、乾燥によるカサカサ肌を軽減します。ローズの贅沢な香りが、気分を豊かに明るくしてくれます。

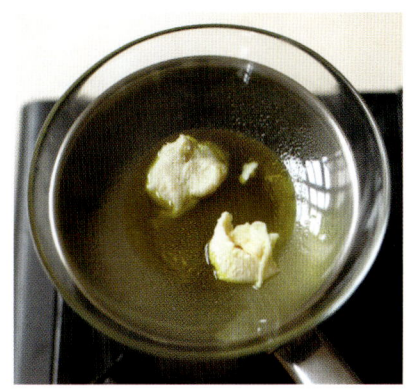

1. 水を沸騰させた鍋の上にボウルをのせ、アボカドオイル、ココアバター、シアナッツバターを入れて、湯煎の状態で溶かす。

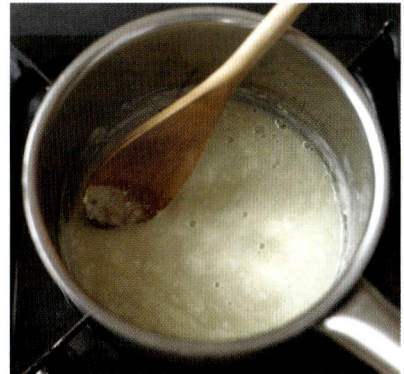

2. 小さな片手鍋をごく弱火にかけ、ローズペタルの浸剤（p.342）と乳化ワックスを入れて、完全に混ざり合うまで温める。これを1.にゆっくりと加え、泡立て器で10秒間ほど素早く撹拌する。

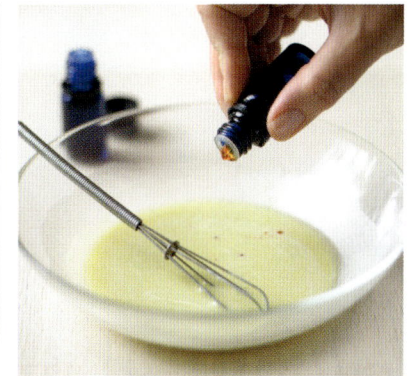

3. 出来上がったクリームベースのあら熱がとれたら、精油を加える。しっかりと蓋の閉まる殺菌済みのガラス容器（p.194）に移し、3ヵ月以内に使い切ること。

ゴツコラとショウガのボディトーニングクリーム

🖐 肌の保湿

レシピのポイント

活性化作用のあるハーブエキスがたっぷり含まれたこの栄養クリームは、肌をしなやかさでハリのある健康的な状態に戻します。ゴツコラには抗炎症作用と、肌を柔らかく保つコラーゲンの形成促進作用があり、ショウガ、黒コショウ、レモンの精油が血行促進と肌の引き締め効果をもたらします。

材料（40g分）
- アプリコットオイル…大さじ1杯
- ゴツコラの浸剤…大さじ2杯
- 乳化ワックス…小さじ2杯
- 黒コショウの精油…2滴
- ショウガの精油…3滴
- レモンの精油…2滴

つくり方
1. 水を沸騰させた鍋の上にボウルをのせ、アプリコットオイルを入れて、湯煎の状態で温める。
2. ごく弱火にかけた片手鍋にゴツコラの浸剤と乳化ワックスを入れて、完全に混ざり合うまで温める。
3. これを湯煎で温めたアプリコットオイルにゆっくりと加え、泡立て器で素早く撹拌する。クリームベースのあら熱がとれたら、精油を滴下して混ぜ合わせる。
4. しっかりと蓋の閉まる殺菌済みの褐色ガラス容器（p.194）に移し、冷蔵庫で保管する。保存期限は2ヵ月。

ビオラとイブニングプリムローズのスキンクリーム

🖐 敏感肌の保湿

レシピのポイント

穏やかな鎮静・保湿効果のあるこのクリームは、敏感肌のお手入れに理想的です。ハーツイーズの名前でも知られるビオラは、皮膚の炎症を和らげて鎮静化する作用があり、古くから湿疹の改善に利用されています。ここに必須脂肪酸を豊富に含むアボカドとイブニングプリムローズのオイルや肌に優しいカモミールを加え、敏感肌をいたわりながら栄養を与えます。

材料（40g分）
- ラノリン…小さじ1杯
- アボカドオイル…小さじ1杯
- イブニングプリムローズオイル…小さじ1杯
- ビオラとカモミール（1：1）の浸剤…大さじ2杯
- 乳化ワックス…10g

つくり方
1. 水を沸騰させた鍋の上にボウルをのせ、ラノリン、アボカドオイル、イブニングプリムローズオイルを入れて湯煎の状態で溶かす。
2. ごく弱火にかけた片手鍋に、ビオラとカモミールの浸剤と乳化ワックスを入れて、完全に混ざり合うまで温める。
3. これを湯煎で溶かしたオイルミックスにゆっくりと加え、泡立て器で10秒間ほど素早く撹拌する。
4. しっかりと蓋の閉まる殺菌済みの褐色ガラス容器（p.194）に移し、冷蔵庫で保管する。保存期限は2ヵ月。

フランキンセンスとワイルドローズのスキンクリーム

🖐 肌の保湿

レシピのポイント

贅沢なフェイシャルクリームで、滑らかな輝く肌を保ちましょう。肌の引き締め、回復促進、アンチエイジング効果で評判のフランキンセンスと、肌の弾力アップと乾燥防止に有効なローズヒップオイルを配合し、さらにネロリオイル（ビターオレンジの花から抽出した希少な精油）もブレンドしたこのクリームは、小じわをケアし、顔色を明るく輝かせます。

材料（40g分）
- ココアバター…小さじ1/2杯
- カレンデュラオイル…小さじ1杯
- ローズヒップシードオイル…小さじ1杯
- 乳化ワックス…10g
- フランキンセンスの精油…2滴
- ネロリの精油…1滴

つくり方
1. 水を沸騰させた鍋の上にボウルをのせ、ココアバター、カレンデュラオイル、ローズヒップオイルを入れて湯煎の状態で温める。
2. ごく弱火にかけた片手鍋に乳化ワックスと水30mlを入れて、完全に混ざり合うまで温める。これを湯煎で溶かしたオイルミックスにゆっくりと加え、泡立て器で10秒間ほど素早く撹拌する。
3. 出来上がったクリームベースのあら熱がとれたら、精油を滴下して混ぜ合わせる。
4. しっかりと蓋の閉まる殺菌済みの褐色ガラス容器（p.194）に移し、冷蔵庫で保管する。保存期限は2ヵ月。

ココアバターとローズのボディローション

🖐 肌の保湿

レシピのポイント

抗酸化物質に富み栄養補給効果の高いココアバターは、肌に吸収されやすい性質をもっています。このローションには保湿・鎮静効果のあるハチミツ、冷却・バランス調整作用をもつローズに加え、肌の滑らかさと柔らかさをアップするビタミンEをたっぷり含むウィートジャームオイルもブレンド。ここにイランイラン、ベンゾイン、ゼラニウム、ベチバーの精油をブレンドすることで、ほのかにエキゾティックな香りを漂わせます。

材料（100ml分）
- ココアバター…15g
- ラノリン…小さじ1杯
- ウィートジャームオイル（小麦胚芽油）…大さじ5杯
- ローズの浸剤（p.342）…大さじ3杯
- ハチミツ…小さじ1杯
- 乳化ワックス…25g
- ベンゾインのティンクチャー…5滴
- バニラの濃縮液…5滴
- イランイランの精油…5滴
- ローズアブソリュートの精油…2滴
- ゼラニウムの精油…2滴
- ベチバーの精油…1滴

つくり方
1. 水を沸騰させた鍋の上にボウルをのせ、ココアバター、ラノリン、ウィートジャームオイルを入れて湯煎の状態で溶かす。
2. ローズの浸剤（p.342）をつくり、温かいうちにハチミツと乳化ワックスをそのなかに入れて溶かし込む。
3. この浸剤を、湯煎で溶かしたオイルミックスに大さじ1杯分ずつ加え、その度に泡立て器で素早く撹拌する。その後、ベンゾインのティンクチャー、バニラの濃縮液、精油を加える。
4. しっかりと蓋の閉まる殺菌済みのガラス瓶（p.194）に注ぎ入れ、冷蔵庫で保管して3週間以内に使い切る。使用する前に振り混ぜること。

身体の外側からのケア

ゼラニウムとオレンジのボディバター

- 肌の保湿
- 感情の調和

レシピのポイント
乾燥した肌には、濃厚な栄養分をたっぷり含んだこのボディバターが最適です。どちらも必須脂肪酸を含むグレープシードとアーモンドを組み合わせることで、肌に十分に栄養を行きわたらせ、肌を強くしなやかに育てます。また、ゼラニウムとオレンジの精油が肌にハリを与え、明るい快活な香りを漂わせます。

材料（100g分）
- ビーズワックス…大さじ1杯
- カレンデュラの浸出油…大さじ3杯
- グレープシードオイル…小さじ4杯
- アーモンドオイル…小さじ4杯
- ゼラニウムの精油…20滴
- オレンジの精油…20滴

つくり方
1. 水を沸騰させた鍋の上にボウルをのせ、ビーズワックス、カレンデュラの浸出油、グレープシードオイル、アーモンドオイルを入れて湯煎で温め、混ざり合ったら湯煎から下ろす。ボディバターベースのあら熱がとれたら、精油を加えてかき混ぜる。
2. しっかりと蓋の閉まる殺菌済みの褐色ガラス容器（p.194）に注ぎ入れて保管する。保存期限は3ヵ月。

ローズのボディバター

- 肌の保湿
- 元気回復

レシピのポイント
贅沢で華やかな香りのボディバターが欲しい方におすすめのレシピです。この美しい肌を育てる香り豊かなバーム（香膏）の特徴は、3種類のローズ（ローズペタルの浸出油、ローズアブソリュート、ローズヒップシードオイル）をふんだんに使っていること。滑らかで柔らかい肌をローズの香りで満たしてくれます。ゼラニウムとパチュリは芳香に深みを加え、心の底から贅沢な気分に浸れます。

材料（100g分）
- ビーズワックス…大さじ1杯
- ローズの浸出油…大さじ3杯
- アーモンドオイル…大さじ2杯
- ローズヒップシードオイル…小さじ2杯
- ローズアブソリュートの精油…10滴
- ゼラニウムの精油…10滴
- パチュリの精油…5滴

つくり方
1. 水を沸騰させた鍋の上にボウルをのせ、ビーズワックス、ローズ、アーモンドオイル、ローズヒップオイルを入れて湯煎で温め、混ざり合ったら湯煎から下ろす。ボディバターベースのあら熱がとれたら、精油を加えてかき混ぜる。
2. しっかりと蓋の閉まる殺菌済みの褐色ガラス容器（p.194）に注ぎ入れて保管する。保存期限は3ヵ月。

ラベンダーのボディバーム

🖐 肌の保湿　　⭕ リラックス

レシピのポイント
このクリーミーで濃厚なボディバームは、気持ちをリラックスさせたい時にぴったりです。ラベンダーと、さらに香り豊かな近縁種のラバンディンの精油はどちらも肌の治癒・鎮静作用があり、この２つをブレンドした奥深い香りが抜群のリラックス効果を与えます。また、肌を柔らかくするココナッツオイルと穏やかな保湿・鎮静作用をもつアーモンドオイルが肌を健やかに育てます。

材料（100g分）
- ココナッツオイル…55g
- アーモンドオイル…大さじ2杯
- ビーズワックス…大さじ1杯
- ラベンダーの精油…30滴
- ラバンディンの精油…10滴

つくり方
1. 水を沸騰させた鍋の上にボウルをのせ、ココナッツオイル、アーモンドオイル、ビーズワックスを入れて湯煎で温め、混ざり合ったら湯煎から下ろす。ベースのあら熱がとれたら、精油を加えてかき混ぜる。
2. しっかりと蓋の閉まる殺菌済みの褐色ガラス容器（p.194）に注ぎ入れて保管する。保存期限は３ヵ月。

ヒーリングハーバルバーム

➕ 打撲、擦り傷、刺し傷の治癒

レシピのポイント
瘤、打撲、虫刺され、擦り傷などの万能薬として、家庭の救急箱に常備しておきたい軟膏です。ヒーリング効果の高いセントジョンズワート、カレンデュラ、ゴツコラの抽出液に、殺菌効果のあるミルラとニアウリの精油をブレンドしたこの軟膏は、皮膚の炎症全般の緩和や擦り傷の治癒に役立ちます。

材料（40g分）
- カレンデュラの浸出油…小さじ4と1/2杯
- セントジョンズワート（ハイペリカム）の浸出油…小さじ2杯
- ビーズワックス…8g
- ミルラの精油…12滴
- ラベンダーの精油…12滴
- ニアウリの精油…4滴
- エキナセアのティンクチャー…4滴
- ゴツコラのティンクチャー…4滴

つくり方
1. 水を沸騰させた鍋の上にボウルをのせ、カレンデュラとセントジョンズワートの浸出油、ビーズワックスを入れて湯煎で温め、混ざり合ったら湯煎から下ろす。バームベースのあら熱がとれたら、精油を加えてかき混ぜる。
2. しっかりと蓋の閉まる殺菌済みの褐色ガラス容器（p.194）に注ぎ入れて保管する。保存期限は３ヵ月。

皮脂バランスを整えるレモンの保湿クリーム

オイリー肌とトラブル肌の保湿

レシピのポイント

ミネラル豊富で抗炎症作用のあるネトルとクレンジング作用のあるラベンダーの浸剤からつくったこの軽やかなクリームは、オイリー肌とトラブル肌の保湿に最適です。完熟したフレッシュレモンの皮を機械で圧搾して抽出されたレモンの精油を加えることで、毛穴の引き締めと肌のオイルコントロール効果も期待できます。

材料（40g分）
- ビーズワックス…小さじ1杯
- ココアバター…小さじ1杯
- グレープシードオイル…大さじ3杯
- 乳化ワックス…小さじ2杯
- ラベンダーとネトル（1：1）の浸剤(p.342)…大さじ2杯
- レモンの精油…10滴

つくり方
1. 水を沸騰させた鍋の上にボウルをのせ、ビーズワックス、ココアバター、グレープシードオイルを入れて湯煎で温める。
2. ラベンダーとネトルの浸剤をつくり、温かいうちに乳化ワックスを加えて溶かし込む。
3. この浸剤を湯煎で溶かしたオイルミックスにゆっくりと加え、泡立て器で10秒間ほど素早く撹拌する。出来上がったクリームベースのあら熱がとれたら、レモンの精油を加えて混ぜ合わせる。
4. しっかりと蓋の閉まる殺菌済みの褐色ガラス容器（p.194）に移し、冷蔵庫で保管する。保存期限は2ヵ月。

マーシュマロウの保湿クリーム

乾燥肌の保湿

レシピのポイント

乾燥肌には栄養分をたっぷりと含んだ保湿クリームを与えましょう。ココアバター、アボカドオイル、アーモンドオイルを贅沢にブレンドしたこのクリームは、失われがちな肌の水分を守りしなやかさを保ちます。また、鎮静・柔軟作用のあるマーシュマロウと、肌のキメを整え、リフレッシュするゼラニウムとベルガモットの精油がさらに効果を高めます。

材料（40g分）
- ビーズワックス…小さじ1杯
- ココアバター…小さじ1杯
- アボカドオイル…大さじ1杯
- アーモンドオイル…大さじ2杯
- 乳化ワックス…小さじ2杯
- マーシュマロウの浸剤(p.342)…大さじ2杯
- ゼラニウムの精油…4滴
- ベルガモットの精油…5滴

つくり方
1. 水を沸騰させた鍋の上にボウルをのせ、ビーズワックス、ココアバター、アボカドオイル、アーモンドオイルを入れて湯煎の状態で温める。
2. マーシュマロウの浸剤をつくり、温かいうちに乳化ワックスを加えて溶かし込む。
3. この浸剤を湯煎で溶かしたオイルミックスにゆっくりと加え、泡立て器で10秒間ほど素早く撹拌する。出来上がったクリームベースのあら熱がとれたら、精油を加えて混ぜ合わせる。
4. しっかりと蓋の閉まる殺菌済みの褐色ガラス容器（p.194）に移し、冷蔵庫で保管する。保存期限は2ヵ月。

ローズとゼラニウムの保湿クリーム

🖐 肌の保湿

レシピのポイント

フレッシュな花の香りが心地よい、ノーマル肌向けの軽めの保湿クリームです。肌の状態を整えるアプリコットオイルに、肌に吸収されやすい軽やかなグレープシードオイルと、肌に潤いと滑らかさを与えるココアバターをプラス。また、鎮静作用のあるローズと、肌バランスを調整するゼラニウムが保湿レベルをコントロールし、柔らかくて潤いのある肌を実現します。

材料 (40g分)
- ビーズワックス…小さじ1杯
- ココアバター…小さじ1杯
- アプリコットカーネルオイル…大さじ1杯
- グレープシードオイル…大さじ2杯
- 乳化ワックス…小さじ2杯
- ローズペタルの浸剤…大さじ2杯
- ゼラニウムの精油…10滴

つくり方
1. 水を沸騰させた鍋の上にボウルをのせ、ビーズワックス、ココアバター、アプリコットオイル、グレープシードオイルを入れて湯煎で温める。
2. ローズペタルの浸剤をつくり、温かいうちに乳化ワックスを加えて溶かし込む。
3. この浸剤を1. にゆっくりと加え、泡立て器で10秒間ほど素早く撹拌する。出来上がったクリームが冷めたら、ゼラニウムの精油を加えて混ぜ合わせる。
4. しっかりと蓋の閉まる殺菌済みの褐色ガラス容器 (p.194) に移し、冷蔵庫で保管する。保存期限は2ヵ月。

カモミールとイブニングプリムローズの保湿クリーム

🖐 湿疹の緩和

レシピのポイント

敏感肌をいたわる、鎮静作用のある無香料クリームです。スターフラワーの別名をもつボリジとイブニングプリムローズのシードオイルは、最も優れた天然のγ-リノレン酸 (GLA) 供給源として知られ、皮膚の乾燥、かゆみ、炎症の緩和に効果的です。また、アーモンドオイルとココアバターの穏やかな保湿効果と、カモミールの鎮静作用も加えました。

材料 (100ml分)
- ビーズワックス…小さじ1杯
- ココアバター…小さじ1杯
- アーモンドオイル…大さじ2杯
- ボリジのシードオイル…小さじ1杯
- イブニングプリムローズオイル…小さじ2杯
- 乳化ワックス…小さじ2杯
- カモミールの浸剤 (p.342)…大さじ2杯

つくり方
1. 水を沸騰させた鍋の上にボウルをのせ、ビーズワックス、ココアバター、アーモンドオイル、ボリジオイル、イブニングプリムローズオイルを入れて湯煎で温める。
2. カモミールの浸剤をつくり、温かいうちに乳化ワックスを加えて溶かし込む。
3. この浸剤を1. にゆっくりと加え、泡立て器で10秒間ほど素早く撹拌する。出来上がったクリームを冷ます。
4. しっかりと蓋の閉まる殺菌済みの褐色ガラス容器 (p.194) に移し、冷蔵庫で保管する。保存期限は2ヵ月。

爽快ミントのフットクリーム

- 肌の保湿
- 体内活性化

レシピのポイント

足の疲労感と痛みには、冷却効果とリフレッシュ効果の高いフットクリームが役立ちます。ペパーミントとスペアミント（別名ガーデンミント）の2種類のミントを配合してさらに効果を高めたこのクリームは、一日中活動して疲れた足を癒すだけでなく、肌を滑らかで健康な状態に保つ作用もあります。

材料（100g分）

- ココアバター…小さじ2杯
- ビーズワックス…小さじ2杯
- アーモンドオイル…大さじ2杯
- ウィートジャームオイル（小麦胚芽油）…大さじ1杯
- スペアミントの浸剤（p.342）…大さじ2杯
- 乳化ワックス…小さじ2杯
- ペパーミントの精油…10滴

つくり方

1. 水を沸騰させた鍋の上にボウルをのせ、ココアバター、ビーズワックス、アーモンドオイル、ウィートジャームオイルを入れ、すべての材料が溶けるまで湯煎で温める。
2. スペアミントの浸剤を片手鍋に入れ、沸騰させないように注意しながら、弱火で温める。ここに乳化ワックスを溶かし込む。次に1.を湯煎から下ろし、浸剤をゆっくりと加え、クリームベースのあら熱がとれるまでよくかき混ぜる。
3. ペパーミントの精油を滴下する。しっかりと蓋の閉まる殺菌済みの褐色ガラス容器（スクリューキャップ式の保存容器など、p.194）に移し、冷蔵庫で保管する。保存期限は2ヵ月。

"This cooling, soothing cream, which includes both peppermint and spearmint for maximum effect, will bring relief to hot, aching feet after a long day"

—冷却効果と治癒効果をさらに高めるために、ペパーミントとスペアミントの2種類のミントを配合したこのフットクリームは、1日の終わりに疲れた足のほてりと痛みをすっきりと解消します。

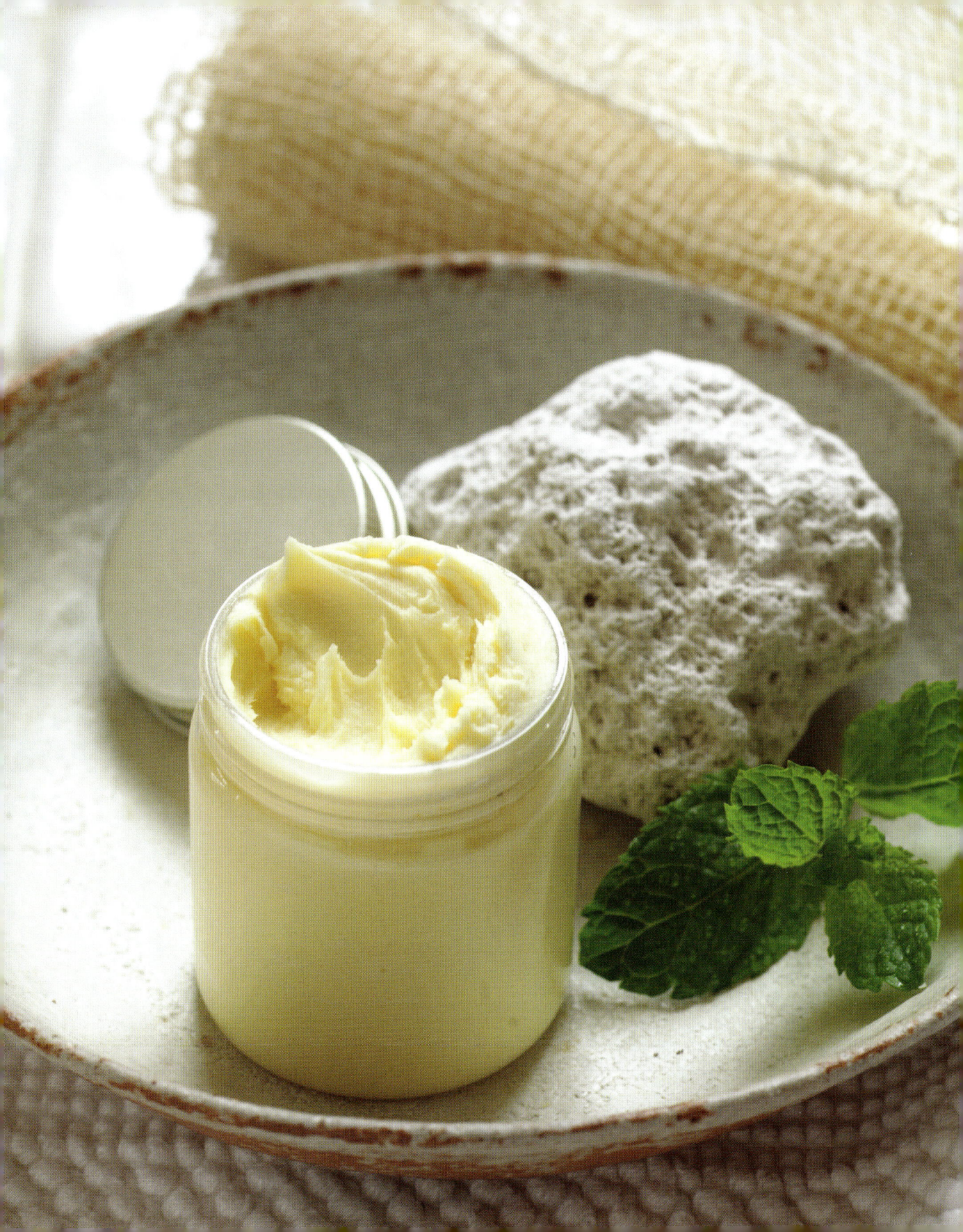

ローズのハンドクリーム

肌の保湿

レシピのポイント

香り豊かなこのクリームは、日々の仕事で荒れた手肌に栄養を与え、滑らかにしてくれます。ワイルドローズ（*Rosa canina*）からコールドプレス製法で抽出したシードオイルの修復作用に、ダマスクローズ（*Rosa damascena*）濃縮液の鎮静作用を組み合わせ、乾燥や炎症、または冬の寒風で痛んだ手肌を美しく甦らせます。さらにアーモンドオイルとココアバターが、保湿効果も高めています。

材料（85g分）

- ココアバター…小さじ1と1/2杯
- ビーズワックス…小さじ1杯
- アーモンドオイル…大さじ1杯
- ローズヒップシードオイル…大さじ1杯
- ローズウォーター…大さじ3杯
- 乳化ワックス…小さじ2杯
- ローズアブソリュートの精油…10滴

つくり方

1. 水を沸騰させた鍋の上にボウルをのせ、ココアバター、ビーズワックス、アーモンドオイルを入れて湯煎の状態で溶かす。
2. ローズウォーターを片手鍋に入れて弱火で温め、ここに乳化ワックスを溶かし込む。
3. このローズウォーターを1.にゆっくり加え、クリームベースのあら熱がとれるまでひたすらかき混ぜる。
4. ローズアブソリュートの精油を滴下し、混ぜ合わせる。
5. しっかりと蓋の閉まる殺菌済みのガラス容器（p.194）に移し、冷蔵庫で保管する。保存期限は2ヵ月。

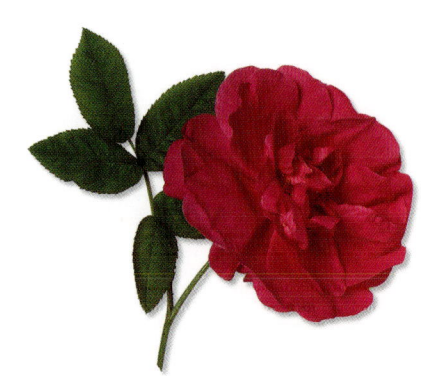

ダマスクローズ（*Rosa damascena*）
およそ250輪ものローズヘッドから抽出されるローズアブソリュートの精油はわずか1ml。きわめて貴重で高価な精油である（p.96）。

フランキンセンスとオレンジフラワーのハンドクリーム

🖐 傷跡を目立たなくする

レシピのポイント

肌をいたわるカレンデュラ、保湿効果の高いココアバター、そして肌にハリを生む、フランキンセンスとオレンジの精油がブレンドされたこのクリームは、肌を滑らかにし、再び健やかな状態へと導いてくれます。貴重なオレンジフラワーウォーターをブレンドすることで、華やかな香りが広がり、乾燥肌の修復力も驚くほど高まります。

材料（85g分）

- ココアバター…小さじ1と1/2杯
- ビーズワックス…小さじ1杯
- カレンデュラの浸出油…小さじ2杯
- オレンジフラワーウォーター…大さじ3杯
- 乳化ワックス…小さじ2杯
- オレンジの精油…10滴
- フランキンセンスの精油…5滴

つくり方

1. 水を沸騰させた鍋の上にボウルをのせ、ココアバター、ビーズワックス、カレンデュラの浸出油を入れて湯煎で溶かす。
2. オレンジフラワーウォーターを弱火で温め、ここに乳化ワックスを溶かし込む。
3. このオレンジフラワーウォーターを1.にゆっくりと加え、クリームベースのあら熱がとれるまでひたすらかき混ぜる。
4. オレンジとフランキンセンスの精油を滴下し、混ぜ合わせる。
5. しっかりと蓋の閉まる殺菌済みのガラス容器（p.194）に移し、冷蔵庫で保管する。保存期限は2ヵ月。

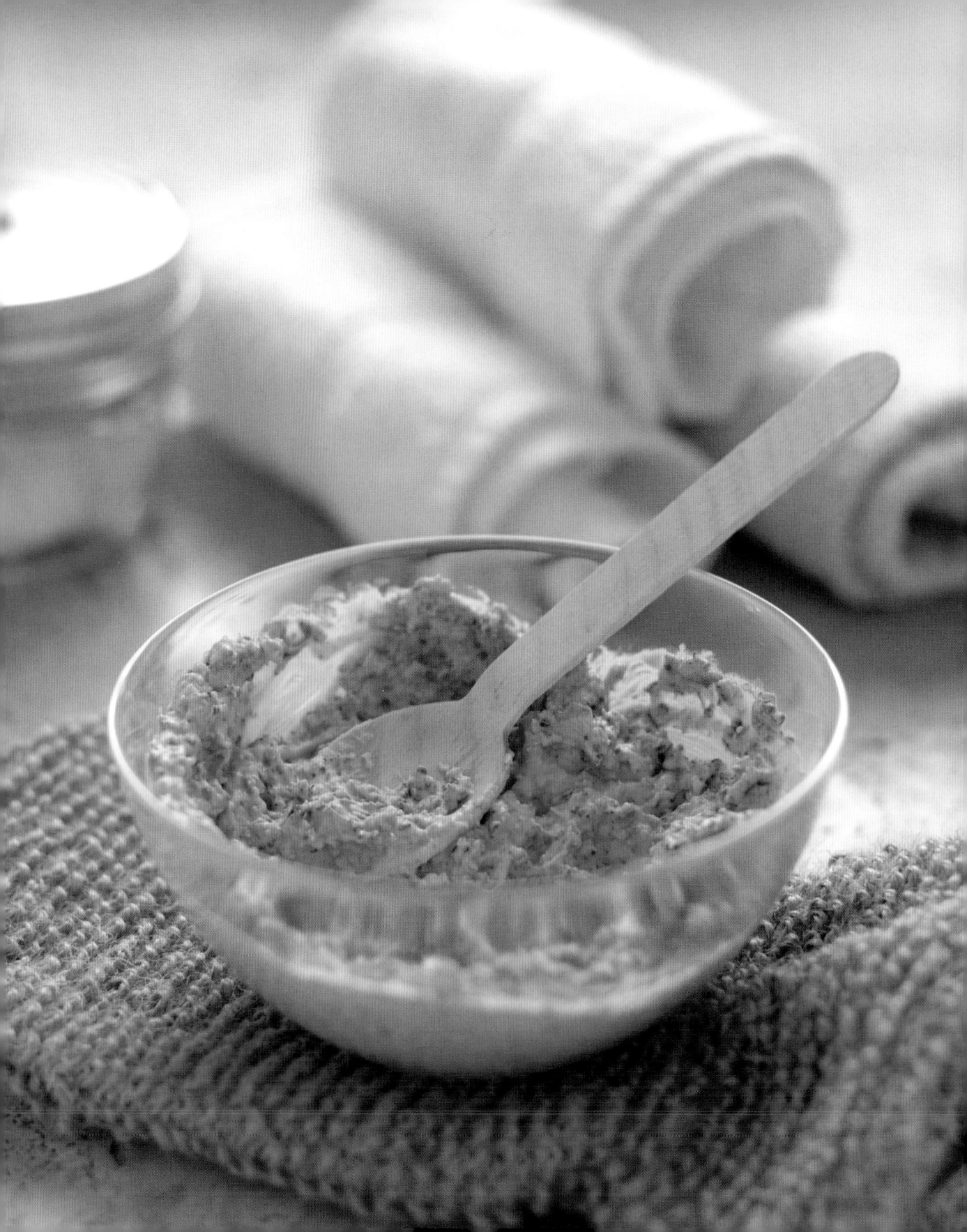

ボディスクラブのレシピ

スクラブには、健康的な肌の輝きを保ちながら血行を促進し、肌を滑らかにする作用があります。ただし、敏感肌や湿疹がある肌にスクラブを使用すると、状態を悪化させることも。このような方には、「カモミールとイブニングプリムローズの保湿クリーム」(p.253)などの保湿剤や抗炎症クリームでお手入れすることをおすすめします。

アロエとエルダーフラワーのボディスクラブ

角質除去

レシピのポイント

アロエベラから抽出された植物エキスには強力な治癒・冷却作用があり、ビタミン、アミノ酸、酵素、プロテインが豊富に含まれます。フレッシュなアロエベラの濃厚な粘液質の液汁と抗炎症作用のあるエルダーフラワー、そして米粉をブレンドしてペースト状にしたこのボディスクラブは、肌の角質を取り除いて、すっきりと滑らかな肌に仕上げます。

材料（多めの1回分）

- ドライエルダーフラワー…20g
- アロエベラの液汁…大さじ2杯
- 米（米粉）…25g
- ベンゾインのティンクチャー…3滴
- 有機プレーンヨーグルト…小さじ4杯
- ラベンダーの精油…4滴

つくり方

1. エルダーフラワーの上からアロエベラの液汁を注ぎ、そのまま15分間置く。
2. 米粉を加え、よく混ぜ合わせる。
3. さらにベンゾイン、ヨーグルト、ラベンダーの精油を加える。肌に塗り、円を描くようにしっかりとマッサージする。

ハニーとアボカドのボディスクラブ

🖐 角質除去

レシピのポイント
乾燥してざらついた肌（湿疹には不適）を柔らかくする効果に優れたこのスクラブは、早急に肌の状態を回復したい時に手早く簡単につくれます。自然のトリートメント剤であるハチミツにはクレンジング・鎮静作用もあり、さらにアボカドの軟化効果、オリーブオイルの栄養分、パミスパウダーの角質除去作用を取り入れたこのスクラブは、乾燥してくすんだ肌を生まれ変わらせます。

材料（多めの1回分）
- パミスストーン（軽石/粉砕する）…25g
- 完熟したアボカド…1個
- ハチミツ…大さじ1杯
- オリーブオイル…大さじ1杯
- レモンバーム（メリッサ）の精油…2滴（お好みで）

つくり方
1. パミスストーンを乳鉢に入れ、乳棒で細かく粉砕する。
2. ボウルに入れたアボカドをフォークでつぶす。
3. ハチミツを少し温めてから2.に加え、続いてオリーブオイルを入れる（レモンバームの精油を使用する場合は、ここで入れる）。
4. よく混ぜ合わせたら、パミスの粉末を少しずつ加える。
5. 入念に混ぜ合わせ、スクラブの生地がくっつき合うようになるまで、パミスを加えていく。出来上がったスクラブはすぐに使用すること。

ラベンダーのソルトスクラブ

🖐 角質除去

レシピのポイント
すぐにケアをしたい時に、ソルトとオイルを混ぜ合わせるだけで簡単につくれる即効レシピ。ソルトの粒の大きさや分量を変えて、自分好みの質感に調節したり、その時の気分に合わせてハーブパウダーや精油を加え、香りをアレンジしたりするのも自由自在。このレシピでは、リフレッシュとリラックスのどちらにも効果的なラベンダーをブレンドしています。

材料（多めの1回分）
- シーソルト…大さじ2杯
- ラベンダーのドライフラワー…小さじ1杯
- アーモンドオイル…大さじ1杯
- ラベンダーの精油…2滴

つくり方
1. シーソルトの粒を細かくしたい場合には、乳鉢ですりつぶす。
2. ラベンダーのドライフラワーを乳鉢に入れ、粗めの粉末にすりつぶす。
3. すべての材料をペースト状に混ぜ合わる。出来上がったスクラブはすぐに使用する。

カレンデュラとオーツ麦のボディスクラブ

🖐 角質除去

レシピのポイント

肌の穏やかな洗浄・鎮静・栄養補給が、この簡単なレシピで実現します。オーツ麦は肌を鎮静化するために古くから使われ、乾燥肌をいたわる洗浄剤の役目を果たしています。これは、オーツ麦が天然の多糖類を豊富に含み、水中でゲル状になる性質をもっているからです。ここに鎮静作用のあるカレンデュラと角質除去作用のあるブランを加え、肌を清潔で滑らかにします。

材料（多めの1回分）
- オーツ麦…45g
- ブラン…20g
- カレンデュラの花…15g

つくり方
1. オーツ麦、ブラン、カレンデュラの花を薄手のガーゼでつくった小袋に入れ、口の部分をしっかりとひもで結ぶ。この小袋がバスタブの蛇口の真下にくるように、ひものもう1つの端を結びつけ、お湯が小袋を通ってバスタブに入るようにする。
2. 入浴時に、特に肌の乾燥した部分を中心に、小袋で擦る。

ハニーとオレンジのボディスクラブ

🖐 角質除去

レシピのポイント

有効成分がぎっしり詰まったこのスクラブは、どの肌タイプにもピッタリ。効果的に角質を取り除き、肌をなめらかに仕上げます。また、角質除去効果を高めるための米粉、不純物を肌から押し出すためのクレイ、保湿と滑らかさをアップするためのハチミツをブレンド。ゼラニウムとオレンジの精油は、肌を引き締めるばかりでなく、明るい快活な香りをもたらします。

材料（約50g）
- カオリンパウダー…大さじ1杯
- 米（挽いたもの）…大さじ2杯
- オレンジフラワーウォーター…小さじ1杯
- 透明なハチミツ…大さじ1杯
- カレンデュラのティンクチャー…5滴
- オレンジの精油…2滴
- ゼラニウムの精油…1滴

つくり方
1. カオリンと米粉を乳鉢に入れ、細かい粉末になるまで乳棒ですりつぶす。
2. オレンジフラワーウォーターと、混ざりやすいように少し温めたハチミツを1.に加え、さらにティンクチャーと精油も加えてよく混ぜ合わせる。しっかりと蓋の閉まる殺菌済みのガラス容器（p.194）に移す。
3. 使用する時には、スクラブに少量のぬるま湯を混ぜ合わせてペースト状にし、濡らした肌に塗って円を描くようにマッサージする。その後、ぬるま湯で洗い流す。保存期限は2ヵ月。

身体の外側からのケア

カモミールのハンドクレンジングスクラブ

🖐 角質除去

レシピのポイント

ハンドソープの代わりに使えるマイルドなハンドクレンザーです。栄養豊富で肌を柔らかく滑らかにするオーツ麦と、水分保持力の高いグリセリンが含まれたこのスクラブは、角質をやさしく取り除き、日々の仕事で荒れた手肌の洗浄とスキンケアを同時に行います。また、ヒーリング効果の高い、穏やかに肌をいたわるカモミールのフラワーウォーターが、より一層の癒し効果をもたらし、肌荒れを和らげます。

材料（40g容器1つ分）

- 植物性グリセリン…大さじ2杯
- コーンスターチ…15g
- カモミールフラワーウォーター（または浸剤）…小さじ1杯
- 米（挽いたもの／米粉）…小さじ2杯
- オーツ麦（細挽き）…小さじ2杯

つくり方

1. お湯または熱湯の入った鍋の上にボウルをのせ、植物性グリセリンを湯煎で温める。
2. ゆっくりとコーンスターチを加え、ペースト状になるまでひたすらかき混ぜる。
3. ボウルを湯煎から下ろし、カモミールウォーターを少しずつ加え、よく混ぜ合わせる。挽いた米とオーツ麦も加えて混ぜ合わせる。
4. しっかりと蓋の閉まる殺菌済みのガラス容器（p.194）に移し、液体ソープと同じように使用する。保存期限は2ヵ月。

マンダリンとミルラのフットスクラブ

角質除去

レシピのポイント

クレンジングと栄養補給をしっかりと行うことで、硬くなった足の角質を落とし、柔らかい感触の皮膚に生まれ変わらせます。このスクラブに含まれるパミスパウダーがガサガサになった部分を効果的に取り除いて血行を促進し、さらに肌を軟化するマーシュマロウ、肌の深層まで保湿するココアバター、栄養価を高めるアプリコットカーネルオイル、クレンジング効果の高いマンダリンとミルラの精油が足の皮膚を健やかに育てます。

材料（40g容器1つ分）
- パミスストーン（粉砕する）…15g
- ココアバター…10g
- ビーズワックス…10g
- アプリコットカーネルオイル…大さじ3杯
- 乳化ワックス…10g
- マーシュマロウの浸剤…大さじ2杯
- ミルラの精油…12滴
- マンダリンの精油…8滴

つくり方
1. パミスストーンを乳鉢に入れ、乳棒で細かく粉砕する。
2. 水を沸騰させた鍋の上にボウルをのせ、ココアバター、ビーズワックス、アプリコットのカーネルオイルを一度に入れて湯煎で溶かす。溶けたら湯煎から下ろす。
3. マーシュマロウの浸剤をつくり、温かいうちにこのなかに乳化ワックスを溶かし込む。この浸剤を2.にゆっくりと加え、冷めるまでかき混ぜる。
4. ここにパミスストーンと精油を加え、よく混ぜ合わせる。
5. しっかりと蓋の閉まる殺菌済みの褐色ガラス容器（p.194）に移し、冷蔵庫で保管する。保存期限は3ヵ月。

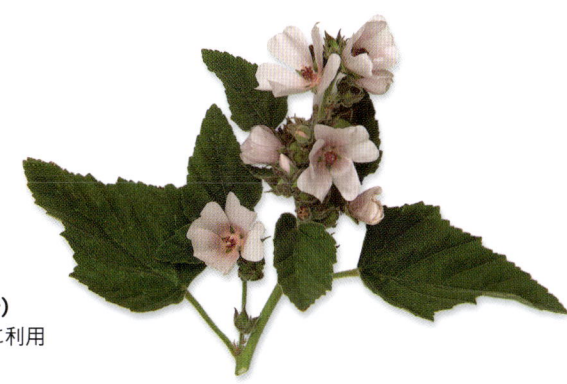

マーシュマロウ（*Althaea officinalis*）
乾燥した葉を浸剤、軟膏、ハーブ濃縮液に利用することが多い（p.23）。

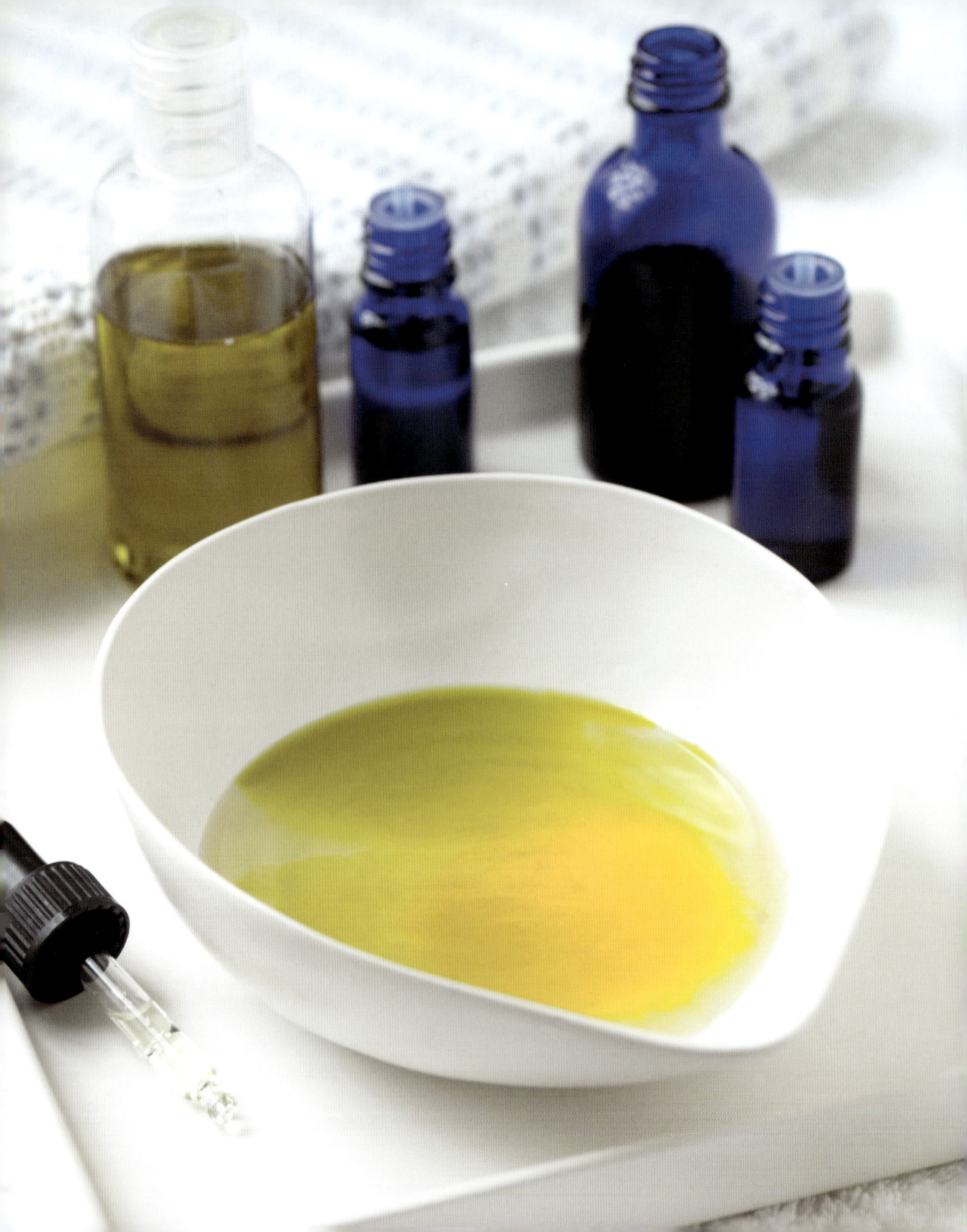

ボディオイルのレシピ

保湿性に優れ、豊富な栄養成分が濃縮されたボディオイルは、マッサージオイルとしても、肌のコンディショナーとしても、優れた効果を発揮します。敏感肌の方はスキンケア用品を使用する前に、肌に少量つけて異常がないことを確かめてからお使いください。

ラベンダーとベルガモットのスージングスキンオイル

肌の保湿　　　リラックス

レシピのポイント

栄養豊富な数種類の植物性オイルのベースに、フローラルなゼラニウム、ヒーリングに優れるラベンダー、鎮静効果のサイプレス、そして爽やかで気分を高めてくれるベルガモットの精油をブレンドしたスキンオイルです。アロマセラピー効果で気持ちを穏やかにするだけでなく、肌のしなやかさを取り戻し、保湿効果を最大限高めます。保存期限は6ヵ月です。

材料（約100ml分）
- アーモンドオイル…小さじ4杯
- サンフラワーオイル…小さじ4杯
- ココナッツオイル…小さじ4杯
- グレープシードオイル…小さじ4杯
- アボカドオイル…小さじ2杯
- ウィートジャームオイル…小さじ2杯
- ゼラニウムの精油…10滴
- ベルガモットの精油…10滴
- ラベンダーの精油…10滴
- サイプレスの精油…10滴

つくり方

ベースオイルに精油を混ぜ合わせる。しっかりと蓋の閉まる殺菌済みの褐色ガラス瓶（p.194）に移し、直射日光の当たらないところで保管する。

スティミュレイティングボディオイル

🖐 肌の保湿　　　🔵 活性化

レシピのポイント
このボディオイルのベースとなる植物性オイルには、天然の必須脂肪酸、ミネラル、ビタミンが豊富に含まれ、しなやかでハリのある肌を甦らせます。ここに刺激的なアロマ成分を含むペパーミント、ジュニパー、ラベンダー、ローズマリーをブレンドすることで血行を促進し、五感を目覚めさせます。

材料（約100ml分）
- アーモンドオイル…小さじ4杯
- サンフラワーオイル…小さじ4杯
- ココナッツオイル…小さじ4杯
- グレープシードオイル…小さじ4杯
- アボカドオイル…小さじ2杯
- ウィートジャームオイル…小さじ2杯
- ラベンダーの精油…10滴
- ペパーミントの精油…10滴
- ジュニパーの精油…10滴
- ローズマリーの精油…10滴

つくり方
1. すべての材料を混ぜ合わせる。
2. しっかりと蓋の閉まる殺菌済みの褐色ガラス瓶（p.194）に移す。保存期限は3ヵ月。

ゼラニウムとオレンジのボディオイル

🖐 肌の保湿　　　🔵 元気回復

レシピのポイント
明るく快活な香りを放つこのボディオイルは、マッサージオイルとしても、万能スキンコンディショニングとしても優れており、心と身体の両方に栄養を与えて幸せな気分にしてくれます。ゼラニウムの精油は肌バランスを整える作用があり、アロマセラピーでは不安感や緊張感を緩和するオイルとして用いられています。また、オレンジの精油は肌のリフレッシュと引き締めに効果があります。

材料（約100ml分）
- アーモンドオイル…大さじ2と1/2杯
- サンフラワーオイル…大さじ2と1/2杯
- カレンデュラの浸出油…小さじ4杯
- ゼラニウムの精油…20滴
- オレンジの精油…20滴

つくり方
1. すべての材料を混ぜ合わせる。
2. しっかりと蓋の閉まる殺菌済みの褐色ガラス瓶（p.194）に移す。保存期限は3ヵ月。

デトックスボディオイル

🖐 肌の保湿　　🟢 血行促進

レシピのポイント

刺激を与えデトックス効果のあるこのオイルは、血行を促進して肌を強くし、なめらかでハリのある美しいボディを実現します。もっと効果を高めたい場合には、入浴前の乾いた肌を天然素材のブラシでブラッシングし、バスタブやシャワーで身体を温めた後、このボディオイルで全身をマッサージすることをおすすめします。

材料（約100ml分）

- 大豆オイル…大さじ2と1/2杯
- アーモンドオイル…大さじ2と1/2杯
- ウィートジャームオイル…小さじ4杯
- レモンの精油…5滴
- フランキンセンスの精油…5滴
- オレンジの精油…5滴
- ジュニパーの精油…2滴
- ブラックペッパーの精油…2滴
- ベチバーの精油…2滴
- ユーカリプタスの精油…2滴

つくり方

1. すべての材料を混ぜ合わせる。
2. しっかりと蓋の閉まる殺菌済みの褐色ガラス瓶（p.194）に移す。保存期限は3ヵ月。

カレンデュラとセントジョンズワートのスージングオイル

➕ 日焼けと帯状疱疹の治癒

レシピのポイント

太陽の光を浴びすぎないよう常に注意していても、ついうっかり日に焼けてしまうことはあります。そんな時には、鎮静作用のあるこのブレンドオイルが役に立ちます。ただし、セントジョンズワートは光感作性があるため、使用後に日光に当たるのは禁物です。また、このオイルは帯状疱疹の痛みの緩和にも適用できます。

材料（多めの1回分）

- カレンデュラオイル…小さじ1杯
- セントジョンズワートオイル…小さじ1杯
- ラベンダーの精油…2滴

つくり方

すべての材料を混ぜ合わせ、肌に優しくつける。

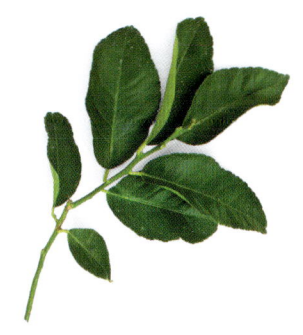

レモン（*Citrus limon*）
レモンの精油は、クレンジングと引き締めの他にも、精神の集中に効果がある。

身体の外側からのケア

ゴマと大豆のスキンオイル

肌への栄養補給

レシピのポイント

夏の休暇を楽しむ予定なら、このスキンオイルを忘れずに！　ビーチの強い陽射しで肌が水分を失ってしまったら、このスキンオイルで栄養と水分をたっぷり補給してあげましょう。ゴマに含まれるビタミンEの抗酸化作用、ココナッツの保水力、グレープシードと大豆に含まれる必須脂肪酸の栄養分が肌のうるおいを守ります。また、引き締め効果のあるプチグレンの精油が、清潔感のある香りで気分をリフレッシュしてくれます。

材料（約100ml分）
- 大豆オイル…大さじ2と1/2杯
- セサミ（ゴマ）オイル…大さじ2と1/2杯
- ココナッツオイル…大さじ2と1/2杯
- グレープシードオイル…小さじ4杯
- プチグレンの精油…40滴
- ラベンダーの精油…5滴

つくり方
1. すべての材料を混ぜ合わせる。
2. しっかりと蓋の閉まる殺菌済みの褐色ガラス瓶（p.194）に移す。保存期限は3ヵ月。

ココナッツとライムのスキンオイル

肌への栄養補給

レシピのポイント

肌に吸収されやすく、肌の柔軟性を高めるココナッツオイルに、ココアバターの高保湿性とビタミンEが豊富なウィートジャームの栄養分を加えたこのスキンオイルは、くすみがちな乾燥肌に輝きを取り戻します。また心を元気にリフレッシュするライムの精油の香りも爽やかです。寝る前に肌に擦り込み、一晩しっかり栄養分を浸透させましょう。

材料（約60ml分）
- ウィートジャームオイル…小さじ2杯
- ココアバター…20g
- ココナッツオイル…大さじ3と1/2杯
- ライムの精油…10滴
- ベンゾインのティンクチャー…5滴

つくり方
1. すべての材料をボウルに入れ、混ぜ合わせる。ココアバターとココナッツオイルを混ぜやすくするために、あらかじめ湯煎で温め、液状にしてもよい。
2. しっかりと蓋の閉まる殺菌済みの褐色ガラス瓶（p.194）に移す。保存期限は3ヵ月。

ベビーマッサージオイル

🌸 赤ちゃんの肌に最適　　💧 リラックス

レシピのポイント

デリケートな肌にぴったりの、生後3ヵ月から使えるやさしく心地よいオイルです。穏やかなサンフラワーとカレンデュラのオイルをベースに、鎮静作用とコンディショニング効果で定評のあるローズアブソリュート、ラベンダー、ローマンカモミールの精油を加え、マイルドで癒し効果のあるスキンオイルに仕上げました。赤ちゃんはもちろん、敏感肌の方にも理想的なオイルです。

材料（約100ml分）
- サンフラワーオイル…大さじ5と1/2杯
- カレンデュラの浸出油…小さじ4杯
- ラベンダーの精油…8滴
- ローマンカモミールの精油…6滴
- ローズアブソリュートの精油…6滴

つくり方
1. すべての材料を混ぜ合わせ、赤ちゃんの肌をマッサージする。
2. しっかりと蓋の閉まる殺菌済みの褐色ガラス瓶（p.194）に移す。保存期限は3ヵ月。

ベビーバスオイル

🌸 赤ちゃんの肌に最適　　💧 リラックス

レシピのポイント

ゆっくりと栄養分を浸透させるサンフラワーとカレンデュラのオイルをベースにしたシンプルなバスオイルです。心安らぐ優しい香りで気持ちを落ち着かせ、乾燥肌や敏感肌を保湿します。その果実の外皮から抽出されるマンダリンの精油は、柑橘系の甘い香りで気持ちを落ち着かせてくれるので、赤ちゃんにもぴったりです。生後3ヵ月から使えます。

材料（約100ml分）
- サンフラワーオイル…大さじ5と1/2杯
- カレンデュラの浸出油…小さじ4杯
- マンダリンの精油…10滴

つくり方
1. サンフラワー、カレンデュラ、マンダリンのオイルを混ぜ合わせる。1回分の適量は、バスタブに小さじ2杯。
2. しっかりと蓋の閉まる殺菌済みの褐色ガラス瓶（p.194）に移す。保存期限は3ヵ月。

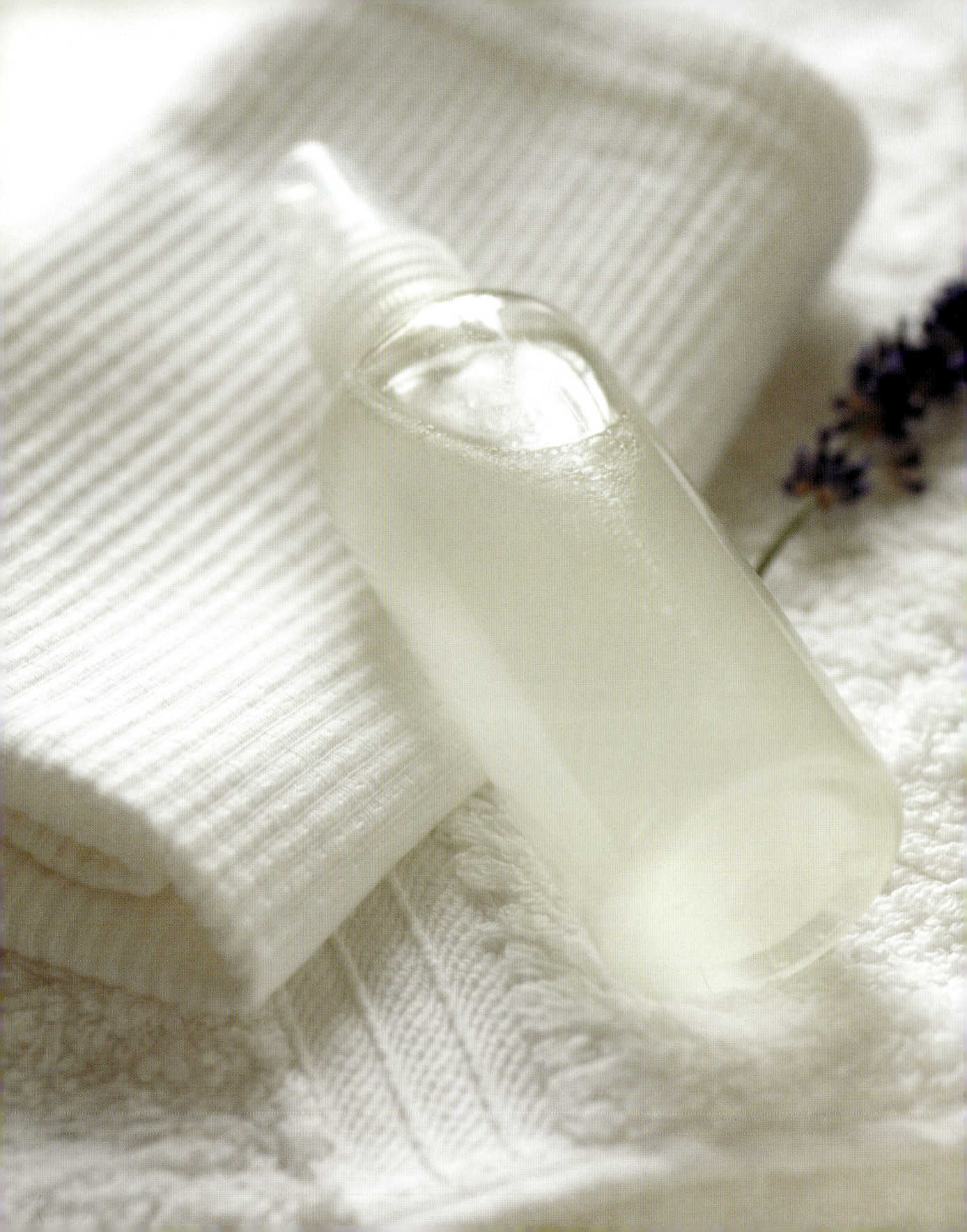

ボディスプレーのレシピ

芳香豊かなハーブや精油をブレンドして、自分好みの香りのボディスプレーをつくってみましょう。シュッとひと吹きするだけで肌を健やかにし、幸せな気分にしてくれます。敏感肌の方は、スキンケア用品を使用する前に、肌に少量つけて異常がないことを確かめてからお使いください。

スパイシーな香りのウィッチヘーゼルのデオドラントスプレー

デオドラント

レシピのポイント

このフレッシュな香りのデオドラントスプレーは、アルミニウム誘導体を含む市販のスプレーを使用したくない人におすすめです。穏やかな収れん作用があるウィッチヘーゼルは、抗菌を目的にした精油をブレンドするベースウォーターとして理想的。入浴後、水分を拭き取った清潔な脇の下にスプレーし、その後は必要に応じて使用します。足のリフレッシュにも使えます。保存期限は6ヵ月です。

材料（約100ml分）
- ウィッチヘーゼル…90ml
- 植物性グリセリン…小さじ2杯
- クローブの精油…2滴
- コリアンダーの精油…2滴
- グレープフルーツの精油…5滴
- ラベンダーの精油…2滴
- レモンの精油…10滴
- ライムの精油…5滴
- パルマローザの精油…5滴

つくり方
1. ウィッチヘーゼルと植物性グリセリンを混ぜ合わせる。
2. ここに精油を加え、よくかき混ぜる。
3. 殺菌済みの褐色ガラス瓶（p.194）に移す。スプレー式のものが望ましい。使用前に瓶をよく振り、すべての材料が混ざり合っていることを確認すること。

ウィッチヘーゼル（*Hamamelis virginiana*）
ウィッチヘーゼルの「ウィッチ（witch）」は、「しなやかな」または「曲げられる」という意味をもつ古英語の「wice」から派生した言葉である（p.63）。

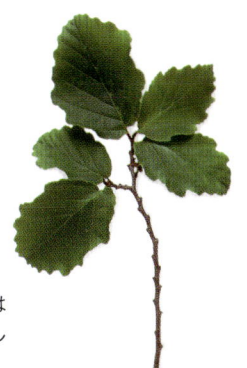

ベルガモットとミントのデオドラントスプレー

デオドラント

レシピのポイント

爽やかなウィッチヘーゼルとラベンダーウォーターを主成分にしたこのスプレーは、肌をフレッシュに保つのに効果的。ベルガモット、グレープフルーツ、レモンの3種類の柑橘類に、爽快なペパーミント、ウッディ調のサイプレスの精油を加えクレンジング・抗菌作用のあるブレンドにしました。清潔で乾いた脇の下にスプレーします。足のデオドラントにもどうぞ。

材料（約85ml分）
- 植物性グリセリン…小さじ1杯
- ウィッチヘーゼル…大さじ2と1/2杯
- ラベンダーウォーター…大さじ2と1/2杯
- ベルガモットの精油…10滴
- グレープフルーツの精油…8滴
- レモンの精油…7滴
- ペパーミントの精油…4滴
- サイプレスの精油…1滴

つくり方
1. ウィッチヘーゼルと植物性グリセリンを混ぜ合わせる。
2. ここに精油を加え、よくかき混ぜる。
3. 殺菌済みの褐色ガラス瓶（p.194）に移す。細かい霧状になるスプレー式のものが望ましい。使用前に瓶をよく振り、すべての材料が混ざり合っていることを確認する。保存期限は6ヵ月。

ゼラニウムとオレンジのボディスプレー

元気回復

レシピのポイント

明るく陽気な香りを放つこのボディスプレーは、肌をリフレッシュし、気分を高め、ほのかに残り香を漂わせます。冷却・鎮静効果のあるアロエベラをベースに、大地の香りのベチバーと華やかに香るゼラニウムの精油、さらにビターオレンジの花から精製された、繊細な香りのオレンジフラワーウォーターを加えました。

材料（約95ml分）
- 蒸留水…80ml
- アロエベラの液汁…小さじ2杯
- オレンジフラワーウォーター…小さじ1杯
- ベチバーの精油…2滴
- ゼラニウムの精油…1滴

つくり方
1. すべての材料を混ぜ合わせる。
2. 殺菌済みの褐色ガラス瓶（p.194）に移す。細かい霧状になるスプレー式のものが望ましい。使用前に瓶をよく振り、すべての材料が混ざり合っていることを確認する。保存期限は2ヵ月。

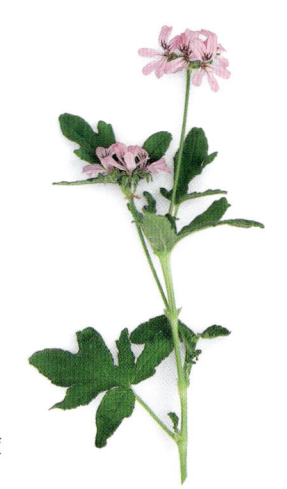

ゼラニウム (*Pelargonium graveolens*)
ゼラニウムは、アロマセラピーでは肌のお手入れの他、疲労感や倦怠感を緩和するハーブとして利用されている。

シトロネラの虫除けスプレー

➕ 虫除け

レシピのポイント
この虫除けスプレーには、シトロネラとレモンユーカリ（Eucalyptus citriodora、オーストラリア原産のレモンの香りがするゴムの木）の２種類の葉から蒸留精製された精油がブレンドされています。どちらの精油も強い柑橘系の香りをもち、蚊を寄せ付けない効果が科学的に立証されています。２時間おきに肌にスプレーすると効果的です。

材料（約25ml分）
- ラベンダーフラワーウォーター…小さじ5杯
- レモンユーカリの精油…3滴
- シトロネラの精油…2滴

つくり方
1. ラベンダーウォーターと精油を混ぜ合わせる。
2. 殺菌済みの褐色ガラス瓶（p.194）に移す。細かい霧状になるスプレー式のものが望ましい。使用前に瓶をよく振り、すべての材料が混ざり合っていることを確認する。保存期限は6ヵ月。

虫刺され後のハーバルスプレー

➕ 治癒作用

レシピのポイント
このスプレーには、いずれも抗炎症・止血作用のあるウィッチヘーゼル、ヤロウ、プランテーンに、鎮静効果の高いカレンデュラ、冷却効果のあるアロエベラ、クレンジング作用をもつラベンダーとティーツリーの精油を加えました。ハーブの薬効成分が凝縮しているこのスプレーは携帯できるため、虫刺されによる炎症や痛みに即座に適用できます。

材料（約30ml分）
- ウィッチヘーゼル…小さじ4杯
- アロエベラの液汁…小さじ1杯
- プランテーンのティンクチャー…30滴
- カレンデュラのティンクチャー…30滴
- ヤロウのティンクチャー…30滴
- ラベンダーの精油…24滴
- ティーツリーの精油…6滴

つくり方
1. すべての材料を混ぜ合わせる。
2. 殺菌済みの褐色ガラス瓶（p.194）に移す。細かい霧状になるスプレー式のものが望ましい。使用前に瓶をよく振り、すべての材料が混ざり合っていることを確認する。保存期限は6ヵ月。

ローズのボディスプレー

🔵 五感の刺激

レシピのポイント

フローラルの香りが上品なこのスプレーの特徴は、ダマスクローズのフラワーウォーター、大地の香りのパチュリ、華やかなゼラニウムの精油が贅沢にブレンドされていること。アロエベラとローズウォーターはどちらも鎮静・治癒・冷却作用に優れ、疲れた肌の活性化に最適です。冷蔵庫に保管しておけば、夏の暑い日に極上の爽快感を味わえます。

材料（約95ml分）
- 蒸留水…75ml
- アロエベラの液汁…小さじ2杯
- ローズフラワーウォーター…小さじ2杯
- ローズアブソリュートの精油…3滴
- ゼラニウムの精油…3滴
- パチュリの精油…1滴

つくり方
1. すべての材料を混ぜ合わせる。
2. 殺菌済みの褐色ガラス瓶（p.194）に移す。細かい霧状になるスプレー式のものが望ましい。使用前に瓶をよく振り、すべての材料が混ざり合っていることを確認する。保存期限は2ヵ月。

フランキンセンスのボディスプレー

🔵 活性化

レシピのポイント

フランキンセンスの樹脂を蒸留して精製した精油には、穏やかな収れんと肌を引き締める作用があります。ここにマンダリンとベルガモットの爽快な柑橘系オイルを組み合わせ、ほのかに香りが残るブレンドに。クレンジングに加え、アロマ効果で気持ちにも元気を与えてくれる、効果的なボディスプレーに仕上げました。あらゆる肌タイプにお使いいただけます。

材料（約95ml分）
- 蒸留水…大さじ5と1/2杯
- アロエベラの液汁…小さじ2杯
- ラベンダーフラワーウォーター…小さじ1杯
- フランキンセンスの精油…4滴
- マンダリンの精油…2滴
- ベルガモットの精油…2滴

つくり方
1. すべての材料を混ぜ合わせる。
2. 殺菌済みの褐色ガラス瓶（p.194）に移す。細かい霧状になるスプレー式のものが望ましい。使用前に瓶をよく振ること。保存期限は2ヵ月。

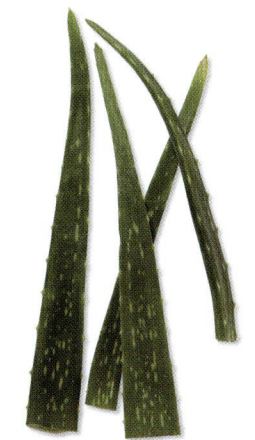

アロエベラ (*Aloe barbadensis*)
アロエベラのゲルは治癒力がきわめて高く、ビタミン、酵素、アミノ酸、プロテインを豊富に含んでいる（p.20）。

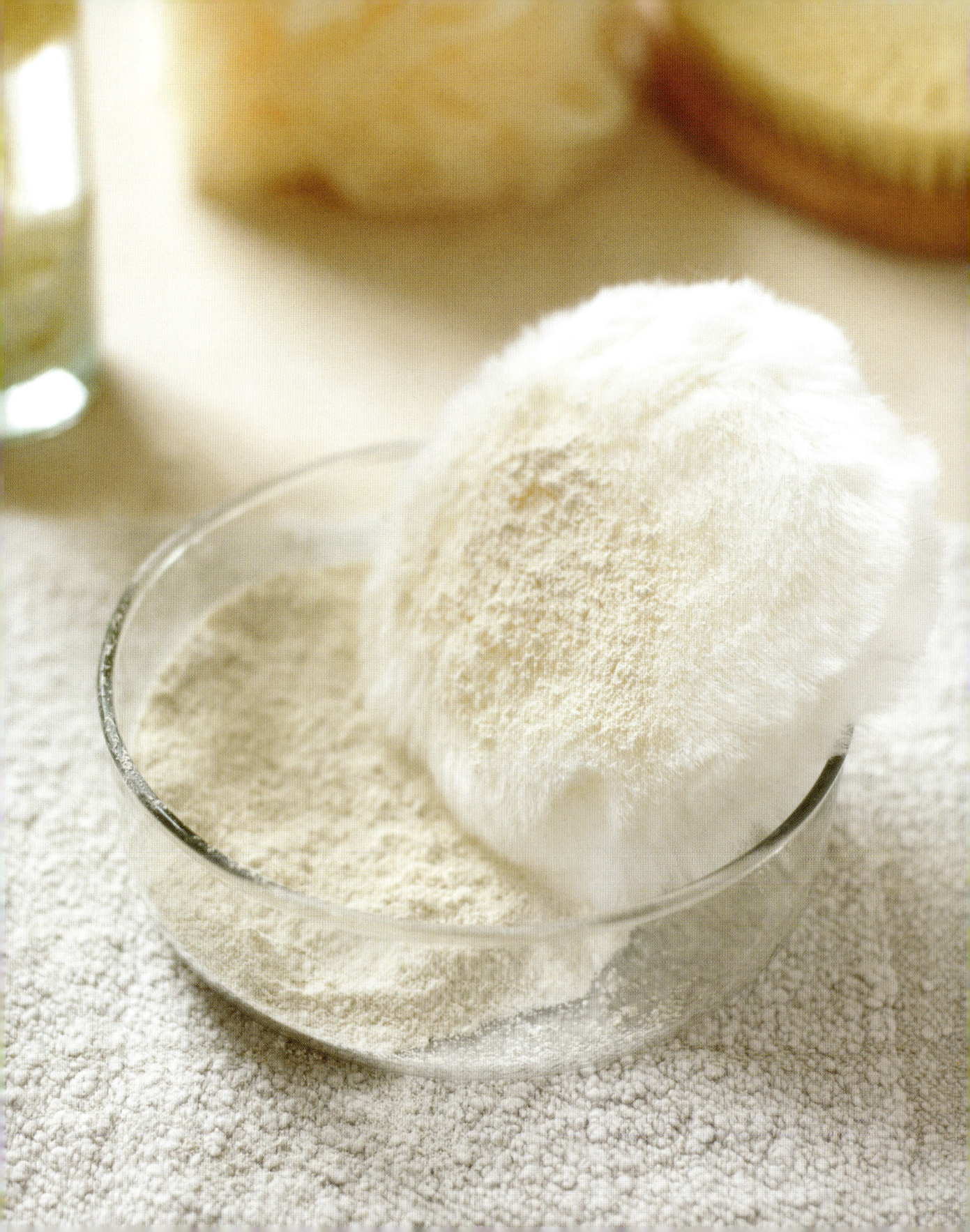

ボディパウダーのレシピ

ボディパウダーは、シルクのように滑らかで柔らかい肌を保つのに効果的です。肌にほのかな香りを残したいなら、パウダーベースに精油を加えてみましょう。敏感肌の方は、スキンケア用品を使用する前に、肌に少量つけて異常がないことを確かめてからお使いください。

カレンデュラのボディパウダー

肌の鎮静化

レシピのポイント

このタルクを含まない鎮静作用のあるパウダーは、デリケート肌や敏感肌にぴったり。また、蒸し暑い日でも肌をさらさらに保ち、皮膚の擦れやすい部分を保護しながらケアできます。入浴後、水分を拭き取った清潔な肌にコットンパフではたくか、直接振りかけて肌全体になじませます。保存期限は6ヵ月です。

材料（約20g分）
- カオリンパウダー…20g
- カレンデュラのティンクチャー…5滴
- レモンの精油…5滴

つくり方
1. 平皿の上に、ふるいにかけたカオリンを均一に広げる。ティンクチャーと精油を混ぜ合わせて清潔なスプレーボトルに移し、カオリンの上に噴霧する。パウダーが乾くまでそのまま置く。
2. 清潔なボディパウダー用の丸い容器、または調味料入れのような振りかけ式の容器に保存する。

"Try one of these fragrant home-made body powder recipes as a treat after a relaxing aromatherapy bath"

―お気に入りの香りのボディパウダーを手づくりしてみましょう。アロマバスでリラックスした後のボディを美しく仕上げます。

ラベンダーとティーツリーのパウダー

🖐 肌の鎮静化

レシピのポイント

クレンジング効果に優れたタルクフリーのパウダーは、肌を爽快に保ち、皮膚を擦れから守る効果があるため、スポーツや激しい運動の前後に使用するのに適しています。入浴後、水分を拭き取った清潔な肌にコットンパフではたくか、直接振りかけて肌全体になじませます。

材料（約20g分）

- コーンフラワー…20g
- プロポリスのティンクチャー…1ml
- ラベンダーの精油…5滴
- ティーツリーの精油…5滴

つくり方

1. 大きな平皿の上に、ふるいにかけたコーンフラワーを均一に広げる。
2. プロポリスのティンクチャーと精油を混ぜ合わせ、細かい霧状になる清潔なスプレーボトルに注ぎ入れる。
3. スプレーボトルのなかの混合液をコーンフラワーの上に噴霧する。この時、液が1ヵ所に集中するとパウダーがダマ状になるため、均一に液がかかるように注意する。パウダーが乾くまでそのまま置く。
4. 清潔なボディパウダー用の丸い容器、または調味料入れのような振りかけ式の容器に保存する。保存期限は6ヵ月。

ローズのパウダー

🖐 肌の鎮静化

レシピのポイント

このフローラルな香りが心地良いタルクフリーのボディパウダーには、鎮静・冷却作用のあるローズが含まれているため、肌を滑らかにします。ゼラニウムはローズの香りをさらに際立たせ、大地の香りのパチュリが芳香に深みを与えて持続させます。入浴後、水分を拭き取った清潔な肌にコットンパフではたくか、直接振りかけて肌全体になじませます。

材料（約20g分）

- コーンフラワー…20g
- ローズアブソリュートの精油…5滴
- ゼラニウムの精油…4滴
- パチュリの精油…1滴

つくり方

1. 大きな平皿の上に、ふるいにかけたコーンフラワーを均一に広げる。
2. 精油を混ぜ合わせ、細かい霧状になる清潔なスプレーボトルに注ぎ入れる。
3. スプレーボトルのなかの混合液をコーンフラワーの上に噴霧する。この時、液が1カ所に集中するとパウダーがダマ状になるため、均一に液がかかるように注意する。パウダーが乾くまでそのまま置く。
4. 清潔なボディパウダー用の丸い容器、または調味料入れのような振りかけ式の容器に保存する。保存期限は6ヵ月。

ブラックカラントとセージのフットパウダー

🖐 デオドラント

レシピのポイント

クレンジング作用のあるこのフットパウダーは、セージの冷却・乾燥作用とブラックカラントの収れん作用を組み合わせ、足をドライで爽やかな状態に保つのに役立ちます。きれいに洗って水分を拭き取った清潔な足に、軽くパウダーを振りかけてやさしく擦り込みます。さらに効果を高めるために、フットウェアに直接振りかけることもできます。

材料（約15g分）
- ドライセージ…大さじ1杯
- ブラックカラントのドライリーフ…大さじ2杯
- カオリンパウダー…10g
- レモンの精油…5滴

つくり方

1. セージとブラックカラントのドライハーブをすり鉢に入れ、すりこぎで微細な粉末状になるまですりつぶす。
2. ここにカオリンを加えて混ぜ合わせ、さらにレモンの精油を滴下して、よく混ぜる。パウダーが乾くまでそのまま置く。
3. 清潔なボディパウダー用の丸い容器、または調味料入れのような振りかけ式の容器に保存する。保存期限は2ヵ月。

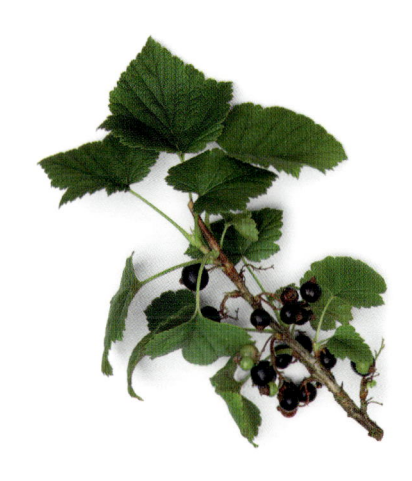

ブラックカラント (*Ribes nigrum*)
ブラックカラントの葉にはクレンジング作用があり、昔からうがい薬として利用されてきた(p.94)。

ベビーパウダー

赤ちゃんの肌に最適

レシピのポイント

粒子が細かくて軽いこのベビーパウダーは、赤ちゃんのデリケートな肌をさらさらで穏やかな状態に保つために考えられたものです。肌触りの良いコーンフラワーに、鎮静・抗炎症作用のあるローマンカモミールと天然殺菌作用のあるプロポリスを加えました。きわめてやさしくマイルドなため、新生児からお使いいただけます。ただし、赤ちゃんの鼻と口にパウダーが入り込まないように注意してください。

材料（約20g分）

- コーンフラワー…20g
- プロポリスのティンクチャー…5滴
- ローマンカモミールの精油…2滴

つくり方

1. 大きな平皿の上に、ふるいにかけたコーンフラワーを均一に広げる。
2. プロポリスのティンクチャーとローマンカモミールの精油を混ぜ合わせ、細かい霧状になる清潔なスプレーボトルに注ぎ入れる。
3. スプレーボトルのなかの混合液をコーンフラワーの上に噴霧する。この時、液が1カ所に集中するとパウダーがダマ状になるため、均一に液がかかるように注意する。パウダーが乾くまでそのまま置く。
4. 清潔なボディパウダー用の丸い容器、または調味料入れのような振りかけ式の容器に保存する。保存期限6ヵ月。

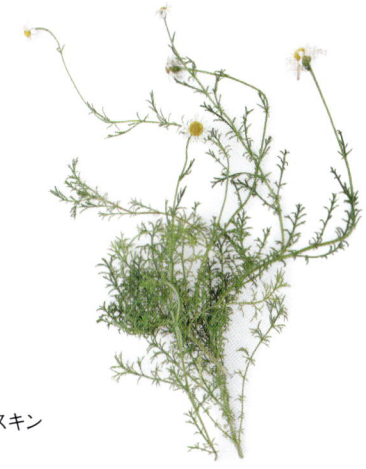

ローマンカモミール (*Anthemis nobilis*)
ローマンカモミールには鎮静作用があり、子供用のスキンケア用品をつくるのに適している。

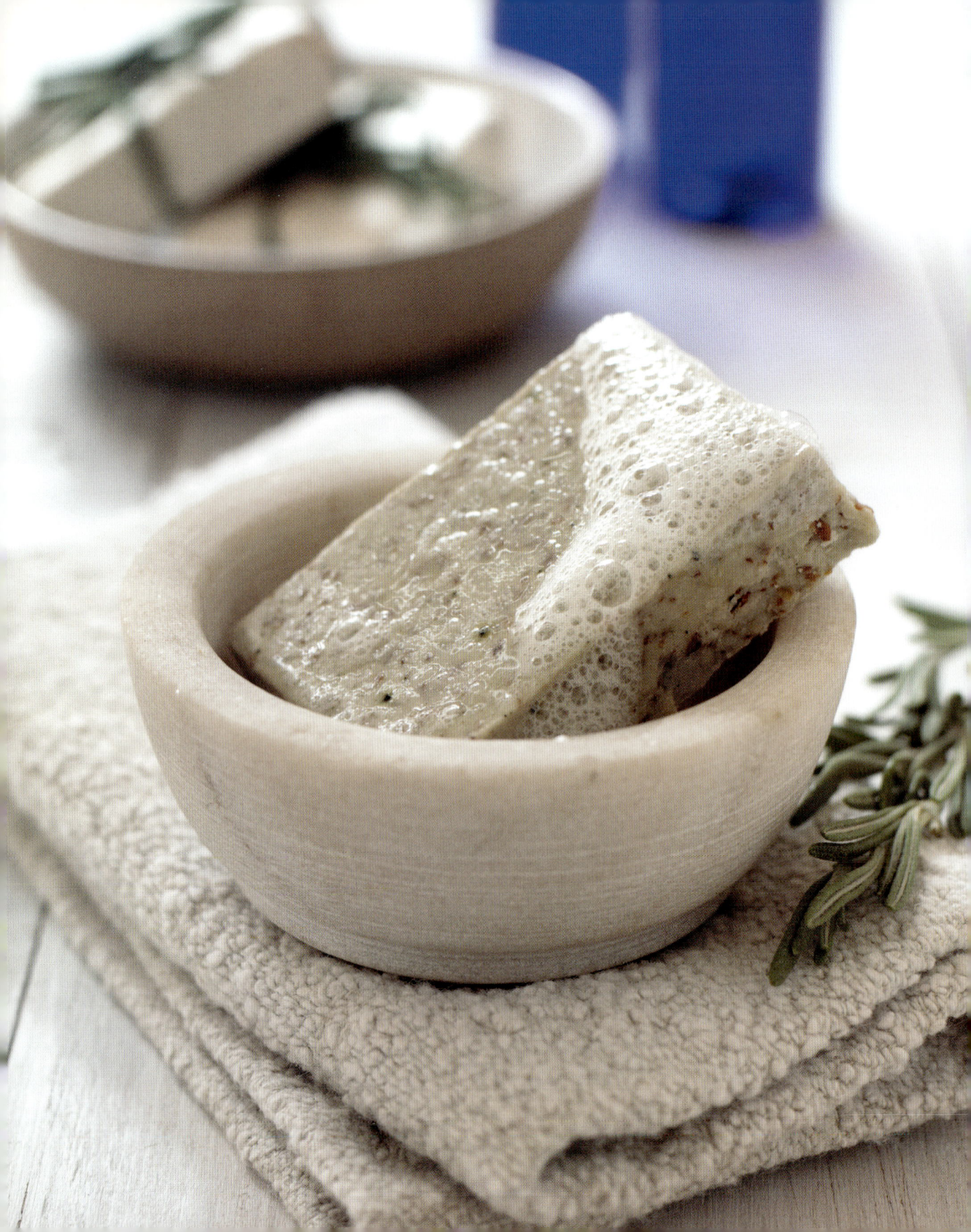

ソープのレシピ

贈り物としても喜ばれる手づくりソープは、その作業自体も楽しいものです。自分好みのソープがつくれますが、作業を始める前にp.343に記載されている安全性に関する情報をよく読み、その指示に忠実に従ってください。最大の魅力は、安価なオリーブオイルから上質なソープがつくれること。出来上がったソープは密閉できる容器に保存します。

ローズマリーのソープ

🖐 肌の洗浄　　　　　⊙ 元気回復

材料（約16個分）
- オリーブオイル…300ml
- ココナッツオイル…175ml
- いったん沸騰させて冷ました水、または蒸留水…120ml
- 苛性ソーダ（結晶）…60g
- グリーンクレイ…大さじ1杯
- スピルリナ錠剤（砕いておく）…4錠
- ブランまたはオートミール…大さじ1杯
- ローズマリーの精油…30滴

レシピのポイント

ソープのクレンジング作用にローズマリーでフレッシュな香りを付け、さらに荒れた手肌を滑らかにするために、穏やかに角質を除去するオートミールを配合しました。色付けにはスピルナとグリーンクレイを使用。ソープが完全に固まる前に、飾りとしてローズマリーのドライフラワーを表面に散らしてもよいでしょう。

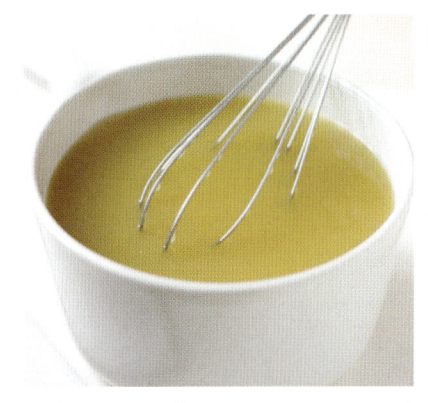

1. 小鍋にオリーブオイルとココナッツオイルを入れて弱火にかける。泡立て器でかき混ぜながら60℃に達するまで加温する。次に苛性ソーダ液をつくる。ステンレス製またはガラス製のボウルに水を入れ、これをキッチンシンクのなかに置く（苛性ソーダの結晶を加えた時に液体が溢れることがあるため）。防護用のゴーグル、ビニール手袋、エプロンを身に付けたら、苛性ソーダの結晶を水のなかに入れ、木製スプーンで結晶が溶けるまでかき混ぜる。冷めるまで置く。

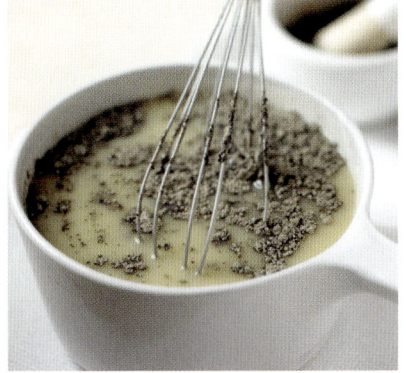

2. 苛性ソーダ液が冷めたら、小鍋のなかで温めたオイルに加えて木製スプーンでよくかき混ぜる。その後、泡立て器で20秒ほど素早く撹拌する。濃厚なカスタードクリームのような硬さになり、泡立て器で表面をなぞると筋が付く程度になればちょうどよい。グリーンクレイ、スピルリナの錠剤を砕いたもの、ブランまたはオートミール、ローズマリーの精油を加えてかき混ぜる。

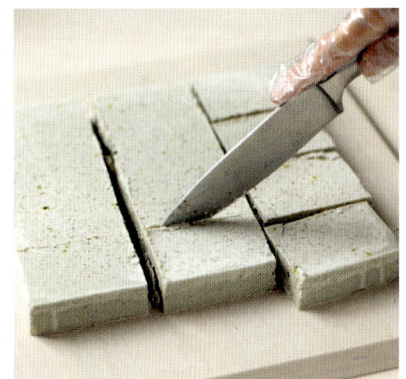

3. 23cm角で深さ5cmのステンレス製バットの内面にオリーブオイルを塗り、ソープの液体を流し込む。上から布をかけ、そのまま24時間置く。まだ軟らかいうちに、ビニール手袋をはめた手でソープを取り出し、チーズワイヤーまたはナイフで長方形に切り分ける。トレイにのせ、完全に乾燥して硬くなるまでそのまま置いておく（数週間）。出来上がったソープのpH値を測定し、10〜10.5程度になっていることを確認してから使用すること。

身体の外側からのケア

カレンデュラとカモミールのソープ

🖐 肌の洗浄

レシピのポイント

鎮静作用のあるカレンデュラ（マリーゴールド）とカモミールに穏やかなイブニングプリムローズオイルを加えた、敏感肌用のソープです。ソープが完全に固まる前に、飾りとしてドライフラワーを表面に散らしてもよいでしょう。つくり始める前にp.343に記載されている安全性に関する情報をよく読み、その指示に忠実に従ってください。

材料（約16個分）

- オリーブオイル…300ml
- ココナッツオイル…175ml
- いったん沸騰させて冷ました水、または蒸留水…120ml
- 苛性ソーダ（結晶）…60g
- カレンデュラの浸出油…小さじ2杯
- イブニングプリムローズオイル…小さじ1杯
- カモミールの精油…25滴
- ラベンダーの精油…10滴

つくり方

1. 計量したオリーブオイルとココナッツオイルを小鍋に入れて弱火にかける。泡立て器でかき混ぜながら、60℃に達するまで加温する。

2. 次に苛性ソーダ液をつくる。ステンレス製またはガラス製のボウルに水を入れ、これをキッチンシンクのなかに置く（苛性ソーダの結晶を加えた時に液体が溢れることがあるため）。防護用のゴーグル、ビニール手袋、エプロンを身に付けたら、苛性ソーダの結晶を水のなかに入れて木製スプーンで結晶が溶けるまでかき混ぜる（苛性ソーダに直接水をかけると危険なため、必ず水のなかに苛性ソーダを入れること）。冷めるまでそのまま置く。

3. 苛性ソーダ液が冷めたら、小鍋のなかで温めたオイルに加え、木製スプーンでよくかき混ぜる。その後、泡立て器で20秒ほど素早く撹拌する。濃厚なカスタードクリームのような硬さになり、泡立て器で表面をなぞると筋が付く程度になればちょうどよい。香り付けのための精油を加え、混ぜ合わせる。23cm角で深さが5cm以上あるステンレス製バットの内面にオリーブオイルを塗り、ソープの液体を流し込む。上から布をかけ、そのまま24時間置く。

4. カットできる硬さのうちに、ビニール手袋をはめた手でソープを取り出し、チーズワイヤーまたはナイフで長方形に切り分ける。トレイにのせ、完全に乾燥して硬くなるまでそのまま置いておく（数週間）。ソープは乾燥中にpH値が下がり、中性に近づくにつれて刺激が少なくなってくる。ソープの表面にまれに現れる白っぽい残留物は使用しても問題はないが、気になるならば削り取ってもよい。気候によっては、ソープの水分が完全に抜け切るのに数ヵ月かかることもあるが、pH値の低下速度は次第に鈍くなり、最初の2〜3週間で安定する。出来上がったソープのpH値を測定し、10〜10.5程度になっていることを確認してから使用すること。

ニームのクレンジングソープ

🖐 肌の洗浄

レシピのポイント

ニームはその優れたクレンジング効果から、インドやアフリカで古くから利用されてきました。ここに、ミツバチが自らの巣を守るために使うプロポリスの殺菌作用と、ラベンダーとティーツリーの精油のクレンジング作用をプラスしたソープです。ソープが完全に固まる前に、飾りとしてラベンダーのドライフラワーを表面に散らしてもよいでしょう。p.343に記載されている安全性に関する情報をよく読んでから、つくり始めてください。

材料（約16個分）

- オリーブオイル…300ml
- ココナッツオイル…175ml
- いったん沸騰させて冷ました水、または蒸留水…120ml
- 苛性ソーダ（結晶）…60g
- ニームオイル…小さじ1杯
- プロポリスのティンクチャー…5滴
- ラベンダーの精油…40滴
- ティーツリーの精油…30滴

つくり方

1. 計量したオリーブオイルとココナッツオイルを小鍋に入れて弱火にかける。泡立て器でかき混ぜながら、60℃に達するまで加温する。
2. 次に苛性ソーダ液をつくる。ステンレス製またはガラス製のボウルに水を入れ、これをキッチンシンクのなかに置く（苛性ソーダの結晶を加えた時に液体が溢れることがあるため）。防護用のゴーグル、ビニール手袋、エプロンを身に付けたら、苛性ソーダの結晶を水のなかに入れて木製スプーンで結晶が溶けるまでかき混ぜる（苛性ソーダに直接水をかけると危険なため、必ず水のなかに苛性ソーダを入れること）。冷めるまでそのまま置く。
3. 苛性ソーダ液が冷めたら、小鍋のなかで温めたオイルに加え、木製スプーンでよくかき混ぜる。その後、泡立て器で20秒ほど素早く撹拌する。濃厚なカスタードクリームのような硬さになり、泡立て器で表面をなぞると筋が付く程度になればちょうどよい。ニームオイル、プロポリスのティンクチャー、香り付けのための精油を加え、混ぜ合わせる。23cm角で深さが5cm以上あるステンレス製バットの内面にオリーブオイルを塗り、ソープの液体を流し込む。上から布をかけ、そのまま24時間置く。
4. カットできる硬さのうちに、ビニール手袋をはめた手でソープを取り出し、チーズワイヤーまたはナイフで長方形に切り分ける。トレイにのせ、完全に乾燥して硬くなるまでそのまま置いておく（数週間）。ソープは乾燥中にpH値が下がり、中性に近づくにつれて刺激が少なくなってくる。ソープの表面にまれに現れる白っぽい残留物は使用しても問題はないが、気になるならば削り取ってもよい。気候によっては、ソープの水分が完全に抜け切るのに数ヵ月かかることもあるが、pH値の低下速度は次第に鈍くなり、最初の2～3週間で安定する。出来上がったソープのpH値を測定し、10～10.5程度になっていることを確認してから使用すること。

リラクセーションソープ

🖐 肌の洗浄　　　💧 リラックス

レシピのポイント

アロマセラピー効果の高い、芳香豊かな精油を組み合わせたこのソープは、日々の悩みや不安を軽くするのに役に立ちます。幸福感を高めるローズ、加温・癒し効果のあるマジョラム、緊張をほぐしバランス感覚を取り戻すラベンダーを加えたこのソープは気分を明るくしてくれるでしょう。p.343に記載されている安全性に関する情報をよく読んでから、つくり始めてください。

材料（約16個分）

- オリーブオイル…300ml
- ココナッツオイル…175ml
- いったん沸騰させて冷ました水、または蒸留水…120ml
- 苛性ソーダ（結晶）…60g
- アーモンドオイル…小さじ2杯
- ラベンダーの精油…10滴
- ローズアブソリュートの精油…10滴
- マジョラムの精油…5滴

つくり方

1. 計量したオリーブオイルとココナッツオイルを小鍋に入れて弱火にかける。泡立て器でかき混ぜながら、60℃に達するまで加温する。
2. 次に苛性ソーダ液をつくる。ステンレス製またはガラス製のボウルに水を入れ、これをキッチンシンクのなかに置く（苛性ソーダの結晶を加えた時に液体が溢れることがあるため）。防護用のゴーグル、ビニール手袋、エプロンを身に付けたら、苛性ソーダの結晶を水のなかに入れ、木製スプーンで結晶が溶けるまでかき混ぜる（苛性ソーダに直接水をかけると危険なため、必ず水のなかに苛性ソーダを入れること）。冷めるまでそのまま置く。
3. 苛性ソーダ液が冷めたら、小鍋のなかで温めたオイルに加えて木製のスプーンでよくかき混ぜる。その後、泡立て器で20秒ほど素早く撹拌する。濃厚なカスタードクリームのような硬さになり、泡立て器で表面をなぞると筋が付く程度になればちょうどよい。香り付けのための精油を加え、混ぜ合わせる。23cm角で深さが5cm以上あるステンレス製バットの内面にオリーブオイルを塗り、ソープの液体を流し込む。上から布をかけ、そのまま24時間置く。
4. カットできる硬さのうちに、ビニール手袋をはめた手でソープを取り出し、チーズワイヤーまたはナイフで長方形に切り分ける。トレイにのせ、完全に乾燥して硬くなるまでそのまま置いておく（数週間）。ソープは乾燥中にpH値が下がり、中性に近づくにつれて刺激が少なくなってくる。ソープの表面にまれに現れる白っぽい残留物は使用しても問題はないが、気になるならば削り取ってもよい。気候によっては、ソープの水分が完全に抜け切るのに数ヵ月かかることもあるが、pH値の低下速度は次第に鈍くなり、最初の2～3週間で安定する。出来上がったソープのpH値を測定し、10～10.5程度になっていることを確認してから使用すること。

エキゾティックソープ

🖐 肌の洗浄　　　👁 五感の刺激

レシピのポイント

イランイランとは、フィリピンやインドネシア原産のカスタードアップルの1種、カナンガ（*Cananga odorata*）の花を蒸留して得られる精油のこと。この他にローズ、ゼラニウム、クラリーセージの精油をブレンドしたこのソープは、上品な香りと肌を滑らかにする作用が特徴です。p.343に記載されている安全性に関する情報をよく読んでから、つくり始めてください。

材料（約16個分）

- オリーブオイル…300ml
- ココナッツオイル…175ml
- いったん沸騰させて冷ました水、または蒸留水…120ml
- 苛性ソーダ（結晶）…60g
- アボカドオイル…小さじ2杯
- イランイランの精油…12滴
- ゼラニウムの精油…12滴
- クラリーセージの精油…12滴
- ローズアブソリュートの精油…5滴
- バニラ濃縮液…小さじ1杯

つくり方

1. 計量したオリーブオイルとココナッツオイルを小鍋に入れて弱火にかける。泡立て器でかき混ぜながら、60℃に達するまで加温する。
2. 次に苛性ソーダ液をつくる。ステンレス製またはガラス製のボウルに水を入れ、これをキッチンシンクのなかに置く（苛性ソーダの結晶を加えた時に液体が溢れることがあるため）。防護用のゴーグル、ビニール手袋、エプロンを身に付けたら、苛性ソーダの結晶を水のなかに入れ、木製スプーンで結晶が溶けるまでかき混ぜる（苛性ソーダに直接水をかけると危険なため、必ず水のなかに苛性ソーダを入れること）。冷めるまでそのまま置く。
3. 苛性ソーダ液が冷めたら、小鍋のなかで温めたオイルに加えて木製スプーンでよくかき混ぜる。その後、泡立て器で20秒ほど素早く撹拌する。濃厚なカスタードクリームのような硬さになり、泡立て器で表面をなぞると筋が付く程度になればちょうどよい。香り付けのための精油を加え、混ぜ合わせる。23cm角で深さが5cm以上あるステンレス製バットの内面にオリーブオイルを塗り、ソープの液体を流し込む。上から布をかけ、そのまま24時間置く。
4. カットできる硬さのうちに、ビニール手袋をはめた手でソープを取り出し、チーズワイヤーまたはナイフで長方形に切り分ける。トレイにのせ、完全に乾燥して硬くなるまでそのまま置いておく（数週間）。ソープは乾燥中にpH値が下がり、中性に近づくにつれて刺激が少なくなってくる。ソープの表面にまれに現れる白っぽい残留物は使用しても問題はないが、気になるならば削り取ってもよい。気候によっては、ソープの水分が完全に抜け切るのに数ヵ月かかることもあるが、pH値の低下速度は次第に鈍くなり、最初の2～3週間で安定する。出来上がったソープのpH値を測定し、10～10.5程度になっていることを確認してから使用すること。

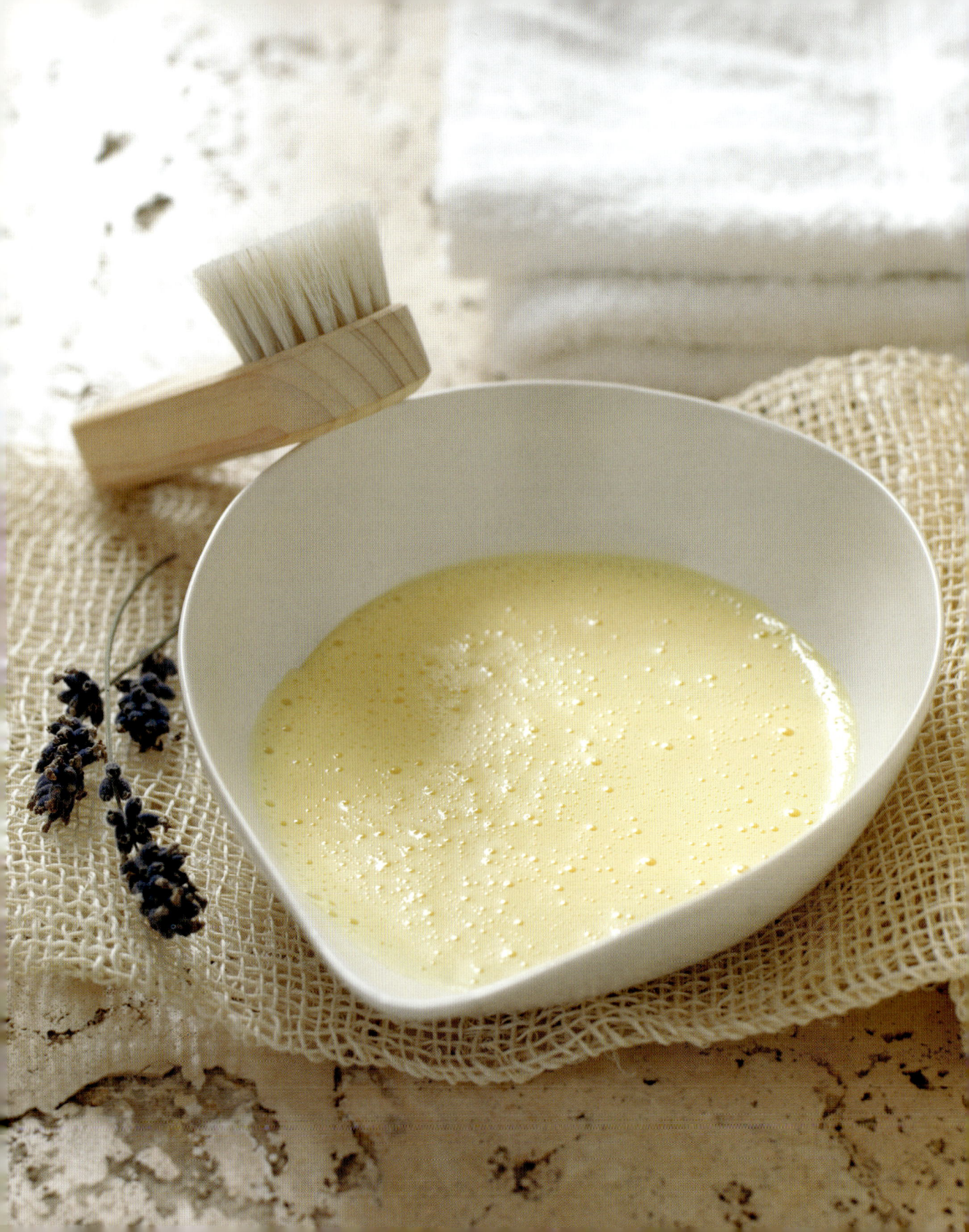

クレンザーのレシピ

肌を健やかに保つには、毎日のクレンジングが大切。特に、さまざまな汚染物質がまん延している都会で生活する女性には、効果的なクレンジングが不可欠です。敏感肌の方は、スキンケア用品を使用する前に、肌に少量つけて異常がないことを確かめてからお使いください。

ラベンダークレンザー

肌の洗浄

レシピのポイント

鎮静効果の高いハーブを使ったこのシンプルなクレンザーは、敏感肌・乾燥肌にぴったりです。オーツ麦は昔からスキンケアに多用されていますが、これはオーツ麦に豊富に含まれる天然多糖類が、水のなかで粘着質に変わり、敏感な肌をいたわりながら洗い上げるからなのです。アーモンドオイルは肌質の向上と保湿にも効果があり、またラベンダーのやさしい香りが肌も心も癒します。

材料（約60ml分）

- オーツ麦（オーガニック）…25g
- ミネラルウォーター…少量
- 卵黄…1個分
- アーモンドオイル…大さじ3と1/2杯
- ラベンダーの精油…5滴

つくり方

1. オーツ麦をボウルに入れ、完全にかぶるまでミネラルウォーターを注ぐ。1時間以上そのまま浸しておく。
2. ブレンダー用の容器またはフードプロセッサーに卵黄を入れてミキシングし、アーモンドオイルを1滴ずつ加えながら撹拌する。アーモンドオイルをすべて入れた段階で、濃厚な乳液状になる。次にラベンダーオイルも、よく混ざり合うように1滴ずつ加えて混ぜ合わせる。
3. 漉し袋などを用い、オーツ麦を絞りながら、すべての水分をボールに漉し移す（オーツミルク）。オーツミルクだけを使用するため、オーツ麦の搾りかすは処分する。このオーツミルクを卵黄の混合液にゆっくり加え、やさしく混ぜ合わせるとローション程度の粘度に薄まる。
4. しっかりと蓋の閉まる殺菌済みのガラス瓶（p.194）に移す。冷蔵庫で保管し、3日以内に使い切る。

ハチミツとローズペタルのフェイススクラブ

🖐 角質除去

レシピのポイント

ハチミツは、自然が生み出した最高のスキンケア成分といえるでしょう。肌に柔軟性と滑らかさを与えるのはもちろん、鎮静・保湿効果にも優れています。この穏やかな角質除去作用のあるスクラブに、クーリング・調整作用をもつローズオイルと、浄化・リフレッシュ作用をもつラベンダーオイルをプラスすることで、やさしい香りでリラックス効果を高めながら、肌の状態とバランスを整えます。

材料(多めの1回分)

- ローズペタル(ドライ)…25g
- ラベンダーフラワー(ドライ)…大さじ2杯
- ラベンダーの精油…1滴
- ローズの精油…1滴
- 透明なハチミツ…小さじ2杯

つくり方

1. ローズペタルの半量をカップ1杯の熱湯に浸出して浸剤(p.342)をつくる。蓋をしてそのまま置いておく。
2. 乳鉢と乳棒で、残りのローズペタルとラベンダーフラワーをすりつぶし、粉末状にする。ここに精油とハチミツを混ぜ合わせ、次にローズの浸剤を柔らかめのペースト状になるまで加える。
3. このスクラブを顔に塗り、円を描くように優しくマッサージしながら肌の汚れを落とす。

エルダーフラワーとアロエベラのフェイシャルポリッシュ

角質除去

レシピのポイント

エルダーフラワーにはマイルドな収れん作用の他に、抗炎症作用や、皮膚を柔らかくする効果があり、昔からスキンケアに利用されてきました。ここにアロエベラの冷却作用とカモミールの治癒作用を加えたこのフェイシャルポリッシュは、穏やかでさっぱりした使い心地で、あらゆる肌タイプに向きます。生の乳製品を配合するため、完成後はすぐに使いましょう。

材料（多めの1回分）

- エルダーフラワー…25g
  - またはエルダーフラワーのティーバッグ…10袋
- カモミール…25g
  - またはカモミールのティーバッグ…10袋
- アロエベラの液汁…小さじ2杯
- プレーンヨーグルト…大さじ2杯

つくり方

1. 2種類のハーブの、それぞれ半量をブレンドし、240mlの熱湯に浸出して浸剤（p.342）をつくる。蓋をしてそのまま置いておく。
2. 乳鉢と乳棒で、残りのハーブをすりつぶし、粉末状にする。ティーバッグを利用する場合には、すでに細かい粉末になっているため、そのまま使用できる。
3. ここにアロエベラとヨーグルトを加えて混ぜ合わせる。次に浸剤を小さじ1杯ずつ加えながらかき混ぜ、全体が滑らかなペースト状（肌につけた時に流れ落ちない程度の粘度）になるまで続ける。
4. クレンジング後、目と口の周りを避けてこのポリッシュを塗る。指先で小さな円を描くようにやさしくマッサージしながら、古くなった肌の角質をやさしく取る。
5. 残りの浸剤（必要に応じて水で薄める）でポリッシュをすすぎ流し、肌の調子を整える。

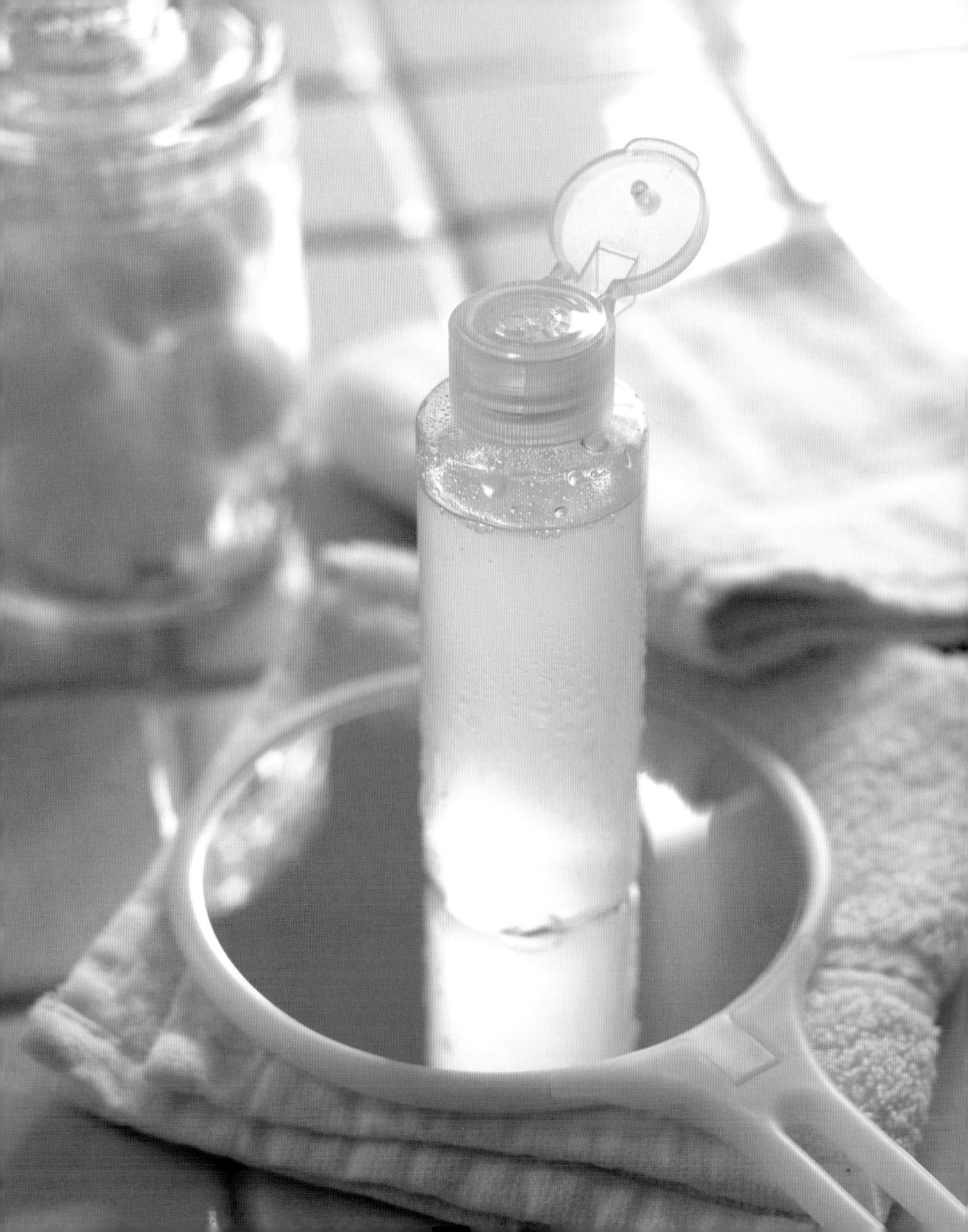

トナー（化粧水）のレシピ

トナーはクレンジング後の肌のキメとpHバランスを整えるために使用します。また、保湿前に落としきれなかったクレンザーを取り除く働きもあります。敏感肌の方は、スキンケア用品を使用する前に、肌に少量つけて異常がないことを確かめてからお使いください。

ラベンダーとアロエベラのトナー

肌を整える

レシピのポイント

このリフレッシングトナーはあらゆる肌タイプに使用できますが、清浄作用と油分の調整に優れ、肌を活き活きとさせてくれる精油をブレンドしているため、特にトラブル肌におすすめです。ウィッチヘーゼルとラベンダーウォーターが、肌をほどよく収れんし、栄養や水分を吸収しやすい清潔な状態に整え、引き締まった毛穴、透明感ある肌に導くベースをつくります。保存期限は6ヵ月です。

材料（約100ml分）
- ラベンダーフラワーウォーター…80ml
- ウィッチヘーゼル…小さじ2杯
- アロエベラの液汁…小さじ1杯
- ベルガモットの精油…14滴
- レモンの精油…4滴
- プチグレインの精油…4滴
- ラベンダーの精油…4滴
- ローズマリーの精油…2滴
- ブラックペッパーの精油…2滴

つくり方
1. すべての材料を混ぜ合わせる。
2. 殺菌済みのガラス瓶（p.194）に移す。細かい霧状になるスプレー式のものが望ましい。直射日光を避けて保存し、瓶をよく振ってから使用すること。

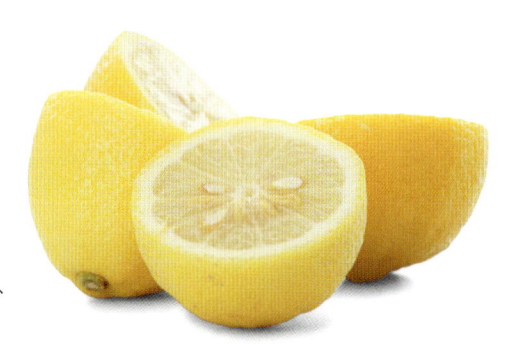

レモン（*Citrus limon*）
新鮮な完熟レモンの外皮に含まれる精油には、リフレッシュ、クレンジング、調整作用がある。

ローズのトナー

👋 肌を整える

レシピのポイント
このシンプルなトナーは、肌のリフレッシュとバランス調整に効果的。ローズの鎮静作用に加え、強壮効果のあるリンゴ酢が循環器系を刺激し、肌本来のpHレベルに調整します。リンゴ酢には豊富な栄養分が含まれますが、これは単純な発酵過程により、リンゴの優れた栄養分がそのまま維持されるばかりでなく、発酵中に新たに生成された酵素によって栄養分が強化されるからです。

材料（約100ml分）
- ミネラルウォーター…85ml
- ローズペタル
  ドライ…小さじ山盛り2杯
  またはフレッシュ…小さじ山盛り4杯
- エルダーフラワー
  ドライ…小さじ1杯
  またはフレッシュ…小さじ2杯
- リンゴ酢…大さじ1杯

つくり方
1. ミネラルウォーター、ローズペタル、エルダーフラワーを使って浸剤（p.342）をつくる。熱が冷めたらリンゴ酢を加え、しっかりと蓋の閉まる殺菌済みのガラス瓶（p.194）に移す。
2. 使用前に、瓶をよく振って中身を混ぜ合わせる。クレンジング後、化粧コットンまたはガーゼなどにトナーを含ませ、肌をやさしくなでるように拭く。冷蔵庫で保管し、3ヵ月以内に使い切る。

ハーバルトナー

👋 肌を整える

レシピのポイント
ウィッチヘーゼルの濃縮液は、肌の疲れを癒し、リフレッシュするのに効果的です。また、このハーブの収れん作用が皮脂の生成を抑えて毛穴を小さくし、肌の状態を均一に整えます。ここに抗炎症作用のあるカモミール、バランス調整力に長けるローズ、活性化作用のローズマリーを加え、あらゆる肌タイプに使える穏やかなトナーに仕上げました。

材料（約100ml分）
- 蒸留水…75ml
- ウィッチヘーゼル…大さじ1杯
- アロエベラの液汁…小さじ2杯
- カモミールブルーの精油…3滴
- ローズマリーの精油…3滴
- ローズアブソリュートの精油…3滴

つくり方
1. すべての材料を混ぜ合わせ、しっかりと蓋の閉まる殺菌済みのガラス瓶（p.194）に移す。
2. 使用前に、瓶をよく振って中身を混ぜ合わせる。クレンジング後の肌に、化粧コットンまたはガーゼなどにトナーを含ませ、肌をやさしくなでるように拭く。冷蔵庫で保管し、3ヵ月以内に使い切る。

ハーバルスプリッツァー（フェイス&ボディ）

🖐 肌の活性化

レシピのポイント

爽快な香りがはじけるこのハーバルスプレーには、フレッシュミントが欠かせません。夏の暑い日、肌に直接ミストを吹き付ければ、ミントの冷却効果でいつでも気分をリフレッシュできます。ボディはもちろん、顔にも使えます。使用時以外は冷蔵庫に保管しておくと、スプレーのフレッシュ感と爽やかさが持続します。保存期限は2日間です。

材料（約100ml分）
- フレッシュミント…小さじ山盛り3杯
- フレッシュディル…小さじ山盛り1杯
- フレッシュパセリ…小さじ山盛り1杯
- ミネラルウォーター…85ml

つくり方

材料のハーブを使って浸剤（p.342）をつくる（ハーブが完全に浸るまで熱湯を注ぐ）。ハーブ成分が抽出されたら、ミネラルウォーターを加え、殺菌済みのスプレー式ガラス瓶（p.194）に移す。

リフレッシングフェイシャルスプリッツァー

🖐 肌の活性化　　💧 活力アップ

レシピのポイント

オレンジフラワーウォーターは肌の回復を強力にサポートし、またその繊細な香りがストレスを緩和させることから、アロマセラピーで多用されています。このスプレーは旅先で使うのがおすすめ。肌のリフレッシュ効果と心の癒し効果がさらにアップします。使用時以外は冷蔵庫に保管しておくと、スプレーのフレッシュ感と爽やかさが持続します。保存期限は2日間です。

材料（約100ml分）
- 蒸留水…85ml
- アロエベラの液汁…小さじ2杯
- オレンジフラワーウォーター…小さじ1杯
- プロポリスのティンクチャー…1滴
- レモンの精油…1滴
- ローズマリーの精油…1滴

つくり方

すべての材料を混ぜ合わせ、殺菌済みのスプレー式ガラス瓶（p.194）に移す。瓶をよく振ってから使用すること。

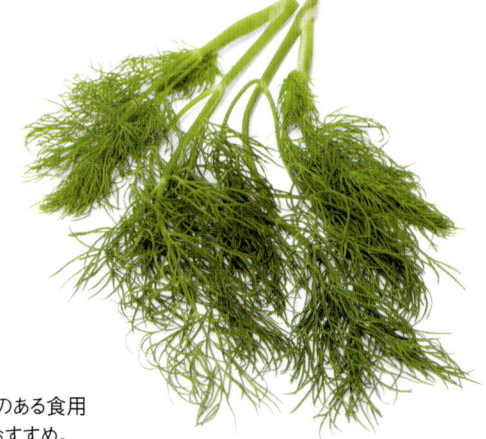

ディル（Anethum graveolens）
香り高く、シダのような繊細な葉をもつディルは最も人気のある食用ハーブの1種。ドライよりもフレッシュハーブで使う方がおすすめ。

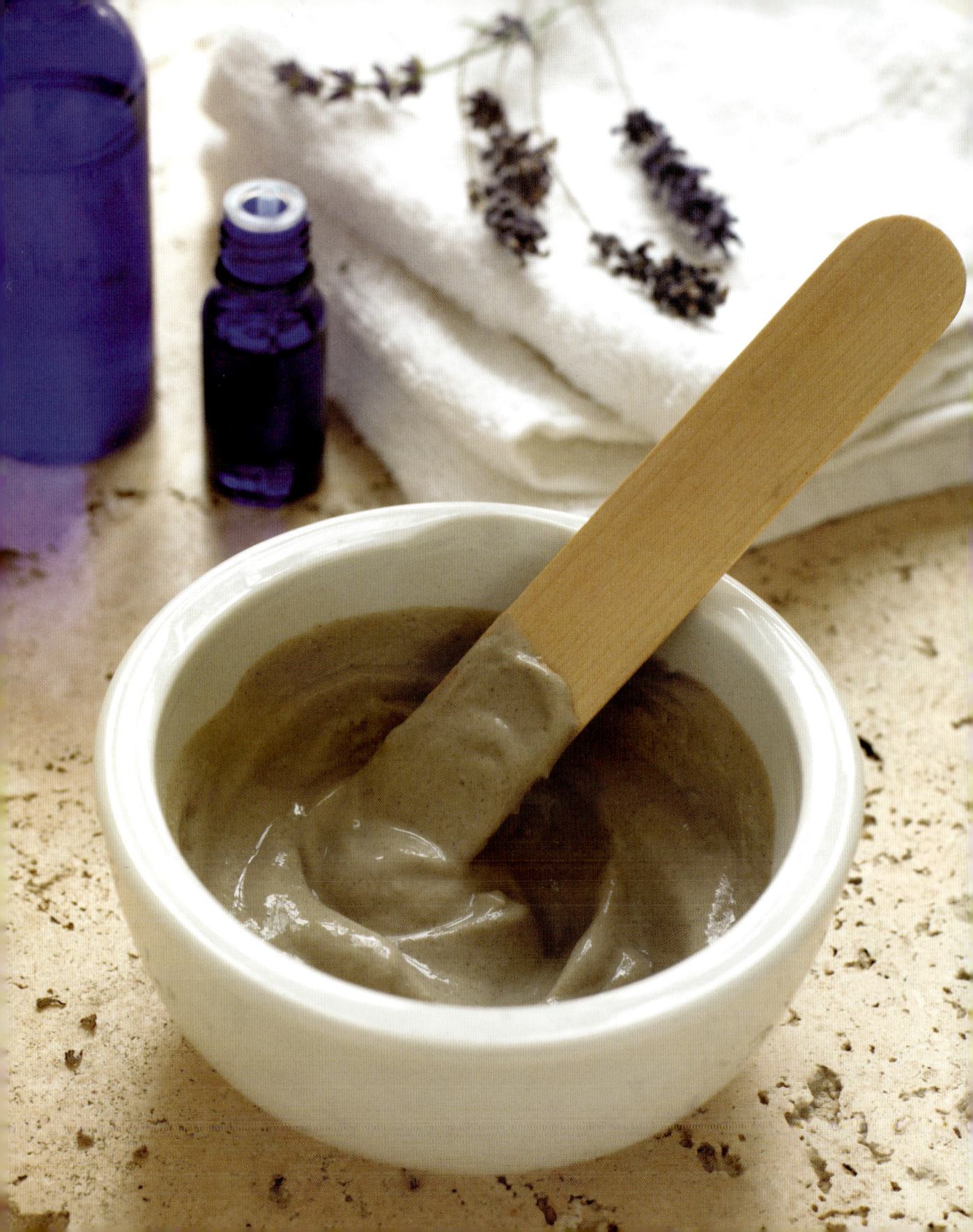

フェイスマスクのレシピ

フェイスパックで肌に安らぎを与えながら、静かに過ごす甘美なひとときは、女性だけの贅沢です。肌の浄化作用をさらに高めたいなら、クレイマスクを使った本物のホームスパに挑戦してみましょう。敏感肌の方は、スキンケア用品を使用する前に、肌に少量つけて異常がないことを確かめてからお使いください。

ウィッチヘーゼルとラベンダーのフェイスマスク

肌のコンディショニング

レシピのポイント

グリーンクレイとは、「モンモリロナイト」というミネラル分が豊富で吸収作用の高い天然鉱物の一般名です。クレイは乾燥するときに、肌の不純物を引き出して毛穴の汚れを取る働きがあり、同時にウィッチヘーゼルの穏やかな収れん作用とラベンダーの鎮静作用が、毛穴を引き締めて透明感のある肌に導きます。

材料（多めの1回分）
- グリーンクレイパウダー…小さじ2杯
- ウィッチヘーゼル…小さじ2杯
- 卵（軽く泡立てておく）…1個
- ラベンダーの精油…2滴

つくり方
1. グリーンクレイとウィッチヘーゼルを混ぜ合わせて、ペースト状にする。泡立てた卵を加え、さらにラベンダーの精油を加えてかき混ぜる。
2. 完成したマスクを顔に塗り、そのまま10分間置く。冷水でやさしく洗い流し、清潔なタオルで水分を拭き取る。

"Spend 10 minutes relaxing with a natural home-made face pack as an indulgent, fragrant treat for your skin and your mind"

―天然素材を使ったホームメイドのフェイスパックで、10分間のリラックスタイムを過ごしましょう。豊かな香りと心地良さに、肌も心も癒されます。

ストロベリーと生クリームのピーリングマスク

🖐 肌のコンディショニング

レシピのポイント

フルーツを使ったこのマスクは、肌をみずみずしく輝かせるのに最適です。天然フルーツ酸を豊富に含むストロベリーが肌の古くなった角質を取り除きつつ、オーツ麦が毛穴の詰まりを取り、質感と輝きを高めて肌を滑らかにします。材料に新鮮なフルーツと乳製品を使用しているため、完成後はすぐに使いましょう。

材料（多めの1回分）
- オーツ麦（挽いたもの）…大さじ2杯
- 大きめの完熟ストロベリー…3個
- シングル・クリーム（低乳脂肪クリーム）…小さじ1杯

つくり方

1. 乳鉢と乳棒で、オーツ麦を細かい粉末状にする。ストロベリーをフォークでつぶし、オーツ麦の粉末と混ぜ合わせる。ここにクリームを加えて、濃厚なペースト状になるまでかき混ぜる。粘度が足りないようなら、クリームを少量加える。
2. きれいに洗浄した肌に、目と口の周りを避けてマスクを塗り、そのまま10分間置く。
3. 水を少量つけた手の平でマスクを柔らかくしてから取り除き、その後、円を描くようにやさしくマッサージする。冷水でやさしく洗い流し、タオルで水分を拭き取る。

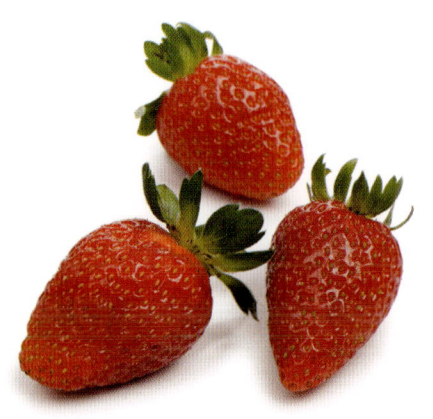

ストロベリー（*Fragaria x ananassa*）
新鮮なストロベリーは栄養価が高く、ビタミンも豊富。ストロベリーの赤い色は、抗酸化物質のアントシアニンの発色によるもの。

ラベンダーのクレイマスク

🖐 肌のコンディショニング

レシピのポイント

天然のクレイミネラルは、肌から不純物を引き出し、肌の奥深くまで清潔にします。ここにハチミツの保湿力、アロエベラに含まれる豊富な抗酸化成分、ラベンダーウォーターとその精油のバランス調整力を組み合わせたクレイマスクは、優れた鎮静・浄化作用で肌の滑らかさとみずみずしさを保ちます。しっかりと蓋の閉まる殺菌済みの褐色ガラス容器（p.194）に移し、2ヵ月以内に使い切ります。

材料（多めの1〜2回分）

- アロエベラの液汁…大さじ2杯
- ラベンダーウォーター…小さじ1杯
- 透明なハチミツ…小さじ1杯
- カオリンパウダー…大さじ1/2杯
- ベントナイトパウダー…大さじ1杯
- ラベンダーの精油…1滴

つくり方

1. アロエベラ、ラベンダーウォーター、ハチミツを混ぜ合わせる。この混合液をひたすら撹拌しながら、2種類のクレイパウダーを少量ずつ振りかけ、よく混ぜる。これを裏漉し器で漉し、最後に精油を加えて全体をよく混ぜ合わせる。
2. きれいに洗浄した肌に、目と口の周りを避けてマスクを塗り、そのまま10分間置く。その後、ぬるま湯で洗い流しタオルで水分を拭き取る。

グレープフルーツのクレイマスク

🖐 肌のコンディショニング

レシピのポイント

オイリー肌に適したクレイマスクです。天然のフルーツ酸をたっぷりと含むグレープフルーツに、クレンジング力に優れるクレイミネラル、穏やかな収れん・引き締め作用のあるウィッチヘーゼル、鎮静効果と栄養分豊富なアロエベラを加え、洗浄・活性化して健やかな肌に戻します。しっかりと蓋の閉まる殺菌済みの褐色ガラス容器（p.194）に移し、2ヵ月以内に使い切ります。

材料（50ml）

- アロエベラの液汁…大さじ2杯
- ウィッチヘーゼル…小さじ1杯
- 生のグレープフルーツ果汁…小さじ1杯
- カオリンパウダー…小さじ1と1/2杯
- ベントナイトパウダー…大さじ1/2杯
- レモンの精油…1滴

つくり方

1. アロエベラの液汁、ウィッチヘーゼル、グレープフルーツ果汁を混ぜ合わせる。この混合液をひたすら撹拌しながら、2種類のクレイパウダーを少量ずつ振りかけ、よく混ぜる。これを裏漉し器で漉し、最後に精油を加えて全体をよく混ぜ合わせる。
2. きれいに洗浄した肌に、目と口の周りを避けてマスクを塗り、そのまま10分間置く。その後、ぬるま湯で洗い流しタオルで水分を拭き取る。

ローズのクレイマスク

🖐 肌のコンディショニング

レシピのポイント
汚れを落とし、肌を滑らかにする滋養マスクです。冷却・バランス調整作用のあるローズに組み合わせるアロエベラは、ビタミン、アミノ酸、酵素、プロテインを豊富に含む治癒効果のきわめて高い植物エキスで、保湿効果にも優れています。しっかりと蓋の閉まる殺菌済みの褐色ガラス容器(p.194)に移し、2ヵ月以内に使い切ります。

材料（多めの1〜2回分）
- アロエベラの液汁…大さじ2杯
- ローズウォーター…小さじ1杯
- 透明なハチミツ…小さじ1杯
- カオリンパウダー…大さじ1/2杯
- ベントナイトパウダー…大さじ1杯
- ローズアブソリュートの精油…1滴

つくり方
1. アロエベラ、ローズウォーター、ハチミツを混ぜ合わせる。この混合液をひたすら撹拌しながら、2種類のクレイパウダーを少量ずつ振りかけ、よく混ぜる。これを裏漉し器で漉し、最後に精油を加えて全体をよく混ぜ合わせる。
2. きれいに洗浄した肌に、目と口の周りを避けてマスクを塗り、そのまま10分間置く。その後、ぬるま湯で洗い流しタオルで水分を拭き取る。

バナナとカレンデュラのフェイシャルマスク

🖐 肌のコンディショニング

レシピのポイント
乾燥した肌をよみがえらせる、栄養分たっぷりの贅沢なマスクです。肌を保湿して滑らかにする働きに優れるバナナに、ヒーリングと抗炎症作用に優れ、ビタミンA前駆体のカロチノイドを含むカレンデュラのオイルを組み合わせました。材料に新鮮なフルーツを使用しているため、完成後はすぐに使いましょう。

材料（多めの1回分）
- 完熟バナナ…1本
- 卵黄…1個分
- カレンデュラの浸出油…小さじ2杯

つくり方
1. バナナの皮を剥き、ボウルに入れてフォークでつぶす。ここに卵黄とカレンデュラの浸出油を加え、すべての材料を混ぜ合わせる。
2. きれいに洗浄した肌に、目と口の周りを避けてマスクを塗り、そのまま10分間置く。その後、冷水で洗い流しタオルで水分を拭き取る。

アボカドとアロエベラのフェイシャルマスク

🖐 肌のコンディショニング

レシピのポイント

肌にしっかり栄養を与えて、疲れた肌を落ち着かせるこのフェイシャルマスクは、どんな肌質にも合います。アボカドはビタミン・ミネラルが豊富なだけでなく、脂肪酸、レシチン、植物ステロールの含有量も高く、乾燥した肌に優れた保湿効果を発揮します。材料に新鮮なフルーツと乳製品を使用しているため、完成後はすぐに使いましょう。

材料(多めの1回分)
- 完熟アボカド…1個
- 透明なハチミツ…小さじ1杯
- レモン果汁…小さじ1杯
- 天然ヨーグルト…小さじ1杯
- アロエベラの液汁…小さじ1杯

つくり方
1. アボカドを2つに割り、果肉をすくい出してボウルに入れる。フォークでつぶしてペースト状にし、残りの材料をすべて加えて混ぜ合わせる。
2. きれいに洗浄した肌に、目と口の周りを避けてマスクを塗り、そのまま10分間置く。その後、冷水で洗い流しタオルで水分を拭き取る。

リンゴとシナモンのフェイシャルマスク

🖐 肌への栄養補給

レシピのポイント

オイリー肌やトラブル肌に最適なこのクレンジングマスクは、肌を清潔にして状態を整えます。リンゴに含まれる天然のフルーツ酸が古い角質をやさしく取り除き、さらに保湿作用の高いハチミツとオーツ麦が肌に磨きをかけて滑らかにします。材料に新鮮なフルーツと乳製品を使用しているため、完成後はすぐに使いましょう。

材料(多めの1回分)
- 完熟リンゴ(皮を剥いてすりつぶす)…1個
- シングル・クリーム(低乳脂肪クリーム)…小さじ1/2杯
- 透明なハチミツ…小さじ1杯
- オーツ麦(挽いたもの)…大さじ1杯
- シナモンパウダー…小さじ1/2杯

つくり方
1. すべての材料をボウルに入れ、フォークでペースト状になるまでよく混ぜ合わせる。
2. きれいに洗浄した肌に、目と口の周りを避けてマスクを塗り、そのまま10分間置く。その後、冷水で洗い流しタオルで水分を拭き取る。

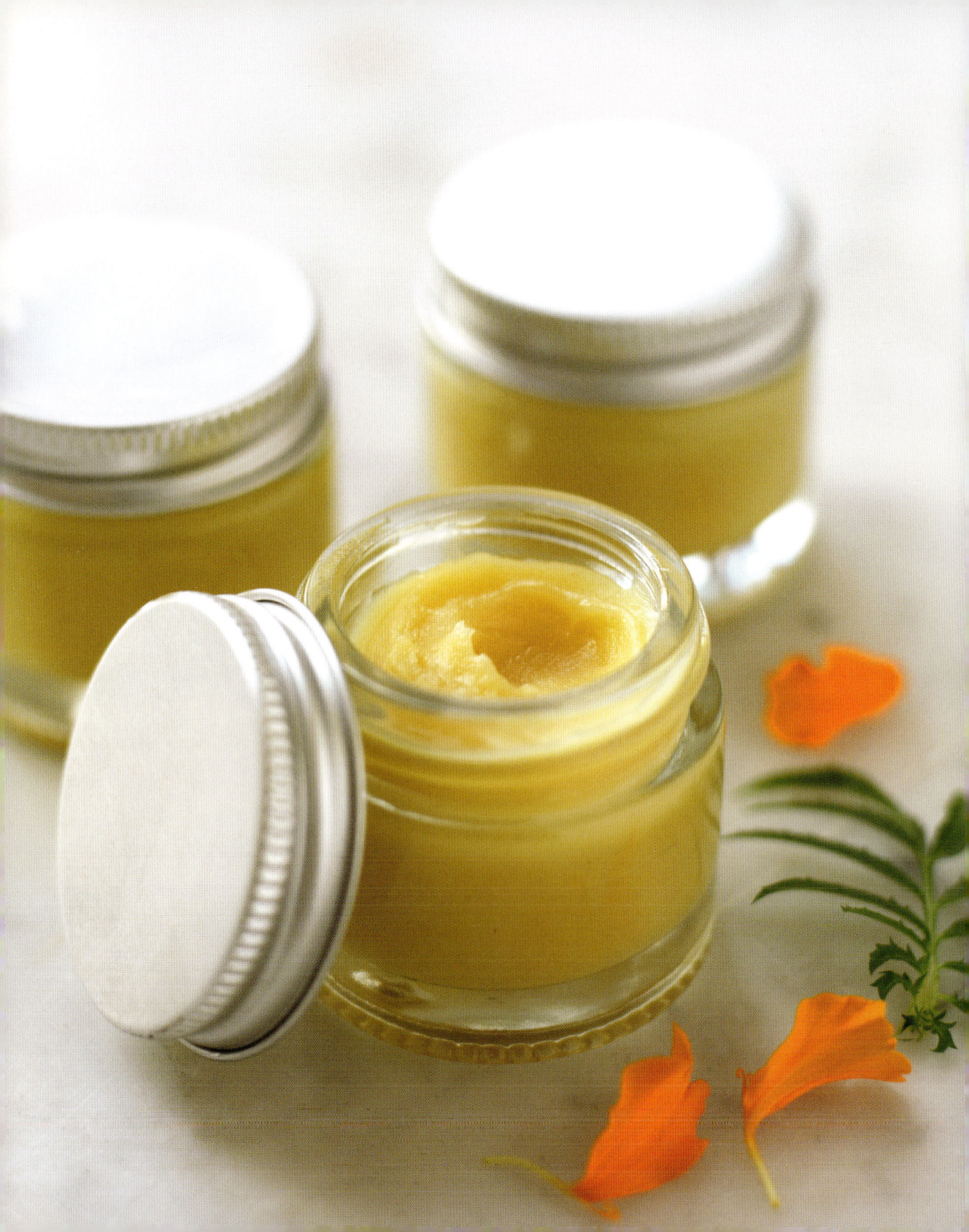

バームのレシピ

バーム（固形オイル）は、さっと塗るだけで肌に栄養を与え、水分が失われるのを防いでくれます。バームを保存する容器は、使用する前に必ず殺菌処理（p.194）することをお忘れなく。敏感肌の方は、スキンケア用品を使用する前に、肌に少量つけて異常がないことを確かめてからお使いください。

カレンデュラとマンダリンのリップバーム

- 肌の保湿
- ヘルペスの予防

材料（80g）
- ビーズワックス…小さじ1杯
- ココアバター…70g
- ココナッツオイル…小さじ1杯
- レモンバームのティンクチャー…5滴
- カレンデュラのティンクチャー…5滴
- マンダリンの精油…10滴

レシピのポイント
マンダリンオレンジの果皮から抽出される精油には、穏やかな殺菌・クレンジング作用があります。また、ヘルペスウイルスに有効なレモンバームを加えることで、このバームはヘルペスの予防にも治療にも役立ちます。ココアバターは唇を保護して荒れた状態を和らげ、良好な状態を保つのに効果的です。

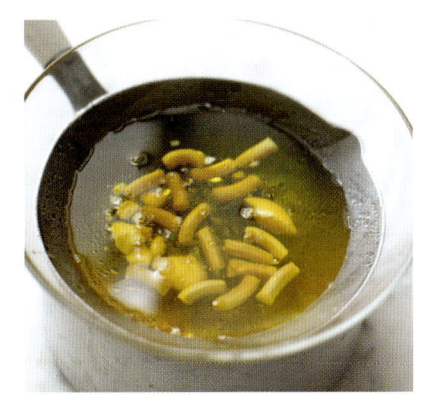

1. 熱湯を入れた鍋の上で、ビーズワックス、ココアバター、ココナッツオイルを湯煎で溶かす。

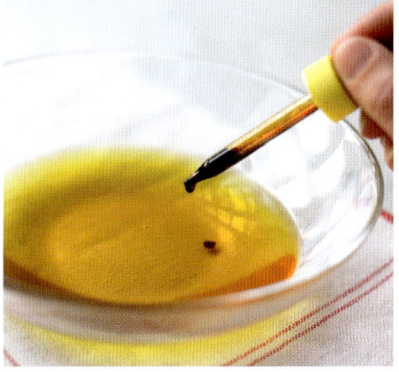

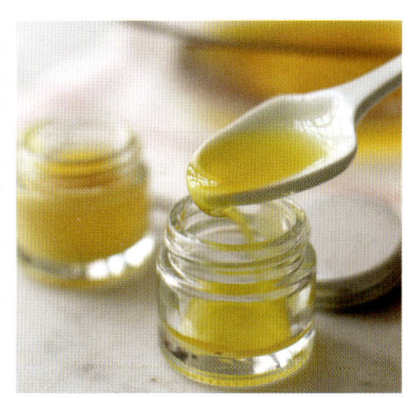

2. 1.を鍋から下ろし、ティンクチャーと精油を加えてかき混ぜる。

3. 2.を小さめの殺菌済みガラス容器（p.194）2つに分けて注ぎ入れ、固まるのを待つ。保存期限は3ヵ月。

ラベンダーとミルラの治癒リップバーム

🖐 肌の保湿

レシピのポイント
材料を混ぜるだけ、という簡単なレシピですが、長時間唇を保護してくれる優秀なリップバームです。乾燥から唇を守り、なめらかで潤った状態を保ってくれます。ヒーリング効果の高いラベンダーとミルラの栄養分に優れた精油のブレンドは、唇の状態を整え、荒れやひびを治す働きがあります。保存期限は6ヵ月です。

材料（10g）
- ココアバターとシアバターミックス
  …小さじ2杯（合わせて）
- ラベンダーの精油…2滴
- ミルラの精油…1滴

つくり方
1. 水を沸騰させた鍋の上にボウルをのせ、ココアバターとシアナッツバターを入れて、湯煎で溶かす。精油を加え、しっかりと蓋の閉まる小さめの殺菌済み容器（p.194）に注ぎ入れる。
2. バームが冷めて固まるのを待つ。室温にもよるが、12時間ほどかかることもある。

妊娠中のボディケアバーム

🤰 妊娠線の予防　🖐 肌の保湿

レシピのポイント
栄養分をたっぷり含んだ無香料バームは、妊娠によって引き伸ばされる皮膚の不快感を緩和し、妊娠線を予防します。保湿に非常に優れたココナッツオイルとアプリコットカーネルオイルが皮膚を強くしなやかにし、ビーズワックスが潤いをしっかり閉じ込めて肌を守ります。また、抗酸化物質が豊富なカレンデュラを加えることで治癒効果を高めました。保存期限は3ヵ月です。

材料（40g）
- ビーズワックス…小さじ1杯
- ココナッツオイル…小さじ5杯
- アプリコットオイル…小さじ1杯
- カレンデュラの浸出油…小さじ1杯

つくり方
1. 水を沸騰させた鍋の上にボウルをのせ、ビーズワックス、ココナッツオイル、アプリコットオイル、カレンデュラの浸出油を入れ、ビーズワックスが溶けるまで湯煎で温める。
2. しっかりと蓋の閉まる殺菌済みの褐色ガラス容器（p.194）に注ぎ入れ、バームが冷めて固まるのを待つ。室温にもよるが、12時間ほどかかることもある。

ティーツリーとタイムのフットバーム

🏥 水虫の治癒

レシピのポイント

清浄・鎮静効果の高いこのバームは、水虫などの皮膚病や真菌感染症の治療に効果的です。ティーツリーとタイムの精油は、抗真菌、抗細菌作用があることが科学的研究により明らかとなっています。ここにヒーリングを促すマーシュマロウとコンフリーのティンクチャーを加え、健康な皮膚の再生力を高めました。保存期限は6ヵ月です。

材料（約80g）
- ビーズワックス…小さじ2杯
- アーモンドオイル…大さじ3杯
- ウィートジャームオイル…大さじ1杯
- マーシュマロウのティンクチャー…小さじ1杯
- コンフリーのティンクチャー…小さじ1杯
- タイムの精油…5滴
- ティーツリーの精油…5滴

つくり方
1. 水を沸騰させた鍋の上にボウルをのせ、ビーズワックス、アーモンドオイル、ウィートジャームオイルを入れて、ビーズワックスが溶けるまで湯煎で温める。
2. 湯煎から下ろし、あら熱が取れたらティンクチャーと精油を加える。しっかりと蓋の閉まる殺菌済みの容器（p.194）に注ぎ入れ、バームが冷めて固まるのを待つ。室温にもよるが、12時間ほどかかることもある。

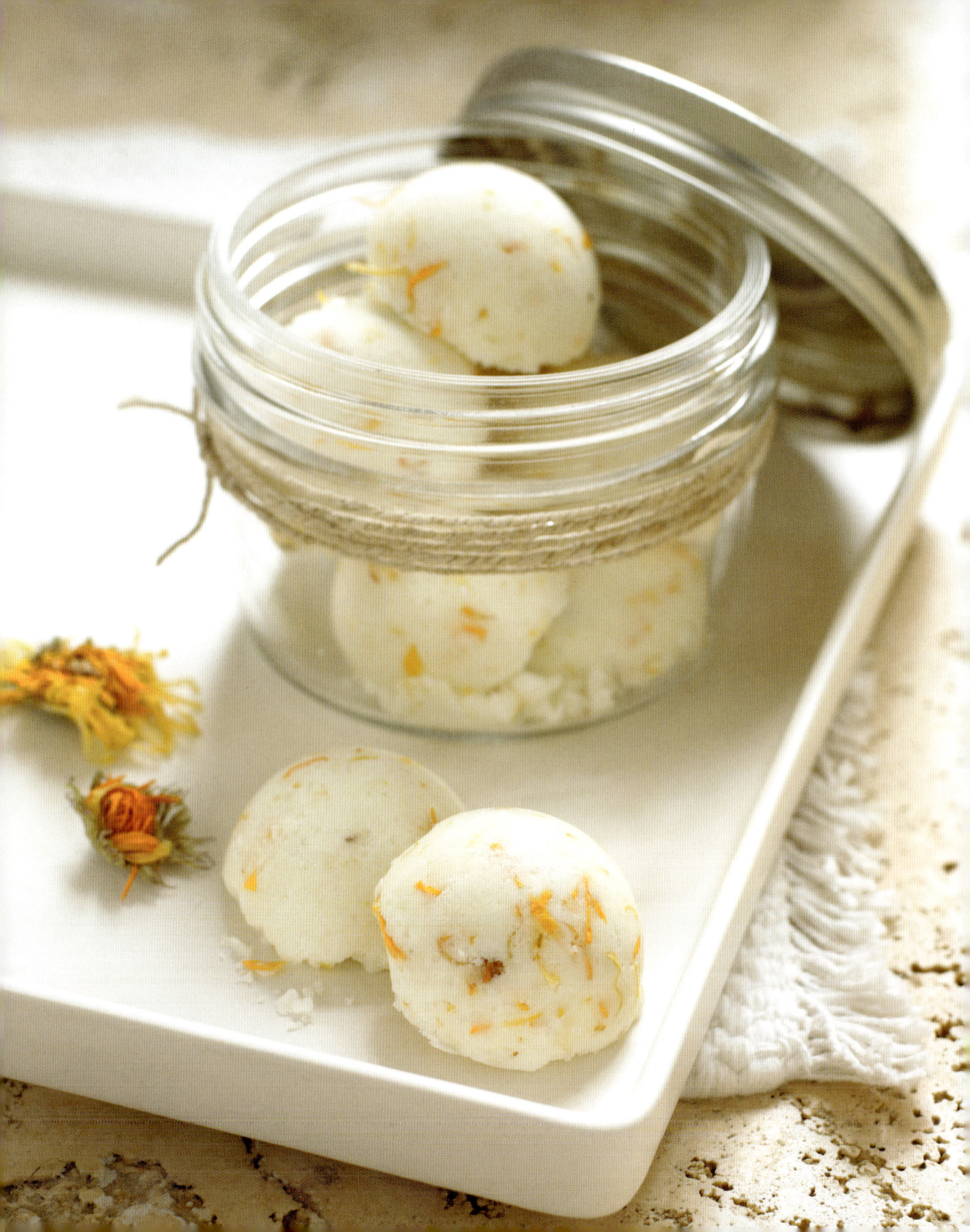

バスボムのレシピ

シュワシュワと音を立てながら溶けるバスボムは、シンプルな材料で簡単に手づくりでき、明るくハッピーな気分にしてくれる入浴剤です。また、このバスボムはプレゼントにも最適です。ボール型に固めてアルミホイルなどに包み、カラフルなペーパーナプキンやリボンでラッピングすると喜ばれます。

バスボム－シトラス

⚡ 筋肉疲労の緩和　　🔵 元気回復

レシピのポイント

バスタイムを楽しくする柑橘系のバスボブです。爽やかな香りのローズマリーの精油にグレープフルーツ、レモン、ライムの精油を加え、陽気な香りがバスルームいっぱいに広がり、シュワシュワと音を立てながら溶けていきます。このレシピでは、バスボムに色を付けるために緑色のアボカドオイル、またはオレンジ色のキャロットオイルを使いました。

材料（小さめの固形4個分）
- 重曹…80g
- クエン酸…大さじ1杯
- グレープフルーツの精油…4滴
- レモンの精油…4滴
- ライムの精油…1滴
- ローズマリーの精油…1滴
- カレンデュラのドライペタル（粉砕する）…ひとつまみ
- キャロットオイル…少量（オレンジ色を付けたい場合）
- アボカドオイル…少量（緑色を付けたい場合）
- 細かく刻んだハーブや花…適宜（お好みで）

つくり方

1. 平皿に重曹とクエン酸を入れて混ぜ合わせる。ここに精油を振りかけ、カレンデュラの花びらを加える。
2. バスボムに色を付けたい場合には、オレンジ色ならキャロットオイル、緑色ならアボカドオイルを少量加える。また、お好みでミントなどのハーブ、ラベンダーやカレンデュラなどのハーブフラワーを細かく刻んで混ぜ込むこともできる。
3. 出来上がった入浴剤は、パウダー状のまま直接バスタブに振りかけても、カメラのフィルムケースや製氷皿、クッキーの抜き型などに強く押し込んで固めてもよい。パウダーでも固形でも、入浴する直前にお風呂に投入すること。
4. バスボムを贈り物に使う場合には、混ぜ合わせた材料をボール状に丸く固める。アルミホイルで包み、その周りをペーパーナプキンやリボンなどできれいにラッピングして完成。

バスボム – エキゾティック

- 筋肉疲労の緩和
- 五感の刺激

レシピのポイント

バスタブにお湯を溜めるときに、この官能的な香りがはじけるバスボムを入れるだけで、バスタイムが特別な時間に変わります。入浴剤の成分がお湯を柔らかくするばかりでなく、大地を思わせるベチバー、エキゾティックなマダガスカル産のイランイランの花、身体を温めてリラックスさせるシトラスの精油のブレンドが、心に深い安らぎと幸福感をもたらします。

材料（小さめの固形4個分）

- 重曹…大さじ3杯
- クエン酸…大さじ1杯
- マンダリンの精油…4滴
- ベチバーの精油…3滴
- イランイランの精油…2滴
- プチグレンの精油…1滴
- セントジョンズワートの浸出油…小さじ2杯
- ローズペタル（細かく粉砕する）…ひとつまみ

つくり方

1. 平皿に重曹とクエン酸を入れて混ぜ合わせる。この粉末の上から精油を振りかけて加える。
2. スプーンを使い、粉末を平皿の中央に集めて山に盛る。真んなかに小さなくぼみをつくり、ここに深紅のセントジョンズワートオイルとローズペタルを加える。
3. 山を崩しながらすべての材料を少しずつ混ぜ合わせる。セントジョンズワートオイルは粉末に色を付けるだけでなく、全体をくっつけてまとめる役目も果たしている。
4. 混ぜ合わせた粉末を、製氷皿やクッキーの抜き型などに強く押し込んで固めるか、手で丸くボール状に固める。湿気の少ない場所に保存し、2ヵ月以内に使用する。

陽だまりの香りのバスボム

- 筋肉疲労の緩和
- 元気回復

レシピのポイント

子供と一緒のバスタイムにぴったりな、やさしい陽だまりの香りが漂うバスボムをつくりましょう。マンダリンとオレンジの柑橘系の香りと、鎮静・リラックス作用のあるラベンダーが気分を明るくしながらも、興奮しやすい子供の感情を穏やかにします。オレンジ色のカレンデュラオイルと柑橘類の外皮のパウダーを加えることで、バスボムにきれいな色と独特の質感が生まれます。

材料（小さめの固形4個分）

- 重曹…大さじ3杯
- クエン酸…大さじ1杯
- マンダリンの精油…7滴
- オレンジの精油…2滴
- ラベンダーの精油…1滴
- カレンデュラオイル…小さじ2杯
- オレンジ、マンダリン、あるいはレモンの外皮（すりおろす）…ひとつまみ

つくり方

1. 平皿に重曹とクエン酸を入れて混ぜ合わせる。この粉末の上から精油を振りかけて加える。スプーンを使って、粉末を平皿の中央に集めて山に盛る。
2. 真んなかに小さなくぼみをつくり、ここにカレンデュラオイルを加える。山を崩しながらすべての材料を少しずつ混ぜ合わせていくと、次第に全体がまとまり、色が付いてくる。柑橘系の外皮はかき混ぜている最中に加える。
3. 混ぜ合わせた粉末を、製氷皿やクッキーの抜き型などに強く押し込んで固めるか、手で丸くボール状に固める。湿気の少ない場所に保存し、2ヵ月以内に使用する。

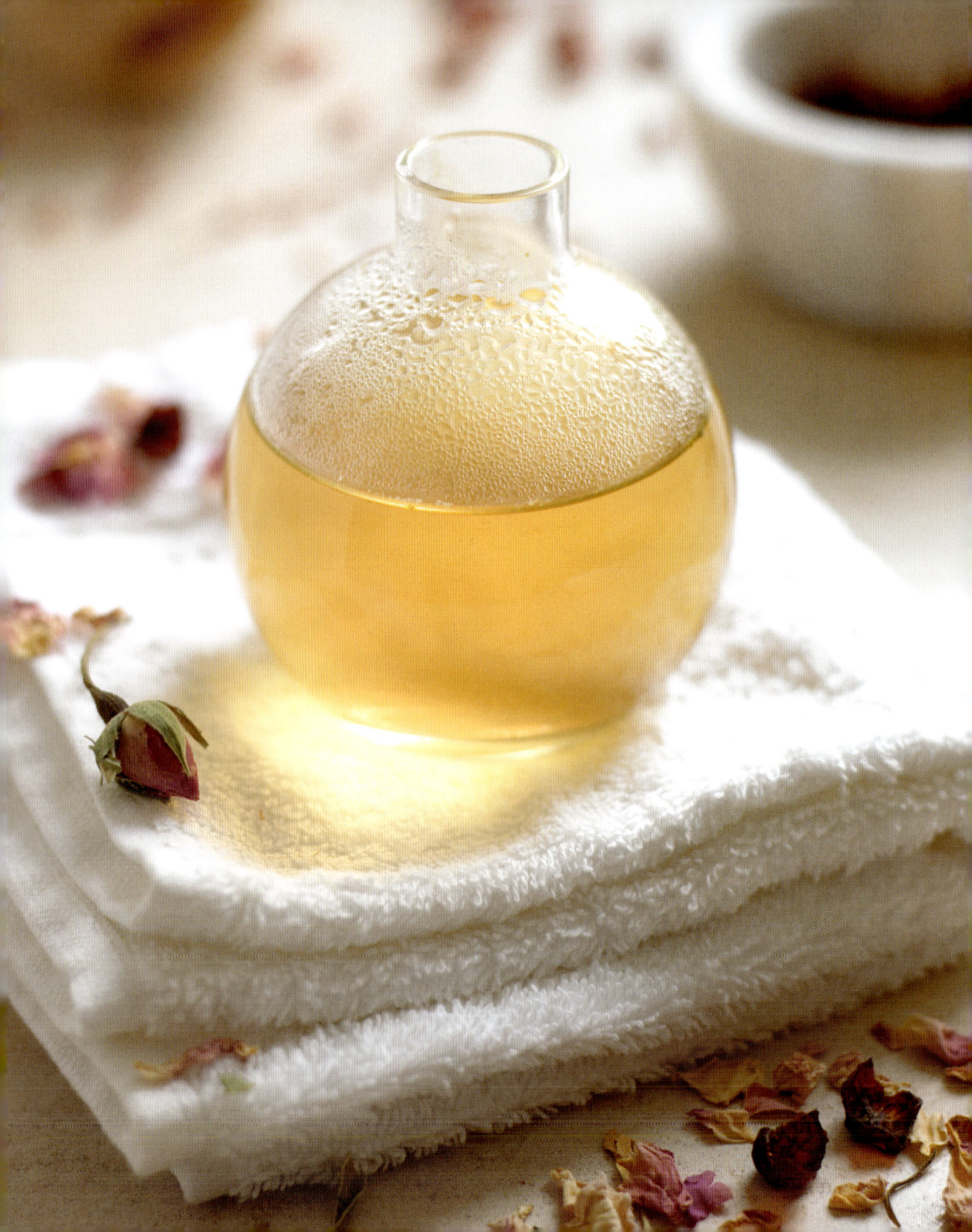

ハーバルバスのレシピ

お風呂にハーブを入れると、とても簡単に自然の薬草のもつ素晴らしい力を体感できます。ハーブの成分を加えたお湯にゆったりと身体を横たえて豊かな香りに包まれるだけで、気分が明るくなり、緊張性頭痛などの症状も緩和され、リラックスさせてくれます。ハーブ湯ほど、深い眠りを誘う方法は他にはないでしょう。

ローズとカレンデュラの入浴剤

筋肉疲労の緩和　　リラックス

レシピのポイント

このマイルドなバスハーブは、栄養分が豊富でリフレッシュ効果が高く、乾燥肌や敏感肌に素晴らしい効果を発揮します。優れた冷却とバランス調整作用で知られるローズ。このレシピでは、花だけでなく、ビタミンとフラボノイドを多く含むローズヒップも取り入れました。肌を柔らかくするリンゴ酢と鎮静作用のあるカレンデュラもブレンドします。

材料（1回分）

- ローズペタル／またはつぼみ（ドライ）…小さじ2杯
- ローズヒップ（ドライ）…小さじ1杯
- 塩…小さじ1杯
- リンゴ酢…小さじ1杯
- カレンデュラのティンクチャー…5滴
- ローズの精油…8滴
- ゼラニウムの精油…2滴

つくり方

1. ローズペタルとローズヒップを500mlの熱湯に浸出して浸剤（p.342）をつくる。
2. 浸剤を濾し、残りの材料を加える。
3. お湯を溜めたバスタブに注ぎ入れる。出来上がった浸剤はすぐに使い切ること。

レモングラスとローズマリーの入浴剤

🔵 リラックス　　⚡ 筋肉疲労の緩和

レシピのポイント
このレシピの材料のレモングラス、ベイリーブス、ローズマリーは、いずれも料理の香り付けとしてよく利用されるハーブですが、ボディケアにも大変役に立ちます。この活性・加温効果の高い浸剤をブレンドしたバスハーブは、疲れた筋肉をほぐす作用に優れているため、スポーツなど体を動かした後や、ハードワーク後の体力回復に最適です。

材料（1回分）
- ドライベイリーブス（粉砕する）…小さじ2杯
- ドライローズマリー…小さじ1杯
- レモングラスの精油…5滴

つくり方
ベイリーブスとローズマリーを500mlの熱湯に浸出して浸剤（p.342）をつくる。レモングラスの精油は、浸剤が冷めてから滴下する。出来上がった入浴剤を、お湯を溜めたバスタブに注ぎ入れて入浴する。つくった分はすぐに使い切ること。

ラベンダーとアロエベラの入浴剤

🔵 リラックス　　⚡ 筋肉疲労の緩和

レシピのポイント
敏感肌を鎮静化し、ゆったりとした幸せな気分を高めてくれるバスハーブです。心と身体の両方を癒すハーブとして昔から利用されてきたラベンダーは、香りを嗅いだ瞬間に元気を回復させてくれる効果もあります。ここにアロエベラの治癒作用とカモミールの滋養成分を組み合わせて、気持ちを穏やかにするのに最適な入浴剤に仕上げました。

材料（1回分）
- ラベンダー…小さじ2杯
- カモミール…小さじ2杯
- アロエベラの液汁…大さじ2杯
- ラベンダーの精油…10滴

つくり方
1. ラベンダーとカモミールの花を500mlの熱湯に浸出して浸剤（p.342）をつくる。浸剤が冷めたら、アロエベラの液汁とラベンダーの精油を加える。
2. 出来上がった入浴剤をお湯を溜めたバスタブに注ぎ入れて入浴する。つくった分はすぐに使い切ること。乾燥肌や敏感肌の人は、お湯の温度を熱くしすぎないように注意すること。

海藻とアルニカの入浴剤

🔵 リラックス　　⚡ 筋肉疲労の緩和

レシピのポイント

長い1日の疲れを癒し、体力と元気を取り戻す入浴剤です。ブラダーラックは滋養に優れた海藻として、炎症と痛みのある組織の修復に昔から利用されてきました。さらに瘤や打撲、ねんざの治療薬として有名なアルニカと、活性効果のある数種の精油をブレンドしたこの浸剤をバスタブに加えて、ゆったりとお湯に浸かれば、リラックスタイムを満喫できます。

材料（1回分）
- ブラダーラック…小さじ1/2杯
- コンフリー…小さじ1杯
- ジュニパーベリー…小さじ2杯
- シーソルト…小さじ山盛り2杯
- アルニカのティンクチャー…5滴
- パインオイル…2滴
- ラベンダーの精油…2滴
- レモンの精油…2滴
- ジュニパーの精油…2滴

つくり方
1. ドライハーブを500mlの熱湯に浸出して浸剤（p.342）をつくる。
2. シーソルトを加え、完全に溶けるまでかき混ぜる。アルニカのティンクチャーと精油を加えて混ぜ合わせる。
3. 出来上がった入浴剤を、お湯を溜めたバスタブに注ぎ入れて入浴する。つくった分はすぐに使い切ること。

デトックスのための入浴剤

🟢 循環器系の刺激　　⚡ 筋肉疲労の緩和

レシピのポイント

この入浴剤は、栄養豊富なブラダーラックに、クレンジング作用のあるシーソルト、血行を促進するジュニパー、ブラックペッパー、レモンの精油を組み合わせ、身体に溜まった毒の排出を促します。もっと効果を高めたいときには、入浴前の乾いた肌を天然素材のブラシかボディミトンで擦っておくと、皮膚の角質が取れ、身体も活性化します。

材料（1回分）
- ブラダーラック…小さじ1/2杯
- セロリシード…小さじ1杯
- フェンネルシード…小さじ2杯
- シーソルト…小さじ山盛り2杯
- ジュニパーの精油…2滴
- ブラックペッパーの精油…2滴
- レモンの精油…2滴
- ユーカリの精油…2滴

つくり方
ドライハーブを500mlの熱湯に浸出して浸剤（p.342）をつくる。この浸剤に精油を滴下したシーソルトを加え、完全に溶けるまでかき混ぜる。出来上がった入浴剤を、お湯を溜めたバスタブに注ぎ入れて入浴する。つくった分はすぐに使い切ること。

フェンネルシード（*Foeniculum vulgare*）
フェンネルの種子はごく小粒で、強烈な風味と甘い香りをもつ（p.57）。浸剤は、クレンジングやトーニングローションとしてスキンケアに利用する。

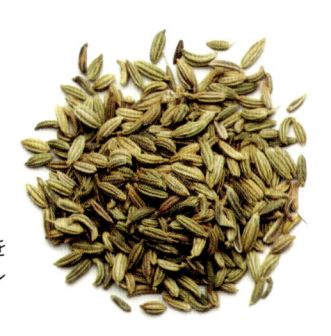

ショウガとジュニパーのフットバス

🟧 身体の加温　　🟢 循環器系の刺激

レシピのポイント

この香りの良いフットバスは、血行を促進し、冷えきった足を芯から温めます。昔から加温効果が高いことで知られるショウガに、刺激作用のあるジュニパーと穏やかな鎮痛作用をもつクローブをプラス。また、このヒーリング効果に優れたハーブに、芳香豊かなベイリーブスとオレンジピールを加えることで、フットバスの効果が五感を刺激し、気分も明るくしてくれます。

材料（1回分）

- ドライローズヒップ…大さじ1杯
- ドライハイビスカス…大さじ2杯
- クローブ…小さじ1杯
- ジュニパーベリー…小さじ1杯
- ベイリーブス（粉砕する）…3枚
- オレンジピール（フレッシュまたはドライ）…大さじ1杯
- ショウガの精油…3滴

つくり方

1. すべての材料をガーゼなどの薄手の布でつくった小袋に入れる。これを熱湯の入った大きめの洗面器に入れてやさしくかき混ぜる。
2. 10分経ったら、足を浸しても熱くない程度の温度になるように水を足す（ぬるくならないように注意する）。フットバスに足を入れ、心地良いと感じる温度まで、あるいはフットバスの液体が冷めるまで、足を浸しておく。

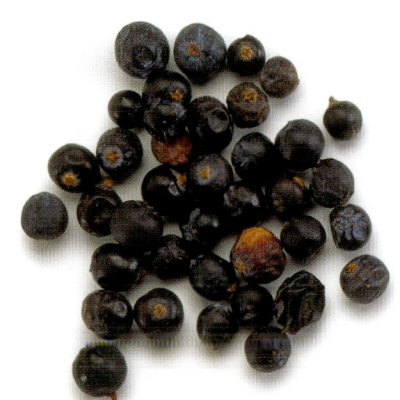

ジュニパーベリー（*Juniperus communis*）
針葉樹類であるジュニパーの実は、実際には肉厚の雌の球果（雌錐）であり、本物の果実ではない（p.73）。

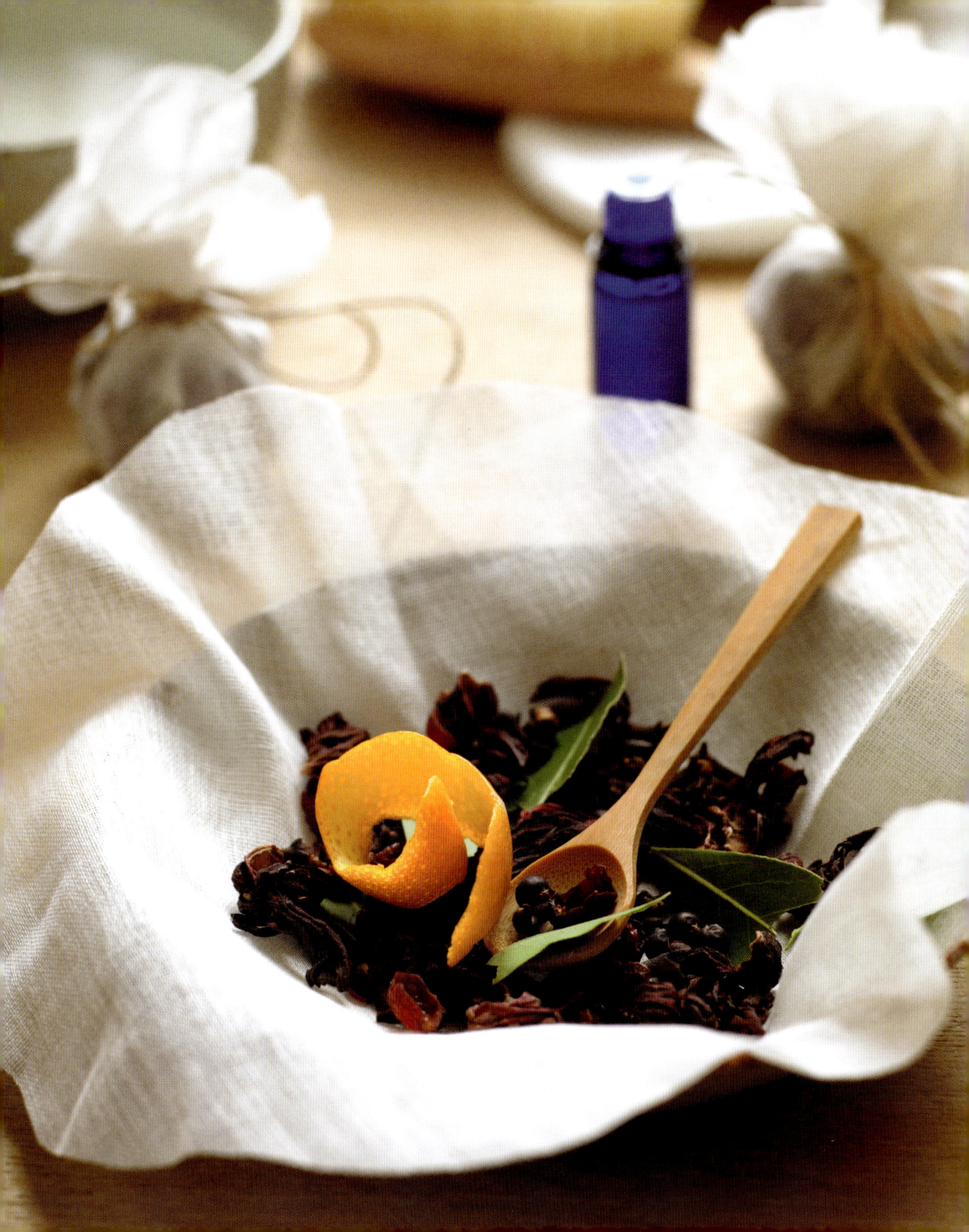

リラックスと元気回復のハーバルバス

🔵 リラックス　　⚡ 筋肉疲労の緩和

レシピのポイント

タンニンを多く含み、マイルドな収れん作用をもつラズベリーの葉に、相性の良いバイオレットの鎮静作用とラベンダーのリラックス効果を組み合わせたこのバスハーブは香りが良く、肌に優しい洗浄成分が心と身体を癒します。また、乾燥肌のケアに定評のあるオートミールを加えることで、柔らかく、なめらかでしっとりとした素肌に仕上げます。

材料（1回分）
- ラズベリーの葉…大さじ2杯
- バイオレットの葉…大さじ2杯
- ラベンダー…大さじ2杯
- オートミール（粉末にしたもの）…大さじ2杯

つくり方
1. ハーブとオートミールを混ぜ合わせ、乳鉢と乳棒（またはコーヒーミル、ブレンダーなど）で粗めの粉末に挽く。
2. この粉末をガーゼなどの薄手の布でつくった小袋に入れる。この小袋をバスタブの蛇口の真下にくるように取り付け、お湯がハーブを通ってバスタブに注がれるようにする。お湯が溜まったら、小袋をバスタブに移して入浴する。

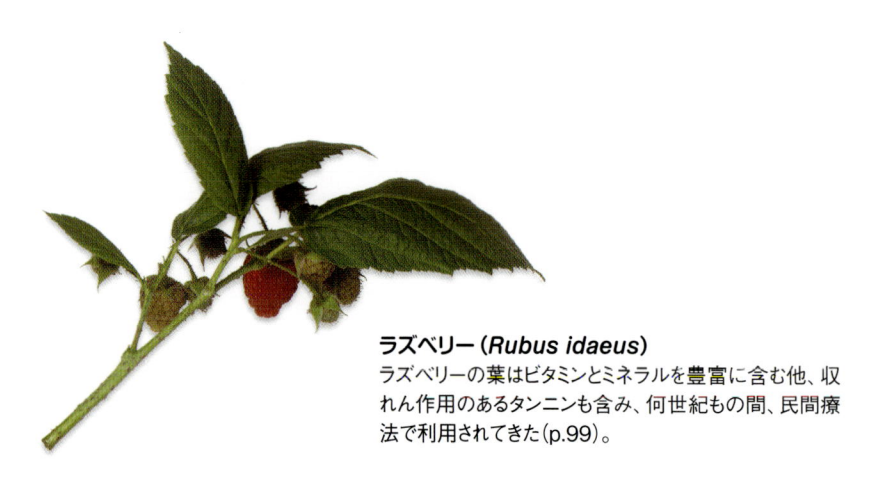

ラズベリー（*Rubus idaeus*）
ラズベリーの葉はビタミンとミネラルを豊富に含む他、収れん作用のあるタンニンも含み、何世紀もの間、民間療法で利用されてきた（p.99）。

出産後の腰湯用ハーバルバス

出産後の母体回復

レシピのポイント

治癒効果の高いハーブは出産後の母体回復にも効果的です。カレンデュラの細胞再生力、カモミールの穏やかな治癒力、そしてヤロウとシェパードパースの抗炎症作用が、自然の力で産後の身体を癒してくれます。また、ラベンダーのクレンジング作用が肌をいたわり、やさしい香りが気分をリラックスさせてくれます。

材料（1回分）

- カレンデュラ…大さじ2杯
- カモミール…大さじ2杯
- ラベンダー…大さじ2杯
- ヤロウ…大さじ1杯
- シェパードパース（*Capsella bursa-pastoris*）
  …大さじ1杯

つくり方

1. たっぷりとお湯を湧かし、材料のハーブを使って浸剤(p.342)をつくる。
2. バスタブに浅くぬるま湯を溜め、ここに冷ました浸剤を注ぐ（お湯は腰の高さまでにすること）。10分間、下半身だけぬるま湯に浸かる。ただし、出産時の縫合創がある場合には、半身浴は1日1回までにする。

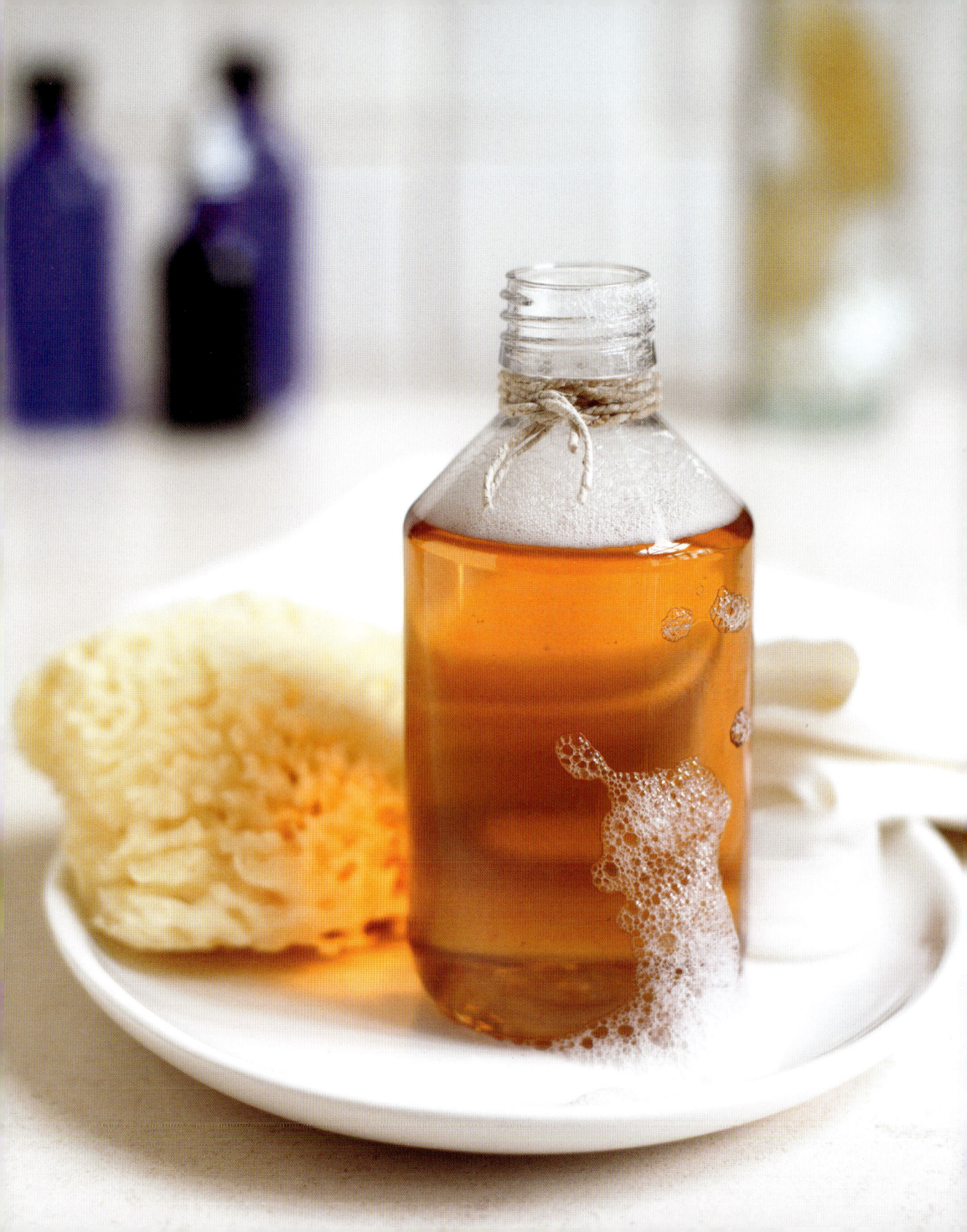

髪と頭皮のヘアトリートメントのレシピ

美しい髪は健康な頭皮から生まれます。頭皮を健康な状態に保つために、熱すぎないぬるめのお湯で髪を洗い、ハーブを使った手づくりのヘアトリートメントで十分に栄養を補給しましょう。しっかりとすすぎ流せば、しなやかに輝く髪が甦ります。

コンフリーのヘアトニック

あらゆる髪質のケア

材料（1回分）
- カレンデュラ（ドライ）…小さじ3杯
- コンフリー（ドライ）…小さじ3杯
- ホーステール（ドライ）…小さじ1杯

レシピのポイント

このシンプルなヘアトニックは、髪と頭皮の両方に栄養を与え、髪本来の活力の回復を助けます。コンフリーには、アラントインという細胞の再生力を高める天然の成分が豊富に含まれているため、髪と頭皮のコンディションを整える効果があります。また、優れたヘアリンスであるカレンデュラが頭皮を癒し、ホーステールが髪のツヤをさらにアップします。

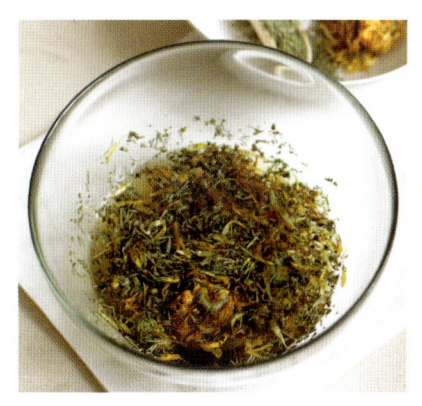

1. ドライハーブを100mlの熱湯に浸出して浸剤（p.342）をつくる。

2. 20分ほどそのままおいて、浸剤を冷ます。ハーブをストレーナーで濾しながら、液体をボウルに移す。濾したハーブは処分する。

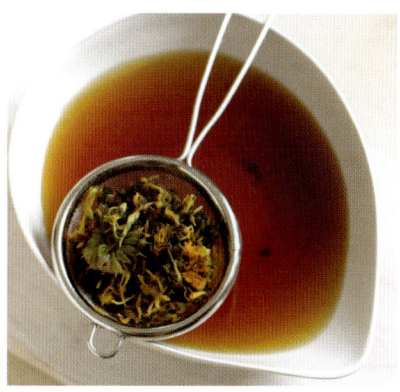

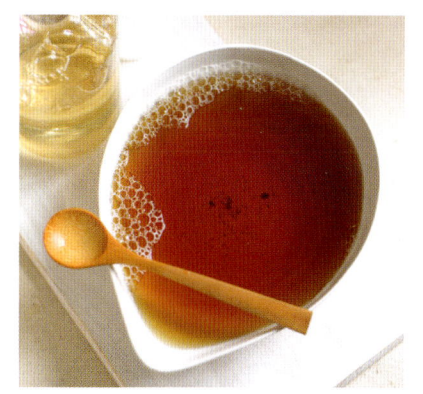

3. このハーブ液を、お手持ちのシャンプーに1：1の割合で混ぜる（シャンプーが薄くなるため、ハーブ液の割合は50％を超えないこと）。余ったハーブ液は、仕上げ用のヘアリンスとして使用する。

髪をつややかにするホーステールのシャンプー

🖐 光沢のない髪の改善

レシピのポイント
シリカを豊富に含むホーステールは、髪に活力を与え、ツヤを取り戻すために昔から利用されてきました。ここに育毛促進と髪の光沢を高めるハーブの定番であるローズマリーと、冷却・オイルバランス調整のセージ、栄養豊富なアーモンドオイルをブレンドし、髪に潤いと栄養を与えて、より強くより健康な髪に仕上げます。また髪に自然なツヤとしなやかさを高める効果もあります。

材料 (100ml)
- 市販のシャンプー基材…大さじ3杯
- ホーステール、ローズマリー、セージの浸剤
  …各大さじ1杯
- アーモンドオイル…小さじ1杯弱
- ローズマリーの精油…6滴

つくり方
すべての材料をよく混ぜ合わせる。保存期限は常温で1週間、冷蔵庫に入れた場合には2週間。

フケ防止用のネトルのシャンプー

🖐 フケの予防

レシピのポイント
スターフラワーの名でも知られるボリジは、γ-リノレン酸などの必須脂肪酸を豊富に含み、乾燥して炎症を起こした皮膚にたっぷりと栄養を補給します。さらにミネラル分の多いネトル、鎮静作用のラベンダー、冷却作用のセージを組み合わせたこのシャンプーは、頭皮の炎症を抑えてフケを予防します。また、シダーウッドとレモンの精油を加え、ハーブのもつ回復力も強化しました。

材料 (100ml)
- 市販のシャンプー基材…大さじ3杯
- ラベンダー、ネトル、セージの浸剤…各大さじ1杯
- ボリジ(スターフラワー)オイル…小さじ1杯弱
- シダーウッドの精油…6滴
- レモンの精油…2滴

つくり方
すべての材料をよく混ぜ合わせる。保存期限は常温で1週間、冷蔵庫に入れた場合には2週間。

乾燥・ダメージヘア用の栄養補給ヘアコンディショナー

🖐 乾燥・ダメージヘアの改善

レシピのポイント
傷んで切れやすくなった髪を早急に回復するための薬用コンディショナーです。髪を柔らかく保つマーシュマロウ、栄養を与えてくれるコンフリーに、カレンデュラをブレンド。カレンデュラは鎮静効果が得られる浸剤と、栄養分豊富な浸出油の2種類を使い、傷んだ髪の修復力をアップさせました。また、フランキンセンスとローマンカモミールの精油も、この薬用コンディショナーに鎮静・強壮効果を与えています。

材料 (100ml)
- 市販のコンディショナー基材…大さじ3杯
- コンフリー、マーシュマロウ、カレンデュラの浸剤
  …各大さじ1杯
- カレンデュラオイル…小さじ1杯弱
- フランキンセンスの精油…8滴
- ローマンカモミールの精油…2滴

つくり方
すべての材料をよく混ぜ合わせる。保存期限は常温で1週間、冷蔵庫に入れた場合には2週間。

あらゆる髪質に合うローズマリーのヘアコンディショナー

🖐 あらゆる髪質のケア

レシピのポイント
活性作用のあるローズマリーは、健康で丈夫な髪を育てるトリートメント剤の成分として最もよく知られたハーブでしょう。ただし、ローズマリーは髪の色を暗くすることがあるため、明るい髪色をキープしたい方はローズマリーの分量を半分にして、その分をカモミールの浸剤で補うこともできます。また、濃厚で栄養豊富なアボカドオイルが、頭皮を強く育て、髪を芯から保湿します。

材料 (100ml)
- 市販のコンディショナー基材…大さじ3杯
- ローズ、ローズマリー、タイムの浸剤
  …各大さじ1杯
- アボカドオイル…小さじ1杯弱
- シダーウッドの精油…5滴
- オレンジの精油…3滴
- ローズマリーの精油…3滴

つくり方
すべての材料をよく混ぜ合わせる。保存期限は常温で1週間、冷蔵庫に入れた場合には2週間。

タイムとリンゴ酢のヘアリンス

フケの予防

レシピのポイント

タイムの精油には、加温・刺激作用の他に、強力な抗菌・抗真菌作用があり、髪質を強化するのに昔から利用されてきました。一方、リンゴ酢は優れたクレンジング・活性作用があり、髪の光沢を増します。シンプルな原料だけを使ったこのリンスは、シャンプーの前に使うと、フケが気になりがちな頭皮に効果を発揮します。

材料（100ml）
- リンゴ酢…100ml
- タイムの精油…10滴

つくり方
材料をよく混ぜ合わせてつくったリンスで頭皮をマッサージし、5分間そのままおく。ぬるま湯ですすぎ流した後に、いつも通りにシャンプーする。保存期限は6ヵ月。

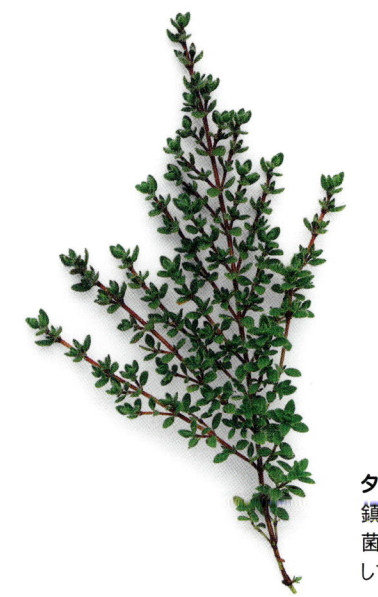

タイム（*Thymus vulgaris*）
鎮静・加温作用に優れたタイムには殺菌効果もあり、一般には「強壮ハーブ」として知られている（p.116）。

髪質を高めるココナッツのヘアコンディショナー

あらゆる髪質のケア

レシピのポイント

頭皮に吸収されやすいココナッツは、地肌に栄養と潤いを補給して髪を柔らかく滑らかにする効果があり、あらゆる髪質を健やかに育てるトリートメント剤として大変優れています。この頭皮の深層まで作用するコンディショナーに、ラベンダー、マンダリン、プチグレインの精油がクレンジング作用とフレッシュな香りを加えています。

材料（100g）
- ココナッツオイル（100g容器入り）…1瓶
- ラベンダーの精油…8滴
- マンダリンの精油…7滴
- プチグレインの精油…5滴

つくり方
1. 熱湯を入れたボウルにココナッツオイルの入った容器を立てて入れ、ココナッツオイルを溶かす。お湯は容器の半分の高さまで入れる。ココナッツオイルが溶けたら、ボウルから引き上げる。ここに精油を滴下し、固まる前にかき混ぜる。ココナッツオイルが冷めるのを待つ。
2. 使用するときには、1.を手のひらに少量取って溶かし、髪と頭皮をマッサージする。2時間以上そのままおき、シャンプーで洗い流す。このとき、髪を濡らす前にシャンプーを付けると、ココナッツオイルのトリートメント剤が落ちやすくなる。保存期限は6ヵ月。

"Coconut oil is one of nature's best treatments for moisturizing the skin and hair. Look for organic or virgin cold-pressed coconut oil for maximum nutritional benefit"

―ココナッツオイルは、肌と髪の保湿力に最も優れた天然のトリートメント剤です。自然の恵みを存分に享受するには、コールドプレス製法で圧搾されたオーガニックオイル、またはバージンココナッツオイルを使いましょう。

ラベンダーとローズマリーのヘアコンディショナー

🖐 あらゆる髪質のケア

レシピのポイント

滋養に富んだココナッツは、髪と頭皮のケアにぴったり。地肌を保湿し、髪を柔らかく滑らかに仕上げる効果があるため、手に負えないクセ毛や毛先のハネを落ち着かせるのに、優れた効果を発揮します。さらにラベンダー、ローズマリー、ゼラニウムの精油を加えることで、育毛を促進し、ツヤのない髪に活力を取り戻します。

材料（100g）

- ココナッツオイル（100g容器入り）…1瓶
- ラベンダーの精油…10滴
- ローズマリーの精油…8滴
- ゼラニウムの精油…6滴

つくり方

1. 固く蓋を閉めたココナッツオイルの容器をボウルのなかに立てて入れ、容器の半分の高さまで浸るように熱湯を注ぐ。
2. ココナッツオイルが溶けたら、ボウルから容器を引き上げる。容器の蓋を開けて精油を滴下し、よくかき混ぜる。ココナッツオイルが冷めて固まるのを待つ。気候が暖かい場合には、ココナッツオイルを固形のまま保つために、冷蔵庫で保存してもよい。
3. 使用するときには、この精油入りのココナッツオイルを手のひらに少量取り、擦り合わせて溶かす。これを入念に髪に擦り込み、頭皮をしっかりとマッサージする。温めたタオルを頭に巻き、30分間そのままおく。
4. 髪を濡らす前にシャンプーを付け、髪や頭皮にしっかりともみ込んで、オイル分を取り除く。髪をすすぎ流し、まだベタつくようならもう一度シャンプーで洗う。

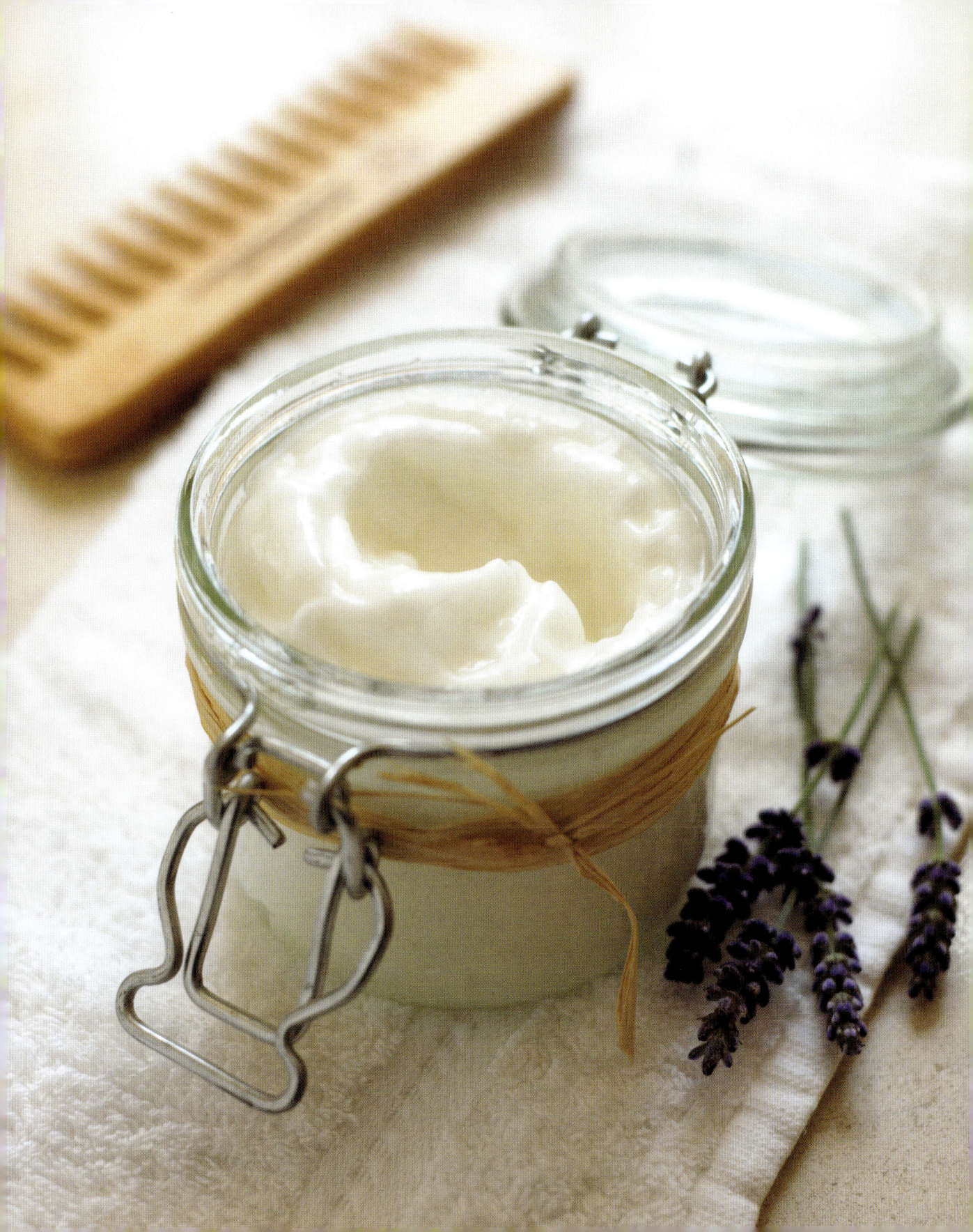

スティミュレイティングオイルトリートメント

👐 あらゆる髪質のケア

レシピのポイント

緑色のアボカドオイルは、種子を使わずに果肉のみを搾ってつくられます。この濃厚なオイルにはビタミンとミネラルの他にも必須脂肪酸が豊富に含まれ、保湿効果に優れています。また、ローズとバジルの精油の活性作用も、この集中トリートメントの育毛促進力をさらに高めています。

材料（1回分）
- アボカドオイル…小さじ2杯
- ローズマリーの精油…2滴
- バジルの精油…2滴

つくり方
1. アボカドオイルと精油を混ぜ合わせ、瓶に注ぎ入れる。熱湯を入れたボウルのなかにこの瓶を浸し、オイルを温める。
2. オイルを頭皮に付け、指の腹で強く押しながら円を描くようにマッサージする。髪にオイルを擦り込んだ状態でそのまま30分ほどおき、その後、いつも通りにシャンプーで洗う。このとき、髪を濡らす前にシャンプーを付けると、ヘアオイルが落ちやすくなる。保存期限は6ヵ月。

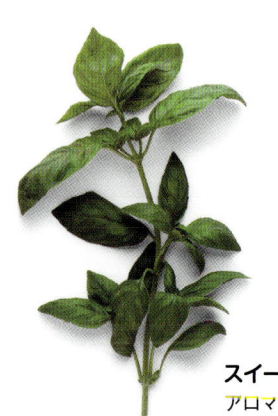

スイートバジル (*Ocimum basilicum*)
アロマセラピーでは、バジルは雑念を払い、知的疲労を和らげるとともに、頭脳を明晰にし、精神的強さを与えてくれる精油として利用されている。

カレンデュラとバナナのヘアトリートメント

あらゆる髪質のケア

レシピのポイント

カリウムとアミノ酸を豊富に含むバナナは、乾燥したダメージヘアのケアに優れ、髪に栄養を補給して滑らかにする効果があります。ここに抗酸化物質を含むカレンデュラの浸出油とエキゾティックなイランイランの精油をブレンドしたこのヘアマスクは、シンプルながらも保湿効果に優れ、手に負えないクセ毛や縮れ毛を落ち着かせるのに特に効果的です。

材料（1回分）

- 熟したバナナ…1本
- カレンデュラの浸出油…小さじ2杯
- イランイランの精油…3滴
- レモン果汁（すすぎ用）…少量

つくり方

1. ブレンダーでバナナを滑らかなペースト状にすりつぶす。ここで十分にすりつぶしておくと、すすぎ流しが簡単になる。ここにカレンデュラの浸出油とイランイランの精油を混ぜ合わせる。
2. 髪を濡らしたら、湿り気が残る程度に余分な水分をタオルで絞り出し、クシでとかす。次にバナナのヘアマスクを髪に擦り込む。
3. ヘアマスクが乾かないように、髪をラップかシャワーキャップなどで覆い、30分間そのままおく。シャンプーにレモン果汁を少量加え、いつも通りに髪をシャンプーしてマスクを洗い流す。

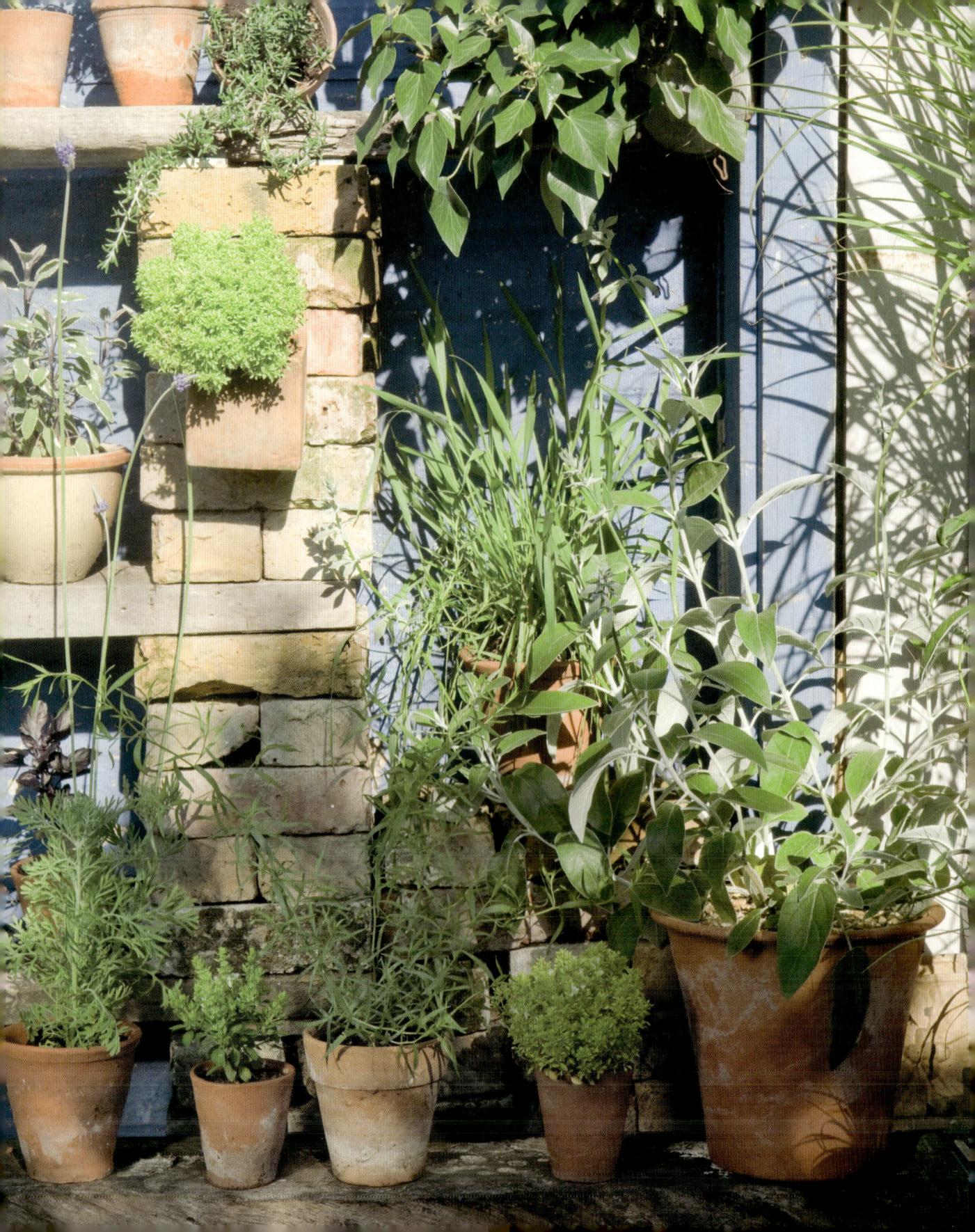

ハーブを入手する

ハーブを入手するには、自分で栽培する、野生のハーブを採取する、
そして市販のフレッシュハーブやドライハーブを購入する、の3つの方法があります。
ここでは、ご自宅の庭や窓辺・ベランダなどで栽培するときのポイントや、
品質の良いハーブを選ぶコツをご紹介します。
さまざまなハーブを利用してあなただけのハーブ療法を見つけてください。

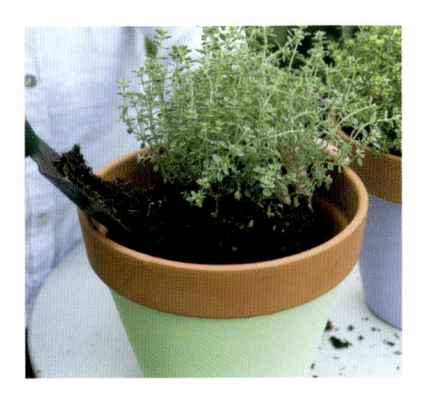

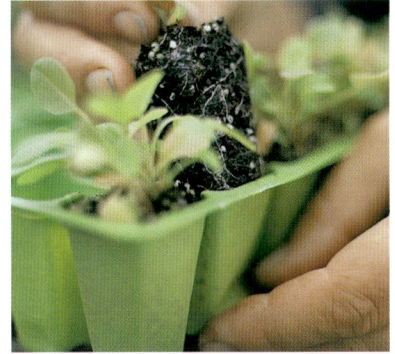

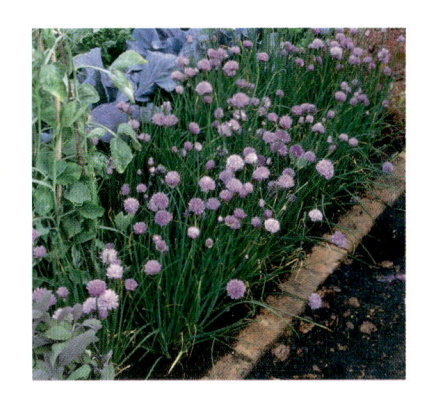

ハーブガーデンを設計する

ハーブガーデンづくりの第一歩は、お気に入りのハーブのなかからどの種類のものを育てるかを決めることです。ハーブの生育条件に気候が適しているか、地植えか鉢植えかなどについてじっくりと検討します。また、ハーブによって適した日照条件が異なるため、配置する場所についても配慮する必要があります。

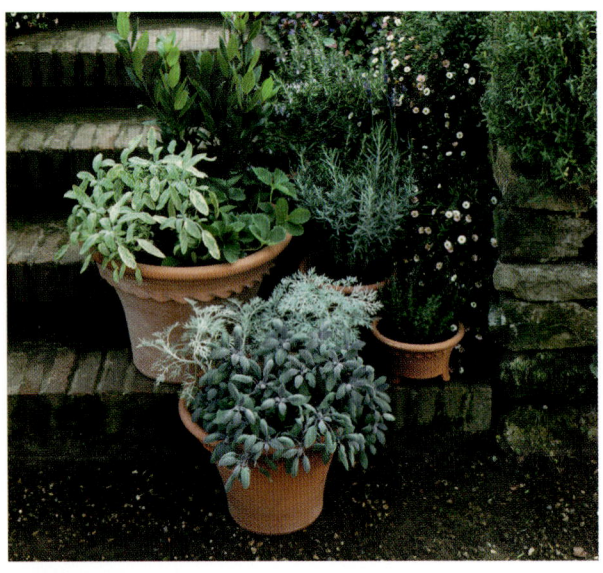

空間を利用する…雨風の当たらない南向きの壁の前に植木鉢を並べ、それぞれの鉢に十分に日が当たるように配置する。

鉢植え

- ほとんどの料理用ハーブは、鉢植え栽培に適しています。ハーブをそれぞれ異なる鉢で育てるメリットは、季節によって日当りの良い場所や日陰の多い場所に鉢を移動できることです。また冬の寒い時期には、霜に弱いハーブを室内に移すことも可能です。
- 窓辺やベランダにプランターを置いて栽培するのも良い方法です。1カ所でまとめて管理できることに加え、キッチンの窓辺で栽培すれば、味付けの仕上げや料理の盛り付けに、手軽にハーブを利用することができます。
- 鉢底に排水用の穴のある大型コンテナにハーブを植えてもよいでしょう。地中海地域原産の比較的強いハーブには細粒土とバーミキュライトを1:1で混ぜ合わせた土を、デリケートなハーブには鉢植え用の培養土だけを100％使用した土壌を準備します。
- 鉢植えのハーブには、頻繁に水をあげる必要があります。夏場には毎日の水やりが欠かせません。

地植え

- 家庭菜園、または花壇をすでにつくっているご家庭では、今栽培している植物の間に料理用ハーブや薬用ハーブを植え込むことができます。日照を好むハーブは日当りの良い場所に、日陰を好むハーブは草丈の高い植物の陰に配置します。
- ハーブ専用の小さな簡易ガーデンをつくる場合には、1.5×3.5m程度の大きさにします。庭内で目の届きやすい場所に配置するのが理想です。
- 庭のわずかなスペースでも、本格的なハーブ栽培を始めることができます。例えば、砕石やレンガ、石畳を敷き詰めた小道の間に、タイムやカモミールなどの草丈の低いハーブを植えてみてはいかがでしょうか。
- 土を掘り起こす前に、あなたの思い描く理想のハーブガーデンを方眼紙に描いてみましょう。それから、実際に植え込む地面の上に印をつけます。幾何学的なパターンやゆるやかな曲線を配しても素敵でしょう。
- トレリス（蔓などを絡ませる格子状のフェンス）やパーゴラ（蔓棚）、アーチ、支柱、水を使ったオブジェ、石像などを取り入れると、本格的なガーデンの雰囲気を演出できます。地面に傾斜がある場合には、ひな壇式に設計するとガーデンの美しさがより引き立ちます。

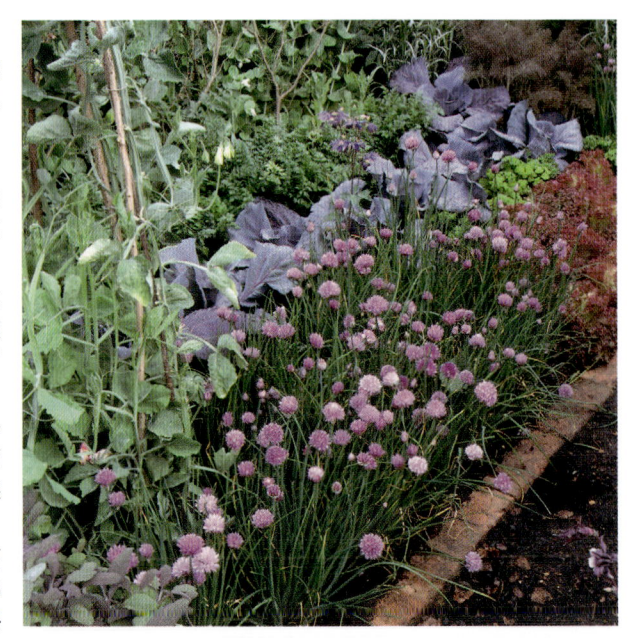

スペースを共有する…菜園にたくさんの種類のハーブを植え込むと、実用性ばかりでなく、より雰囲気も良くなる。

土を調べる

ハーブを植える前に、簡単な土質検査をしましょう。理想はローム質（粘土と砂が混合された土）の土壌です。粘土質の場合、通気を良くするために砂と堆肥を混ぜる必要があります。砂質の場合は堆肥を加えるだけで水分と栄養分を保つことができます。

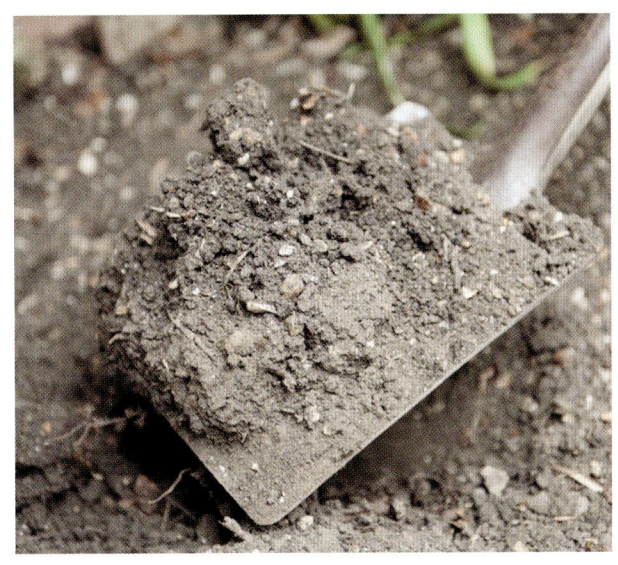

1. 枯れ芝や雑草、古い根や茎などを取り除き、シャベルで土をひと塊掘り出しておく。ハーブガーデン予定地の他の2ヵ所からも、同様に土のサンプルを採取する。

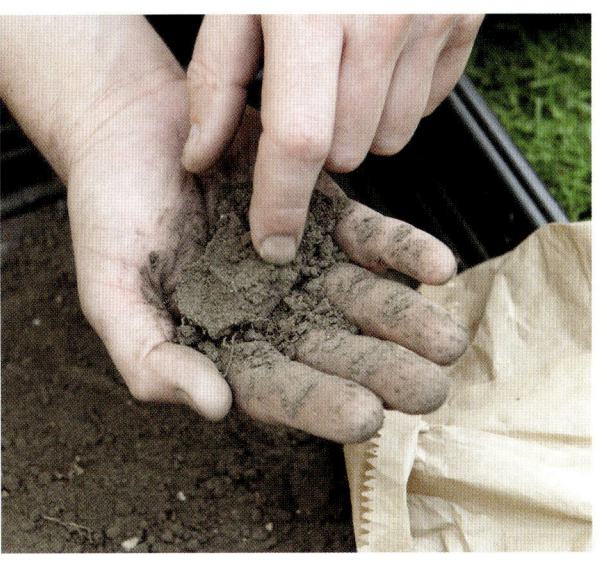

2. 3ヵ所のサンプルをそれぞれよく混ぜ合わせ、手の平で硬く握ってから指先で強く押す。粉々に崩れたらローム質、ザラザラした感触があれば砂質、塊のままなら粘土質と判断できる。

堆肥を自分でつくる

1.5m四方、高さ90cmの堆肥箱を用意し、刈り取った芝生、落ち葉、未調理の野菜くず、枯れた植物（病気にかかったものを除く）をこの堆肥箱に入れます。雑草や種をつけた草は取り除いておきます。

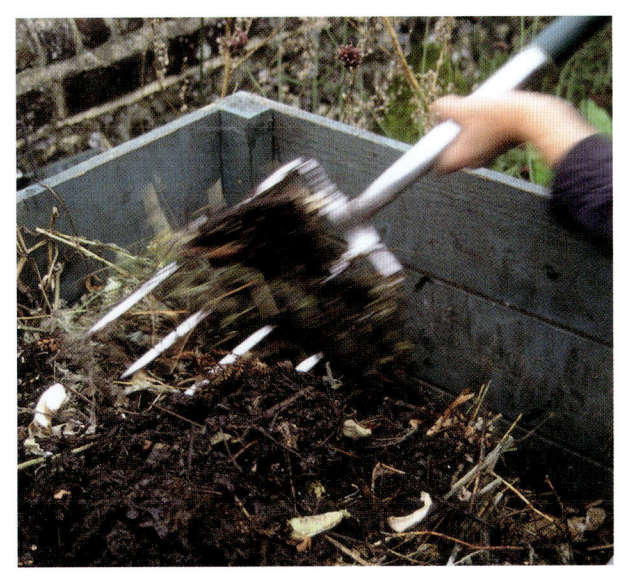

1. 堆肥になる材料を集めて堆肥箱に入れる。堆肥の山を常に湿った状態に保ち、材料が分解しはじめるまで、2週間おきにフォーク（鍬）やシャベルで全体を切り返す。

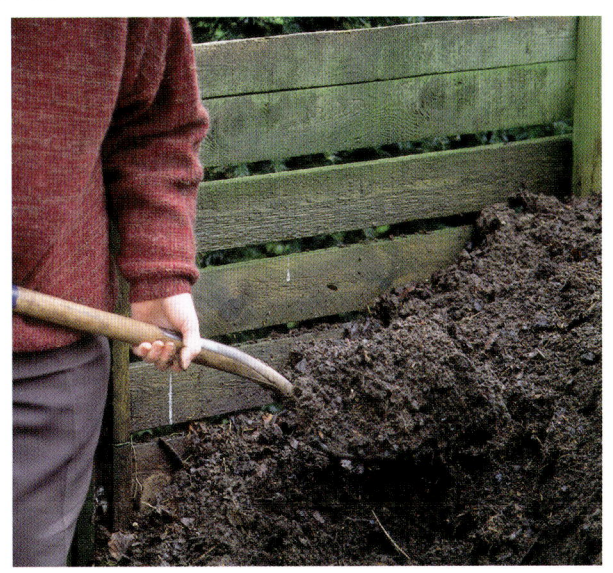

2. 堆肥がポロポロと崩れるような状態になり、色が濃い茶色に変化して見た目と臭いが土のようになってきたら、堆肥として使用できる。

ハーブを育てる

ハーブを種から育てるメリットはたくさんあります。まず、家庭で種をまいて育てた苗は、種苗専門店で買い求めるよりも格安なこと。次に苗の育ち具合や健康状態を見て、適切な時期に定植地へ植え付けられることでしょう。ただし、他の繁殖方法が適する種類のハーブもあるので、p.334を参照のこと。

種から育てる

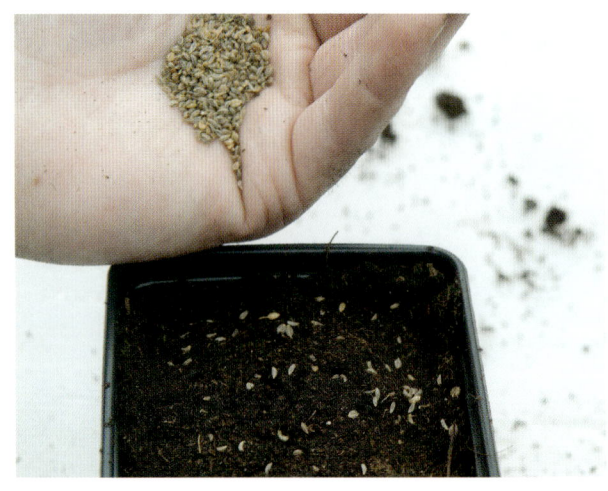

1. ポットに細粒土を満たし、やさしく押し固める。ポットの底から水が流れるくらいまで水をやる。パッケージの指示に従い、土のくぼみのなかまたは表面に種をまく。

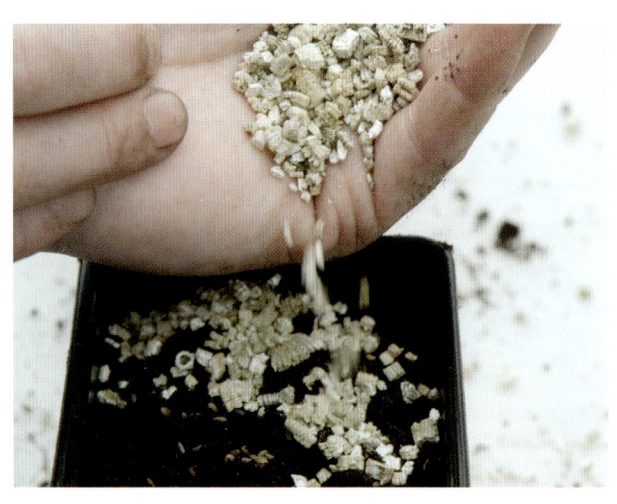

2. 種にバーミキュライトか培養土を振りかけて軽く覆い、もう一度水をやる。苗床を暖かい場所に置き、土を乾燥させないように注意すること。

植え替える

苗は生長に伴い、より広いスペースを必要とします。子葉の上に本葉が4枚以上出てきたら、ひとまわり大きいポットにそれぞれ植え替えます。

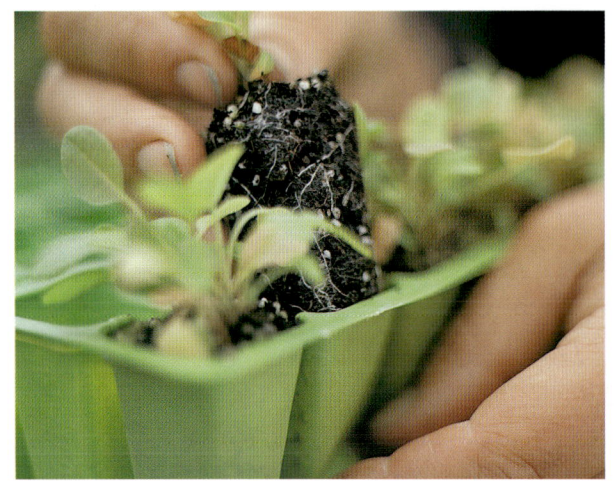

1. 苗床から苗をやさしく引き抜く。このとき、茎ではなく本葉を手でもち、苗床トレイの底をつまんで押し上げる。

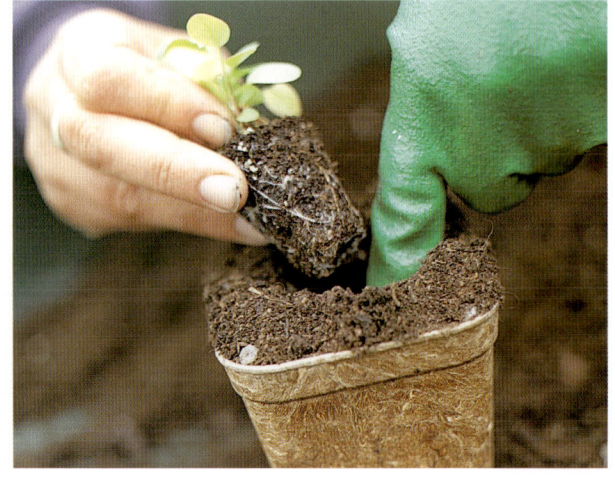

2. ポットの土に穴を空け、そこに苗を入れる。土を足して隙間を埋め、軽く押し固めて水をやる。直射日光の当たらない明るく暖かい場所に置く。

苗から育てる

ハーブを種から育てる方法が、少し難しいこともあります。例えば、異なる種類のハーブを少しずつ育てるのに苗床をいくつも置くスペースがない場合や、種から育てるのが難しい品種もあるでしょう。そのようなときには苗を買って育ててみましょう。園芸店でも売られていますが、種苗専門店の方が選択の幅は広がります。

植木鉢に移し替える

植木鉢でハーブを育てたい場合には、購入したポット苗をすぐにひとまわり大きい植木鉢に移し替えます。この作業は、ハーブの株が生長して鉢が小さくなるたびに、繰り返す必要があります。

1. 鉢底に排水用の穴があることを確認する。鉢底石をひとつかみ分ほど敷き、その上に鉢の半分まで培養土を入れる。
2. 苗をポットから取り出し、新しい植木鉢のなかに入れる。培養土を足して隙間を埋め、やさしく押し固める。十分に水をやる。

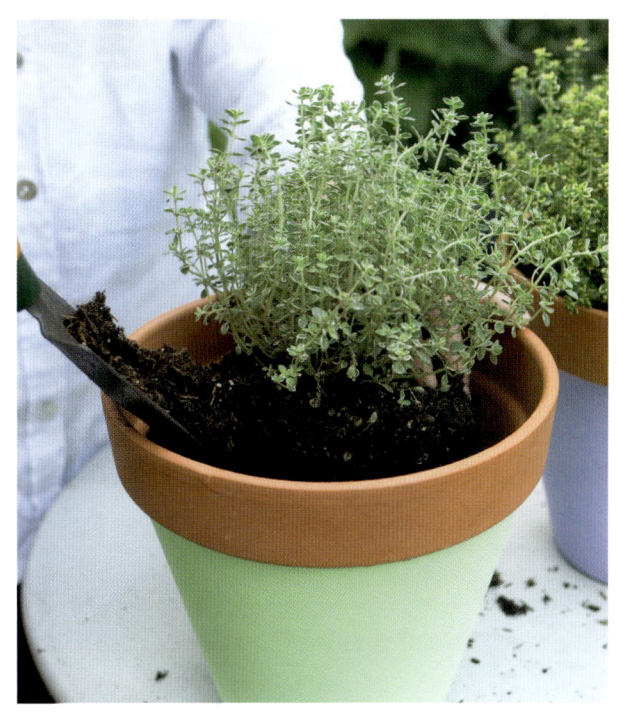

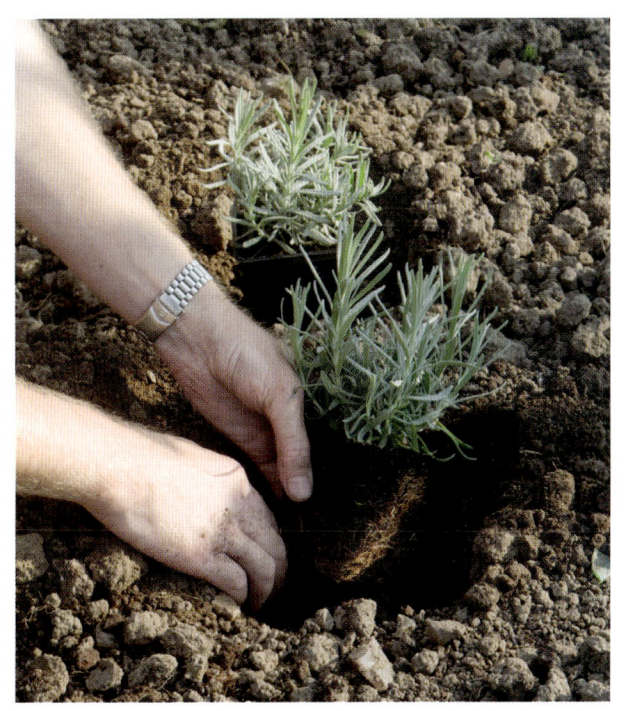

ハーブガーデンに植え込む

買い求める苗は、屋外のハーブガーデンにすぐに定植できる大きさまで生長しているものを選びます。株をしっかりと根付かせるためには、できるだけ早く定植してあげることが大切です。

1. ハーブを植える前に、土を地表から15〜30cmほど掘り起こし、軟らかくほぐして整えておく。ポット苗と同じ程度の深さの大きめの穴を掘り、ここに取り出した苗を入れる。
2. 穴の隙間に土を戻し、両方の手の平で土を押し固める。十分に水をやる。

ハーブを殖やす

お気に入りのハーブの栽培に成功したら、今度はハーブの繁殖に挑戦してみましょう。繁殖はただ株の数を増やすばかりでなく、冬の厳しい寒さでハーブが全滅してしまうのを防ぐことにもなります。株の殖やし方はいくつかありますので、それぞれのハーブに最適な方法は「ハーブのA to Z」の各ページを参照してください。

茎挿し

春には若い茎から軟らかい部分を、晩夏には成熟して硬くなった茎からやや成熟した部分を、生長期の終わりには木質化した茎から硬くなった部分を切り取り、挿し茎として利用します。

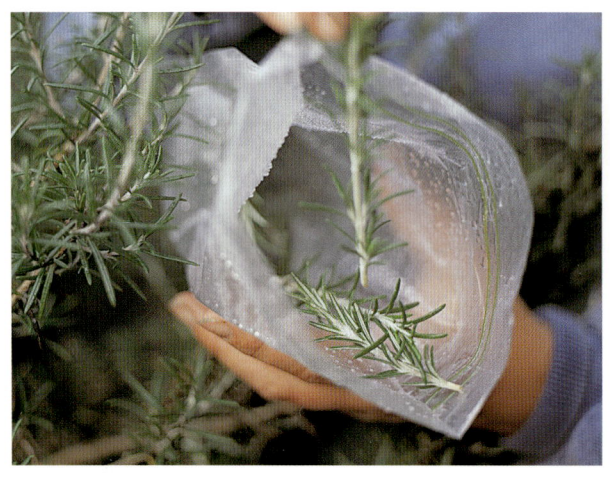

1. 健康状態が良く、未開花で葉の付いた茎を選ぶ。葉の根元のすぐ上を斜めにカットし、下の方の葉を落とす。

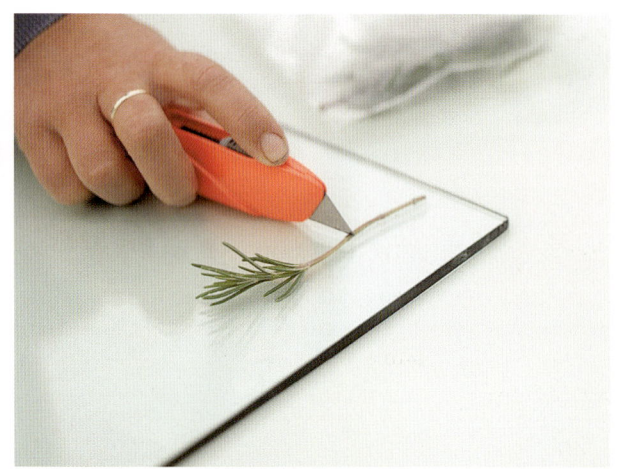

2. 葉を残した部分から5cm下をまっすぐにカットする。ポットに入れた土に垂直に挿し、十分に水をやる。水分を保つために透明なビニールで覆う。

根挿し

ミントなどのハーブは、真冬から冬の終わり頃までの休眠期（生長休止期）に、成熟した根、もしくは成熟過程の根（太めの根）の一部分から、新たな株を増やすことができます。

1. 株を引き上げ、根をほぐす。根を5cm以上切り取る。ひげ根や成熟していない細い根は避ける。

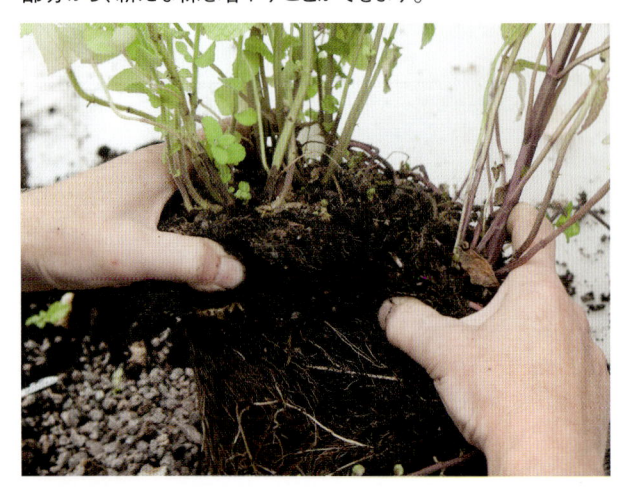

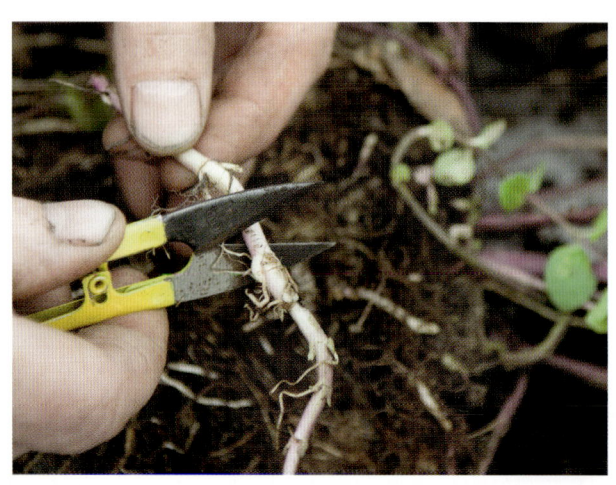

2. 根の上部はまっすぐに、下部は斜めにカットする。土に垂直に挿し、バーミキュライトで上から覆う。

水やりと施肥

鉢植えのハーブと地植えのハーブとでは、手入れの方法が異なります。ここでご紹介する一般的な手入れ方法は、あらゆる植物を元気に育てるために役立ちますが、それぞれのハーブの種・苗に付いている説明書や、地域の園芸センター、専門家のアドバイスなども参考にしてみましょう。

水やり

地植え：数種のハーブを一緒に育てている花壇では、それぞれの特性に合わせて水をやることはできませんが、水はけの良い土壌で湿り気があれば、たいていのハーブはその状態に適応できます。堆肥を多めに混ぜ込んでおくと、地表の土が5cmほど乾いていても、その下に湿気や水分を蓄えやすくなります。じょうろやスプリンクラーで上から水をかける場合には、葉にかかった水分が太陽の熱で蒸発できるように、朝のうちに水やりを行います。

鉢植え：鉢植えのハーブは、地植えと違って水分のあるところまで自由に根を伸ばすことができないため、地植えよりも頻繁に水やりを行う必要があります。暖かい季節や夏の暑い日には毎日の水やりが欠かせませんが、ドリップ式の水やり装置を取り付けて、タイマーで自動的に給水することも可能です。また、必要に応じて水分を吸収・放出する特殊な園芸保水剤を利用して、土壌の保水力を高める方法もあります。

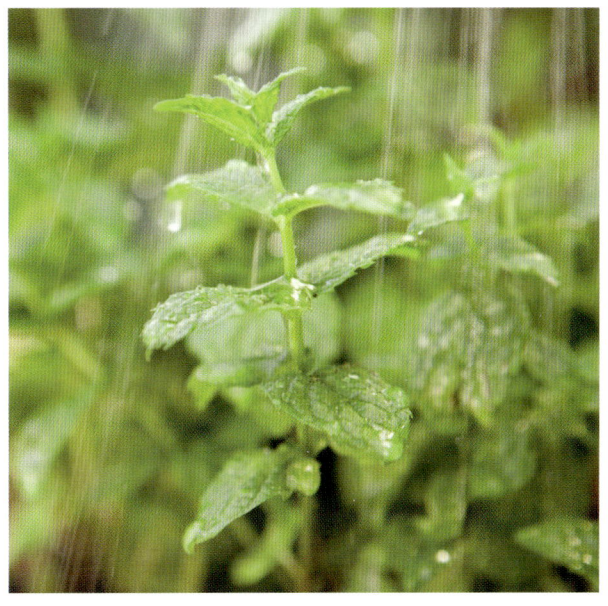

水やりは早い時間に…葉が濡れたままだと、うどんこ病や腐敗の原因となるため、水やりは午前中に行う。

施肥

地植え：地植えの植物は、必要な栄養分のあるところを自ら探して根を伸ばすことができるため、あまりたくさん肥料を与える必要はありません。しかし、冬越しの間は、マルチング※の要領で土の上に堆肥を5cm程度の厚みに広げ、春にこれらの堆肥を土に戻すと、土の栄養状態を回復するのに効果的です。また、生長期に何度も収穫するハーブには、真夏にときどき肥料を与えると元気に育ちます。

鉢植え：鉢植えの植物には、施肥についても細やかな配慮が必要です。特に収穫を繰り返すハーブには、生長期の間、6週間ごとに固形または液体肥料を与えるのが理想的。肥料は春に新たな生長の兆しが見られたら与え始めますが、その前に鉢の表面から5cm分の土をすくい出し、良質の新しい土に入れ替えておきます。夏の終わり頃には施肥を中断します。そうしないと休眠期である冬にむけて生長が緩やかになる時期にも新たな生長を促すことになってしまいます。

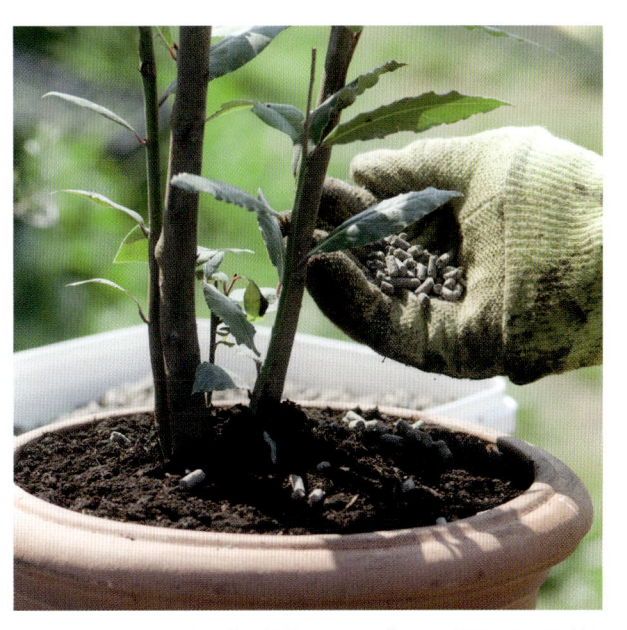

肥料はたっぷりと…生長期、鉢植えのハーブには6週間おきに肥料を与える。

雑草、害虫、病気の対策

雑草は、育てている植物と水、日照、栄養、スペースを奪い合います。最も有効な対策は、雑草を見つけたらすぐに引き抜くこと。また、ハーブのなかには芳香性の精油を発散しているため、害虫を寄せ付けにくいという優れた特徴をもっている品種も少なくありません。そのため、ハーブガーデンの植物の多くは、自然に自分の身を害虫から守っているのです。

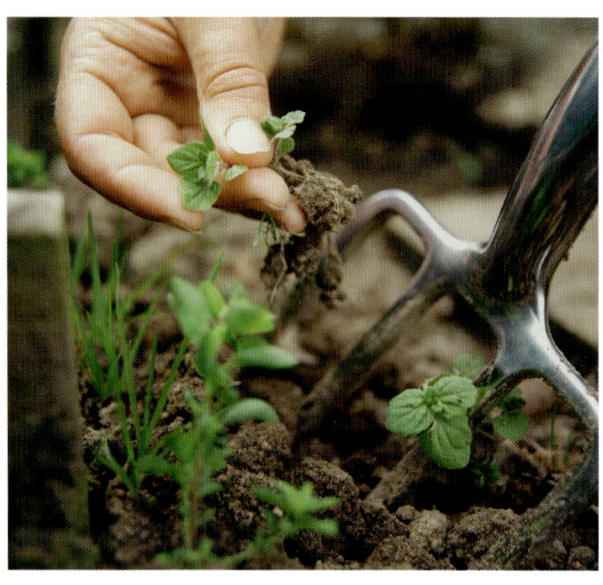

こまめに引き抜く…種類を問わず、雑草はいったん芽を出したらこまめに根から取り除くのが最善の対処法。

雑草対策

- 春、土の表面に雑草が生え始めたら、見つけ次第すぐに指でつまんで引き抜きます。根の長い雑草には、ハンドフォーク（**左写真**）を利用するとよいでしょう。再び雑草が生えないようにするには、種がこぼれる前に処理し、可能な限り土のなかから根を取り除くことです。多年生の雑草の場合には特に入念に行います。雑草の新芽が出ていないか定期的に土壌をチェックし、見つけたらすぐに除去します。

- ハーブを植える前に広範囲にわたる雑草を取り除きたい場合に、太陽熱を利用した除草方法があります。これは除草したい区画の雑草をまずできるだけ手で取り除き、水をたっぷり与え、透明ビニールシートをかぶせます。シートの裾は土のなかにしっかりと埋め込んでビニールシートのなかの空気が入れ替わらないようにします。太陽の熱によってビニールシート内部が高温・高湿になり、この状態を6〜8週間継続することで雑草を死滅させます。ビニールシートを取り除いたら、すぐにハーブを植え込みます。

害虫

毛虫：軍手をつけた手でつまみ取って処分します。花の咲くハーブを植えて寄生バチに害虫を退治させる方法や、ガーリックを混ぜ込んだ液体を噴霧する方法（水500mlに皮を剥いたガーリックのりん片1個を入れ、使用前にガーリックを濾した液体）もおすすめです。

ナメクジ・カタツムリ：ビールを入れた浅いボールにおびき寄せて溺死させるか、活動が活発になる夜間に手でつまみ取ります。また人には無害の害虫駆除剤をまく方法や、鉢に銅製のテープを貼り（**右写真**）、通過時に軽い電気ショックを与える方法も。

アブラムシ：植物の生長を阻害する害虫には、他にカイガラムシ、コナジラミ、コナカイガラムシ、アザミウマ、アワフキムシ、ニセナミハダニもいます。ホースの水圧ではじき飛ばすか、有機性の殺虫洗剤を使って退治します。

キンケクチブトゾウムシ：代表的な害虫であるこの地虫は、夜間に姿を現して葉の縁をV字型に食いちぎり、根も食い荒らします。生態的に駆除することは困難ですが、キンケクチブトゾウムシを捕食する線虫を土壌に共生させる方法もあります。

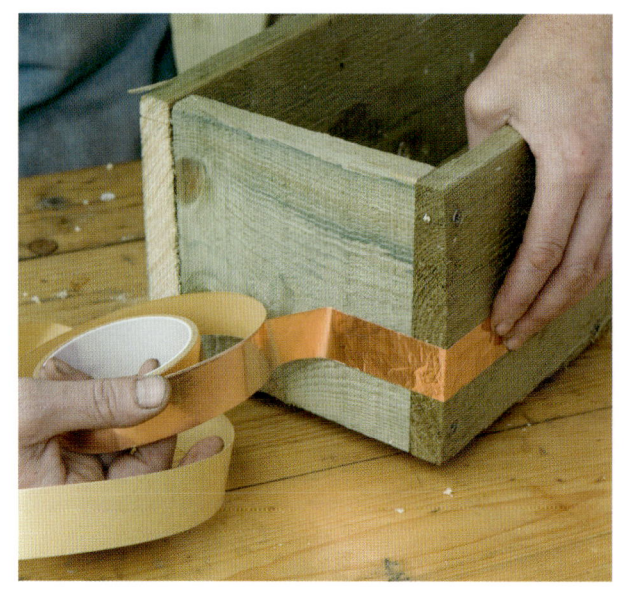

電気ショックで一撃…鉢やコンテナの縁のすぐ下に銅テープを貼り付け、ナメクジ・カタツムリの侵入を防止する。

雑草、害虫、病気の対策

病害や細菌感染の予防

ハーブの大半は植物の病気にきわめて強いことが特徴です。適切なケアと管理でたいていの病気を予防できますが、まれに発病することもあります。被害を長期化させないためにも、早めに対処しましょう。

病害：病害に強い品種を育て、ガーデンの栽培管理と衛生管理を適切に行うことで予防できます。ガーデンの植物が濡れた状態のときには、自分自身が病気の感染源となる恐れがあるため、作業を行わないこと。定期的に植物の状態を観察し、感染した葉が落ちたら始末します。感染した部位の処分は慎重に行い、できれば焼却した方が安心です。

細菌：植物の傷口から細菌が侵入したら、感染した部位に自家製の有機溶液を噴霧します。この溶液のつくり方はいたって簡単。皮を剥いたガーリックのりん片12個程度をミキサーにかけてつぶし、これを水1.2Lに混ぜます。この液体を濾した上澄み液だけをスプレーボトルに移せば完成です。数日経っても症状が改善しない場合には、感染した部分を切り落とし、完全に処分します。その時に使用した剪定ばさみなどは、他の植物に使用する前に消毒することを忘れずに。

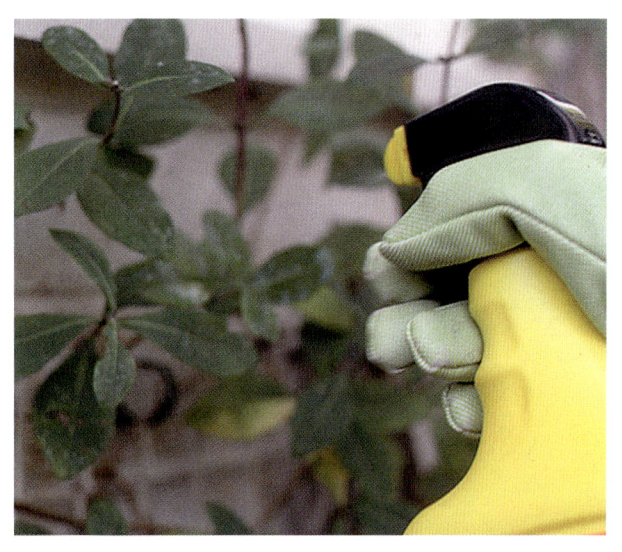

有機溶液スプレー…大切なハーブを細菌性病害から防ぐための有機溶液は、自分でも手軽につくることができる。

糸状菌（カビ）

ハーブにカビが繁殖することはきわめてまれですが、ミントはさび病にかかりやすい植物です。また蒸し暑く、湿った条件下ではべと病やうどんこ病を発症することもあります。カビが根を下ろす前にアルカリ溶液を噴霧し、オーガニックな方法で対処しましょう。それには糸状菌病用の有機静菌剤を使います。

ウイルス

葉に白、黄、薄緑色の斑点が現れたら、それはモザイク病ウイルスが原因です。その他にも葉をカールさせるウイルスや、葉に薄緑や黄色の輪紋を生じさせる輪紋ウイルスもあります。これらのウイルスが深刻な被害を招くことはありませんが、感染した部位を取り除いて完全に処分した方がよいでしょう。

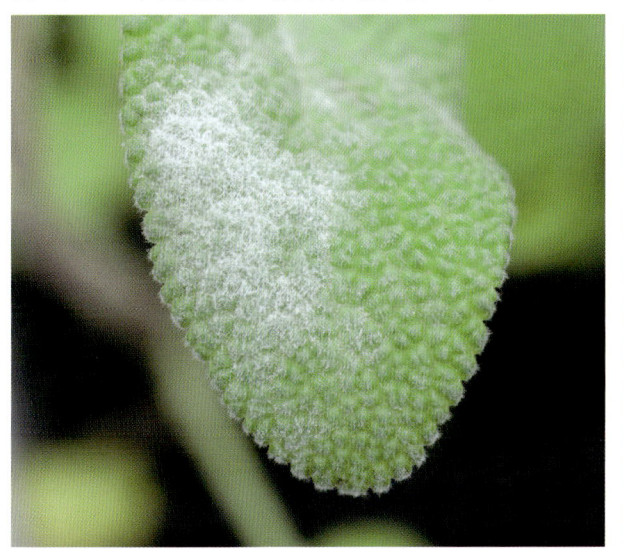

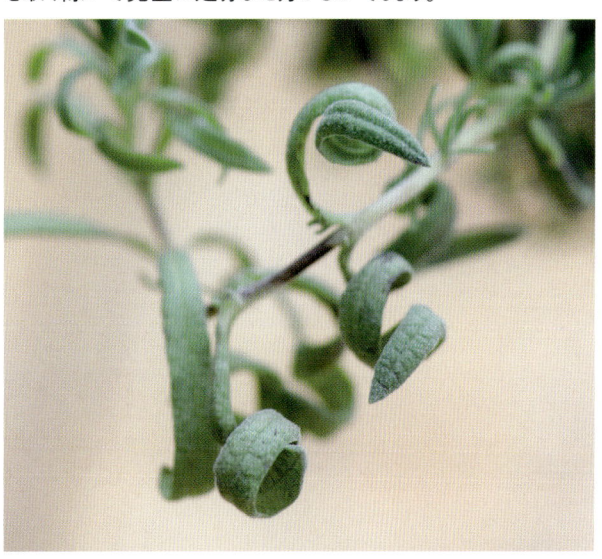

うどんこ病…このセージのように、白いカビがハーブの葉に繁殖することがある。

カールした葉…吸汁性の昆虫や菌が付着した園芸用具からウイルスに感染したサイン。

野生のハーブを採取する

野生のハーブを収穫するメリットは、ハーブ療法に費用がかからないことばかりではなく、自分の足でハーブを探す満足感も得られることです。野生植物は自分で適した環境を選んで自生しているため、栽培種よりも有効成分が凝縮していることがあります。自然のなかには多種多様なハーブが生息し、空き地や道路脇の植え込み、線路脇の雑草地など、都会のわずかな隙間の自然で見つかることも少なくありません。

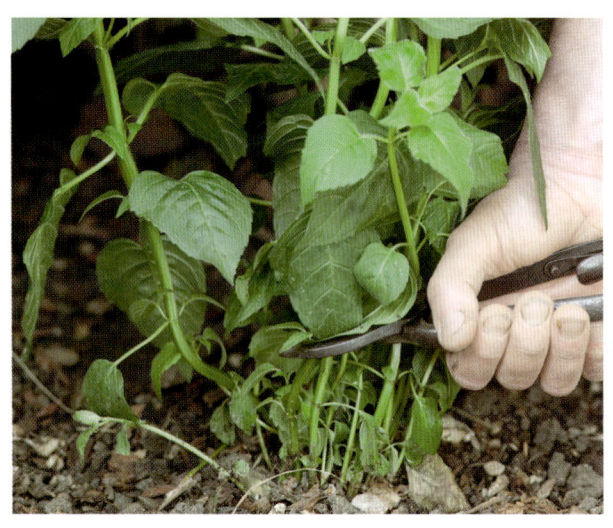

全草の収穫…生長期の間は、再び生長できるように、株の半分以上を残して刈り取ること。

サスティナビリティ（持続可能な利用）

- ネトルやオオバコなどのよく知られたハーブは、自然のなかで簡単に採取できるかもしれません。しかし、比較的希少な品種の多くは、収穫量の増加や自然生息地の減少が原因となり、気軽に採取できなくなってしまいました。多くの国において、あらゆる野生植物の根の採取を法律で禁じたり、特定の品種を保護対象に指定したりしています。

- 一方で、野生植物の収穫や採取の習慣が根強く残っている国もあります。しかし、野生植物の取引は、国際自然保護連合（IUCN）が提唱したワシントン条約（CITES※）によって監視されており、絶滅危惧種に指定された植物はすべて「レッドリスト」に記載され、採取が禁じられています。

- 野生植物を採取する際には、「希少植物の場合、その場に有り余るほど生えていても摘み取らないこと」、「同じ区画にある植物の株から大量に採取せず、すぐに使用する分だけを集めること」、「木を傷つける可能性があるため野生植物の樹皮は収穫しないこと」などに留意します。

安全性

- 野生植物の採取において、品種を正しく見分ける力ほど重要なものはありません。役に立つハーブと見た目がそっくりな有毒植物が存在するからです。実際に、セリ科植物にはアンジェリカやゴツコラが含まれますが、ヘムロック（ドクニンジン）などのいくつかの毒性植物もこの仲間です。明確な見分け方が掲載されている野外植物図鑑を必ず携帯し、絶対的な確証がもてないときには摘み取らないようにしましょう。

- 都心でも田舎でも、大きな道路沿いの植物は、鉛などの汚染物質の含有量が高い場合があるので避けましょう。同様に、街中の木の根元部分に育つハーブもやめておいた方がよいでしょう。散歩中の犬のお気に入りスポットなのは明らかです。

- 空き地でハーブを収穫する前に、その場所が有毒廃棄物の処理場として使用されていなかったかどうかを確認することも大切です。不明な場合には地域の管轄事務所に問い合わせた方がよいでしょう。また、工場などの汚染物質を排出している可能性の高い施設の近隣も同様です。除草剤の使用や農薬の空中散布が最近行われた形跡がないかどうかも、常に確認します。

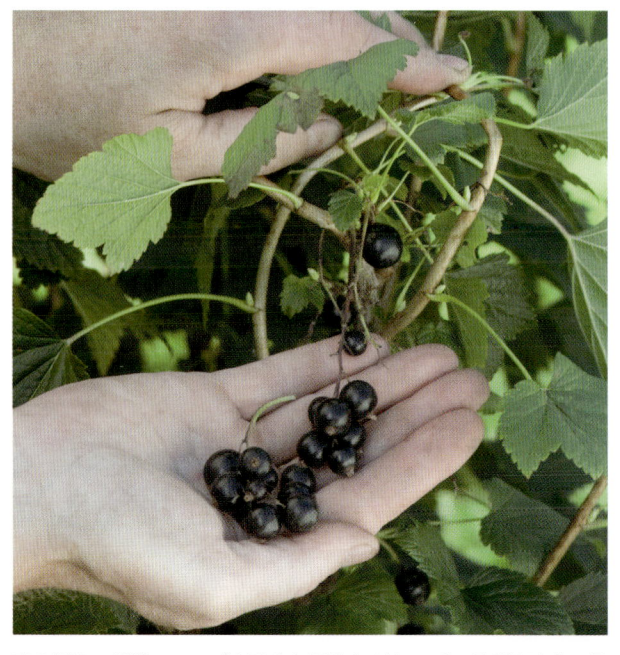

実の採取…野生のハーブや果実を収穫する前に、その品種を確実に見分けることが重要。

野生のハーブを採取する | 339

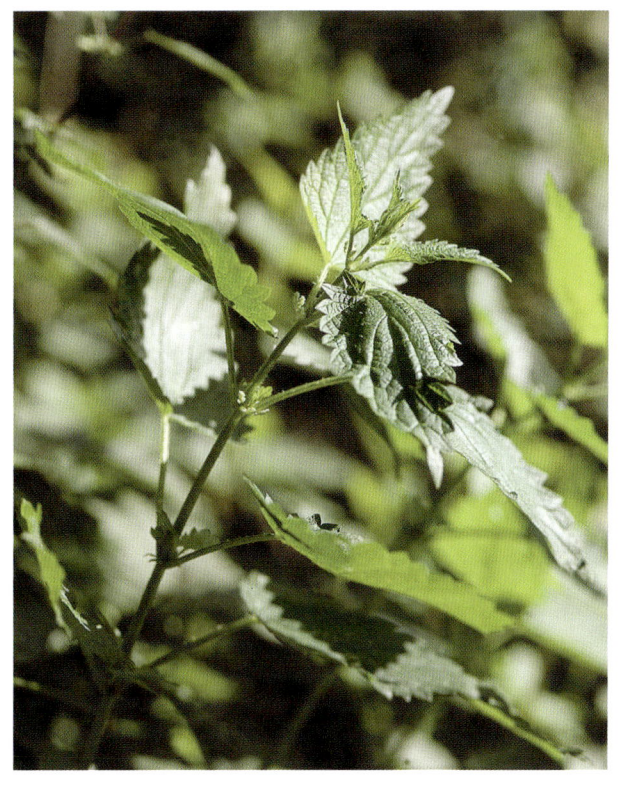

野生のハーブ…ネトルは、公園や空き地のなかでよく見つかるハーブの1種。

採取場所を選ぶ

- 都会でいくつかのハーブたちは「パイオニア・プランツ」として他の植物たちに先駆けて根付くことが知られていて、空き地や都会のわずかなスペースでも真っ先に育ちます。そういった光景は多くの大きな公園でも目にすることができます。比較的汚染されていない植物を手に入れるには、家庭菜園の隅や廃線となった線路わきなどが狙い目。大きな道路の近くの植物は避けるべきですが、成熟した部位や根を避け、春に伸びた若い茎や芽だけを集めるのであれば、汚染物質の悪影響は最小化できるでしょう。
- 現代人のほとんどは都市部で生活しているのですから、自宅のすぐ近くでハーブを調達できれば、移動に伴う二酸化炭素排出量も減らせます。また、「都市環境のなかでたくましく生きる植物こそが、都市生活者にふさわしく有益である」という説もあります。実際に、都市部のハーブは有効成分が凝縮されているそうです。
- 田園地方では、有機農場の周囲の土地や生け垣がハーブの採取場所として最適ですが、農地所有者の許可を得ずに敷地内のハーブを採取することは避けましょう。
- サスティナビリティの観点から、特定の野生種を収穫できるかどうか不明な場合には、野生生物基金など、その地域の環境団体に問い合わせることをおすすめします。

収穫時期を知る

- ハーブの大半は夜間に精油を生成するため、収穫するのに最適な時間帯は、夜露が乾いた早朝です。空気の乾燥した日に収穫したハーブは長持ちし、かびが発生する可能性も少ないと考えられています。また、最も生育が盛んな時期に成熟期を迎えたハーブからは、きわめて凝縮した有効成分が得られます。
- 個々の植物の収穫時期については「ハーブのA to Z」の各ページ（p.10～137）に記載されていますが、一般的には、葉は春から初夏にかけてしっかりと生長したとき、花は咲き始めたとき、果実や実は完全に熟したときに採取します。フェンネルのような場合は、まだ種が植物本体についているうちに収穫するか、もしくは茎を花頭ごと切り落として乾燥させるのがいいでしょう。種の粒が比較的小さく、乾燥している場合は、種子のついた花茎を紙袋のなかで振り落として集めます。
- 実は、やさしく引っ張ったときに簡単に果柄から離れれば熟している証拠です。房ごとハサミで切り取って持ち帰り、キッチンで茎と実とを分けることもできます。

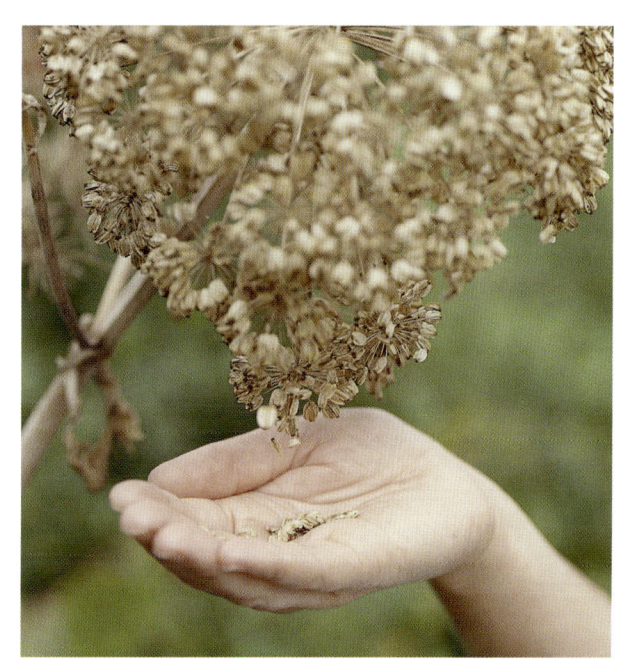

種子の収穫…手のひらの上で花茎ごとそっと揺らし、落ちた種を収穫する。

ハーブの購入と保存

ご家庭で種からフレッシュハーブを育てる方法が難しい場合には、評判の良い園芸店や種苗専門店で生長したハーブを購入することになります。また、居住地域の気候では育ちにくいハーブやオフシーズンのハーブが欲しいこともあるでしょう。そのような場合には、何もかも自分で育てようとするのではなく、市販のフレッシュハーブやドライハーブを活用するのも良い方法です。

品質の良いハーブを選ぶ

茎と葉の色つやが良く、しっかりとした株を選びましょう。葉脈が黄色いなどの異変やうどんこ病などの病気が明らかな株は避けます。ポットから株を取り出し、根も調べます。根が健康で十分に張っていること、スペース不足で根詰まりしていないことがポイントです。また、自宅にトラブルの元を持ち帰らないように、すべての株に虫が付いていないかもしっかりと確認しましょう。

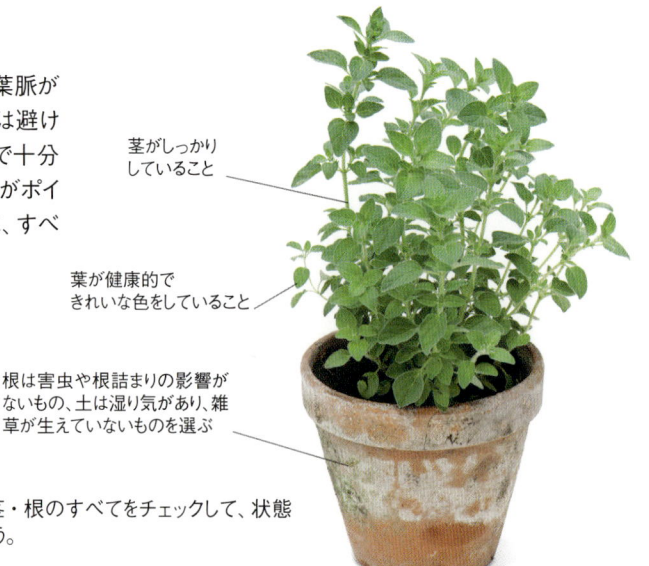

- 茎がしっかりしていること
- 葉が健康的できれいな色をしていること
- 根は害虫や根詰まりの影響がないもの、土は湿り気があり、雑草が生えていないものを選ぶ

鉢植えのハーブ…葉・茎・根のすべてをチェックして、状態の良いハーブを選んで買う。

根

葉や茎が生き生きとしているからといって、そのハーブが病気と無縁とは限りません。土の下の見えないところに問題が隠されているのはよくあることです。植物の生命線である根が健康かどうかを調べるのは重要なポイントです。

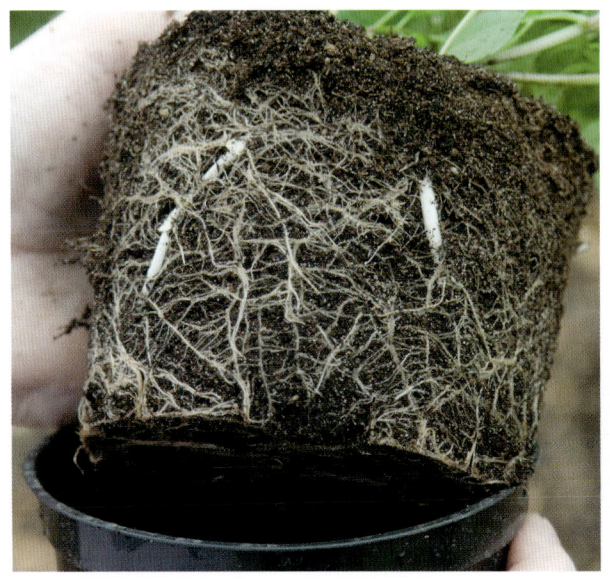

1. 健康な株は鉢からすっと取り出せることが特徴。十分な量の土のなかでしっかりと根を張っているが、詰まり過ぎてはいない。

2. 買い求めた株の健康状態があまり良くない場合には、詰まりすぎた根をほぐして間引いてから、良質の土壌に植え込む。ゾウムシや地虫が付いていたらつまみ取る。

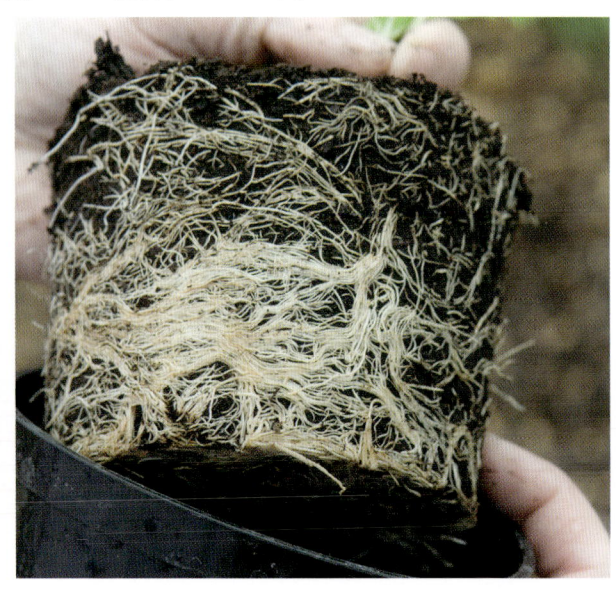

フレッシュハーブ

- 使いたいハーブがあるけれども、栽培技術が難しい、生育環境が合わない、シーズンが終わっている、または栽培している量だけでは足りないなどの場合には、フレッシュハーブの鉢や摘み取ったハーブを購入するのも賢い方法です。最近はほとんどのスーパーマーケットの青果コーナーに、さまざまな種類のフレッシュハーブが置いてあり、パセリやクレソンなどのよく見かけるものであれば農家の直売所でも扱っているかもしれません。購入する際は、見た目がみずみずしい新鮮なハーブ（できれば有機栽培のもの）を選びましょう。

- タラゴン、パセリ、ミントなどの傷みやすいハーブは、涼しい部屋に置き、新鮮な水を入れた水差しや花瓶に挿しておけば、2〜3日もちます。バジルやマジョラムなど、多くのハーブは葉を茎につけたままの状態で冷蔵庫のなかで保存することが可能です。この場合は、最初に水で洗い、ペーパータオルで軽くたたいて水分を吸い取ってから、湿らせたペーパータオルに茎ごとやさしく包んで冷蔵庫に入れます。

- 冷凍保存しても性質が変わらないハーブもたくさんあります。みじん切りしたハーブにオリーブオイルか水を混ぜ合わせたものを、小さめのフリーザーバックか製氷皿（**右写真**）にスプーンで移し入れます。保存期間は最大6ヵ月です。

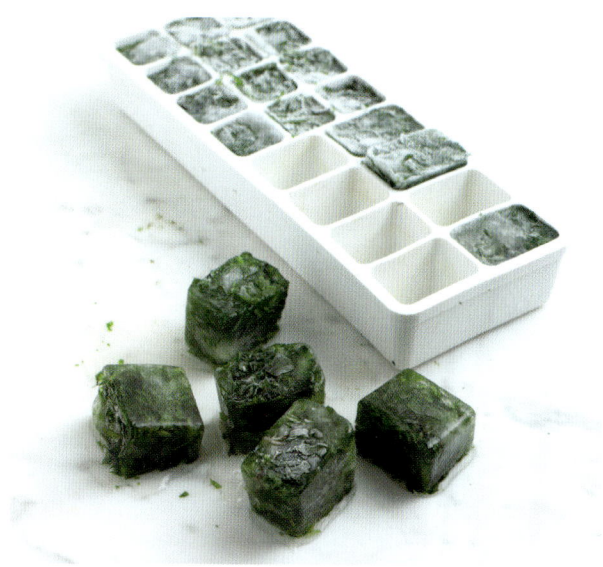

フレッシュハーブの保存…みじん切りにしたフレッシュハーブに少量の水またはオイルを加え、製氷皿に入れて冷凍する。

ドライハーブ

- ほとんどのハーブは、細心の注意を払って乾燥させれば、薬効成分をそのまま維持することができます。つまり、最も旬な時期に収穫したハーブを保存しておけば、シーズンが終わっても利用できるということです。昔からドライハーブ用のハーブは、主に春などの決まった季節にだけ収穫され、それ以降は翌年の収穫に備えてひたすら生長を続けます。ほとんどのドライハーブの有効期間は6〜12ヵ月。その期間が過ぎたものは処分し、新しいものに入れ替えましょう。

- ドライハーブは、必ず有機栽培のものを選びましょう。ハーブの有効成分と同時に、農薬や合成肥料の濃縮残留物が体内に摂取されるのは賢明とはいえません。

- また、倫理的な企業が生産したものだけを買い求めることも大切です。有機栽培を推進し、生産地コミュニティによる持続可能な収穫体制（サスティナビリティ）を確立しているこれらの企業は、地域環境負荷を最小化することに積極的に取り組んでいます。

- このような企業なら、取り扱うハーブの鮮度にも配慮しているはずです。また、ハーブを供給する側は、ハーブの品種が間違っていないこと、混入物がないことに十分注意して販売を行わなければなりません。

- 購入したドライハーブは密閉容器（ガラス製が望ましい）に入れ、薬効特性を保持するために、暗く乾燥した戸棚のなかで保管します。

ドライハーブを密閉容器に保存する…ドライハーブはすべて直射日光を避け、6〜12ヵ月以内に使い切ること。

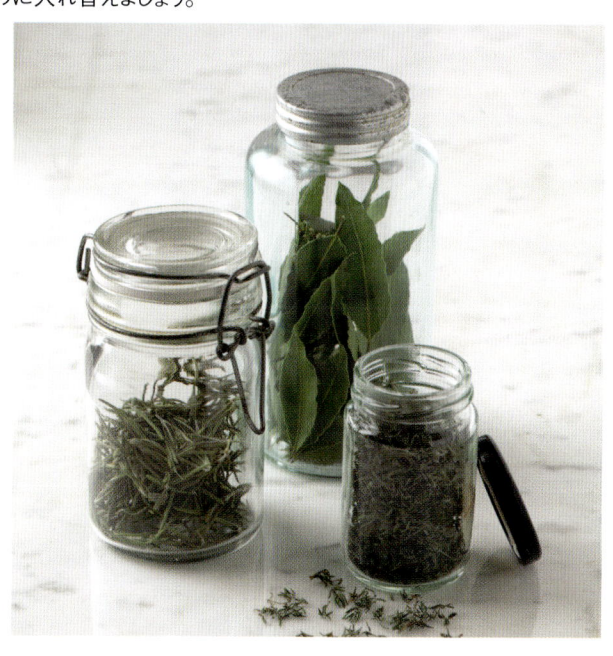

ハーブレシピの基本

浸剤

浸剤は、植物の軟らかい部分や、葉または花の成分を利用するのに最も適した方法です。薬用として飲用するときは、一般的に熱湯175mlに対し、ドライハーブが1種類の場合は小さじ山盛り1杯、数種類をブレンドする場合には小さじ2杯を使用します（フレッシュハーブはその倍量）。ハーブそれぞれに適した分量は、「ハーブのA to Z」(p.10〜137)の各ページを参照してください。

材料（4人分）
- ドライハーブ…小さじ山盛り1杯
  または、刻んだフレッシュハーブ…小さじ2杯
- 熱湯…175ml

つくり方
1. 刻んだハーブをカップまたはティーポットに入れ、熱湯を注ぐ。
2. 10分間浸しておく。蒸気とともに精油成分が蒸発しないように、上皿を被せたり、ポットカバーをかけるとよい。ストレーナーで濾して、ハーブを取り除いたものを使用する。

煎剤

植物の木質化した部分を利用するには、以下の方法で煎剤をつくります。一般的には、水175mlに対し、ドライハーブは小さじ1杯、フレッシュハーブは小さじ2杯を使用しますが、ハーブそれぞれに適した分量は、「ハーブのA to Z」の各ページを参照してください。アルミニウム製の鍋は煎剤の成分と反応してシミができることがあるため、スチール製、またはほうろう製の鍋を使用するのが望ましいでしょう。煎剤は必要なときにつくり、その日のうちに使い切ります。このレシピの分量は3杯分（1日分）です。

材料
- ドライハーブ（1種類または数種類）…15g
  または、フレッシュハーブ…30g
- 冷水…750ml

方法
1. 刻んだハーブを鍋に入れ、水を注ぐ。
2. 鍋に蓋をして火にかける。沸騰したら弱火で15〜20分間煮立てる。
3. ストレーナーで濾した液体を3等分する。

浸出油（マセレイティッドオイル）

これは手早くつくれる最も実用的な方法で、「温浸法」として知られています。下記を参考に材料の分量を調整しますが、オイルの量は刻んだハーブが完全に浸る程度まで必要です。

材料
- ドライハーブ…100g
  または、細かく刻んだフレッシュハーブ…300g
- 植物油（オーガニックのサンフラワーオイル、オリーブオイルなど）…500ml

方法
1. ハーブを細かく刻み、分量の半分を耐熱性のボウルに入れ、ハーブが完全に浸るまでオイルを注ぐ。
2. 水を沸騰させた鍋に、湯が入らぬよう蓋などをしたボウルを入れ、2時間ほど湯煎の状態で弱火にかける。湯煎用のお湯がなくならないように、必要に応じて注ぎ足す。
3. ストレーナーでハーブを濾して取り除き、このオイルに残りのハーブを加えて、さらに1時間ほど湯煎にかける。
4. ストレーナーでハーブを濾して取り除いたオイルを、殺菌した遮光ガラス瓶(p.194)に移し、ハーブの名前と日付を書いたラベルを貼る。
5. フレッシュハーブを使う場合には、ストレーナーで濾した後のオイルをそのまま2〜3時間ほど置き、ハーブから出た水分がボウルの底に沈むのを待つ。殺菌したガラス瓶にはオイルだけを移し、水分はすべて捨てる。涼しいところに保管し、3ヵ月以内に使い切る。

ティンクチャー

ハーブの薬効成分は、アルコールとハーブを混合し、ティンクチャーと呼ばれる処理を施すことで抽出できます。シーズンが終わったハーブの成分を利用するには、保存作用をもつアルコールで保存するのが最も適した方法です。ティンクチャーは長いもので12ヵ月間保存できます。

ティンクチャーは、アルコールに対して使用するハーブの分量が多く、浸剤や煎剤、浸出油よりもずっと強力な作用を示します。そのため、少量ずつ使用するように注意しなくてはなりません。それぞれのハーブに適した分量は、「ハーブのA to Z」の各ページを参照してください。市販のティンクチャーは抽出濃度（1：3や1：5など）が異なることがあるため、パッケージに記載されている用量に従います。「ハーブのA to Z」では、特に明記されていない限り、濃度1：5を基準にした用量が示されています。ここでは、およそ濃度1：5のティンクチャーをつくります。

材料
- ドライハーブ（フレッシュハーブの場合、ティンクチャーの水分量を減らすため使用前に乾燥しておく必要がある）…200g
- アルコール度数の強いウォッカ（37.5％）…1L

方法
1. ハーブを細かく刻み、殺菌済みの大きめの密閉容器に入れる（p.194）。
2. ハーブが完全に浸るように、アルコールを注ぐ。
3. 容器を密閉し、ときどき振り混ぜながら、直射日光を避けて2週間置く。
4. ガーゼなどの薄手の布で濾してハーブを取り除き、さらに無漂白のコーヒーフィルターを使って液を濾す。
5. 殺菌した遮光ガラス瓶（p.194）に移し、ハーブの名前と日付を明記したラベルを貼る。冷暗所で保存する。

安全性に関する重要な情報

ハーブの安全性
ハーブ療法を行う際は、慎重に取り組む必要があります。「ハーブのA to Z」（p.10～137）には、それぞれのハーブに関する注意事項が記されています。記載されている方法、用量、指示内容には厳密に従って下さい。

精油（エッセンシャルオイル）の安全性
精油には植物の有効成分が凝縮された形で含まれています。そのため、慎重に取り扱い、必ず植物性のベースオイルで薄めてから使用します。マッサージオイルとして使用する場合、一般的にはオイル全体量の2％が精油、残りの98％がベースオイルになるように混合します。バスオイルの場合でも、精油5滴を植物オイルまたはミルク15mlに入れ、必ず薄めてから使用します。医師の指示がない限りは、精油を内服することは避け、2歳以下の乳幼児の治療には使用してはいけません。バジルやセージなどいくつかのハーブの精油は、妊娠中の使用を避けるべきですが、それ以外のハーブについても使用前にアロマセラピストへ相談した方がよいでしょう。

ソープの安全性
ソープづくりには計量の正確性が要求されます。また、危険を伴うことがあるため、本書に掲載したレシピの作業は子供を対象としていません。純度100％の水酸化ナトリウム（苛性ソーダ）を使用し、ビニール手袋とゴーグルで必ず防護します。苛性ソーダはアルカリ性が強いため、ソープをつくった直後のpH値はかなり高くなりますが、2～3週間経ち、ソープが乾燥するのに従ってpH値が下がってきます。使用する前に、アルカリ性が強すぎないかどうかpH値を測ってみるとよいでしょう（pH測定キットは市販されています）。ソープのpH値としてちょうどよいのは10～10.5程度です。次第にその程度のpH値まで落ち着いてきますが、敏感肌の人にはそれでも刺激が強いことがあります。

※日本では、ホームケアにおいて精油をマッサージオイルとして使用する場合、一般的には1％以下の濃度で使用します。また、いかなる場合でも、ホームケアとして精油を飲用することはおすすめしていません。

用語解説

アダプトゲン（適応素）：疲労やストレスに対する身体の抵抗力を高めるのに役立つ強壮ハーブ。

エストロゲン様作用：女性ホルモンであるエストロゲンの分泌を促進したり、類似の働きをしたりする。

緩下（かんげ）：排便を促す。

気管支拡張：肺の気管支（気道）を広げる。

吸枝（きゅうし）：地下茎から出た枝。

強肝：肝臓の働きをサポートする。

去痰（きょたん）：呼吸器官からの粘液や痰の排出を促す。

駆虫：寄生虫を死滅させる、またはその成長や増殖を防ぐ。

駆風：鼓腸や胃の不調を緩和する。ガスを排出する。

下剤：強力な緩下剤。

血圧降下：血圧を下げる。

血液凝固阻止：血液が固まるのを妨ぐ。

血管拡張：血管を広げる。

血糖降下：血液中のブドウ糖濃度を下げる。

解熱：熱を下げる。

健胃：胃に有益な作用をもたらす、または消化を促進する。

抗アレルギー：アレルギー反応を緩和する。

抗ウイルス：ウイルスを死滅させる、またはその増殖を防ぐ。

抗うつ：気分の落ち込みを緩和する。抑うつ気分を明るくし、意識低下を改善する。

抗炎症：炎症を抑える。

抗壊血病：壊血病（ビタミンCの欠乏によって生じる病気）の発症を予防する。

抗カタル：カタル症状に有効に働く。

抗菌：細菌を死滅させる、またはその成長や増殖を抑える。

抗血栓：血栓の生成や血液の凝固を予防する。

抗酸化物質：フリーラジカル、活性酸素による損傷など、酸化によるダメージを軽減する物質。

抗真菌：真菌を死滅させる、またはその成長を抑制する。

抗ヒスタミン：ヒスタミンの効果を弱め、体内でのヒスタミンの生産を抑制する。

抗リウマチ：リウマチの症状を軽減する。

憩室炎：憩室とは、腸の壁面の拡張で生じた小さなこぶ状の膨らみのことで、その膨らみが詰まって炎症を起こしている状態。

互生（ごせい）：多数の葉が茎に互い違いに付いていること。

CITES（サイテス）：Convention on International Trade in Endangered Species of Wild Fauna and Flora の略。国際自然保護連合（IUCN）が提唱したワシントン条約（絶滅のおそれのある野生動植物の種の国際取引に関する条約）。

催眠：眠りを誘発する、または眠りに入りやすくする。

弛緩：リラックスさせる。緩める。または緊張を緩和すること。
子宮収縮：子宮の平滑筋の収縮を刺激して、出産を促す。
止血：体内での出血、または体外への出血を止める。
脂質低下：コレステロールおよび中性脂肪などの脂質を調整する。
止瀉（ししゃ）：下痢の症状を緩和する。
収れん：組織を収縮させて、血液の流れや分泌物を抑える。
滋養：栄養成分を豊富に含むこと。
制淫：性欲を抑制する。
制汗：汗を抑える。
制酸：胃酸の中和を助ける。
鎮痛：痛みを緩和する。
制吐：嘔吐を抑える。
疝痛（せんつう）：腹部の激しい痛み。
総状花序：フジのように総状にたくさんの小花を付けて咲く花。
胆汁分泌促進：胆汁分泌を促進する。
鎮咳（ちんがい）：咳を鎮める。
鎮痙（ちんけい）：筋肉の痙攣や緊張を緩和する。
鎮静：穏やかに落ち着かせること。
通経：骨盤や子宮内の血行を促進し、月経を促す。
頭状花：多数の小花が密集して1つの花のように見せる形状の花。
苦味質：消化機能の強壮、あるいは食欲増進などの作用がある。
発汗：汗を促す。
皮膚軟化：皮膚を軟らげ、落ち着かせる。
プロゲステロン様作用：女性ホルモンのプロゲステロンと類似の働きをもつ。またはこれらの働きを刺激する。
発赤（ほっせき）：肌の血行を促進することにより、局所的に肌を赤くする。
ほふく茎：地面を這うように伸びた若茎。
末梢血管拡張：血行不良の改善を促す。特に手足などの血液の流れを良くする。
マルチング：土の表面から水分の蒸発を防いだり、外気温の影響を受けにくくするなどして、土を良い状態に保つこと。
利胆：肝臓に作用して、胆汁分泌を増加する。
利尿：尿の排出を促す。
輪生（りんせい）：複数の葉が茎を取り巻くように付いていること。
冷床（れいしょう）：人工的に加温しないタイプの苗床。

索引

〔あ行〕

アグナスカスタス（イタリアニンジンボク） 134

アグリモニー（西洋キンミズヒキ） 16〜17

アシュワガンダ 135,148,156

アストラガルス 32
　朝鮮人参とアストラガルスの長寿スープ 219

アニシード
　マレインとアニシードのシロップ 193

アプリコット
　4種のフルーツの活力アップバー 239
　クランベリーとアプリコットの活力アップバー 240

アボカド
　アボカドとアロエベラのフェイシャルマスク 301
　ザワークラウトとアボカドのサラダ 234
　スティミレイティングオイルトリートメント 326
　ナスタチウムとアルファルファのサラダ 227
　ハニーとアボカドのボディスクラブ 260
　ピスタチオとアボカドのスムージー 166
　ローズとアボカドのボディ保湿クリーム 247

アメリカンスパイクナード 27

アルニカ 154
　海藻とアルニカの入浴剤 313

アルファルファ 234
　ザワークラウトとアボカドのサラダ 234
　ナスタチウムとアルファルファのサラダ 227

アロエベラ（真正アロエ） 20〜21,152,275
　アボカドとアロエベラのフェイシャルマスク 301
　アロエとエルダーフラワーのボディスクラブ 259
　エルダーフラワーとアロエベラのフェイシャルポリッシュ 291
　ラベンダーとアロエベラのトナー 293
　ラベンダーとアロエベラの入浴剤 312
　リフレッシングフェイシャルスプリッツァー 295
　虫刺され後のハーバルスプレー 274

アンジェリカ 24〜25,146

安全性について 338,343

アーティチョークの葉とフェンネルのジュース 173

アーモンド 237
　アーモンドとローズのスムージー 165
　カイエンペッパーで炒めたアーモンドとケールのサラダ 237
　生のニンジンとアーモンドのスープ 221

イエロードック（ナガバギシギシ） 100

イブニングプリムローズ（メマツヨイグサ） 86〜87
　カモミールとイブニングプリムローズの保湿クリーム 253
　ビオラとイブニングプリムローズのスキンクリーム 248

イランイラン
　エキゾティックソープ 287

インゲンマメとコリアンダーのスープ 214

インフルエンザ 150〜151

ウィッチヘーゼル（アメリカマンサク） 63,144,152,158,271
　ウィッチヘーゼルとラベンダーのフェイスマスク 297
　スパイシーな香りのウィッチヘーゼルのデオドラントスプレー 271
　ハーバルトナー 294
　虫刺され後のハーバルスプレー 274

ウィートグラス（麦の若葉）
　サンフラワーグリーンとウィートグラスのジュース 173

英国気分で秋を楽しむ2種のベリースムージー 168

栄養補給ヘアコンディショナー 321

エキゾティックソープ 287

エキナセア（パープルコーンフラワー） 50〜51,150,152
　エキナセアとタイムのシロップ 197
　冬を健康に過ごすためのエキナセアとエルダーベリーのティンクチャー 206

エディブルフラワーのサラダ 231

エルダー（セイヨウニワトコ） 104〜105,150,188
　アロエとエルダーフラワーのボディスクラブ 259
　エルダーフラワーとアロエベラのフェイシャルポリッシュ 291
　エルダーベリーとエルダーフラワーのコーディアル 188
　エルダーベリーとリコリスのティンクチャー 200
　クリサンセマムとエルダーフラワーのハーブティー 177
　英国気分で秋を楽しむ2種のベリースムージー 168
　冬を健康に過ごすためのエキナセアとエルダーベリーのティンクチャー 206

エレカンペーン（オオグルマ） 71,150

オイル
　エッセンシャルオイル 343
　ボディオイル 264〜269
　マセレイティッドオイル 342

応急処置 152〜153

大麦
　クランベリーとアプリコットの活力アップバー 240
　ブラックカラントとクルミのバー 242
　焙煎大麦と栗のスープ 224

オレンジ 181
　スカルキャップとオレンジフラワーのハーブティー 181
　ゼラニウムとオレンジのボディオイル 266
　ゼラニウムとオレンジのボディスプレー 273
　ゼラニウムとオレンジのボディバター 250
　ハニーとオレンジのボディスクラブ 261
　フランキンセンスとオレンジフラワーのハンドクリーム 257

オーツ（エンバク、マカラスムギ） 33,140,156
　カレンデュラとオーツ麦のボディスクラブ 261
　ストロベリーと生クリームのピーリングマスク 298

〔か行〕

海藻
　ズッキーニと海藻の緑のスープ 222
　デトックスのための入浴剤 313
　海藻とアルニカの入浴剤 313
　海苔ロール 235

カシューナッツクリームをあえたミントとキュウリのサイドサラダ 236

風邪と咳の緩和 150〜151

カボチャとショウガのスープ 213

髪質を高めるココナッツのヘアコンディショナー 323

髪と頭皮のヘアトリートメント 318〜327

髪の健康 140〜141,318〜327

カモミール 140,142,146,152,158
　カモミールとイブニングプリムローズの保湿クリーム 253
　カモミールとフェンネルのハーブティー 178
　カモミールのハンドクレンジングスクラブ 262
　カレンデュラとカモミールのソープ 284
　ジャーマンカモミール（カミツレ） 80〜81,202
　パッションフラワーとカモミールのティンクチャー 202
　ベビーパウダー 281
　ローマンカモミール 281

カレンデュラ 140,152,158,180
　カレンデュラとオーツ麦のボディスクラブ 261
　カレンデュラとカモミールのソープ 284
　カレンデュラとセントジョンズワートのスージングオイル 267
　カレンデュラとバナナのヘアトリートメント 327
　カレンデュラとマンダリンのリップバーム 303
　カレンデュラのボディパウダー 277
　ヒーリングハーバルバーム 251
　ペパーミントとカレンデュラのハーブティー 183
　ベビーバスオイル 269
　ベビーマッサージオイル 269
　ヤロウとカレンデュラのハーブティー 180
　ローズとカレンデュラの入浴剤 311
　出産後の腰湯用ハーバルバス 317

関節の健康 154〜155

ガーデン野菜のグリーンジュース 170

ガーリック 19,144,150,152,213

気持ちが落ち込んだとき 156〜157

キャットニップ（イヌハッカ） 85

キャベツ
　ザワークラウトとアボカドのサラダ 234

キャラウェイ（ヒメウイキョウ） 39

キュウリ 236
　カシューナッツクリームをあえたミントとキュウリのサイドサラダ 236

ギンコ（イチョウ） 61,144,148

筋肉の健康 154〜155

グラベルルート（ヒヨドリバナ） 55

クラリーセージ
　エキゾティックソープ 287

クランプバーク（ヨウシュカンボク） 129,154
　クランプバークとバレリアンのティンクチャー 209

クランベリーとアプリコットの活力アップバー 240

栗
　焙煎大麦と栗のスープ 224

クリサンセマム 177
　クリサンセマムとエルダーフラワーのハーブティー 177

クリーバーズ（ヤエムグラ） 60
　ネトルとクリーバーズのハーブティー 184
　レッドクローバーとクリーバーズのティンクチャー 205

クリーム 246〜257

クルミ
　ブラックカラントとクルミのバー 242

クレイマスク 299〜300
　ウィッチヘーゼルとラベンダーのフェイスマスク 297

クレンザー　288〜291
グレープフルーツ
　グレープフルーツのクレイマスク　299
　バスボム-シトラス　307
グローブアーティチョーク（朝鮮アザミ）　48
月経のトラブル　146
月経前症候群　146
ケール
　カイエンペッパーで炒めたアーモンドとケールのサラダ　237
高血圧　144
更年期　146
ココア
　サワーチェリーとココアのスムージー　165
ココアバターとローズのボディローション　249
ココナッツオイル
　ココナッツとライムのスキンオイル　268
　ラベンダーとローズマリーのヘアコンディショナー　324
　髪質を高めるココナッツのヘアコンディショナー　323
ゴジ（クコ）　79,144,148
　ゴジベリーとシベリアニンジンのティンクチャー　204
　ゴジベリーとダミアナのハーブティー　176
　ゴジベリーとパインナッツのスムージー　164
　ゴジベリーとミントのスープ　216
腰湯（出産後）　317
コスタス　106
ゴツコラ（ツボクサ）　40〜41,148
　ゴツコラとショウガのボディトーニングクリーム　248
ゴマ　235
　ゴマと大豆のスキンオイル　268
　海苔ロール　235
小麦
　4種のフルーツの活力アップバー　239
コリアンダー　228
　インゲンマメとコリアンダーのスープ　214
　コリアンダーと松の実ペーストを添えた
　　スパゲティ風ズッキーニのサラダ　228
コルツフット（フキタンポポ）　122
コンフリー（ヒレハリソウ）　112,152,154
　コンフリーのヘアトニック　319
コーディアル　186〜188
ゴールデンシール　67
コーンシルク（トウモロコシ）　136
　ホーステールとコーンシルクのハーブティー　185

〔さ行〕

サイリウム　91
サツマイモ
　ネトルとサツマイモのスープ　218
サラダ　226〜237
ザワークラウトとアボカドのサラダ　234
サワーチェリー　196
　サワーチェリーとココアのスムージー　165
　サワーチェリーのシロップ　196
サンフラワーグリーンとウィートグラスのジュース　173
シサンドラ（チョウセンゴミシ）　107,146,148
シトロネラの虫除けスプレー　274
シナモン
　リンゴとシナモンのフェイシャルマスク　301
ジャスミン（オオバナソケイ）　72,158
　ジャスミンとレモングラスのハーブティー　176
ジャパニーズジンセン（トチバニンジン）　88,148
　ゴジベリーとシベリアニンジンのティンクチャー　204
　朝鮮人参とアストラガルスの長寿スープ　219
シャンプー　320
ジャーマンカモミール（カミツレ）　80〜81,202
出産　158〜159
出産後の腰湯用ハーバルバス　317
ジュニパー（西洋ネズ、トショウ）　73,154,314
　ショウガとジュニパーのフットバス　314
循環器系　144〜145
ジュース　170〜173
消化器系　142〜143
女性の健康　146〜147
シロップ　192〜197
浸剤　342
ジンジャー　142,144,158,189
　カボチャとショウガのスープ　213
　ゴツコラとショウガのボディトーニングクリーム　248
　ショウガとジュニパーのフットバス　314
　ジンジャーとフェンネルのジュース　171
　スイートバイオレットとショウガのハーブハニー　189
浸出油（マセレイティッドオイル）　342
スイートバイオレットとショウガのハーブハニー　189
スイートバジル　326
スカルキャップ　108,156
　スカルキャップとオレンジフラワーのハーブティー　181
スクウォッシュ（カボチャ）
　カボチャとショウガのスープ　213
ズッキーニ
　コリアンダーと松の実ペーストを添えたスパゲティ風
　　ズッキーニのサラダ　228
　ズッキーニと海藻の緑のスープ　222
スティミュレイティングオイルトリートメント　326
スティミュレイティングボディオイル　266
ストレス　156〜157
ストロベリー　58〜59,298
　ストロベリーとマカダミアナッツのスムージー　163
　ストロベリーと生クリームのピーリングマスク　298
　ブラックベリーとワイルドストロベリーのハーブティー　181
スパイクナード　27

スプラウト（発芽種子）
　ナスタチウムとアルファルファのサラダ　227
　レッドペッパーとスプラウトのジュース　170
　レンズ豆のスプラウトとターメリックのスープ　223
スプレー　270〜275,295
スムージー　162〜167
スリッパリーエルム（アカニレ）　123,142,152
スープ　212〜225
精神と感情の健康　156〜157
精油（エッセンシャルオイル）の安全性　343
ゼラニウム　273
　エキゾティックソープ　287
　ゼラニウムとオレンジのボディオイル　266
　ゼラニウムとオレンジのボディスプレー　273
　ゼラニウムとオレンジのボディバター　250
　ローズとゼラニウムの保湿クリーム　253
セルフヒール（ウツボグサ）　93
煎剤　342
セントジョンズワート（西洋オトギリソウ）
　68〜69,146,154,156,158
　カレンデュラとセントジョンズワートのスージングオイル　267
センナ　109,142
前立腺　148
セージ（サルビア）　102〜103,150,210
　ブラックカラントとセージのフットパウダー　280
　ブラックコホシュとセージのティンクチャー　210
ソーパルメット　148
ソープ　282〜287,343

〔た行〕

大豆オイル
　ゴマと大豆のスキンオイル　268
タイム　116〜117,140,150,197,322
　エキナセアとタイムのシロップ　197
　タイムとリンゴ酢のヘアリンス　322
　ティーツリーとタイムのフットバーム　305
　ペパーミントとタイムのティンクチャー　199
ダマスクローズ　96〜97
ダミアナ　148,156
　ゴジベリーとダミアナのハーブティー　176
ダルス　222
男性の健康　148〜149
ダンデリオン（西洋タンポポ）　114〜115,140,185
　ダンデリオンとバードックのティンクチャー　208
　ダンデリオンとバードックのハーブティー　180
　ダンデリオンとプリムローズの葉のサラダ　230
ターメリック（ウコン）　45,223
　レンズ豆のスプラウトとターメリックのスープ　223
チェストベリー　146
　チェストベリーとドンクアイのティンクチャー　203
チコリ（キクニガナ）　42〜43
チックウィード（ハコベ）　111,140

チャイニーズアンジェリカ 146
チャイニーズバルーンフラワー（キキョウ） 92
チャイブ 230
チリ
　レッドペッパーとスプラウトのジュース 170
　海苔ロール 235
チリペッパー（トウガラシ） 38,214
　カイエンペッパーで炒めたアーモンドとケールのサラダ 237
　トマトサルサのジュース 172
　リンシードとチリのクラッカー 241
ディル 158,295
　ハーバルスプリッツァー（フェイス&ボディ） 295
ティンクチャー 198〜211,343
ティーツリー
　ティーツリーとタイムのフットバーム 305
　ラベンダーとティーツリーのパウダー 278
デオドラントスプレー 271〜272
デトックスのための入浴剤 313
デトックスボディオイル 267
デビルズクロウ 154
豆苗
　バックウィートグリーンと豆苗のジュース 172
ドクダミ 64〜65
ドッグローズ（ヨーロッパノイバラ） 95,192
トナー（化粧水） 292〜295
トマトサルサのジュース 172
ドライハーブ 341
ドンクアイ
　チェストベリーとドンクアイのティンクチャー 203

〔な行〕

ナスタチウム（キンレンカ） 120〜121,231
　エディブルフラワーのサラダ 231
　ナスタチウムとアルファルファのサラダ 227
ナツメヤシ
　ブラックカラントとクルミのバー 242
生シイタケ
　焙煎大麦と栗のスープ 224
ニンジン
　バードックルートとニンジンのスープ 215
　生のニンジンとアーモンドのスープ 221
妊娠・出産時の健康 150〜159
妊娠中のボディケアバーム 304
ニームのクレンジングソープ 285
ネトル（西洋イラクサ） 124,140,144,148
　ネトルとクリーバーズのハーブティー 184
　ネトルとサツマイモのスープ 218
　バーチの葉とネトルの根のティンクチャー 211
　フケ防止用のネトルのシャンプー 320
海苔ロール 235

〔は行〕

バイオレット
　スイートバイオレットとショウガのハーブハニー 189
バスボム 307〜309
バスボム-エキゾティック 308
バスボム-シトラス 307
肌の健康 140〜141
　トナー（化粧水） 292〜295
　バーム 302〜305
　フェイスクリーム、ボディクリーム 246〜257
　フェイスマスク 296〜301
　ボディオイル 264〜269
　ボディクレンザー 288〜291
　ボディスクラブ 258〜263
　ボディスプレー 270〜275,295
　ボディパウダー 276〜281
　保湿クリーム 247,252〜253
ハチミツ
　スイートバイオレットとショウガのハーブハニー 189
　ハチミツとローズペタルのフェイススクラブ 290
　ハニーとアボカドのボディスクラブ 260
　ハニーとオレンジのボディスクラブ 261
　レモンバームとハチミツのピューレ 190
バックウィートグリーンと豆苗のジュース 172
パッションフラワー（チャボトケイソウ） 89,156
　パッションフラワーとカモミールのティンクチャー 202
バナナ
　カレンデュラとバナナのヘアトリートメント 327
　バナナとカレンデュラのフェイシャルマスク 300
パパイヤ
　海苔ロール 235
バレリアン（西洋カノコソウ） 126
　クランプバークとバレリアンのティンクチャー 209
ハンドクリーム 256〜257,262
パンプキンシード 148
バージニアンスカルキャップ 108
バーチの葉とネトルの根のティンクチャー 211
ハートシーズ（サンシキスミレ） 130〜131
バードック（ゴボウ） 28〜29,140
　ダンデリオンとバードックのティンクチャー 208
　ダンデリオンとバードックのハーブティー 180
　バードックルートとニンジンのスープ 215
ハーバルスプリッツァー（フェイス&ボディ） 295
ハーバルトナー 294
ハーバルバス 311〜317
ハーブティー 174〜185
バーベイン（クマツヅラ、バベンソウ） 128,146,156
バーム 302〜305
ビオラとイブニングプリムローズのスキンクリーム 248
皮脂バランスを整えるレモンの保湿クリーム 252
ピスタチオとアボカドのスムージー 166

ヒソップ（ヤナギハッカ） 15,70
陽だまりの香りのバスボム 309
ビルベリー（ヒメウスノキ） 125
　ローズヒップとビルベリーのハーブティー 177
ヒーリングハーバルバーム 251
ピーリングマスク 298
フィーバーフュー（ナツシロギク） 113
フェイスクリームとボディクリーム 246〜257
フェイスマスク 296〜301
フェンネル（ウイキョウ） 57,142,178,313
　アーティチョークの葉とフェンネルのジュース 173
　カモミールとフェンネルのハーブティー 178
　ジンジャーとフェンネルのジュース 171
　フェンネルとブロッコリースプラウトのジュース 171
　プラムとフェンネルのスムージー 167
フケ防止
　フケ防止用のネトルのシャンプー 320
フットケア
　ショウガとジュニパーのフットバス 314
　ティーツリーとタイムのフットバーム 305
　ブラックカラントとセージのフットパウダー 280
　マンダリンとミルラのフットスクラブ 263
　爽快ミントのフットクリーム 254
不妊 146,148
ブラダーラック
　デトックスのための入浴剤 313
　海藻とアルニカの入浴剤 313
ブラックカラント（クロフサスグリ） 94,280
　ブラックカラントとクルミのバー 242
　ブラックカラントとセージのフットパウダー 280
　ブラックカラントのモーニングスムージー 164
ブラックコホシュ（アメリカショウマ） 14,146
　ブラックコホシュとセージのティンクチャー 210
ブラックベリー 168
　ブラックベリーとライムのコーディアル 187
　ブラックベリーとワイルドストロベリーのハーブティー 181
　英国気分で秋を楽しむ2種のベリースムージー 168
プラムとフェンネルのスムージー 167
フランキンセンス
　フランキンセンスとオレンジフラワーのハンドクリーム 257
　フランキンセンスとワイルドローズのスキンクリーム 249
　フランキンセンスのボディスプレー 275
プリムローズ
　ダンデリオンとプリムローズの葉のサラダ 230
フルーツバー 238〜243
ブロッコリー
　フェンネルとブロッコリースプラウトのジュース 171
　ブロッコリーとローズマリーのサラダ 232
ヘアコンディショナー 321〜324
ベアベリー（クマコケモモ） 30
ペパーミント（西洋ハッカ） 84,142,200
　カシューナッツクリームをあえたミントとキュウリのサイドサラダ 236

ゴジベリーとミントのスープ　216
ハーバルスプリッツァー（フェイス＆ボディ）　295
ペパーミントとカレンデュラのハーブティー　183
ペパーミントとタイムのティンクチャー　199
ベルガモットとミントのデオドラントスプレー　272
爽快ミントのフットクリーム　254

ベビーパウダー　281

ベビーバスオイル　269

ベビーマッサージオイル　269

ベルガモット
ベルガモットとミントのデオドラントスプレー　272
ラベンダーとベルガモットのスージングスキンオイル　265

ペレニアルフラックス（シュクネアマ）　78

ヘンプアグリモニー　54

保湿クリーム　247,252〜253

勃起不全　148

ホップ（西洋カラハナソウ）　66

ボディオイル　264〜269

ボディスクラブ　258〜263

ボディスプレー　270〜275,295

ボディパウダー　276〜281

ボリジ（ルリジシャ）　34〜35,156

ホワイトウィロウ　101,154

ホーステール（スギナ）　52
ホーステールとコーンシルクのハーブティー　185
髪をつややかにするホーステールのシャンプー　320

ホーソン（西洋サンザシ）　44,144
ホーソンフラワーとラベンダーのハーブティー　184
ライムの花とホーソンベリーのティンクチャー　201

〔ま行〕

マカダミアナッツ
ストロベリーとマカダミアナッツのスムージー　163

マカとマンゴーのスムージー　166

マザーワート　76

松の実
ゴジベリーとパインナッツのスムージー　164
コリアンダーと松の実ペーストを添えたスパゲティ風ズッキーニのサラダ　228

マレイン（ビロウドモウズイカ）　127,150
マレインとアニシードのシロップ　193
マレインとマーシュマロウのハーブティー　185

マンゴー
マカとマンゴーのスムージー　166

マンダリン
カレンデュラとマンダリンのリップバーム　303
バスボム - エキゾチック　308
マンダリンとミルラのフットスクラブ　263
陽だまりの香りのバスボム　309

マーシュマロウ（ウスベニタチアオイ）　23,142,263
マレインとマーシュマロウのハーブティー　185
マーシュマロウの保湿クリーム　252

ミスルトゥ（西洋ヤドリギ）　132〜133

ミックスベリー
ミックスベリーのパワーアップスムージー　167

ミルクシスル（オオアザミ、マリアアザミ）　110

ミルラ
マンダリンとミルラのフットスクラブ　263
ラベンダーとミルラの治癒リップバーム　304

虫刺され後のハーバルスプレー　274

メドウスイート（西洋ナツユキソウ）　56,142,154

メリロート（シナガワハギ）　82

〔や行〕

ヤロウ（セイヨウノコギリソウ）　12〜13,144,150
ヤロウとカレンデュラのハーブティー　180

ユーカリ（タスマニアンブルーガム）　53,150
シトロネラの虫除けスプレー　274

4種のフルーツの活力アップバー　239

〔ら行〕

ライスミルク
サワーチェリーとココアのスムージー　165
ブラックカラントのモーニングスムージー　164

ラズベリー（キイチゴ）　99,146,158,316
リラックスと元気回復のハーバルバス　316

ラビッジ　77,215
バードックルートとニンジンのスープ　215

ラベンダー　74〜75,140,152,156,158
ウィッチヘーゼルとラベンダーのフェイスマスク　297
ホーソンフラワーとラベンダーのハーブティー　184
ラベンダークレンザー　289
ラベンダーとアロエベラのトナー　293
ラベンダーとアロエベラの入浴剤　312
ラベンダーとティーツリーのパウダー　278
ラベンダーとベルガモットのスージングスキンオイル　265
ラベンダーとミルラの治癒リップバーム　304
ラベンダーとローズマリーのヘアコンディショナー　324
ラベンダーのクレイマスク　299
ラベンダーのソルトスクラブ　260
ラベンダーのボディバーム　251
リラクセーションソープ　286

リコリス（甘草）　62,142,150
エルダーベリーとリコリスのティンクチャー　200

リップバーム　303〜304

リフレッシングフェイシャルスプリッツァー　295

リブワートプランテーン（ヘラオオバコ）　90,152

リラクセーションソープ　286

リラックスと元気回復のハーバルバス　316

リンゴ
リンゴとシナモンのフェイシャルマスク　301
英国気分で秋を楽しむ2種のベリースムージー　168

リンゴ酢
タイムとリンゴ酢のヘアリンス　322

リンシード　158
リンシードとチリのクラッカー　241

リンデン（ライムフラワー・西洋ボダイジュ）　118,144,201
ココナッツとライムのスキンオイル　268
ブラックベリーとライムのコーディアル　187
ライムの花とホーソンベリーのティンクチャー　201

レッドクローバー（アカツメクサ、ムラサキツメクサ）　119,140
レッドクローバーとクリーバーズのティンクチャー　205
レッドクローバーのスプラウトとレモンバームのサラダ　229

レッドペッパーとスプラウトのジュース　170

レディースマントル（ハゴロモグサ）　18,146

レモン　267,293
皮脂バランスを整えるレモンの保湿クリーム　252

レモングラス（レモンガヤ）　46〜47
ジャスミンとレモングラスのハーブティー　176
レモングラスとローズマリーの入浴剤　312

レモンバーベナ（ボウシュウボク）　22

レモンバーム（西洋ヤマハッカ）　83,142,156,190
レッドクローバーのスプラウトとレモンバームのサラダ　229
レモンバームとハチミツのピューレ　190
レモンバームとローズのハーブティー　175

レンズ豆
レンズ豆のスプラウトとターメリックのスープ　223

ローズ　95,96〜97,146,192,256
アーモンドとローズのスムージー　165
ココアバターとローズのボディローション　249
ハチミツとローズペタルのフェイススクラブ　290
フランキンセンスとワイルドローズのスキンクリーム　249
リラクセーションソープ　286
レモンバームとローズのハーブティー　175
ローズとアボカドのボディ保湿クリーム　247
ローズとカレンデュラの入浴剤　311
ローズとゼラニウムの保湿クリーム　253
ローズのクレイマスク　300
ローズのトナー　294
ローズのパウダー　279
ローズのハンドクリーム　256
ローズのボディスプレー　275
ローズのボディバター　250
ローズヒップとビルベリーのハーブティー　177
ローズヒップのシロップ　192
ローズペタルのシロップ　194

ローズマリー（マンネンロウ）　98,144,154,232
あらゆる髪質に合うローズマリーのヘアコンディショナー　321
ブロッコリーとローズマリーのサラダ　232
ラベンダーとローズマリーのヘアコンディショナー　324
レモングラスとローズマリーの入浴剤　312
ローズマリーのソープ　283

〔わ行〕

ワイルドセロリ　26,154

ワイルドヤム（ヤセイヤマノイモ）　49

ワームウッド（ニガヨモギ）　31

【A-Z】

Achillea millefolium　12～13,144,150
Actaea racemosa　14,146
Agastache rugosa　15
Agrimonia eupatoria　16～17
Alchemilla xanthochlora　18,146
Allium sativum　19,144,150,152,213
Allium schoenoprasum　230
Aloe barbadensis　275
Aloe vera　20～21,152,275
Aloysia triphylla　22
Althaea officinalis　23,142,263
Anethum graveolens　158,295
Angelica archangelica　24～25
Angelica sinensis　146
Anthemis nobilis　281
Apium graveolens　26,154
Aralia racemosa　27
Arctium lappa　28～29,140
Arctostaphylos uva-ursi　30
Arnica montana　154
Artemisia absinthium　31
Astragalus membranaceus　32
Avena sativa　33,140,156
Borago officinalis　34～35,156
Calendula officinalis
　36～37,140,152,158,180
Capsicum annuum　38
Capsicum frutescens　214
Carum carvi　39
Centella asiatica　40～41,148
Chrysanthemum coronarium　177
Cichorium intybus　42～43
Citrus aurantium　181
Citrus limon　267,293
Coriandrum sativum　228
Crataegus laevigata　44,144
Cucumis sativas　236
Cucurbita spp.　148
Curcuma longa　45,223
Cymbopogon citratus　46～47
Cynara cardunculus Scolymus Group　48
Dioscorea villosa　49
Echinacea purpurea　50～51,150,152

Equisetum arvense　52
Eucalyptus globulus　53,150
Eupatorium cannabinum　54
Eupatorium purpureum　55
Filipendula ulmaria　56,142,154
Foeniculum vulgare　57,142,178,313
Fragaria vesca　58～59
Fragaria x ananassa　298
Galium aparine　60
Ginkgo biloba　61,144,148
Glycyrrhiza glabra　62,142,150
Hamamelis virginiana　63,144,152,158,271
Harpagophytum procumbens　154
Houttuynia cordata　64～65
Humulus lupulus　66
Hydrastis canadensis　67
Hypericum perforatum
　68～69,146,154,156,158
Hyssopus officinalis　70
Inula helenium　71,150
Jasminum officinale　72,158
Juniperus communis　73,154,314
Lavandula angustifolia
　74～75,140,152,156,158
Leonurus cardiaca　76
Levisticum officinale　77,215
Linum perenne　78,158
Lycium barbarum　79,144,148
Matricaria recutita
　80～81,140,142,146,152,158,202
Medicago sativa　234
Melilotus officinalis　82
Melissa officinalis　83,142,156,190
Mentha x piperita　84,142,200
Nepeta cataria　85
Ocimum basilicum　326
Oenothera biennis　86～87
Palmaria palmata　222
Panax japonicus　88,148
Passiflora incarnata　89,156
Pelargonium　273
Plantago lanceolata　90,152
Plantago psyllium　91
Platycodon grandiflorus　92
Prunella vulgaris　93

Prunus cerasus　196
Prunus dulcis　237
Ribes nigrum　94,280
Rosa canina　95,192
Rosa damascena　96～97,146,256,
Rosmarinus officinalis　98,144,154,232
Rubus fruticosus　168
Rubus idaeus　99,146,158,316
Rumex crispus　100
Salix alba　101,154
Salvia officinalis　102～103,150,210
Sambucus nigra　104～105,150,188
Saussurea costus　106
Schisandra chinensis　107,146,148
Scutellaria lateriflora　108,156
Senna alexandrina　109,142
Serenoa repens　148
Sesamum indicum　235
Silybum marianum　110
Stellaria media　111,140
Symphytum officinale　112,152,154
Tanacetum parthenium　113
Taraxacum officinale　114～115,140,185
Thymus vulgaris　116～117,140,150,197,322
Tilia cordata　118,144,201
Trifolium pratense　119,140
Tropaeolum majus　120～121,231
Turnera diffusa　148,156
Tussilago farfara　122
Ulmus rubra　123,142,152
Urtica dioica　124,140,144,148
Vaccinium myrtillus　125
Valeriana officinalis　126
Verbascum thapsus　127,150
Verbena officinalis　128,146,156
Viburnum opulus　129,154
Viola tricolor　130～131
Viscum album　132～133
Vitex agnus-castus　134,146
Withania somnifera　135,148,156
Zea mays　136
Zingiber officinale　142,144,158,189

■翻訳者
....

小林 順子　Junko Kobayashi
1990年、青山学院大学理工学部化学科卒業。石油化学会社の勤務を経て、翻訳家となる。現在、自然科学分野、医薬分野を中心として翻訳に従事している。

■監修者
....

株式会社 ニールズヤード レメディーズ

杉浦 裕里江　Yurie Sugiura
鎮西 美枝子　Mieko Chinzei
岡崎 里香　　Rika Okazaki
大串 和賀子　Wakako Oogushi
倉園 かおり　Kaori Kurazono

舘林 正也　Masaya Tatebayashi（園芸コンサルタント・花咲園芸総研代表）

免責事項

ハーブは自然の薬効成分を含むため、慎重に取り扱う必要があります。本書は、ハーブに関する情報提供を目的としており、医療的な参考文献としての役割を果たすものではありません。現在、何らかの治療を受けている場合には、必ず医師に相談し、医師の指示がない限りはハーブ療法を開始すべきではありません。本書に記載したように、ハーブ療法を始める前には必ず目的のハーブを少量試用し、副作用やアレルギー反応がないことを確かめる必要があります。また、深刻な症状、長期的な症状、あるいは子供や妊娠中の女性に対しては、自己判断による治療を行わずに、必ず適切な資格をもつハーブ療法の専門家のアドバイスを受けてください。本書に記載されているレシピおよび説明事項に関して何らかの有害な反応が生じたとしても、著者および出版社のいずれもその責任を負うものではなく、いかなるハーブまたはハーブ関連物の使用に関しても、使用者個人が一切の責任を負うものとします。

日本語版刊行にあたっての注意事項

本書は原書の内容に基づいてハーブレシピを紹介しておりますが、エッセンシャルオイルは日本では医薬品あるいは医薬部外品として認められておりません。内服は絶対に避けてください。

Acknowledgments

Neal's Yard Remedies would like to thank the following for their valuable contribution to making this book happen: Julie Wood, Elly Phillips, Dr Pauline Hili and the NYR technical team past and present, and Dr Merlin Willcox.

Dorling Kindersley would like to thank the team at Neal's Yard Remedies, Peacemarsh, for the use of the organic physic garden in July and August 2010 for many of the herb photographs in this book. We would also like to thank Philip Robbshow at Sheepdrove Organic Farm for his help.

Thanks to the following for supplying plants for photography: Arne Herbs, Jekka's Herb Farm, Petersham Nurseries, Poyntzfield Herb Nursery, and South Devon Chilli Farm.

Illustrations Debbie Maizels
Art direction Luis Peral, Nicky Collings
Food styling Jane Lawrie
Prop styling Wei Tang
Proofreading Jennifer Latham
Index Hilary Bird
Recipe testing Katy Greenwood
Editorial assistance Roxanne Benson-Mackey, Kajal Mistry
Design assistance Danaya Bunnag, Emma Forge
DK Picture Library Lucy Claxton, Romaine Werblow

ニールズヤード レメディーズ

2012年12月1日　第1刷発行 ©

著　者	スーザン・カーティス、ルイーズ・グリーン
	ペネラピ・オディ、ドラガナ・ヴィリナック
翻訳者	小林　順子
監修者	株式会社ニールズヤード レメディーズ
発行者	森田　猛
発行所	株式会社　緑書房
	〒103-0004
	東京都中央区東日本橋2丁目8番3号
	ＴＥＬ 03-6833-0560
	http://www.pet-honpo.com
組　版	株式会社アイワード

ISBN 978-4-89531-134-2
落丁、乱丁本は弊社送料負担にてお取り替えいたします。

本書の複写にかかる複製、上映、譲渡、公衆送信（送信可能化を含む）の各権利は株式会社緑書房が管理の委託を受けています。

JCOPY 〈(社)出版者著作権管理機構 委託出版物〉
本書を無断で複写複製（電子化を含む）することは、著作権法上での例外を除き、禁じられています。本書を複写される場合は、そのつど事前に、（社）出版者著作権管理機構（電話03-3513-6969、FAX03-3513-6979、e-mail：info @ jcopy.or.jp）の許諾を得てください。
また本書を代行業者等の第三者に依頼してスキャンやデジタル化することは、たとえ個人や家庭内の利用であっても一切認められておりません。